Vallendarer Schriften der Pflegewissenschaft

Band 13

Reihe herausgegeben von

Hermann Brandenburg, Vallendar, Deutschland

Sabine Ursula Nover, Vallendar, Deutschland

Fragen der Pflege sind immer auch Fragen danach, wie eine Gesellschaft mit Leben, Krankheit, Alter und Tod umgeht, wie aktuelle gesellschaftliche und politische Debatten zeigen. Pflegewissenschaft hat zum einen zur Aufgabe, die aus ihrer Perspektive bedeutsamen Themen in diese Diskurse einzubringen und auf der anderen Seite deren wissenschaftliche Bearbeitung durch Theorie- und Methodenentwicklung voranzutreiben. Die von ihr generierten wissenschaftlichen Ergebnisse sollen somit auch die (fach-)politischen und gesellschaftlichen Diskussionen befördern.

Die Pflegewissenschaft in Vallendar greift diese Herausforderungen auf und weist neben der Grundlagenforschung auch einen bedeutenden Anwendungsbezug aus; in allen Themenfeldern geht es daher immer auch um Fragen von Implementierung innovativer Konzepte, Dissemination neuer Erkenntnisse und nicht zuletzt auch kritischer Folgeabschätzung von Innovationen.

Diese Entwicklung wird durch die Reihe „Vallendarer Schriften der Pflegewissenschaft" der Pflegewissenschaftlichen Fakultät der Philosophisch-Theologischen Hochschule Vallendar (PTHV) abgebildet.

Kontakt:
Univ.-Prof. Dr. Hermann Brandenburg, hbrandenburg@pthv.de
Jun.-Prof. Dr. Sabine Ursula Nover, snover@pthv.de

Christian J. Voß

Die ‚dienende' Pflege

Der Mensch im Markusevangelium
und seine Bedeutung für die
professionalisierte Pflegepraxis

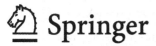 Springer

Christian J. Voß
Aachen, Deutschland

Dissertation Philosophisch-Theologische Hochschule Vallendar (heute: Vinzenz Pallotti University), Pflegewissenschaftliche Fakultät, 2022
Originaltitel der Dissertation: „Eine bibelhermeneutische Analyse der Darstellung des Menschen im Markusevangelium und deren Bedeutung für die professionalisierte Pflegewissenschaft"

ISSN 2699-5689   ISSN 2946-0727   (electronic)
Vallendarer Schriften der Pflegewissenschaft
ISBN 978-3-658-41594-5   ISBN 978-3-658-41595-2   (eBook)
https://doi.org/10.1007/978-3-658-41595-2

Die Deutsche Nationalbibliothek verzeichnet diese Publikation in der Deutschen Nationalbibliografie; detaillierte bibliografische Daten sind im Internet über http://dnb.d-nb.de abrufbar.

Planung/Lektorat: Renate Scheddin
Springer ist ein Imprint der eingetragenen Gesellschaft Springer Fachmedien Wiesbaden GmbH und ist ein Teil von Springer Nature.
Die Anschrift der Gesellschaft ist: Abraham-Lincoln-Str. 46, 65189 Wiesbaden, Germany

Geleitwort

Es geht um eine Rekonstruktion der „Darstellung des Menschen" in dem ausgewählten Bibeltext des Markusevangeliums. Doch was bedeutet dies, für uns, heute? Die vorliegende Dissertation, die hier nun als Buch in der „Vallendarer Schriftenreihe" mit einem abgewandelten, gängigeren Titel publiziert wird, stellt eine gelungene interdisziplinäre Leistung im Schnittbereich der Pflegewissenschaft und der praktischen Philosophie (Ethik) bzw. Theologie (theologische Anthropologie in ethischer Absicht), eingebettet in sozialwissenschaftlich fundierten Theoriebezügen und mit sozialpolitischer Praxisrelevanz, dar.

*

Worum geht es? der erste Satz des Vorwortes hat es angesprochen, aber gleich die Frage nach der aktualisierbaren Bedeutung gestellt. Es geht einerseits um einen Beitrag zur Bibelhermeneutik, also um ein methodologisch reflektiertes Forschungsfeld, dass Berührungspunkte sowie Schnittflächen zur rekonstruktiven Methodenlehre der qualitativen Sozialforschung in (auch in der Pflegewissenschaft) aufweist. Dabei greift der Verfasser auf eine moderne Aktualisierung sozialgeschichtlich aufgeklärter Hermeneutik zurück, die in der Traditionslinie des Entmythologisierungsprogramms von Rudolf Bultmann steht und hierzu die klassischen Theorielinien in Bezug auf Hans Blumenberg, Hans-Georg Gadamer und Paul Ricoeur aufnimmt. Der Verfasser orientiert sich in dem dekonstruktiven Blick an einer Soziologie des Feldes (Pierre Bourdieu), die figurationssoziologisch (Norbert Elias) aufgestellt ist.

Es geht also um eine Rekonstruktion der „Darstellung des Menschen" in dem ausgewählten Bibeltext des Markusevangeliums. Die Darstellung greift somit die Themendimension philosophischer Anthropologie mit Schnittflächen zur theologischen Anthropologie ab. Dies scheint, durch die Brille einer relationalen Soziologie von Machtverhältnissen „geerdet", für eine realistische und zugleich hoffnungsvolle Ethik des sozialen Zusammenlebens fundamental, weil fundierend, bedeutsam zu sein. Damit wird eine komplexe Figurationssoziologie als Hermeneutik 2. Ordnung (wissenschaftliche Hermeneutik) der ersten hermeneutischen Ordnungsebene der praktischen Welt der Machtverhältnisse des Alltags, der Deutungskämpfe, der kommunikativen Verständigungsprozesse verschiedenster Rollenkreise auf dieser Bühne der kerygmatischen Diskursordnung rekonstruiert. Die Auseinandersetzungen ist von existenzieller Art. Sie erinnert mich an das Theorem der Entstehung und Ausbreitung des Christentums in einem „Zeitalter der Angst" (Dodds). Verfolgung, Leiden, Sorge, Angst, Scheitern werden zu kontextualisierten Daseinsthemen der Situationsbewältigung. Es geht um die Umkehr zum „wahren Leben" Dies berührt, auch wenn es nicht explizit aufgegriffen wird, das fundamentalepistemologische Problem der ontologischen Wahrheit im Verhältnis zum Empirismus. Damit sind identitätslogische Fragen der Haltung der Lebensführung verbunden. Diese Botschaft muss – so das Geschehenserfahrungsthema im Markusevangelium – überhaupt erst verstanden und verarbeitet werden. Dies ist das Thema der diskursiven Feldhermeneutik der Jüngerschaft. Hier ahnt man schon, wie sich die Brücke zu Haltungsfragen professioneller Pflege als riskante Sorgekultur abzeichnet.

In der Explikation des Themenfeldes der „Gegnerschaft Jesu" wird die Komplexität der figurativen Feldanalyse gesteigert. Die Botschaft Jesu erodiert die Macht- und Statusinteressen der etablierten relationalen Strukturen und deren Akteure. Die Botschaft denkt ein Modell des Dienens an. Dabei erfordert der Anspruch auf Aktualisierung der sozialgeschichtlich aufgeklärten bibelhermeneutischen Analyse genealogisch die Klärung des Durchbruchs zu einer Ethik der Sorge, zugleich aber auch andererseits die Notwendigkeit einer Problematisierung der Kultur des Dienens, wenn es um die Analyse der Bedeutung für die professionalisierte Pflegepraxis gehen soll, und dies im Lichte von Michel Foucaults Sicht auf die gouvernementale Pastoralmacht.

In diesem Sinne geht die Studie auch die notwendigen Schritte in die Übergangsräume zur Pflege als Teil sozialpolitischer Handlungsfelder. Krankheit und Besessenheit werden thematisch aufgegriffen, somit wird die mögliche Aktualisierung zu den auch heute daseinsthematisch relevanten Themen wie Ausgrenzung, Einsamkeit, Verlust von Selbständigkeit etc. gebahnt. Dergestalt wird eine Brücke zur Pathosophie einer philosophischen Anthropologie des leidenden Menschen gebaut.

Bultmanns Entmythologisierung meint also nicht das Ende des Mythos, sondern die Notwendigkeit der aufklärenden Arbeit an der Wahrheit des Mythos im Sinne einer dekonstruktiven Remythisierung aktualisierender Deutungsrelevanz, denn mythisch (eben auch dichtend) wohnt sich der Mensch Sinn-suchend in seine Landschaften der existenzialen Daseinsführung ein.

Der Weg der exegetischen Forschungsleistung führt die Lektüre sodann also zur Sozialpolitik der Sorgekultur. Es geht um Handlungslogiken und um deren Wandel. Dabei wird u. a. an das Habitus-Konzept von Pierre Bourdieu angeknüpft, was nicht untypisch, sondern eher eine validierte Signatur für die qualitative rekonstruktive Professionenforschung ist. Hier gelingt es, explizit die Signifikanz der forschungskonzeptionellen Bezüge zur relationalen Soziologie figurativer Felder deutlich zu machen. Macht und Egozentrismus werden zu einem zentralen und entsprechend problematisierten Motivkomplex. Es geht einerseits um eine Kultur der Sicherheit und der sozialen Einbettung. Aber andererseits auch um das Sicherheitsmotiv in der Sorgekultur angesichts der weltoffenen und somit aktualgenetisch bedürftigen Freiheit der Person.

Die fachöffentliche Rezeption der vorliegenden Forschungsarbeit wird sicherlich zeigen, dass sich hier Wege der akzeptierenden Rezeption teilen werden. Die Werte-gebundene, aber auch grundrechtstheoretisch fundierte Idee der Rechtsphilosophie des empowernden Befähigung im Rahmen einer nach modernem Stand der Kritischen Theorie ausformulierten Auslegung müsste aus einer möglichen Rezeptionsposition heraus noch viel weiter über die traditionelle christliche Tugendethik hinausgehen. Anderen rezeptiven Positionen wird diese modernistische Aktualisierung allerdings bereits zu weit gehen. Wie auch immer: Die Studie widmet sich vor diesem aufklärenden Blick auf den klassischen Text der Analyse der Asymmetrie der „Fürsorge" mit Bezug auf die inhärenten Ambivalenzen des Feldes. Der Studie gelingt es dabei, den Bogen zu schlagen vom Markusevangelium bis hin zum aktuellen Reflexionsraum professionalisierter Pflegepraxis und mit Blick auf die implizite Handlungslogik einer Ethik des Dienens in der Einheit von Verstehen und Handeln angesichts des Apriori der gegenseitigen Abhängigkeit des Menschen, zumal eingestellt in einem kontextuellen Setting der inter- bzw. multidisziplinären Konstellation im Handlungsfeld der Sorgearbeit.

*

Letztendlich auf den Punkt gebracht, kann die Frage, worum es der Studie geht, beantwortet werden: Es geht um die Diskussion eines post-paternalistischen Sorgemodells. Dabei ist die Aktualisierung einer neutestamentlichen Idee des Dienens nicht ohne Risiko. Eine moderne philosophische Rechtshermeneutik des Völkerrechts, der europäischen und bundesdeutschen Verfassungsrechts und der Wertestruktur des Systems der Sozialgesetzbücher bis hinein in die Wohn- und Teilhabegesetze der Länder zeigt, dass der Bruch in der Genealogie der Sorge seit 1789:

transzendentallogisch gelesen:

Solidarität → Gleichheit der Chancen → Freiheit »Aller«,

als Metamorphose der »negativen« Freiheit zur »sozialen« Freiheit als Miteinanderfreiheit in Miteinanderverantwortung doch gravierender ist als es die gut gemeinte Aktualisierung neutestamentlicher Gedankenwelt eventuell möglich macht.

*

Es hat Freude gemacht, die Arbeit zu begleiten und die Früchte, die nun geerntet und mit Dritten in der fachöffentlichen Diskussion geteilt werden, begutachtet zu haben.

Das Vorwort hat, wohl nicht unüblich, einige Aspekte aus dem Erstgutachten von mir aufgenommen. Dies sollte aber Ausdruck der wissenschaftlichen Wertschätzung des vorgelegten Werkes sein und dergestalt dem Vorwort auch eine gewisse Substanz sichern. Aber natürlich soll das Vorwort mit einem persönlichen Satz ausmünden. Dies besteht darin, dem Verfasser und seiner Familie alles Gute zu wünschen. Dies schließt natürlich die Hoffnung auf eine positive Veränderung in der beruflichen Laufbahn des Verfassers ein, vor allem, weil das Werk in seiner Wertigkeit eine authentische Ausdrucksqualität der Persönlichkeit des Verfassers verkörpert und deutlich macht, dass er durchaus den Weg einer forschungsorientierten Lehre in angewandter und daher praxisrelevanter Art und Weise begehen sollte.

Prof. Dr. Frank Schulz-Nieswandt
Lehrstuhl für Sozialpolitik und
Methoden der qualtativen
Sozialforschung
Universität zu Köln
Köln, Deutschland

Honorarprofessor für Sozialökonomie
in der Pflege
Vinzenz Pallotti University
Vallendar, Deutschland

Inhaltsverzeichnis

Einleitung

Die berufliche Pflege, unabhängig ob es sich um den Bereich der Akutpflege oder Langzeitpflege handelt und ob sie in einem ambulanten oder stationären Setting stattfindet, steht vor einer Vielzahl von Herausforderungen, welche Einfluss auf das pflegerische Handeln nehmen. Hierbei ist das pflegerische Handeln nicht nur durch gesellschaftliche Erwartungen an Organisationen des Gesundheits- und Pflegewesens sowie an deren Mitarbeitende[1], wie sie u. a. in Rechtsnormen kodifiziert sind, oder durch die von der Organisation geschaffenen Rahmenbedingungen zur Erfüllung dieser Erwartungen und der darüberhinausgehenden organisationsspezifischen Ziele bestimmt, sondern auch durch die besondere Beschaffenheit der pflegerischen Interaktion, welche in dem durch die Organisation bestimmten Rahmen stattfindet. So ist das pflegerische Handeln geprägt von der Beziehung zwischen dem beruflich pflegenden Akteur und dem pflegebedürftigen Menschen (Benner 1994, S. 87–109; Remmers 2010, S. 43 f.; Staudacher 2017, S. 23–42) und den diese bestimmenden Asymmetrien (Monteverde 2009, S. 51 f.; 2015, S. 187 f.).

Diese besondere Interaktion zwischen dem pflegerischen Akteur und dem pflegebedürftigen Menschen sowie die damit in Verbindung stehenden Interaktionen zwischen beruflichen Akteuren, welche innerhalb der Versorgung des pflegebedürftigen Menschen involviert sind, insbesondere die Zusammenarbeit zwischen pflegerischen und medizinischen Akteuren, steht in dieser Arbeit im Fokus. Das

---

[1] Auch wenn immer noch der pflegerische Beruf überwiegend von Frauen ausgeübt wird, wird in dieser Arbeit unabhängig von Gruppenzugehörigkeiten versucht, eine hinsichtlich des grammatischen Genus neutrale Formulierung zu verwenden. Sollte dies nicht möglich sein, so wird aus Gründen der besseren Lesbarkeit das generische Maskulinum verwendet, das sowohl männliche, weibliche und diverse Personen umfasst.

Augenmerk wird hierbei auf den Bereich der beruflichen Pflege gelegt im Allgemeinen und über die Grenzen der spezifischen Unterteilungen des beruflichen
Feldes der Pflege hinweg. Daher werden, insofern sie der Darstellung der in dieser
Arbeit herausgearbeiteten Analyseergebnisse dienlich sind, sowohl Perspektiven
auf den Bereich der Akutpflege als auch der Langzeitpflege sowie auf stationäre
und ambulante Settings gelegt, ohne jedoch das Ziel eines übergreifenden Blickes
auf das pflegerische Handeln beruflicher Akteure außeracht zu lassen.

Mit Blick auf das Feld der beruflichen Pflege und insbesondere des in
diesem stattfindenden pflegerischen Handelns im Rahmen der Interaktion mit
pflegebedürftigen Menschen wird in dieser Arbeit eine dies betreffende pflegewissenschaftliche Perspektive mit einer die Darstellungen des Menschen im
Markusevangelium betreffenden bibelhermeneutischen Perspektive verbunden.
Hierbei stehen besonders der pflegerische Habitus (Bourdieu) im Fokus und die
Frage, inwiefern Aspekte der markinischen Anthropologie dazu dienen können,
sowohl die für den pflegerischen Habitus bedeutsamen als auch die den pflegerischen Habitus herausfordernden Aspekte zu reflektieren und durch eine in
erster Linie pflegefremde Perspektive des Markusevangeliums ins Gespräch zu
bringen. Es ist somit weniger das Ziel dieser Arbeit eine Kriteriologie und einer
damit verbundenen Operationalisierung des biblischen Menschenbildes im Kontext des pflegerischen Handelns zu erarbeiten geschweige denn in Hinblick auf
das Profil einer christlichen Organisation des Gesundheits- oder Pflegesystems
(Arens 2018; Michael Fischer 2010; Gärtner 1994), sondern vielmehr durch die
Analyse der Darstellungen des Menschen im Markusevangelium Aspekte herauszuarbeiten, welche einen möglichen Reflexionsraum für das pflegerische Handeln
aufspannen.

Der Grund, weswegen gerade in biblischen Texten eine Möglichkeit gesucht
wird, einen reflexiven Zugang zum pflegerischen Handeln zu suchen, ist dadurch
begründet, dass zu Beginn der Erarbeitung dieser Arbeit die Absicht handlungsweisend war, sich der Frage nach dem christlichen Kern einer christlichen
Gesundheits- bzw. Pflegeeinrichtung zu nähern und ob durch die Analyse biblischer Texte, als normative Grundlage dessen, was wir christlich nennen, ein
Zugang zur Beantwortung dieser Frage besteht. Stehen christliche Einrichtungen
und insbesondere ihre Mitarbeitenden doch zusätzlich zu den vielfältigen Herausforderungen, die sich Einrichtungen im Gesundheits- und Pflegesystem ausgesetzt
sehen, zusätzlich vor der Aufforderung, den Umgang mit diesen ohnehin bestehenden Aufforderungen mit einem christlichen Wertefundament in Einklang zu
bringen (Gärtner 2009, S. 503–529). Dies ist nicht nur eine Führungsaufgabe auf

der Ebene der Organisation[2], sondern fordert die beruflichen Akteure in ihrem alltäglichen Handeln heraus. Gerade in der Art der Interaktion untereinander und mit den pflegebedürftigen Menschen zeigt sich das christliche Wertefundament einer Organisation (Diözesane Arbeitsgemeinschaft (DiAG) katholischer Krankenhäuser im Caritasverband für die Diözese Münster 2015; Schwer et al. 2017). Hier können die im Licht der für das Markusevangelium bedeutsamen und miteinander verbundenen Motive der ‚Jüngerschaft‘, der ‚Nachfolge‘ und des ‚Dienermodells‘ hilfreich sein, relevante Aspekte herauszuarbeiten, um eine Sprachfähigkeit zu ermöglichen. Dies ist auch der Grund für die Wahl des Markusevangeliums als Analysegegenstand. Jedoch zeigte sich in der hier vorgenommen wissenschaftlichen Auseinandersetzung mit den Darstellungen des Menschen im Markusevangelium und deren Bedeutung für die Reflexion pflegerischen Handelns, dass der Mehrwert der herausgearbeiteten Aspekte über die Frage nach der Christlichkeit des pflegerischen Handelns im Kontext einer christlichen Organisation hinausgeht. Die Geschichte der Krankenpflege besitzt christliche Wurzeln und ist somit, auch ohne dass sie in einen unmittelbaren christlichen Kontext steht und ohne dass der pflegerische Akteur sein Handeln aus einer christlichen Überzeugung heraus ausübt, bestimmt von Werten, welche aufgrund einer durch die Geschichte geprägten pflegespezifischen Werteorientierung Attribute wiedererkennen lässt, welche auch als christlich bezeichnet werden können (Friedrich 2020, S. 99–184; Käppeli 2004; Lachmann 2005). Aufgrund dieser Nähe des pflegerischen Habitus und christlicher Attribute bieten sich biblische Texte als Reflexionsraum eines pflegerischen Handelns an, ohne explizit die Bedeutung der Christlichkeit für das pflegerische Handeln oder das Wiederfinden solcher Attribute zu thematisieren, ohne dies jedoch auszuschließen oder zu einer solchen Auseinandersetzung hinzuführen.

Aufgrund dessen stellt die bibelhermeneutische Analyse des Markusevangeliums den Kern dieser Arbeit dar und wird mit großer Sorgfalt vorgenommen, um die so erarbeiteten Aspekte der Darstellung des Menschenbildes auf das pflegerische Handeln zu projizieren. Die sich somit aus der bibelhermeneutischen Analyse der Darstellungen des Menschenbildes und der Projektion der Analyseergebnisse auf das pflegerische Handeln zusammensetzende Arbeit besteht in Folge dieser Einleitung aus vier aufeinander aufbauenden Teilabschnitten.

---

[2] Mit der Bezeichnung „Organisation“ wird in dieser Arbeit ein Oberbegriff gewählt, der sowohl stationäre als auch ambulante Einrichtungen sowohl des Gesundheits- als auch des Pflegewesens umfasst. Insofern sich die in dieser Arbeit getroffenen Aussagen nicht auf einen spezifischen Bereich innerhalb des pflegerischen Feldes beziehen, findet der o.g. Oberbegriff Anwendung.

Im *ersten Teil* der Arbeit wird die theoretische Grundlage des Zugangs zum Menschenbild des Markusevangeliums geschaffen (*II. Zugang zum Menschenbild des Markusevangeliums*). Die Auseinandersetzung mit den biblischen Texten, welche das Markusevangelium als Gesamtwerk ergeben, bedarf einer bewussten Auseinandersetzung. In Hinblick auf die Grundcharakteristika biblischer Texte, welche besonders durch die Entstehungsgeschichte des Markusevangeliums bestimmt sind, werden für diese Arbeit relevante Aspekte der ‚historisch-kritischen-Methode‘ und der ‚sozialgeschichtlichen Exegese‘ herausgearbeitet. Im Fokus stehen hierbei die Sensibilisierung für die Besonderheiten biblischer Texte sowie deren Entstehung und deren Hintergründe. Dies dient nicht nur der textsensiblen Auseinandersetzung mit dem Markusevangelium, sondern auch der Einordnung bibelexegetischer Sekundärliteratur, welche für die hier durchgeführte ‚bibelhermeneutische Analyse‘ von besonderer Bedeutung ist. So wird hier vor dem Hintergrund des pflegewissenschaftlichen Fokus dieser Arbeit keine ‚bibelexegetische Analyse‘, die sich an tiefergehenden methodischen Schritten und am biblischen Originaltext orientiert, durchgeführt, sondern ein Vorgehen, welches in Abgrenzung zu einem exegetischen Analyseverfahren als ‚bibelhermeneutische Analyse‘ bezeichnet wird, welche zu einem tiefergehenden Textverständnis exegetische Sekundärliteratur zur Hilfe nimmt und sich an Texten der deutschsprachigen Einheitsübersetzung der Bibel orientiert.[3] Zur Recherche der hierbei verwendeten exegetischen Sekundärliteratur, der Auseinandersetzung mit dieser und zur Einordnung der wissenschaftlichen Aussagen dienen die durch die Auseinandersetzung mit der ‚historisch-kritischen-Methode‘ und der ‚sozialgeschichtlichen Exegese‘ herausgearbeiteten Aspekte.

Jedoch bedarf es gerade vor dem Hintergrund der Entstehungsgeschichte der biblischen Erzählungen eines analytischen Blicks hinter die Texte, um so die sich dahinter befindende existenzielle Aussage über die Lebenswirklichkeit der durch den Evangelisten angesprochenen Adressaten[4] herauszuarbeiten. Aufgrund dessen werden die theoretischen Grundlagen des Zugangs zum Menschenbild des Markusevangeliums durch die Grundzüge der ‚Entmythologisierung‘ nach Rudolf Bultmanns und deren Einordnung durch ausgewählte philosophische Perspektiven erweitert. Zur Einordnung des durch diese Perspektiven freigelegten anthropologischen Gehalts der Texte des Markusevangeliums und zur Projektion

---

[3] Bibelzitate und -bezüge in dieser Arbeit folgen, wenn nicht anders gekennzeichnet, der deutschsprachigen Einheitsübersetzung der ‚Neuen Jerusalemer Bibel‘ (2007).

[4] Mit der Bezeichnung „Adressaten" wird in dieser Arbeit die Gruppe von Personen bezeichnet, welche der Evangelist durch das Verfassen des Markusevangeliums ansprechen wollte und auf die der Evangelist dementsprechend das Evangelium hin ausgerichtet hat.

der hierdurch getätigten Aussagen auf die gegenwärtige Situation des Lesers[5] und insbesondere auf das in dieser Arbeit im Fokus stehende pflegerische Handeln bedarf es einer Kontextualisierung der Lebenswirklichkeit der Erzählung. Aufgrund dessen nimmt der soziokulturelle Kontext der Erzählung eine zentrale Rolle in der Auseinandersetzung mit den Erzählungen des Markusevangeliums ein. Um diesen Kontext in die bibelhermeneutische Analyse dieser Arbeit einbetten zu können und die gewonnenen Erkenntnisse auf die Situation der beruflichen Pflege projizieren zu können, werden ausgewählte sozialwissenschaftliche Perspektiven aufgegriffen. Biblische Erzählungen sind Erzählungen über Menschen, die sich an Menschen richten. Vor dem Hintergrund, dass Menschen soziale Wesen sind, welche als solche immer eingebettet in Gemeinschaft sind, finden somit aufgrund des in der Analyse angestrebten soziokulturellen Fokus die Arbeiten Pierre Bourdieus und Norbert Elias Anwendung. Ergänzt werden diese Perspektiven durch die ‚dramatologische‘ Betrachtung von Interaktionen nach Erving Goffman.

Aufbauend auf die durch die theoretische Grundlage des Zugangs zum Menschenbild des Markusevangeliums geschaffene analytische Denkfolie erfolgt im *zweiten Teil* die bibelhermeneutische Analyse der Darstellungen des Menschen im Markusevangelium (*III. Bibelhermeneutische Analyse des Menschenbildes des Markusevangeliums*). Auch wenn sich vor dem Hintergrund des spezifischen Fokus der Arbeit und ihrer Einbettung in einen pflegewissenschaftlichen Kontext eine Fokussierung auf Krankheit und Gesundheit, insbesondere anhand der Heilungserzählungen und Erzählungen von Exorzismen anbietet (Kostka 2000), wird in dieser Arbeit ein breiterer Fokus gewählt, der über diese Erzählungen hinausgeht.

Vor dem Hintergrund des anthropologischen Fokus dieser Arbeit orientiert diese sich an den drei Hauptpersonengruppen des Markusevangeliums, die vom Evangelisten in Beziehung zu Jesus dargestellt werden: die Jüngerschaft, die Gegnerschaft und die Gruppe der kranken und besessenen Menschen. In der Analyse der markinischen Erzählungen, in denen diese Gruppen in Erscheinung treten, wird ersichtlich, dass es sich nicht um ein einziges Bild des Menschen handelt, welches sich aus unterschiedlichen Teilen zusammensetzt. Vielmehr handelt es sich um Darstellungen unterschiedlicher Fassetten des Menschen, die, da sie ineinander übergehen und miteinander in Verbindung stehen, eher mit dem Bild eines Kaleidoskops zu beschreiben sind. Gerade die Zuhilfenahme

---

[5] Mit der Bezeichnung „Leser" wird in dieser Arbeit die Personengruppe bezeichnet, die sich insbesondere in der Gegenwart mit dem Markusevangelium auseinandersetzt. Auch wenn dies auf unterschiedliche Art geschehen kann (szenische Darstellungen, Texte, Tonaufnahmen etc.), so wird hier zur besseren Lesbarkeit und zur Abgrenzung von der Gruppe der „Adressaten" die Bezeichnung „Leser" verwendet.

der sozialwissenschaftlichen Perspektiven auf die Ergebnisse der bibelhermeneutischen Analyse zeigen, dass diese unterschiedlichen Fassetten bestimmt sind
von menschlichen Handlungslogiken, die nicht nur in der Lebenswirklichkeit der
Adressaten des Markusevangeliums für die Menschen handlungsweisend waren,
sondern auch heute noch unser Miteinander prägen.

Um die Ergebnisse der bibelhermeneutischen Analyse auf das Feld der beruflichen Pflege und insbesondere des pflegerischen Handelns zu projizieren, erfolgt
im *dritten Teil* der Arbeit die Auseinandersetzung mit der beruflichen Pflege und
dem Kern ihres pflegerischen Handelns (*IV. Die berufliche Pflege und der Kern
pflegerischen Handelns*). Die Hinführung zum Feld der beruflichen Pflege erfolgt
über die Frage nach der Professionalität der Pflege. Zur Annäherung an das
Thema wird die Professionalisierung des Pflegeberufes mit ausgewählten Gegenüberstellungen zur medizinischen Profession in den Blick genommen. Hierzu
werden in einem ersten Schritt die Grundpfeiler des ,merkmaltheoretischen
Ansatzes' vor dem Hintergrund des spezifischen Fokus dieser Arbeit herausgearbeitet, auch wenn dieser, wie gezeigt wird, nur bedingt zur Beantwortung der
Frage nach der Professionalität der Pflege geeignet ist.

Ergänzt werden die so gewonnenen Erkenntnisse durch die Auseinandersetzung mit dem ebenso auf Professionen gerichteten ,machttheoretischen Ansatz',
durch den das Verhältnis von beruflicher Pflege und Medizin und die sich daraus ergebenden Interaktionen im Rahmen der Versorgung von pflegebedürftigen
Menschen weiter erhellt wird. Eine besondere Bedeutung für die Beantwortung
der Frage nach der Professionalität der Pflege und der mit dieser Frage in dieser
Arbeit verfolgten Auseinandersetzung mit dem pflegerischen Handeln nehmen die
die Pflege und das pflegerische Handelnn bestimmenden spezifischen Charakteristika ein. Aufbauend auf die Auseinandersetzung mit dem ,merkmaltheoretischen
Ansatz' und dem ,machttheoretischen Ansatz' erfolgt somit eine nähergehende
Betrachtung der Arbeit Frank Weidners (1995) zur „professionellen Pflegepraxis",
welche im weiteren Verlauf der Arbeit schlussendlich zu einer primär am Habitus
orientierten Auseinandersetzung mit dem Kern des pflegerischen Handelns führt.

Im *vierten Teil* der Arbeit werden die Ergebnisse der ,bibelhermeneuti-
schen Analyse' der Darstellungen des Menschen im Markusevangelium und die
Ausführungen zur beruflichen Pflege und dem Kern ihres pflegerischen Handelns zusammengeführt und so der durch die Darstellungen des Menschen im
Markusevangelium aufgespannte Reflexionsraum professionalisierter Pflegepraxis aufgespannt (*V. Das Markusevangelium als Refelxionsraum professionalisierter
Pflegepraxis*). Hierbei werden anhand des markinischen ,Dienermodells' moralische Prinzipien abgeleitet und ihr Mehrwert für die Reflexion pflegerischen

Handelns verdeutlicht. Bei dieser Reflexion nimmt die im Markusevangelium dargestellte Unauflöslichkeit von Verstehen und Handeln eine bedeutsame Rolle ein, welche zu diesem Zweck auf das Feld der Pflege projiziert wird. Aufbauend auf diese Aspekte des Markusevangeliums und insbesondere der Darstellungen des Menschen als Reflexionsraum professionalisierter Pflegepraxis wird die durch die markinische Anthropologie herausgestellte gegenseitige Abhängigkeit des Menschen, in der die sozialwissenschaftliche Grundlegung, welche im ersten Teil dieser Arbeit herausgearbeitet wird, eine bedeutsame Rolle spielt, herausgestellt. Hierbei werden, auch wenn der Schwerpunkt dieser Arbeit auf dem Feld der Pflege und dem pflegerischen Handeln liegt, mit ausgewählten Perspektiven auch die Gruppe der medizinischen Akteure in den Blick genommen sowie die der pflegebedürftigen Menschen, um diese mit den im Fokus stehenden pflegerischen Akteuren und ihrem Handeln in Bezug zu setzen.

Anhand der im vierten Teil der Arbeit vorgenommenen Zusammenfügung der Ergebnisse der bibelhermeneutischen Analyse der Darstellungen des Menschen im Markusevangelium und den auf den Habitus ausgerichteten Grundzügen der beruflichen Pflegepraxis wird nicht nur der Mehrwert aufgezeigt, den das Markusevangelium für unsere heutige Lebenswelt und insbesondere für das Feld der beruflichen Pflege hat, es wird auch, gemäß des Ausgangspunktes dieser Arbeit, ein konkreter Reflexionsraum professionalisierter Pflegepraxis herausgearbeitet.

Dieser ermöglicht nicht nur, wie es in dieser Arbeit vordergründig ist, eine Auseinandersetzung mit dem beruflichen Handeln auf der individuellen Ebene des pflegerischen Akteurs unabhängig davon, ob dies in der persönlichen Auseinandersetzung oder in einem institutionalisierten Rahmen stattfindet. Der durch die Verbindung der markinischen Anthropologie und einer habitusorientierten pflegewissenschaftlichen Perspektive aufgespannte Reflexionsraum kann sowohl auch auf berufsethischer Ebene der Pflege Anwendung finden als auch den Ausgangspunkt weiterer wissenschaftlicher Arbeiten im Bereich der pflegewissenschaftlichen Habitusforschung darstellen, welche sich mit Hilfe empirischer Methoden mit der Verbindung beruflicher Pflege und christlicher Wertehaltung im Rahmen der pflegerischen Versorgung pflegebedürftiger Menschen auseinandersetzt.

Teil I
Zugang zum Menschenbild des Markusevangeliums

Die im Folgenden stattfindende Darstellung der Methodik der Bibelexegese betreffender Erkenntnisse sowie sozialwissenschaftlicher Perspektiven ist weniger im Sinne einer Methodendiskussion zu verstehen als vielmehr im Sinne eines sich aus unterschiedlichen Fassetten zusammensetzenden Fundaments zur Auseinandersetzung mit dem Forschungsgegenstand des Markusevangeliums und der Hermeneutik des in diesem dargestellten Menschenbild. Hierbei dienen insbesondere die bibelexegetischen Erkenntnisse dazu, die Aussagen der biblischen Erzählungen herauszuarbeiten, um diese mit Hilfe sozialwissenschaftlicher Perspektive einzuordnen und auf die Lebenswirklichkeit der heutigen Leser zu projizieren.

Grundlagen zur Hermeneutik des Markusevangeliums

2

2.1 Grundcharakteristika biblischer Texte vor dem Hintergrund der Hermeneutik des im Markusevangelium dargestellten Menschenbildes

Biblische Texte, wie die des Markusevangeliums, stellen den Leser bei der Erschließung der von ihren Verfassern intendierten Aussage vor eine Vielzahl von Herausforderungen. Diese Herausforderungen stehen in enger Verbindung zu den Grundcharakteristika biblischer Texte, wie der jeweiligen Textentstehung, der damit verbundenen Frage der Autorenschaft, der Historizität der Texte, der normativen Bedeutungen der Textaussagen sowie dem vor diesem Hintergrund stattfindenden Verstehensprozess des Lesers. Im nun Folgenden werden einige Aspekte dieser Grundcharakteristika der Bibel, welche für die in dieser Arbeit stattfindende Auseinandersetzung mit dem Markusevangelium und dem Verständnis der in diesen dargestellten Menschenbildern notwendig sind, in ihren Grundzügen vorgestellt.

Ein zentrales Charakteristikum der Bibel und ihrer Texte ist ihre normative Bedeutung, welche die Bibel für das Christentum als ‚Heilige Schrift' besitzt. Diese Bedeutung ist u. a. für die römisch- katholische Kirche in der Überzeugung begründet, dass Gott sich durch die Bibel als ‚Heilige Schrift' den Menschen offenbart (Dogmatische Konstitution DEI VERBUM 1965). So stellt die dogmatische Konstitution „DEI VERBUM" die Überzeugung der römisch-katholischen Kirche heraus, dass die Texte der Heiligen Schrift „[…], unter Einwirkung des Heiligen Geistes geschrieben […], Gott zum Urheber haben […]. Zur Abfassung der Heiligen Bücher hat Gott Menschen erwählt, die ihm durch den Gebrauch ihrer eigenen Fähigkeiten und Kräfte dazu dienen sollten, all das und nur das,

C. J. Voß, *Die ‚dienende' Pflege*, Vallendarer Schriften der Pflegewissenschaft 13, https://doi.org/10.1007/978-3-658-41595-2_2

was er – in ihnen und durch sie wirksam – geschrieben haben wollte, als echte Verfasser schriftlich zu überliefern (ebd.).

Aber nicht nur die Bedeutung der Bibel in den christlichen Religionen und somit im Rahmen der Religiosität der Menschen ist bedeutsam für ihren normativen Stellenwert, sondern auch der Gegenstand der biblischen Texte.

> „Wo immer die christliche Tradition und wo immer die alttestamentlichen Texte von Gott reden, beziehen sie sich auf menschliches Leben, auf menschliches Verhalten, auf die Stellung des Menschen in seiner Umwelt und das Verstehen seiner Welt." (Fohrer et al. 1979, S.156)

Durch diese Verbindung des den biblischen Texten innewohnenden Göttlichen mit dem Fokus auf das Menschliche nehmen biblische Texte im Einzelnen und die Bibel im Ganzen für Christen die Gestalt einer „Daseins- und Handlungs-orientierung" an und erhalten somit, auch ohne religiöse Verortung, normativen Charakter, der bis in die heutige Zeit Einfluss auf die Gesellschaft nimmt (ebd., S. 156).

Aber in dieser Bedeutung der Bibel liegt auch eine Gefahr für den Leser, geprägt durch Vorverständnis und eine eindimensionale Betrachtung der bibli-schen Texte, vorzeitige Schlüsse zu ziehen und somit ein Verständnis der Texte zu entwickeln, welches nicht der vom Verfasser intendierten Aussage entspricht (Adam et al. 2000, S. 33; Egger & Wick 2011, S. 20; Fohrer et al. 1979, S. 18). Gleichzeitig ist das Vorverständnis des Lesers jedoch der Schlüssel zum Text-verständnis, der entweder den Weg zum Text durch Wissen erst möglich macht oder diesen verschließt. Somit gilt es für den Leser, sich seines eigenen Vorver-ständnisses, mit dem er sich dem Text und seiner Auslegung nähert, bewusst zu werden, um dieses zum einen nicht zu pauschalisieren und sich dessen Einfluss auf die Perspektive der Textbetrachtung und -auslegung sowohl in der Fokus-sierung als auch in der Lückenhaftigkeit zu vergewissern (Adam et al. 2000, S. 22; Fohrer et al. 1979, S. 158). Darüber hinaus wird das Verständnis des Textes auch „[…] von der Mentalität und der Situation seiner Leser […]" beein-flusst, so „[…] wenden [diese] gewissen Aspekten besondere Aufmerksamkeit zu und vernachlässigen unbewusst andere" (Egger & Wick 2011, S. 20; siehe auch Päpstliche Bibelkommission 1993). Im Kontext des Vorverständnisses, mit dem ein Leser sich dem Text nähert, kommen besonders die durch die verschiedenen Religionen, welche die Bibel als gesamte Heilige Schrift oder Bestandteile dieser als normatives Fundament ihres Glaubens anwenden und in diesem Zusammen-hang auslegen, zum Tragen (Egger & Wick 2011, S. 29). Somit bedarf es zur Erschließung der Aussage biblischer Texte, besonders vor dem Hintergrund der normativen Bedeutung der Bibel, einer mehrdimensionalen Auseinandersetzung mit den biblischen Texten, um so die von den Verfassern intendierte Aussage zu erschließen.

Der Blick ist hierbei auf das im Kern der Texte stattfindende ‚Kommunikationsgeschehen' zwischen dem Verfasser und seinen Adressaten zu richten (ebd., S. 50 ff. & 106 ff.). So handelt es sich, vergleichbar mit anderen literarischen Werken bei biblischen Texten und deren Kompositionen zu ganzen Passagen bzw., wie im Fall des hier zugrundeliegenden Gegenstandes des Markusevangeliums zu ganzen Büchern, um ein vom Verfasser initiiertes ‚Kommunikationsgeschehen', in dem ausgehend vom Verfasser eine Nachricht an einen Adressaten in Form des Lesers übermittelt wird, der daraus folgend zu einer bestimmten Haltung oder einem bestimmten Verhalten animiert werden soll (ebd., S. 53). Die Herausforderung der Analyse dieses ‚Kommunikationsgeschehens' liegt jedoch nicht nur in der mit dem Medium des Textes einhergehenden Einseitigkeit der Kommunikation, sondern insbesondere in der Entstehung des dem Leser vorliegenden biblischen Textes.

Aufgrund dessen gilt es bei der Analyse biblischer Texte, wie dem Markusevangelium, die Besonderheit ihrer Entstehungsprozesse zu berücksichtigen. So handelt es sich bei dem dem Leser vorliegenden Text, ebenso wie im Falle der dieser Arbeit zugrundeliegenden Texte des Markusevangeliums, um das Ergebnis eines langen Prozesses. Dies ist nicht nur darin begründet, dass es sich um eine Übersetzung des in Altgriechisch verfassten „Urtextes" handelt und somit die Gefahr besteht, dass nicht nur im Rahmen der Übersetzung durch sprachliche Anpassungen (Stenger 1987, S. 31) oder Fehler im Übersetzungsprozess (Fohrer et al. 1979, S. 31) Einfluss auf die Texte genommen wurde, sondern bereits auf dem Weg hin zum altgriechischen „Urtext" (Egger & Wick 2011, S. 63; Fohrer et al. 1979, S. 11; Stenger 1987, S. 30).

So finden die biblischen Geschichten ihren Ausgang in mündlichen und schriftlichen Überlieferungen, die, bereits bevor sie als Textinhalte Einzug in die Erzählungen fanden, durch ihre Überlieferung einen Veränderungsprozess durchliefen, der durch die vom Verfasser vorgenommene Sammlung und redaktionelle Bearbeitung weiter fortgeführt wurde (Ebner 2008b, S. 164 ff.; Fohrer et al. 1979, S. 40; Stenger 1987, S. 65). Aufgrund dessen ist ein biblischer Text, so wie er dem Leser heute vorliegt, nicht ausschließlich das Produkt einer einzelnen Person (Adam et al. 2000, S. 54 ff.). Er ist geprägt von der redaktionellen Bearbeitung des Textes und dessen Einordnung in eine Gesamtkomposition[1]. Besonders diese beiden Aspekte der Textentstehung sind es, welche mit den Verfassern, unter denen die einzelnen Bücher, also auch das Markusevangelium, bekannt sind, verbunden werden. Dies soll die Rolle des Verfassers nicht schmälern, sondern vielmehr betonen, dass die Verfasser der biblischen Texte und Bücher als „[...] eigenständige Schriftsteller und Theologen zu sehen [sind], die durch die Anordnung und redaktionelle Überarbeitung der überlieferten Stoffe die Überlieferung nicht nur tradierten, sondern sie als eigenständige theologische Autoren jeweils in ihrer eigenen Situation hinein als biblisches Wort neu sagten und ausrichteten" (Stenger 1987, S. 71; siehe weiterhin Egger & Wick 2011, S. 256 ff.; Fohrer et al. 1979, S. 138 f.).

Ein weiterer zu berücksichtigender Aspekt im Rahmen der Erschließung biblischer Texte ist der örtliche und zeitliche Kontext der Textentstehung. So hat sich aufgrund der andauernden Aktualität der biblischen Texte für Menschen, insbesondere Christen, nicht nur die zeitliche Distanz zwischen dem Zeitpunkt der Textentstehung und dem Lesen erweitert, sondern es hat sich auch der vom Autor durch den Text angesprochene Leser verändert. So führt die Zeitspanne zwischen der Textentstehung nicht zuletzt zu einer für den heutigen Leser zuweilen befremdlichen Darstellung der Textgegenwart. Um diese Fremdheit aufzulösen und den Kontext der Erzählungen, welche sowohl für das Verständnis des innerhalb der Erzählung stattfindenden Kommunikationsgeschehens notwendig ist und auch der Projektion der Textaussage auf die heutige Lebenswirklichkeit des Lesers dient, sind diese Aspekte der zeitlichen und örtlichen Einordnung, auch wenn es sich bei diesen lediglich um Perspektiven auf den Kontext der Erzählungen handelt, von großer Bedeutung. Diese Aspekte sind in Hinblick auf das Textverstehen durch den Versuch einer Eingrenzung des vom Verfasser angesprochenen Adressatenkreises, insbesondere in Hinblick auf dessen soziokulturellen Kontext, zu ergänzen (Egger & Wick 2011, S. 51 ff.).

Aber nicht nur auf der Inhaltsebene führt die zeitliche Distanz zu Schwierigkeiten in der Erschließung der Texte, sondern auch in der sprachlichen Gestaltung, die nicht nur auf der bereits erwähnten Besonderheit des Vorliegens eines übersetzten Produktes, sondern auch auf einem langen Überlieferungsprozess basiert. So werden vereinzelt Wörter und Formulierungen verwendet, die eine breitere Bedeutungsspanne besitzen, als die vom Leser durch dessen alltäglichen Sprachgebrauch beim Lesen der Texte assoziiert werden (ebd.).

---

[1] „Eine Komposition liegt vor, wenn ein Bearbeiter aus mindestens zwei Einheiten ein größeres Werk hergestellt hat und wenn er sie sinnvoll und gezielt zusammengefügt, gegebenenfalls in vorliegende Überlieferungen in stärkerem Maße eingegriffen oder eigene Abschnitte an geeinter Stelle eingefügt hat" (Foher et al. 1979, S. 136).

Somit wird anhand der dargestellten Grundcharakteristika biblischer Texte, welche gleichermaßen für das Markusevangelium gelten, deutlich, dass es sich bei diesem, ebenso wie im Fall der Bibel im Gesamten, gleichermaßen um ein literarisches Werk als auch um ein historisches Produkt handelt, in dessen Kern der Mensch als Gegenstand und Adressat der Erzählung steht. Hieraus ergeben sich die Besonderheiten der Texthermeneutik. So sind aufgrund dessen bei der in dieser Arbeit zum Zweck der Hermeneutik des im Markusevangelium dargestellten Menschenbildes durchgeführten Analyse, wie im Rahmen der bibelexegetischen Methode der ‚historisch-kritischen Analyse‘, sowohl synchrone Perspektiven in Bezug auf den Gegenstand des Textes und dessen Gestalt einzunehmen, sowie diachrone Perspektiven, welche die Historizität der biblischen Texte als Produkt eines Entstehungsprozesses und den damit verbundenen Veränderungen berücksichtigt (ebd., S. 32).[2] Diese Perspektiven auf biblische Texte, wie die des Markusevangeliums, sind ähnlich der bibelexegetischen Methode der ‚sozialgeschichtlichen Exegese‘, welche andere Methoden wie z. B. der historisch-kritischen Exegese um den Fokus auf „[...] die sozialen Dimensionen des biblischen Textes im Horizont eines sozialen und kulturellen Kontextes" erweitert (Hochschild 1999, S. 25 f.), in Hinblick auf die soziokulturellen Hintergründe des Textinhaltes zu dessen Verständnis und Kontextualisierung zu ergänzen. Nur so gelingt es, die vom Autor intendierten Aussagen, die er an seine gegenwärtigen Adressaten vor dem Hintergrund ihrer Lebenswirklichkeit richtet, auf die heutige Lebenswirklichkeit des Lesers zu projizieren und somit Aussagen bzgl. der Bedeutung derer für die heutige Gegenwart zu treffen.[3]

Unumgänglich bei der Auseinandersetzung mit biblischen Texten ist die thematische Einschränkung des analytischen Blicks ohne an Schärfe für deren Peripherie und die sich innerhalb des Blickfeldes befinden Aspekte zu verlieren. So muss die Fragestellung, welche die Analyse leitet, „[...] offen sein [...]" und darf lediglich den „[...] Rahmen angeben, innerhalb dessen man sich eine Antwort erwartet" (Fohrer et al. 1979, S. 159). Zu diesem Zweck liegt der Fokus

---

[2] Die „historisch-kritische Exegese" dient an dieser Stelle lediglich zu Verdeutlichung einer zum Verständnis biblischster Texte notwendigen Sensibilisierung und einer damit verbundenen Einnahme von Perspektiven auf den Text. Somit nimmt diese Methode zwar mittelbar Einfluss auf die Arbeit, wird jedoch nicht angewendet. Aufgrund dessen erfolgt keine weitere Erläuterung der Methodik. Siehe bzgl. der Darstellung der historisch-kritischen Methode u. a. die Ausführungen von Repschinski (2011, S. 54 ff.).

[3] Ähnlich der „historisch-kritischen Methode" dient die „sozialgeschichtliche Methode" an dieser Stelle der Betonung der Notwendigkeit einer Perspektive auf den biblischen Text, welche diesen in seinen sozio-kulturellen Kontext stellt. Aufgrund dessen erfolgt keine weitere Erläuterung der Methodik. Siehe bzgl. der Darstellung der sozialkritischen Methode u. a. Becker (2011, S. 126 f.), Kreuzer (2005, S. 168).

dieser Arbeit auf dem durch das Markusevangelium dargestellten Menschenbild, ohne diesen, situative Engführungen vorbehalten, weiter einzuschränken. Auch wenn ein an den beschriebenen Grundcharakteristika der Bibel und somit ein sich am Markusevangelium orientierendes Vorgehen auf den ersten Blick eine Objektivierung des subjektiven Blicks des Lesers anstrebt, bedeutet dies nicht, dass der Einfluss des persönlichen Vorverständnisses des Lesers, welches oft unbewusst Einfluss auf das Textverständnis nimmt, außer Acht gelassen wird. Eher wird eine „[…] Dialektik zwischen dem Vorverständnis und dem Textverständnis des Rezipienten" angestrebt, durch den der Prozess des fortlaufenden Verstehens des Textes durch dessen Auseinandersetzung in den Fokus gestellt wird (Adam et al. 2000, S. 21). Dieser Prozess wird im Rahmen der Auslegung biblischer Texte neben dem jeweiligen Inhalt durch den „Diskurs" mit wissenschaftlichen Erarbeitungen der Bibelexegese bestimmt, durch den der durch die auffälligen Textphänomene geprägten Fremdheit der Texte begegnet wird (Egger & Wick 2011, S. 30). Dieser sich selbst anreichernde und durch den gesamten Verlauf der Textanalyse und -auslegung fortlaufende Verstehensprozess des hermeneutischen Zirkels (Georg Fischer 2011, S. 32 f. & S. 112 f.) macht jedoch deutlich, dass der Versuch der objektiven Auseinandersetzung mit dem biblischen Text nicht möglich ist. So handelt es sich beim Verstehen um einen individuellen Prozess des Lesers, der wie bereits erwähnt von seinen Vorkenntnissen, seinen Erfahrungen, seinen Fähigkeiten und seinem sozio-kulturellen Umfeld abhängt und dies in Bezug zu dem in den biblischen Texten dargestellten Inhalt und dessen soziokulturellen Kontextualisierung gesetzt werden muss. Aufgrund dessen bleibt die Auseinandersetzung mit biblischen Texten und deren Auslegung im Bereich des Subjektiven. Somit sind die aus dem Diskurs mit wissenschaftlichen Arbeiten gewonnenen Erkenntnissen als „intersubjektiv" zu bezeichnen (Egger & Wick 2011, S. 27). Jedoch bedeutet dieses Bewusstsein nicht, dass keine wissenschaftliche Aussage über biblische Texte getroffen werden kann. Vielmehr unterstreicht dieses Bewusstsein die Notwendigkeit einer bewussten Auseinandersetzung mit den biblischen Texten, ihrem Inhalt und ihrem historischen sowie soziokulturellen Gehalt, um auf dieser Grundlage Aussagen zum Inhalt treffen zu können. Ebenso unterstreicht die Einordnung bibelhermeneutischer Erkenntnisse als intersubjektiv, dass lediglich durch eine Polyperspektivität auf den Gegenstand des Textes, erreicht durch die Hinzuziehung wissenschaftlicher Erkenntnisse, ein genaueres Verständnis der biblischen Texte und ihrer Aussagen getroffen werden kann. Denn nur durch die Auseinandersetzung mit den Erkenntnissen der wissenschaftlichen Betrachtung kann sich der Leser seinem Bestreben der objektiven Betrachtung durch eine Intersubjektivität in der Textanalyse und -interpretation annähern, ohne diese gänzlich zu erreichen (ebd., S. 28).

2.2 Die ‚Entmythologisierung' nach Rudolf Bultmann

Die Erzählungen der Bibel im Allgemeinen und die des Neuen Testamentes im Konkreten sind, wie bereits erwähnt, geprägt von Darstellungen, welche für den gegenwärtigen Menschen nur schwer zu verstehen, geschweige denn auf sich selbst und das eigene Leben zu projizieren sind. Dies gilt auch für das Markusevangelium und prägt somit die Auseinandersetzung damit. Um dieser Fremdheit der biblischen Texte bei der Hermeneutik des im Markusevangelium dargestellten Menschenbildes zu begegnen und somit die vom Autor intendierten Aussagen herauszuarbeiten, können die Gedanken Rudolf Bultmanns (siehe bzgl. der Bibliografie Rudolf Bultmanns: Gadamer 1995), welche sich in der von ihm beschriebenen ‚Entmythologisierung' wiederfinden lassen, hilfreich sein. Zu diesem Zweck werden im Folgenden zentrale Aspekte in ihren Grundzügen nachgezeichnet. Zur Entwicklung einer hermeneutischen Denkfolie für die in dieser Arbeit vorgenommen Analyse des im Markusevangelium dargestellten Menschenbildes, werden die im Folgenden dargestellten Grundzüge der ‚Entmythologisierung' anschließend durch ausgewählte philosophische Perspektiven auf diese erweitert.

2.2.1 Die ‚Entmythologisierung' als hermeneutische Methode

Grund für diese Fremdheit biblischer Erzählungen ist die wiederkehrende „mythologische Rede", welche „[...] für den Menschen von heute unglaubhaft [ist], weil für ihn das mystische Weltbild vergangen ist" (Bultmann 1960, S. 16).[4]

> „Welterfahrung und Weltbemächtigung sind in Wissenschaft und Technik so weit entwickelt, daß kein Mensch im Ernst am neutestamentlichen Weltbild festhalten kann und festhält" (ebd., S.17).

Bultmann (1960) nennt hierfür unter anderem das Beispiel des „[...] mythische[n] Weltbild[es] von den drei Stockwerken [...]" bestehend aus Himmel, Welt und Hölle sowie den „Geister- und Dämonenglauben" (ebd., S. 17 f.). Des Weiteren weist Bultmann darauf hin, dass dem Menschen „[...] schlechterdings fremd und unverständlich [ist], was das Neue Testament vom „Geist" [...] und von den Sakramenten sagt. Der rein biologisch sich verstehende Mensch sieht

---

[4] Der Text entstammt einem am 21. April 1941 in Frankfurt a.M. im Rahmen einer Tagung der „Gesellschaft für evangelische Theologie" gehaltenen Vortrag.

nicht ein, daß überhaupt in das geschlossene Gefüge der natürlichen Kräfte ein übernatürliches Etwas [...] eindringen und in ihm wirksam sein könne" (ebd., S. 19).

> „Ebenso wenig [sic!] kann der moderne Mensch Jesu Auferstehung als ein Ereignis verstehen, Kraft dessen eine Lebensmacht entbunden ist, die sich der Mensch nun durch die Sakramente zueignen kann" (ebd., S.20).

Bezüglich dieser Diskrepanzen zwischen der im Neuen Testament dargestellten „mystischen Welt" und dem Verstehen des Menschen weist Bultmann darauf hin, dass „es [...] sich aber gar nicht um die Kritik, die vom naturwissenschaftlichen Weltbild ausgeht, [handelt,] sondern ebenso sehr [sic!], ja im Grund noch vielmehr, um die Kritik, die aus dem Selbstverständnis des modernen Menschen erwächst" (ebd., S. 18).

So weist Bultmann hinsichtlich dessen, ob „[...] die christliche Verkündigung dem Menschen heute zumuten [kann], *das mythische Weltbild als wahr anzuerkennen*", darauf hin, dass diese „sinnlos" ist, da „[...] das mythische Weltbild [...] als solches gar nicht spezifisch ein Christliches [ist], sondern es ist einfach das Weltbild einer vergangenen Zeit, das noch nicht durch wissenschaftliches Denken geformt ist" (ebd., S. 16). Vielmehr, so betont Klumbies (2017) hierzu, sind „[..] die mythischen Inhalte [...] leicht aus der antiken jüdischen und gnostischen Erlösungsvorstellung herzuleiten [...]" (ebd., S. 384).

Daher führt sowohl dies als auch „[...] die Kritik, die aus dem Selbstverständnis des modernen Menschen erwächst" laut Bultmann, wie von Klumbies dargestellt, dazu, dass „es [darauf] ankomme, [...] die Wahrheit aus den mythologischen Einkleidungen herauszulösen [...]" (ebd.).[5]

Hierbei darf jedoch nicht der Fehler gemacht werden „[...] das Mythologische durch Auswahl oder Abstriche [einfach zu] reduzieren." Vielmehr ist es so, dass „[m]an [...] das mythische Weltbild nur als ganzes annehmen oder verwerfen kann" (Bultmann 1960, S. 21).

> Daraus ergibt sich, dass mystische – bzw. wie Bultmann selbst zumeist formuliert: >>mystologische<< – Elemente nicht eliminiert, sondern interpretiert werden müssen. Dieser Interpretationsaufgabe stellt sich die sogenannte Entmythologisierung, die eine hermeneutische, d.h. eine Deutungsmethode ist [...]" (Klumbies 2017, S.385).[6]

---

[5] Klumbies bezieht sich diesbezüglich auf Bultmann (1960, S. 17), Bultmann (1965, S. 157).

[6] Klumbies verweist hierbei auf Bultmann (1952, S. 185), Bultmann (1965, S. 146 & 162).

Bultmann (1960) betont jedoch, dass in seinen Augen „[…] die Entmythologisierung in der kritischen Theologie des 19. Jahrhunderts in nicht sachgemäßer Weise vollzogen worden ist; in der Weise nämlich, daß mit der Ausscheidung der Mythologie auch das Kerygma selbst ausgeschieden wurde" (ebd., S. 24). Es geht somit das Kerygma, „[…] als Botschaft vom entscheidenden Handeln Gottes in Christus" verloren (ebd., S. 25). Aufgrund dessen mahnt Bultmann an:

> „Kann man schematisch sagen, daß in der Epoche der kritischen Forschung die Mythologie des Neuen Testamentes einfach kritisch *eliminiert* wurde, so wäre – ebenso schematisch gesagt – die heutige Aufgabe die, die Mythologie des Neuen Testamentes kritisch zu *interpretieren*. Es soll damit freilich nicht behauptet werden, daß es nicht auch kritische zu eliminierende Mythologeme geben könne; nur müßte dann das Kriterium nicht aus der modernen Weltanschauung, sondern aus dem Existenzverständnis des Neuen Testaments selber erhoben werden" (ebd., S.24).

Vor diesem Hintergrund betont Klumbies (2017), dass „[es] Aufgabe der gegenwärtigen Forschung sei […], zwischen den beiden Polen [gemeint ist Mythologie und Kerygma] zu einer Interpretation voranzuschreiten, die ihre Ausrichtung aus dem >>Existenzverständnis des Neuen Testamentes selber<< bezieht" (ebd., S. 386).[7]

So handelt es sich bei der ‚Entmythologisierung' um „[…] ein hermeneutisches Verfahren, das mythologische Aussagen bzw. Texte nach ihrer Wirklichkeitsgehalt befragt."(Bultmann 2002, S. 284) Diesem liegt die Überzeugung zugrunde „[…] daß der Mythos zwar von einer Wirklichkeit redet, aber in einer nicht adäquaten Form" (ebd.). Aufgrund dessen möchte „die Entmythologisierung […] die eigentliche Intention des Mythos zur Geltung bringen, nämlich die Intention, von der eigentlichen Wirklichkeit des Menschen zu reden" (ebd., S. 290).

> „Für Bultmann ist die existentiale Interpretation […] der Weg, angesichts der mythischen Entfaltung des Heilsgeschehens im Neuen Testament den Verkündigungsaspekt so zur Sprache zu bringen, dass er sich einem >> nicht mythologisch denkenden Menschen<< (aaO 28) erschließt. Gemeint ist eine Verstehensbemühung, die Gottes heilvolles Handeln in Jesus Christus in einer Weise zum Ausdruck bringt, durch die der gegenwärtige Mensch sich zu einer persönlichen Stellungnahme herausgefordert sieht" (Klumbies 2017, S.386).[8]

---

[7] Klumbies zitiert hier Bultmann (1960, S. 24).

[8] Klumbies bezieht sich hierbei auf Bultmann (1988).

Hierzu bedarf es einer „existenzialen Interpretation" des Mythos. So weist Bultmann (1960) in Bezug auf die Aufgaben der Entmythologisierung darauf hin,
dass „der eigentliche Sinn des Mythos […] nicht der [sei], ein objektives Weltbild zu geben; vielmehr spricht sich in ihm aus, wie sich der Mensch selbst in
seiner Welt versteht; der Mythos will nicht kosmologisch, sondern anthropolo-
gisch – besser: existenzial interpretiert werden" (ebd., S. 22). Somit ist „[…]
die Mythologie des Neuen Testamentes nicht auf ihren objektivierenden Vor-
stellungsgehalt hin zu befragen, sondern auf das in diesen Vorstellungen sich
aussprechende Existenzverständnis hin" (ebd., S. 23; siehe auch ebd., S. 26).

Bultmann weist vor dem Hintergrund des bis hierher in Bezug auf die Theologie Dargestellten darauf hin, dass „die heutige Verkündigung […] vor der Frage
[steht], ob sie, wenn sie vom Menschen Glauben fordert, ihm zumutet, das vergangene mythische Weltbild anzuerkennen. Wenn das unmöglich ist, so entsteht
für sie die Frage, ob die Verkündigung des Neuen Testamentes eine Wahrheit hat,
die vom mythischen Weltbild unabhängig ist; und es wäre dann die Aufgabe der
Theologie, die christliche Verkündigung zu entmythologisieren" (ebd. S. 16).[9]

Die ,Entmythologisierung', so verdeutlicht es ihr von Bultmann dargestell-
ter Anspruch, ist eine komplexe Aufgabe. So betont Bultmann, dass „[…] nicht
der Eindruck entstehen [darf], als ob solche Arbeit mit Leichtigkeit und, wenn
man sozusagen das Rezept hat, im Handumdrehen getan werden könne. Sie ist
vielmehr eine schwere und umfassende Aufgabe, die überhaupt nicht einem Einzelnen obliegen kann, sondern von einer theologischen Generation eine Fülle von
Zeit und Kraft fordert" (ebd., S. 26).

2.2.2 Ausgewählte philosophische Perspektiven auf die ,Entmythologisierung' und deren Einbezug in hermeneutische Überlegungen

Auch wenn die Arbeit Bultmanns eine grundlegende Bedeutung für die Annäherung an und die Auseinandersetzung mit den Texten des Markusevangeliums
besitzt, so geht es in dieser Arbeit nicht um eine uneingeschränkte Anwendung
von Bultmanns Deutungsmethode. Vielmehr geht es an dieser Stelle darum, wie
bereits erwähnt, nicht nur einen inhaltlichen, sondern auch methodischen Verste-
henshorizont zur Auseinandersetzung mit neutestamentlichen Texten zu schaffen.

---

[9] Siehe Klumbies (2017, S. 388 f.); siehe bzgl. der Kritik an der Deutungsmethode der
,Entmythologisierung' auch Schaede (2017, S. 411–416) bzgl. der ,Entmythologisierungs-
debatte'

Zu diesem Zweck werden im Folgenden einige ausgewählte philosophische Perspektiven zur Entmythologisierung und der damit verbundenen Hermeneutik neutestamentlicher Texte in ihren Grundzügen dargestellt, um somit die Perspektive für die sich anschließende Analyse des im Markusevangelium dargestellten Menschenbildes zu weiten.

2.2.2.1 Hans Blumenberg

Blumenberg (2019) betont hinsichtlich des Mythos, dass dieser über einen „amythischen Kern" verfügt, der die Voraussetzung darstellt, weswegen „Entmythisierung" eines Mythos erst möglich ist, da „[...] ihr [durch diesen Kern] ein formales Relikt vorgegeben ist" (ebd., S. 208). Jedoch mahnt Blumenberg diesbezüglich auch an, dass das „[w]as Bultmann am Neuen Testament herauspräpariert hat, indem er seine Entmythisierung auf den Kern des >Kerygma< für möglich hielt und betrieb [...] nicht das jederzeit und überall an Mythen Mögliche [ist], aber das der spätantik-gnostischen Weltansicht Gemäße" (ebd.).

Das was Bultmann durch seine Entmythologisierung des Neuen Testamentes herausarbeitet und was somit das Destillat dessen Entmythologisierung ist, ist das für seine theologische Arbeit bedeutsame Kerygma (ebd., S. 249). Hier liegt jedoch auch die Gefahr der Entmythologisierung, da „[w]er entmythisiert, [...] Gefahr [läuft], nichts in der Hand zu behalten. Oder nur noch jenen formalen Grenzwert, den Bultmann für sein Neues Testament das >Kerygma< genannt hat [...]" (ebd., S. 538).

Bei diesem Destillat der Entmythologisierung Bultmanns in Form des Kerygmas handelt es sich für Bultmann, so Blumenberg (1954/55), um „Offenbarung", um den „Aufruf des Menschen zum Ende seiner Welt und seiner selbst, [um den] absolute[n] Anspruch Gottes an den Menschen auf dessen Gehorsam" (ebd., S. 123). Der „Aufruf des Menschen zum Ende seiner Welt und seiner Existenz [...]" verweist jedoch nicht auf eine apokalyptische Vorstellung, sondern auf das Verständnis des „[...] Begriff[s] Eschatologie, wie B[ultmann] ihn gebraucht, [der] ein neues Verhältnis des Menschen zu seiner Zukunft [bezeichnet]. In der Verkündigung Jesu und im Bewusstsein der Urgemeinde wird die Gegenwart unter dem unmittelbaren Bevorstand der Parusie und Gottesherrschaft geradezu „aufgelöst", ihrer Eigenbedeutung beraubt. Die Zukunft ragt schon in die Gegenwart, als ein den Weltbestand wandelndes Ereignis, herein. Das Wort der Verkündigung ist ein letztes Wort vor dem Ende, das den Willen Gottes zu erfüllen ermahnt" (ebd., S. 122). Blumenberg weist in diesem Kontext darauf hin, dass die „Theologie [...] das Explikat des sich vom Kerygma her stets neu aktualisierenden Selbstverständnisses des Menschen in der Geschichte [ist]" (ebd.).

Hinsichtlich dieses Verständnisses des Kerygmas mahnt Blumenberg an „[…],
daß der im Kerygma zur Entscheidung geforderte Mensch in dieser Entscheidung
gar nicht frei sein könnte. Denn nur, wenn er im Kerygma den Grund seiner
Entscheidung zu finden vermag, kann seine Antwort frei sein" (ebd., S. 124).
Hinsichtlich dessen betont Blumenberg, dass diese Auffassung Bultmanns insbesondere in Bezug „[…] des Verhältnisses von Theologie und Kerygma […]" „[…]
nicht nur den Vorteil [hat], daß er das Kerygma unangreifbar macht, sondern auch
den Nachteil, daß er ihm das Korrelat der Antwort, nämlich die Freiheit, entzieht"
(ebd.).

In dieses Verständnis Bultmanns hinsichtlich des Kerygmas fügt sich auch
seine Sicht auf Jesus ein, der in seinen Augen „[…] nicht Prophet und Rabbi
[ist] – so daß sich der von ihm angesprochene Mensch für eine Lehre, einen
Gehalt, ein *Was* zu entscheiden hätte -, sondern er ist für B[ultmann] nur
die „Form" des Kerygma, und nur das *Daß* der Kundmachung Gottes in ihm
anzuerkennen ist gefordert" (ebd.). Blumenberg betont in Bezug auf diese Auffassung Blumenbergs, dass „[g]erade die Leere der Jesusgestalt als bloße Form
der Offenbarung Gottes […] den eschatologischen Gehorsam [forciert], den
Entscheidungscharakter des Glaubens an dieses Daß". (ebd.)

Blumenberg teilt diese mit dem Kerygma-Verständnis Bultmanns verbundene
Einschränkung der Entscheidungsfähigkeit des Menschen nicht. Für ihn, so Grätzel (2017), „[liegt] in der freien menschlichen Rationalität […] die Begründung
des Kerygmas" (ebd., S. 456).

2.2.2.2 Hans-Georg Gadamer

Der Philosoph Hans-Georg Gadamer möchte mit seinem 1961 erschienenen Text
„Zur Problematik des Selbstverständnisses", wie im dessen Untertitel betont,
„ein[en] hermeneutische[n] Beitrag zur Frage der >Entmythologisierung<" leisten
(Gadamer 1993b, S. 121–132). Gadamer sieht im „[…] Problem der Entmythologisierung auch einen allgemeinen hermeneutischen Aspekt." Diesbezüglich
weist er daraufhin, dass „die theologischen Probleme […] nicht das hermeneutische Phänomen der Entmythologisierung als solches [betreffen], sondern das
dogmatische Resultat derselben: nämlich, ob die Grenzen dessen, was einer Entmythologisierung verfällt, vom dogmatischen Standpunkt der […] Theologie aus
bei Bultmann richtig gezogen sind" (ebd., S. 121). Gadamer legt den Fokus seiner Arbeit nicht auf das Ergebnis der >Entmythologisierung<, sondern eben auf
das in seinen Augen mit ihr verbundene „hermeneutische Problem der Entmythologisierung" und unterstreicht dabei seinen Fokus auf die Auseinandersetzung
mit Texten der Heiligen Schrift.

Gadamer betont hinsichtlich der Texte des Neuen Testamentes, bei denen es sich in seinen Augen „[...] selber schon [um] Auslegungen der Heiligen Schrift [...]" handelt, die „[...] selber nicht in sich, sondern als Vermittler der Botschaft verstanden werden [wollen]", dass „so viel wir der neueren theologischen Forschung an Einsichten in das verdanken, was die Schriftsteller des Neuen Testamentes selber theologisch meinten – die Verkündigung des Evangeliums [...] durch alle diese Vermittlungen hindurch [spricht], vergleichbar der Weise, wie eine Sage weitergesagt wird oder wie eine mythische Überlieferung durch die große Dichtung ständig gewandelt und erneuert wird" (ebd., S. 132). Aufgrund dessen steht für ihn fest, dass die „>Entmythologisierung< [...] nicht nur im Tun des Theologen [geschieht]. Sie geschieht in der Bibel selbst. Aber weder hier noch dort ist >Entmythologisierung< ein sicherer Garant richtigen Verstehens. Das eigentliche Ereignis des Verstehens geht weit über das hinaus, was durch methodische Bemühungen und kritische Selbstkontrolle zum Verständnis der Worte des anderen aufgebracht werden kann" (ebd.).

Das „Verstehen von Texten", wie die des Neuen Testamentes, ist, da der Text in der Auseinandersetzung mit ihm „[...] immer neue Antworten dem, der ihn fragt [gibt], und [...] immer neue Fragen dem, der ihm antwortet stellt", „[...] ein Sichverständigen in einer Art Gespräch" (ebd.). So stellt Gadamer in seinem Nachruf auf Rudolf Bultmann in Bezug auf Bultmanns „hermeneutisches Prinzip", bei dem es sich um die ‚Entmythologisierung' handelt, heraus „[...], daß Verstehen Übersetzen in die eigene Sprache sein muß, wenn es wirklich Verstehen sein soll [...]" (Gadamer 1995, S. 391).

„Das, was einem gesagt wird, muß man so in sich aufnehmen, daß es in den eigenen Worten der eigenen Sprache spricht und Antwort findet."(Gadamer 1993b, S.132) Aufgrund dessen betont Gadamer, dass „[d]ie Aufgabe der Verkündigung [...] die Umsetzung des Wortes [ist]" (Gadamer 1993a, S.410).[10]

Entscheidend für das Verstehen im Sinne Gadamers ist die Verwendung von Worten und der Vollzug der Sprache, die in einem „Hin und Her" ein Spiel haben (Gadamer 1993b, S. 131) „[...], das seinerseits auch die Subjektivität dessen, der spielt, in sich einbezieht." (Gadamer 1993b, S. 128) Wie das „Kind", das

---

[10] Gadamer (1993b, S. 132) weist darauf hin, dass „[d]ie Predigt und nicht der erklärende Kommentar oder die exegetische Arbeit des Theologen [...] im unmittelbaren Dienst der Verkündigung [steht], indem sie das Verständnis dessen, was die Heilige Schrift sagt, nicht nur der Gemeinde vermittelt, sondern zugleich selbst bezeugt. Die eigene Vollendung des Verstehens liegt eben nicht in der Predigt als solcher, sondern in der Weise, wie sie als Anruf vernommen wird, der an jeden ergeht."

„[…] die Welt kennenlernt […]", [vollzieht sich] alles, was wir lernen, […] in sprachlichen Spielen (ebd., S. 130).

Gadamer betont in seinem Beitrag in Bezug auf die Absichten Bultmanns, dass seine ‚Entmythologisierung' keinen „aufklärerischer Sinn" besitzt, sondern er vielmehr auf der Suche nach dem „eigentliche[n] Träger der Verkündigung, des Kerygmas[…]" ist (ebd., S. 127). Es handelt sich somit bei dem im Fokus der ‚Entmythologisierung' stehenden Mythos um einen „deskriptive[n] Begriff" (ebd.), dessen „hermeneutischer Sinn [vielmehr] gerade darin beschlossen [ist], daß man keinen bestimmten Begriff von Mythos dogmatisch fixiert darf, von dem aus man ein für alle Mal festzulegen hat, was und was nicht innerhalb der Heiligen Schrift für den modernen Menschen durch die wissenschaftliche Aufklärung als bloßer Mythos entlarvt worden ist. Nicht von der modernen Wissenschaft aus, sondern positiv, von der Aufnahme des Kerygmas her, vom inneren Anspruch des Glaubens aus, muß sich bestimmen, was bloßer Mythos ist" (ebd., S. 127 f.). Ein Verständnis, das eine Verbindung mit den hermeneutischen Überlegungen Gadamers möglich macht (Grätzel 2017, S. 456).[11]

2.2.2.3 Paul Ricoeur

In dem von Paul Ricouer verfassten „Vorwort zur französischen Ausgabe von Rudolf Bultmanns Jesus (1926) und Jesus Christus und die Mythologie (1951)" möchte Ricoeur dem Leser der Werke Bultmanns hinsichtlich des Verstehens der Entmythologisierung eine Hilfestellung geben (Ricoeur 1973, S. 175). In dieser stellt er neben einem differenzierten Verständnis der Entmythologisierung die diesen zugrundeliegenden Herausforderungen dar, die sich in Bezug auf die Hermeneutik des Christentums ergeben. Er unterscheidet hier drei unterschiedliche Aspekte: Die Verbindung des Alten und des Neuen Testamentes, die Verbindung zwischen Christus und dem existenziellen Sinn sowie das Evangelium als zu interpretierender Text.

So betont Ricoeur hinsichtlich der Hermeneutik des Christentums, dass das Neue Testament „in einer hermeneutischen Beziehung zum gesamten jüdischen Schrifttum, in dem Sinne, daß es dieses interpretiert [steht]. Bevor dieses also selbst zu interpretieren ist […], interpretieret es die früher Schrift" (ebd., S. 176). Er verdeutlicht somit, dass keine strikte Trennung zwischen Altem und Neuem Testament besteht, sondern es handle sich vielmehr um „eine Schrift" und „ein

---

[11] Siehe u. a. Grätzel (2017, S. 457) bzgl. weiterer inhaltlicher Differenzen, von deren Darstellung an diesem Ort bzgl. ihrer untergeordneten Bedeutung zur Schaffung einer für die folgende Analyse notwendigen Verstehensfundamentes abgesehen wird.

Ereignis", das „[...] eine doppeldeutige Beziehung zu[r Schrift hat], indem „[e]s ihn [gem. den Buchstaben] außer Kraft [setzt], und [...] ihn zu seiner Vollendung [bringt]" (ebd., S. 177).

Des Weiteren stellt Ricoeur die Wechselseitigkeit „[...] zwischen dem Sinn, den Christus darstellt, und dem existenziellen Sinn", die „[...] sich [...] wechselseitig [entschlüsseln]" heraus (ebd., S. 179). Ricoeur greift Henri de Lubac und den von diesem beschriebenen „>>moralischen Sinn<< auf, „[d]er [...] ein Zeugnis dafür [ist], daß die Hermeneutik weit mehr als eine Exegese im engen Sinn des Wortes ist; sie ist die Entschlüsselung des Lebens selbst im Spiegel des Textes" (ebd.).[12] Somit ist es die „Aufgabe des moralischen Sinns [...] die Entsprechung zwischen dem Ereignis, das Christus ist, und dem inneren Menschen sicherzustellen. Es geht darum, den geistigen Sinn zu verinnerlichen, ihn zu aktualisieren" (ebd., S. 180).

In Bezug auf das Kerygma stellt Ricoeur heraus, dass es sich bei diesem „[...] nicht [um einen] Textinterpretation [handelt], sondern [um] Kunde von einer Person; aus dieser Sicht ist nicht die Bibel, sondern Jesus Christus Wort Gottes" (ebd., S. 181). Jedoch dadurch, dass dieses „Kerygma [...] sich in [...] Zeugnissen, in Berichten und [...] auch in Texten ausdrückt", beinhaltet diese bereits „[...] eine erste Interpretationssicht [...]" (ebd.). Aufgrund dessen „[...] ist [das Kerygma] nicht bloß interpretierend – in Hinblick auf das Alte Testament, für das Leben und die gesamte Wirklichkeit; es ist auch selbst ein Text, der zu interpretieren ist" (ebd.). Hierbei stellt sich jedoch aufgrund der Textform eine Herausforderung dar, da das Evangelium „[a]ls Text [...] eine Differenz und eine Distanz – so gering diese auch sein mögen – gegenüber dem darin verkündeten Ereignis zum Ausdruck [bringt]" (ebd. S. 182). In diesem Aspekt verortet Ricoeur den Ansatzpunkt der von Bultmann erarbeiteten ‚Entmythologisierung'.

Um die Fremdheit der biblischen Texte und somit der Frohen Botschaft aufzuheben, gilt es im Sinne der Entmythologisierung ihre „[...] mythische Verkleidung [...]" in der sie sich befindet zu entfernen, was schlussendlich bedeutet „[...] den Abstand zu erkennen, der unsere Kultur mit ihrer ganzen Begrifflichkeit von jener Kultur trennt, innerhalb deren die Frohe Botschaft Gestalt angenommen hat" (ebd., S. 184). Im Fokus steht somit der Text als solcher. So ist die Entmythologisierung dadurch bestimmt „[...] die Absicht des Textes, der nicht von sich, sondern vom Ereignis spricht, zu realisieren. So verstanden steht die Entmythologisierung nicht im Gegensatz zur Interpretation des Kerygmas, sondern ist ihre allererste Realisation" (ebd.). Für Ricoeur steht eine so verstandene

---

[12] Ricoeur verweist an dieser Stelle auf die Arbeit von de Lubac (1959–1964).

‚Entmythologisierung' in einer unauflöslichen Verbindung zum ‚hermeneutischen Zirkel'.

> „Denn indem ich den Buchstaben zerlege, seine mythologische Verkleidung von ihm ablöse, stoße ich auf jenen Anspruch, der der erste Sinn des Textes ist. In der Trennung des Kerygmas vom Mythos liegt die positive Funktion der Entmythologisierung. Zum positiven Moment der Entmythologisierung wird dieses Kerygma aber nur im Gang der Interpretation selbst" (ebd., S.186).

Auf der Grundlage dieses Verständnisses der ‚Entmythologisierung' stellt Ricoeur drei unterschiedliche „strategische Ebenen" auf denen die Entmythologisierung stattfindet sowie die mit diesen verbundenen Mythos-Definitionen dar, die nicht voneinander getrennt sind, sondern zwischen denen eine „Kreislauf" entsteht (ebd., S. 190).

1. Mit der ersten Ebene ist eine Definition des Mythos „[...] einer vorwissenschaftlichen kosmologische-echatologischen Erklärung, die dem heutigen Menschen unglaubhaft geworden ist" verbunden (ebd., S. 187). Dies gilt es „[a]uf einer ersten, äußersten und unmittelbar ansichtigen [...] Ebene [...] aufzulösen, in dem auf dieser „[...] die kosmologische Form der ursprünglichen Verkündigung [entmythologisiert]" wird (ebd., S. 186).

2. Auf der zweiten Ebene wird der Auffassung Rechnung getragen, dass „[d]ie Wiederherstellung der Intention des Mythos [...], entgegen seiner objektivierenden Tendenz, einen Rückgriff auf die existenzielle Interpretation [verlangt]" (ebd., S. 187). So beinhaltet der Mythos auch ein „[...] Verständnis des Menschen gegenüber dem Grund und der Grenze seiner Existenz [...]". Aufgrund dessen gilt es „den Mythos [zu] interpretieren, d. h. die objektiven Vorstellungen des Mythos auf jenes Selbstverständnis zurückbeziehen, das sich in ihnen zeigt und verbirgt" (ebd.).

3. Die dritte Ebene der Entmythologisierung ist theologisch geprägt, indem Ricoeur auf „[d]ie gesamte Arbeit Bultmanns [...]" bezogen sagt „[...], daß das Kerygma selbst entmythologisiert werden will." Aufgrund dessen „[...] ist [es] der kerygmatische Kern der ursprünglichen Verkündigung, der das Entmythologisierungsverfahren nicht nur erforderlich macht, sondern auch selbst initiiert und in Gang bringt" (ebd., S. 188).

Ricoeur mahnt jedoch in Bezug auf die Arbeit Bultmanns einen fehlenden Fokus auf die Sprache an. So ist „[h]eute […] zweifellos der Nachdruck weniger auf das *Verstehen* – gemeint ist damit eine zu ausschließliche Ausrichtung auf die existenzielle Entscheidung – als vielmehr auf die Betrachtung des Problems der Sprache und der Interpretation in ihrem vollen Umfang zu legen" (ebd., S. 193). Ricoeur bezieht sich bei seiner Kritik auf eine fehlende „>>Ontologie der Sprache<<" und das Ausbleiben „[…] einer kritischen Reflexion über den Gebrauch der Analogie in der Sprache des Glaubens" (Grätzel 2017, S. 458).

2.2.3 Ergebnissicherung vor dem Hintergrund des methodischen Vorgehens

Die im Vorangegangenen dargestellten philosophischen Perspektiven auf Bultmanns Entmythologisierung verdeutlichen auf unterschiedliche Weise wie wertvoll eine Erweiterung Bultmanns methodischer Sicht auf die Hermeneutik der Texte des Markusevangeliums sein kann. Sei es indem beispielsweise Blumenberg das die Entscheidungsfreiheit des Menschen einschränkende Kerygma-Verständnis Bultmanns anmahnt und dadurch zu einem Verständnis anregt, dass „[…] die Begründung des Kerygmas" „[i]n der freien menschlichen Rationalität […]" verortet (Grätzel 2017, S. 456) oder durch die Ausführungen Ricoeurs und Gadamers, welche insbesondere das Vorgehen der Entmythologisierung in den Fokus nehmen. Hierbei ist es Gadamer, der die Bedeutung der Sprache und insbesonders deren Vollzug für die Hermeneutik der neutestamentlichen Texte betont und hierbei aufbauend auf die Ausführungen Bultmanns das methodische Vorgehen in der Texthermeneutik ergänzt. Wohingegen Ricoeur durch die Unterscheidung dreier Ebenen mit unterschiedlichen Mythos-Begriffen ein differenziertes Verständnis der von Bultmann beschriebenen Entmythologisierung darstellt, die im Vorgehen der Hermeneutik der neutestamentlichen Texte im Allgemeinen und der Texte des Markusevangeliums, die in dieser Arbeit im Fokus stehen, im Konkreten sensibilisiert.

Das sich somit, ausgehend von der Entmythologisierung Bultmanns über die sich daran anschließenden philosophischen Perspektiven Blumenbergs, Gadamers und Ricoeurs, weiter ausbauende Verständnis der Auseinandersetzung neutestamentlicher Texte und deren Hermeneutik, dient als Verständnisfolie zur Analyse der Darstellungen des Menschen in den Schriften des Markusevangeliums.

2.3   Grundzüge des Entstehungskontextes des Markusevangeliums

Die im Zentrum der im Vorangegangenen dargestellten Deutungsmethode der ‚Entmythologisierung' stehende „existentiale Interpretation" der „mystologischen" Elemente biblischer Erzählungen zeigt die Notwenigkeit der Auseinandersetzung mit dem sozio-kulturellen Kontext einer Erzählung auf. Nur durch ein Verständnis der menschlichen Lebenswirklichkeit, aus der heraus und in die hinein die Erzählungen verfasst sind, besteht die Möglichkeit, die in den Erzählungen durch „mythologische" Elemente zu Tage tretende Wirklichkeit des Menschen zu verstehen, die Aussagen der Erzählungen auf die heutige menschliche Lebenswirklichkeit zu projizieren und so die Fremdheit der Erzählungen für den modernen Menschen zu vermindern. Aufgrund dessen werden im nun Folgenden einige Aspekte die Fragen des Verfassers der örtlichen und zeitlichen Einordnung und des Adressatenkreises betreffend dargestellt, welche zur Kontextualisierung des Markusevangeliums helfen sollen und als Verstehensgrundlage für die sich anschließende Hermeneutik des Menschenbildes dienen sollen. Diese werden, wenn sie helfen, Elemente der markinischen Erzählungen zu verstehen, in der Analyse erneut herangezogen und in der notwendigen Ausführlichkeit dargestellt. An dieser Stelle soll jedoch lediglich ein Eindruck des Entstehungskontextes des Markusevangeliums sowie der damit verbundenen Lebenswirklichkeit der Adressaten vermittelt werden.

Trotz vieler Versuche die Autorenschaft des Markusevangeliums auf einen bestimmten Verfasser näher einzugrenzen (Dschulnigg 2007, S. 53 ff.; Eckey 2008, S. 2 ff.)[13], ist dies kaum möglich. So „[bleiben wir,] was eine nähere Charakterisierung des Verfassers angeht, […] auf das Autorenkonzept verwiesen (D.N.PETERSEN 158 f.), wie es nur aus der Schrift selbst herausgearbeitet werden kann […]. Das Ergebnis plakativ auf den Punkt gebracht: Der Verf[asser] ist ein Heidenchrist, der die literarischen Überlieferungen des Judentums zwar kennt und schätzt, aber zum jüdischen Kernmilieu auf Distanz steht" (Ebner 2008b, S. 170).[14] Da diese Eingrenzung des Verfassers wissenschaftlich nicht eindeutig gesichert werden kann gilt, dass „die Auslegung der Perikopen des Evangeliums […] sich von Thesen über die Verfasserschaft so weit wie möglich freihalten und als solche einleuchtend sein [muss]" (Eckey 2008, S. 8).

---

[13] Die Überschrift des Evangeliums als „Evangelium nach Markus" darf diesbezüglich nicht als sicherer Hinweis auf den Autor verstanden werden. „[S]ie dürfte ab dem Ende des 1. oder anfangs des 2 Jh.s. zur Unterscheidung von anderen Evangelien-Schriften entstanden sein" (Dschulnigg 2007, S. 53).

[14] Ebner verweist hier auf Peterson (2000, S. 158 f.)

Neben dem Versuch, den Verfasser eines biblischen Textes zu bestimmen, wie es jedoch in Bezug auf das Markusevangelium mit der notwendigen Sicherheit nicht möglich ist, kann zum Verstehen des in einer Erzählung stattfindenden Kommunikationsgeschehens die Verortung der Textentstehung des „Urtextes" und dessen zeitliche Einordnung von Bedeutung sein. So kann diese nicht nur helfen, das Motiv, welches der Verfasser mit seiner Erzählung verfolgt, nachzuzeichnen, sondern auch dazu dienen, die Situation zu verstehen, in der sich die angesprochenen Adressaten befinden und die immanent für deren Textverständnis ist. Dies, so lässt sich vermuten, ist dem Verfasser im Augenblick bewusst und beeinflusst somit seine Arbeit.

Zur Einordnung des Entstehungsortes des Markusevangeliums können mehrere Hinweise innerhalb der Erzählungen des Evangeliums herangezogen werden. So gibt nicht nur die sprachliche Gestaltung durch die Verwendung von „Latinismen" (Mk 5,9.15; 6,27.37; 12,14; 15,16.39.44.45) und „sprachlichen Idiomen" (Mk 2,23; 3,6; 5,43; 15,1) einen Hinweis auf eine räumliche Nähe zu einem „römischen Standort" (Ebner 2008a, S. 171)[15], vielmehr ist es die Erzählung vom Opfer der Witwe (Mk 12,41–44), die der Verortung des Evangeliums in Rom selbst dient. So „[...] wird [in Mk 12,42] erklärt, dass zwei Lepta einem Quandrans [...] entsprechen. Ein Quadrans ist die kleinste römische Münze, die fast ausschließlich in der westlichen Reichshälfte im Umlauf war – mit einer auffälligen Zentrierung auf Rom [...]. Lepta dagegen sind kleine Münzen, wie sie unter Herodes oder den späteren Prokuratoren geprägt worden sind [...]. Der Erzähler erklärt also eine Spezialmünze aus den östlichen Provinzen mit einer Münzform, wie sie eigentlich nur in der westlichen Reichshälfte bekannt ist" (Ebner 2008b, S. 171).[16] Weitere Hinweise, dass es sich bei den Adressaten des Markusevangeliums nicht um „[...] griechisch sprechende Christen im Osten des Reiches [...]" somit auch nicht um den Osten des Reiches als Ort der Entstehung des Evangeliums handelt, sind die Erläuterung des Inneren des Palastes des Herodes als „*Praetorium*" (Mk 15,16) und die Beschreibung „[...] der Jesus im Gebiet von Tyrus begegnende[n] Frau als >>Griechin<< [...]und gleich darauf [...] näher als >>Syrophönizierin<< [...]" (Eckey 2008, S. 12).

Ebenso verfügt der Verfasser über Informationen, die ihn als jemanden identifizieren „[...], der als Zuschauer in Rom den Triumphzug der Flavier nach der

---

[15] Siehe Eckey (2008, S. 11) bezüglich der verwendeten „lateinischen Lehnwörter" und der dargestellten „römischen Gewohnheiten"

[16] Siehe Eckey (2008, S. 11) bzgl. der Bedeutung der erwähnten Münzen zur Lokalisierung des Entstehungsortes; siehe Collins (2007, S. 10) bzgl. einer anderen Sichtweise auf die Erläuterung der Münzen.

Zerstörung Jerusalems beigewohnt hat. Denn außer dem siebenarmigen Leuchter und dem Schaubrottisch wurde auch der Vorhang des Tempels unter den Beutestücken gezeigt" (Ebner 2008b, S. 172).

Auch wenn es unterschiedliche wissenschaftliche Einschätzungen zum Ort des Entstehens des Markusevangeliums gibt (Collins 2007, S. 7 ff.; Dschulnigg 2007, S. 54; Ebner 2008b, S. 172), so lassen die genannten Hinweise die Vermutung zu, dass es sich bei dem Entstehungsort des Markusevangeliums um Rom handelt.

Entscheidende Hinweise zur zeitlichen Anordnung des Markusevangeliums stellen die Nennungen des Tempels innerhalb des Markusevangeliums dar (Mk 13,1 f.; 14,58). Vor dem Hintergrund dieser Ausführungen, welche Übereinstimmungen zu dem stattgefundenen Geschehen aufweisen, ordnet Ebner (2008b), unter Verweis auf Theissen, die Entstehung des Markusevangeliums auf die Zeit nach der Zerstörung des Tempels (70 n. Chr.) ein (ebd., S. 170 f. mit Verweis auf Theissen 2002, S. 64). Diese Einschätzung wird jedoch nicht von allen Exegeten geteilt. So herrscht ebenso die Einschätzung der Entstehung des Markusevangeliums vor dem Zeitpunkt der Zerstörung des Tempels vor (Collins 2007, S. 14; Dschulnigg 2007, S. 56; Eckey 2008, S. 10; Schenke 2005, S. 34). Da sich auch diese Hypothese nicht mit Sicherheit bestätigen lässt, ist ohne eine genaue Festlegung des Zeitpunktes, der Zeitraum um die Zerstörung des Tempels als Entstehungszeitraum des Markusevangeliums zu benennen (Donahue & Harrington 2002, S. 41 ff.).

Neben dem Versuch den Entstehungsort und den Zeitraum der Entstehung des Markusevangeliums einzugrenzen, nimmt auch die Frage nach dem vom Verfasser adressierten Personenkreis eine wichtige Bedeutung zum Verständnis des Kommunikationsgeschehens innerhalb der Erzählungen ein.

Der Verfasser des Markusevangeliums adressiert mit seinem Evangelium, so lässt es die Verwendung der griechischen Sprache „[...], die auf den Straßen und Märkten [Roms] gesprochen wird, von den Händlern und den einfachen Leuten, besonders denjenigen, die aus dem Osten eingewandert sind" einen einfachen Adressatenkreis (Ebner 2008b, S. 172).[17] In Bezug auf die Verortung der Adressaten und auch des Verfassers zum Judentum lassen die in Mk 3,4 angeführten Erläuterungen der Reinheitsvorschriften und die Art der Thematisierung des Sabbatgebotes in Mk 3,4 darauf schließen, dass sowohl die Adressaten

---

[17] Die verwendeten Worte in aramäischer und hebräischer Sprache dienen, so Ebner (ebd.), nicht einer verlässlichen Einordung des Autors. Vielmehr ist zu vermuten, dass es sich hierbei um Formulierungen handelt, die bereits in den Traditionen vorhanden gewesen sind. Eckey (2008, S. 8) verortet die Adressaten des Markusevangeliums „[...] unter Nichtjuden und außerhalb derjenigen Gebiete Palästinas [...], die überwiegend von aramäisch sprechender jüdischer Bevölkerung bewohnt war [...]."

des Evangeliums als auch der Verfasser selber „[…] kaum im jüdischen Milieu aufgewachsen […]" sind, wenn gleich der Verfasser „[…] Zugang zu den Bildungstraditionen des Judentums, also zur griechischen Übersetzung der jüdischen Bibel" besitzt (ebd., S. 173).[18]

Der Verfasser richtet sich somit vornehmlich an eine heidenchristlich geprägte Gemeinde (Dschulnigg 2007, S. 55; Feldmeier 2011, S. 106), die sich, wie dargestellt, in Rom verorten lässt. Schenke (2005), der hingegen einen gleichermaßen aus Juden- und Heidenchristen zusammengesetzten Adressatenkreis vermutet (ebd., S. 30 f.), weist darauf hin, dass der Verfasser, „[…] keine Missionsschrift [schreibt], um Nichtglaubende für den Glauben an Jesus zu gewinnen", sondern er in seinen Adressaten Christen sieht (ebd., S. 31). Diese Einschätzung teilen auch Donahue und Harrington (2002), wenn sie unter Verweis auf Vincent Taylor darauf hinweisen, dass „[…] das Evangelium vermutlich für den Gebrauch in der Kirche in Rom geschrieben wurde" (ebd., S. 41) und sich an die dortigen „verfolgten Christen richtet" (ebd., S. 42 ff. & 46).

2.4 Bedeutung für das methodische Vorgehen in dieser Arbeit

Die im Vorrangegangen dargestellten Aspekte bilden die Grundlage der im weiteren Verlauf stattfindenden Hermeneutik des im Markusevangelium dargestellten Menschenbildes. So dienen die vorangegangenen skizzierten Grundcharakteristika biblischer Texte (2.1.) der Sensibilisierung für die Besonderheiten biblischer Erzählungen, wie die des Markusevangeliums. Dies besitzt vor dem Hintergrund, dass die in dieser Arbeit vorgenommene Analyse sich nicht an dem ‚Urtext' des Markusevangeliums orientiert, sondern an einer der vielen deutschsprachigen Übersetzungen, eine besondere Bedeutung. Nur durch das Wissen um die Entstehung und deren Hintergrund ist es möglich, durch aufmerksame Betrachtung der Texte sich den Aussagen der Erzählungen anzunähern. Über diese Bedeutung einer Kenntnis der Grundcharakteristika biblischer Texte für eine textsensible Auseinandersetzung mit den biblischen Erzählungen hinaus besitzt diese auch grundlegende Bedeutung für die in dieser Arbeit intensiv stattfindende Auseinandersetzung mit Sekundärliteratur. Nur durch ein erstes Verständnis der Erzählungen als Resultat einer textsensiblen Auseinandersetzung

---

[18] Siehe bzgl. dieser „[…] Ambivalenz von Abstand zum jüdischen Kernmilieu bei gleichzeitiger Nähe zum literarischen Erbe des Judentums […]" die Ausführungen von Ebner (ebd.)

kann eine gezielte Recherche nach Sekundärliteratur erfolgen, deren Ergebnisse eingeschätzt und die durch die recherchierte Literatur getroffenen wissenschaftlichen Aussagen eingeordnet werden. Eine besondere Bedeutung, sowohl für die Auseinandersetzung mit den Erzählungen des Markusevangeliums als auch für den Einbezug von Sekundärliteratur zur Annäherung an ein Verständnis der Textaussagen, stellt, ähnlich der ‚Entmythologisierung' nach Rudolf Bultmann, der analytische Blick hinter die biblischen Darstellungen auf die sich dahinter verbergenden existenziellen Aussagen über die Lebenswirklichkeit der Adressaten des Evangeliums dar (2.2.). Um den so herausgearbeiteten anthropologischen Gehalt der Erzählungen einordnen und ihn auf die heutige Situation der Leser übertragen zu können, bedarf es einer Kontextualisierung der in der Erzählung zum Ausdruck kommenden Lebenswirklichkeit der Adressaten (2.3.). Aufgrund dessen wird innerhalb der im Folgenden stattfindenden Analyse besonders die Perspektive auf den soziokulturellen Kontext der Erzählungen gelegt. Um diesen in die Analyse einbetten und Aussagen für die heutige Relevanz der Textausgaben treffen zu können, sollen die im nun Folgenden dargestellten sozialwissenschaftlichen Perspektiven helfen.

Sozialwissenschaftliche Perspektiven der bibel-hermeneutischen Analyse

3

Im Folgenden werden unterschiedliche sozialwissenschaftliche Perspektiven vorgestellt, die helfen, eine Sensibilität für den Menschen als Individuum und dessen soziale Einbettung in die Gesellschaft zu schaffen. Diese Sensibilität soll innerhalb der Analyse der biblischen Texte zur Hermeneutik des Menschenbildes des Markusevangeliums dazu dienen, die dargestellten sozialen Bezüge herauszuarbeiten, um diese auf den Kontext der Krankenpflege zu projizieren.

3.1 Die Gesellschaft und das Individuum

3.1.1 Verstehen durch das Verstehen des Feldes – Pierre Bourdieu

Das Grundverständnis von Bourdieu von Feld, Macht und Habitus kann für die in dieser Arbeit im Fokus stehende Hermeneutik des Menschenbildes des Markusevangeliums von besonderer Bedeutung sein. Aufgrund dessen wird im nun folgenden Abschnitt ein Grundverständnis der drei für Bourdieus Ansatz zentralen Begriffe entwickelt, um dieses der weiteren Analyse und der Einordnung deren Ergebnisse grundzulegen.

3.1.1.1 Das Feld

Das Feld nimmt für Bourdieu (2002) im Rahmen des „Verstehens" eine grundlegende Bedeutung ein. So weist er darauf hin, dass „Verstehen heißt zunächst das Feld zu verstehen, mit dem man und gegen das man sich entwickelt" (ebd., S. 11).

© Der/die Autor(en), exklusiv lizenziert an Springer Fachmedien Wiesbaden GmbH, ein Teil von Springer Nature 2023
C. J. Voß, *Die ‚dienende' Pflege*, Vallendarer Schriften der Pflegewissenschaft 13,
https://doi.org/10.1007/978-3-658-41595-2_3

Bourdieu (1998b) bezeichnet mit dem von ihm verwendeten Begriff des ‚Feldes', „Universen", welche während der Gesellschaftsentwicklung entstehen und „[…] eigene Gesetze haben und autonom sind" (ebd., S. 148). Der ‚Feldbegriff' unterscheidet sich somit, so ist es, ohne dass Bourdieu dies eindeutig darstellt, zu vermuten, vom Begriff des „sozialen Raums' darin, dass „der soziale Raum […] topologisch das >>Ganze<< der Gesellschaft aus[drückt], während einzelne Felder spezifische Welten und Mikrokosmen im Makrokosmos der Gesellschaft darstellen" (Hans-Peter Müller 2019, S. 74).

> „[…] ein Feld [ist] als ein Netz oder eine Konfiguration von objektiven Relationen zwischen Positionen zu definieren. Diese Positionen sind in ihrer Existenz und auch in den Determinierungen, denen die auf ihnen befindenen Akteuren oder Institutionen unterliegen, objektiv definiert, und zwar durch ihre aktuelle und potentielle Situation […] in der Struktur der Distribution der verschiedenen Arten von Macht (oder Kapital), deren Besitz über den Zugang zu den in diesem Feld auf dem Spiel stehenden spezifischen Profiten entscheidet, und damit auch durch ihre objektiven Relationen zu anderen Positionen (herrschend, abhängig, homolog usw.)" (Pierre; Wacquant Bourdieu, Loic J.D. 1996, S. 127).[1]

Das entscheidende Merkmal eines Feldes, welches es vom sozialen Raum und von anderen Feldern abtrennt, ist „[…], dass es in ihm stets um etwas geht, eine spezifische und spezielle Sache, um und für die nach einer eigenen Logik gekämpft und gestritten wird" (Hans-Peter Müller 2019, S. 78). Dies bedeutet auch, dass „[…] die sozialen Felder […] Kraftfelder [bilden], aber auch Kampffelder, auf denen um Wahrung oder Veränderung der Kräfteverhältnisse gerungen wird. Und das […] Verhältnis der Akteure zu diesem Spiel ist noch Teil desselben – unter Umständen Grundlage seiner Transformation. Die verschiedenen sozialen Felder […] können nur funktionieren, solange es Akteure gibt, die darin investieren: ihre Ressourcen wie ihre Interessen, und auf diese Weise, nicht zuletzt aufgrund ihres wechselseitigen Antagonismus, zur Erhaltung oder gegebenenfalls auch Veränderung der Struktur beitragen" (Pierre Bourdieu 2016b, S. 74).[2] Dasjenige, „was das Feld in fortwährender Bewegung hält […]

---

[1] Zitiert in Müller (2019, S. 77 f.); In Bezug auf diese Grundcharakterisierung des ‚Feldes' erläutert Müller, ebd., S. 78 ff. die durch diese dargestellte „allgemeine Logik und Dynamik". Im Folgenden werden die in Bezug auf den Fokus dieser Arbeit relevanten Aspekte aufgegriffen.

[2] Müller (2019, S. 79 f.) weist in Bezug auf die „Logik und Dynamik" des „Feldes" u. a. daraufhin, dass „Feld […] auch Spiel [bedeutet] – also auch Spieler, Einsatz […] sowie Durchsetzungs- und Gewinnstrategien. Keiner kann auf Dauer mitspielen, dem es am rechten Glauben […] an das Spiel fehlt."

sind [...] die aus der konstitutiven Struktur des Feldes [...] hervorgehenden Spannungen, die immer wieder die Strukturen reproduzieren. Es sind die Aktionen und Reaktionen der Beteiligten, die, wollen sie sich nicht vom Spiel ausschließen, keine andere Wahl haben als zu kämpfen um Wahrung oder Verbesserung ihrer Stellung im Feld – womit sie nur wieder dazu beitragen, daß auch die übrigen Akteure die aus dem antagonistischen Zusammenleben erwachsenden, häufig als unerträglich empfundenen Zwänge zu spüren bekommen" (ebd., S. 73; siehe auch Bourdieu 2017, S. 196). Der Gegenstand des Spiels für den einzelnen Akteur wird somit „die Frage der [...] Daseinsberechtigung schlechthin; und zwar nicht um die Rechtfertigung der menschlichen Existenz ganz allgemein, sondern um die Rechtfertigung einer besonderen, einzelnen Existenz, die sich [...] in ihrem sozialen Sein in Frage gestellt sieht; um die Frage nach der Legitimität einer Existenz, um das Recht eines Individuums, *sich so, wie es ist, gerechtfertigt zu fühlen?*" (Pierre Bourdieu 2017, S. 305). Dies bedeutet, dass „[...] niemand, nicht einmal die, die das Spiel dominieren, dabei gewinnen kann, ohne sich auf das Spiel einzulassen, ohne ihm zu verfallen; was besagt, daß es kein Spiel gäbe ohne innere (tief, nämlich körperlich, empfundene) Teilnahme am Spiel, ohne jenes Interesse am Spiel selbst, das den unterschiedlichen, ja entgegengesetzten Interessen der verschiedenen Spieler zugrunde liegt, den Wünschen und Bestrebungen, die sie erfüllen und die, durch das Spiel hervorgebracht, von der Position abhängig, die sie darin innehaben" (ebd., S. 196 f.). Aus dieser besonderen Charakteristik des Feldes „folgt [dieses bei der inneren Ausgestaltung] meist einer >>chiastischen Struktur<< mit zwei entgegengesetzten Polen und einer entsprechenden Akteurs- und Kapitalstruktur<<" (Hans-Peter Müller 2019, S. 79).

Wichtig für Bourdieus „[...] analytische Konstruktion des sozialen Raums [...]" und die damit innbegriffenen unterschiedlichen sozialen Felder „[...] sind die Teilungsprinzipien gegenwärtiger Gesellschaften. Die „Eigenschaften" dieser „Unterscheidungs- und Verteilungsprinzipien" „[...] bestehen vor allem aus den strategisch wichtigen Ressourcen oder, in Bourdieus Sprache, Sorten von Kapital oder Macht. Die relative Stellung der Akteure im sozialen Raum ergibt sich aus dem Umfang und der Zusammensetzung der Kapitalarten" (ebd., S. 47). Bourdieu unterscheidet hierbei drei unterschiedliche Formen des „Kapitals":[3]

> „Das *kulturelle Kapital* erlaubt in Form der Akkumulation von Bildung und Titel den Zugang zu bestimmten Positionen im Feld. Das *ökonomische Kapital* erlaubt es,

---

[3] An dieser Stelle wird das „symbolische Kapital" aufgrund der besonderen Charakteristik, welche im weiteren Verlauf dargestellt wird, vom ökonomischen, kulturellen und sozialen Kapital unterschieden.

eigenständig über Ressourcen verfügen zu können. Das *soziale Kapital* steht für den Einfluss in sozialen Netzwerken" (Vogd 2004, S. 101).[4]

3.1.1.2 Macht

Ein wichtiger Aspekt in der Verbindung von Akteuren und ihrem damit verbundenen Verhältnis zueinander ist neben dem „Umfang und der Zusammensetzung der Kapitalarten" „[…]der Raum der Machtverhältnisse zwischen verschiedenen Kapitalsorten oder, genauer gesagt, zwischen Akteuren, die in ausreichendem Maße mit einer der verschiedenen Kapitalsorten versehen sind, um gegebenenfalls das entsprechende Feld beherrschen zu können, und deren Kämpfe immer dann an Intensität zunehmen, wenn der relative Wert der verschiedenen Kapitalsorten ins Wanken gerät" (Pierre Bourdieu 1998a, S. 51; siehe auch Pierre Bourdieu 2016a, S. 342). Aufgrund dessen ist „das Feld der Macht […] der Raum der Kräftebeziehungen zwischen Akteuren oder Institutionen, deren gemeinsame Eigenschaft darin besteht, über Kapital zu verfügen, das erforderlich ist, dominierende Positionen in den unterschiedlichen Feldern […] zu besetzen" (Pierre Bourdieu 2016b, S. 73).

Bourdieu fasst die im Feld der Macht agierenden Akteure unter der Bezeichnung „gesellschaftliche Eliten" zusammen, welche in Bezug auf das jeweilige Feld „[…] über Definitionsmacht verfügen, d. h. sie entscheiden, welche Praxisformen, welcher Habitus […] den *Spielregeln* entspricht. Sie definieren die Möglichkeitsbedingungen des Feldes und bestimmen die einzig legitime Sichtweise […]" (Dogan 2017, S. 22).[5]

Auch wenn für die Zugehörigkeit zur Gruppe der „gesellschaftlichen Eliten" und der damit verbundenen Definitionsmacht die Kapitalverteilung eine entscheidende Rolle einnimmt, so kann „soziale Macht" von Akteuren oder Institutionen lediglich durch andere Akteure oder Institutionen verliehen werden, wodurch Positionen sozialer Macht zu „sozialen Fiktionen" werden (Pierre Bourdieu 2016b, S. 76).[6]

„[…] Institutionsriten *schaffen* denjenigen, den sie als König, Ritter, Priester oder Professor einsetzen, indem sie sein gesellschaftliches Bild formen, indem sie die Vorstellung prägen, die er als moralische Person, heißt als Bevollmächtigter, Mandatsträger oder Wortführer einer Gruppe, vermitteln kann und vermitteln muss. Doch schaffen sie ihn auch noch in einem anderen Sinne: Indem sie ihm eine Beziehung,

---

[4] Siehe Müller (2019, S. 47 ff.) bzgl. einer ausführlichen Übersicht über „das Modell der Kapitalsorten"

[5] An diesem Ort wird auf Bourdieu (2016a) verwiesen.

[6] Siehe diesbezüglich auch die Ausführungen in Vogd (2004, S. 102).

einen Titel auferlegen, der ihn definiert, einweist, konstituiert, rufen sie ihn auf, zu werden, was er ist, das heißt, was er zu sein hat, schärfen sie ihm ein, seine Funktion zu *erfüllen*, einzutreten ins Spiel, in die Fiktion, mitzuspielen und mitzufunktionieren" (ebd.).

Auch wenn für Bourdieu „objektive Relationen zwischen Positionen" von zentraler Bedeutung für seinen Entwurf des ‚Feldes' sind und hierdurch ein Konzept bzgl. der Struktur des ‚Feldes' und des aus diesem bestehenden ‚sozialen Raums' konstruiert, so werden „Positionen und Relationen" „[…] nur durch die soziale Beziehung [intersubjektiv erfahr- und sichtbar], über deren Realität man auf die dahinter stehenden Positionen und Relationen zurückschließen kann" (Hans-Peter Müller 2019, S. 78). Handelt es sich doch, wie dargestellt, bei dem Spiel der Akteure um „[…] symbolische Auseinandersetzungen und Kämpfe, die innerhalb der verschiedenen Felder ausgetragen werden und in denen es neben der Repräsentation der sozialen Welt um Rangfolge innerhalb jedes einzelnen Feldes wie deren Gesamtheit geht" (Pierre Bourdieu 2016b, S. 9).

3.1.1.3 Der Habitus und das symbolische Kapital

Für Bourdieu (2017) ist somit eindeutig, dass „der Körper […] in der sozialen Welt [ist], aber die soziale Welt steckt auch im Körper […]. Die eigenen Strukturen der Welt sind in den Strukturen (oder besser: in den kognitiven Schemata) gegenwärtig, mit deren Hilfe die Akteure sie verstehen: […]" (ebd., S. 194).

Bourdieu schafft somit den Begriff des „Habitus" über den „soziale Akteure […] verfügen, den vergangene Erfahrungen ihren Körpern einprägten: Diese Systeme von Wahrnehmungs-, Bewertungs- und Handlungsschemata ermöglichen es, praktische Erkenntnisakte zu vollziehen, die auf dem Ermitteln und Wiedererkennen bedingter und üblicher Reize beruhen, auf die zu reagieren sie disponiert sind […]" (ebd., S. 177 f.). Der Habitus ist somit das Produkt eines „[…] Prozess[es] der Einverleibung oder Inkorporation von gesellschaftlichen Strukturen […]" (Hans-Peter Müller 2019, S. 38).[7] So handelt es sich bei der „Praxis" im Sinne Bourdieus um den „[…] Ort der Dialektik von *opus operatum* und *modus operandi*, von objektivierten und einverleibten Ergebnissen der historischen Praxis, von Strukturen und Habitusformen […]" (Pierre Bourdieu 2017, S. 98). Aufgrund dessen „[…] erscheint [der Habitus] als verkörperte Geschichte, prägt sich als vergangenes Erkennen und Handeln in den Köper der Akteure ein und strukturiert sein künftiges Erleben. Hierdurch konstituiert sich eine reziproke Beziehung zwischen Welt und Erleben: „Die >> eigene Struktur der Welt<< vergegenwärtigen

---

[7] Müller verweist diesbezüglich auf Bourdieu (1996, S. 127).

sich in den kognitiven Strukturen, über die die Akteure sie begreifen und verstehen" (Vogd 2004, S. 104).[8] In dieser Beziehung liegt auch die mit dem Habitus verbundene Grenze des Akteurs. So „[…] können mit dem Habitus [, da er ein erworbenes System von Erzeugungsschemata ist,] alle Gedanken, Wahrnehmungen und Handlungen, und nur diesem frei hervorgebracht werden, die innerhalb der Grenzen der besonderen Bedingungen seiner eigenen Hervorbringung liegen" (Pierre Bourdieu 2018b, S. 102).

In Bezug auf das Verhalten des Akteurs sucht „[…] der Habitus [als Erzeugnis einer bestimmten Klasse objektivierter Regelmäßigkeiten] die >>vernünftigen<< Verhaltensweisen des >Alltagsverstandes<< zu erzeugen, und nur diese, die in den Grenzen dieser Regelmäßigkeiten möglich sind und alle Aussicht auf Belohnung haben, weil sie objektiv der Logik angepaßt sind, die für ein bestimmtes Feld typisch ist, dessen objektive Zukunft vorwegnehmen. Zugleich trachtet der Habitus […] alle Verhaltensweisen auszuschließen, die gemaßregelt werden müssen, weil sie mit den objektiven Bedingungen unvereinbar sind" (ebd., S. 104). Bourdieu schafft somit nicht nur durch das „[…] Konzept des *Habitus [eine] Vermittlung zwischen Struktur und Praxis*" (Hans-Peter Müller 2019, S. 37). Vielmehr „[ist] der Habitus […] das Komplement zum Feld, denn ein Feld kann nur funktionieren, wenn es Menschen gibt, die nicht nur mitspielen wollen, sondern aufgrund ihrer Disposition nicht mehr anders als mitspielen können" (Vogd 2004, S. 104).[9] Eine besondere Rolle kommt hierbei der „doxa" zu, die „[…] jenes unmittelbare Verhältnis der Anerkennung [ist], das in der Praxis zwischen einem Habitus und dem Feld hergestellt wird, auf das dieser abgestimmt ist, also jene stumme Erfahrung der Welt als einer selbstverständlichen, zu welcher der praktische Sinn verhilft" (Pierre Bourdieu 2018b, S. 126). Dieser wird zur Bedingung zum Eintritt in das Feld und um in diesem zu verbleiben (Pierre Bourdieu 2016b, S. 124 f.; Schroeter 2008, S. 51). So stellt Bourdieu (2018b) in Analogie zum Sport heraus, dass die Menschen „[m]it ihrer Teilnahme […] sich auf das ein[lassen], um was es bei diesem Spiel geht (also die

---

[8] Vogd verweist an dieser Stelle auf Bourdieu (2017, S. 194); Bourdieu weist an dieser Stelle daraufhin, dass „Wenn den Habitus und das Habitat, die Dispositionen und Positionen, den König und seinen Hof, den Chef und sein Unternehmen, den Bischof und seine Diözese dieselbe Geschichte umtreibt, dann kommuniziert die Geschichte gewissermaßen mit sich selbst, reflektiert sie sich in sich selbst."; siehe diesbezüglich auch Bourdieu (2018b, S. 101).

[9] Vogd weist hierbei auf Bourdieu (2016b, S. 75) hin: „[…] ein Feld [kann] nur funktionieren […], wenn sich Individuen finden, die sozial prädisponiert sind, als verantwortliche Akteure zu handeln, die ihre Zeit, zuweilen ihre Ehre oder ihr Leben riskieren, um das Spiel in Gang zu halten […]."

illusio im Sinne von Spieleinsatz, Spielergebniss, Spielinteresse, Anerkennung der Spielvoraussetzungen *-doxa)"* (ebd., S. 122).

Die *„Dispositionen* [, die dazu führt, dass der Menschen nicht mehr anders kann als mitzuspielen] verweisen [weder] auf die Rationalität des Akteurs, […] obwohl sie praktisch vernünftig, weil der Lebenssituation angepasst sein können […]" noch sind sie „[…] das Gleiche wie Handlungen – sie leiten die Praxis an, determinieren sie aber nicht. Ansonsten würde der Habitus auf ein mechanistisches Funktionsmodell verweisen […]. Vielmehr hängt das [Handeln] von der sozialen Situation und dem sozialen Kontext ab, so dass gleiche Dispositionen durchaus zu unterschiedlichem Handeln führen können" (Hans-Peter Müller 2019, S. 38).

Bourdieu (2017) widerspricht somit sowohl der Vorstellung „[…], die das Handeln für die mechanische Folge äußerer Ursachen hält […]" als auch der „[…] die […], daß der Agierende frei, bewußt und, wie mache Utilitaristen sagen, *with full underständing* handelt, wobei die Handlung aus der Berechnung von Gewinnchancen hervorgeht" (ebd., S. 177).[10]

> „Reize existieren für die Praxis nicht in ihrer objektiven Wahrheit als bedingte und konventionelle Auslöser, da sie nur wirken, wenn sie auf Handelnde treffen, die darauf konditioniert sind, sie zu erkennen" (Pierre Bourdieu 2018b, S. 99).

Es ist somit in Bezug auf den Akteur festzustellen, dass dieser „[…] nie ganz Subjekt seiner Praxis [ist]: Durch die Dispositionen und den Glauben, die der Beteiligung am Spiel zugrunde liegen, schleichen sich alle für die praktische Axiomatik des Feldes […] konstitutiven Voraussetzungen noch in die scheinbar luzidesten Intentionen ein" (Pierre Bourdieu 2017, S. 178).

> „Die von der Einverleibung der Strukturen und Tendenzen der Welt hervorgebrachten, ihnen also mindestens im großen und ganzen angemessenen, ganz allgemein anwendbaren Prinzipien der Sichtung und Ordnung, die die Habitusschemata darstellen, ermöglichen es, sich partiell wechselnden Zusammenhängen ununterbrochen anzupassen und in praktischem, quasi körperlichem Antizipieren der dem Feld immanenten Tendenzen und von alle isomorphen Habitus (mit denen sie wie in einer wohltrainierten Mannschaft oder einem Orchester unmittelbar kommunizieren, weil sie spontan mit ihnen harmonisieren) erzeugen Verhaltensweisen die Situation als sinnvolle Gesamtheit zu konstruieren" (ebd.)

---

[10] Siehe hierzu auch die Ausführungen von Bourdieu (2018b, S. 98 f.)

Es bestätigt sich somit die eingangs dargestellte Aussage Bourdieus, dass „der Körper [...] in der sozialen Welt [ist], aber die soziale Welt steckt auch im Körper [...]" (ebd., S. 194). Aufgrund dessen, dass „[...] das Soziale sich auch in den biologischen Individuen einnistet, gibt es in jedem sozialisierten Individuum kollektive Anteile, also Eigenschaften, die für eine ganze Klasse von Akteuren gelten und durch die Statistik ans Licht zu bringen sind. Der Habitus- verstanden als Individuum oder als sozialisierter biologischer Körper oder als Verkörperlichung von biologisch individuiertem Sozialem – ist kollektiv oder transindividuell; es ist daher möglich, statistisch relevante Habitusklassen zu konstruieren. Insofern ist er in der Lage, in einer sozialen Welt oder einem Feld, dem er angepaßt ist, wirksam zu agieren" (ebd., S. 201).

Eine besondere Bedeutung in Bezug auf den Habitus nimmt das symbolische Kapital, als weitere Kapitalform neben dem ökonomischen, kulturellen und sozialen Kapital, ein.

> „Jede Art Kapital (ökonomisches, kulturelles, soziales) tendiert (in unterschiedlichem Grade) dazu, als symbolisches Kapital zu funktionieren (so daß man vielleicht genauer von *symbolischen Effekten des Kapitals* sprechen sollte), wenn es explizite oder praktische Anerkennung erlangt: [...]. Das symbolische Kapital (die Mannesehre in den Gesellschaften des Mittelmeerraums, die Ehrbarkeit des Notabeln oder des chinesischen Mandarins, das Prestige des berühmten Schriftstellers usw.) ist nicht eine besondere Art Kapital, sondern das, was aus jeder Art von Kapital wird, das als Kapital, das heißt als (aktuelle oder potentielle) Kraft, Macht oder Fähigkeit zur Ausbeutung verkannt, also als legitim anerkannt wird" (ebd., S. 311).

In Bezug auf den ‚Habitus' lässt sich somit festhalten, dass „das Kapital [...] als symbolisches Kapital [...] in der Beziehung zu einem Habitus [existiert und agiert], der darauf eingestellt ist, es als Zeichen, und zwar als Zeichen von Wichtigkeit, wahrzunehmen, das heißt, es in Abhängigkeit von kognitiven Strukturen zu kennen und anzuerkennen, die geeignet und entsprechend ausgerichtet sind, ihm Anerkennung zu schenken, weil sie selbst übereinstimmen mit dem, was es ist" (ebd.).

3.1.2 Die Prozess- und Figurationstheorie nach Norbert Elias

Die von Norbert Elias begründete ‚Prozess- und Figurationstheorie' unterscheidet sich von den Ansätzen der „[...] gesellschaftstheoretischen Strömungen des Individualismus und des Strukturalismus [...]" durch eine bewusste Abkehr der „[...] künstlich-analytischen Trennung von >>Individuum << und >>Gesellschaft<<"

(Eichener & Baumgart 2013, S. 108). So steht für Elias (2017) fest, „da [...] die Menschen dermaßen auf- und durcheinander abstimmbar sind und da sie überdies einer solchen Modellierung bedürfen, kann man das Gewebe ihrer Beziehungen, ihre Gesellschaft, nicht von einzelnen Menschen her verstehen [...]. Man kann umgekehrt den Einzelnen nur aus und in seinem Zusammenleben mit anderen verstehen. Aufbau und Gesamtqualität der Verhaltenssteuerung eines Individuums hängen von dem Aufbau der Beziehungen zwischen den Individuen ab" (ebd., S. 91). Elias mahnt daher an, dass „die Wurzel aller Missverständnisse über das Verhältnis von Individuum und Gesellschaft [darin] liegt [...], daß die Gesellschaft, daß die Beziehungen zwischen den Menschen zwar einen Aufbau und eine Gesetzmäßigkeit eigener Art haben, die nicht von den einzelnen Individuen her verstanden werden können, aber keinen Körper, keine >>Substanz<< außerhalb der Individuen" (ebd., S. 91 f.). Mit diesem Ansatz von Elias ist ein besonderes Bild des Menschen verbunden, dass Eichner und Baumgart (2013) mit den Attributen der „fundamentale[n] Gesellschaftlichkeit" und der „Wandelbarkeit des Menschen" beschreiben (ebd., S. 109).

3.1.2.1 Zwischenmenschliche Interdependenzen und ihre Bedeutung

Elias verdeutlicht vor dem Hintergrund der „Komplexität von Gesellschaft" und mit Verweis auf den Gegenstand der Soziologie, „die Menschen" und „deren Interdependenzen", dass, „das Wort >>menschliche Beziehungen<< [...] oft den Eindruck [erweckt], daß es sich dabei einfach um das handelt, was man im engen Erfahrungskreis der eigenen Person, in seiner Familie und in seinem Beruf täglich und stündlich vor Augen hat. Das Problem, das dadurch entsteht, daß Hunderte, Tausende, Millionen von Menschen in Beziehung miteinander stehen und voneinander abhängig sein können, wie das in der gegenwärtigen Welt der Fall ist, kommt vielen Menschen noch kaum in seiner Allgemeinheit zum Bewußtsein, obgleich die weite Spanne der Abhängigkeiten, die gegenwärtig Menschen aneinander binden, und das Netzwerk der Interdependenzen, das Menschen aneinander bindet, zu den elementaren Aspekten des menschlichen Lebens gehören" (Elias 2006d, S. 129). Der Mensch ist geprägt von Gesellschaft, vom In-Beziehung-Stehen mit anderen Menschen und gleichzeitig prägt der Mensch im In-Beziehung-Stehen- mit anderen Menschen Gesellschaft.

Im Sinne des Attributs der ‚Wandelbarkeit' weist Elias darauf hin, dass „[...] man unter einem Individuum einen Menschen versteht, der sich wandelt, der nicht nur, wie man das manchmal ausdrückt, einen Prozeß durchläuft; [...]. Obgleich es zunächst den herkömmlichen Sprach- und Denkgewohnheiten zuwiderläuft, ist es viel sachgerechter, wenn man sagt, der Mensch ist ständig in Bewegung; er durchläuft nicht nur einen Prozeß. Er entwickelt sich. Und wenn wir von einer Entwicklung sprechen, dann meinen wir die immanente Ordnung der kontinuierlichen Abfolge, in der jeweils eine spätere Gestaltung aus der früheren, in der etwa Jugend aus der Kindheit, Erwachsensein aus der Jugend ohne Unterbrechung hervorgeht. Der Mensch ist ein Prozeß" (ebd., S. 155).[11] Aufgrund dessen, so fassen es Eichner und Baumgart zusammen, ist die „>>Persönlichkeitsstruktur<<" des Menschen das Produkt des „Prozess[es] der Sozialisation" und der damit verbundenen Internalisierung (Eichener & Baumgart 2013, S. 109). Somit ist „es […] die Wandelbarkeit des Menschen, seine Angewiesenheit auf Sozialisation, die für die Interdependenz von Psychogenese und Soziogenese […] verantwortlich ist" (ebd., S. 109 f.).[12]

> „Interdependenz von Soziogenese und Psychogenese heißt, dass jeder gesellschaftlichen Entwicklungsstufe bestimmte Persönlichkeitsstrukturen entsprechen. Die menschliche Persönlichkeit ist das Produkt gesellschaftlicher Prozesse. Inwieweit Menschen rational handeln oder sich triebhaft verhalten, inwieweit sie individualistisch oder auf soziale Gemeinschaften orientiert sind, ist keineswegs angeboren, einer konstanten >>menschlichen Natur<< eigen, sondern hängt von dem jeweiligen zivilisatorischen Entwicklungsstand [sic!] ab" (ebd., S. 110).

Demzufolge „[…] wiederholt sich [der gesellschaftliche Zivilisationsprozess] in jedem heranwachsenden Individuum von Neuem: Die Ontogenese, die individuelle Entwicklung, spiegelt die Soziogenese, die gesellschaftliche Entwicklung wider […]" (ebd.).[13]

Elias widerspricht somit der Vorstellung des Menschen als *„homo clausus"* (Treibel 2008, S. 88), die mit der „Erfahrung" verbunden ist „[…], die [den] Menschen so erscheinen läßt, als ob sie selbst, als ob ihr eigentliches >>Selbst<< irgendwie in einem eigenen >>Inneren<< existiert und als ob es dort im >>Inneren<< wie durch eine unsichtbare Mauer von allem, was >>draußen>> ist, von

---

[11] Siehe hierfür beispielhaft die Ausführungen von Elias (2017, S. 41 f.) zum Neugeborenen und seiner Entwicklung.

[12] Treibel (2008, S. 19) weist bezüglich der Begrifflichkeiten darauf hin, dass „Elias […] für die eher individuelle Seite der Entwicklung den Begriff *Psychogenese* [prägt]. Damit sind die körperlichen, psychischen und sozialen Entwicklungen gemeint, die Menschen während ihres Lebens durchlaufen […]. Für die gesellschaftliche Ebene spricht Elias von *Soziogenese.* Hier geht es um veränderte gesellschaftliche Hierarchien und Machtverhältnisse, die neu ausbalanciert werden müssen, soll es nicht zu inner- oder zwischenmenschlichen Konflikten kommen."

[13] Die Autoren verweisen hierbei auf die beispielhaften Ausführungen von Elias (1969a, S. 330), Elias (2017, S. 162).

der sogenannten >>Außenwelt>> abgetrennt sei" (Elias 2006d, S. 156). Die Folge
einer solchen Wahrnehmung ist die „[…] Vorstellung von der >>Gesellschaft<<
als etwas außerhalb der Individuen oder der >>Individuen<< als etwas außerhalb
der Gesellschaft […]" (ebd., S. 157). Eine Vorstellung der Elias seine Auffassung
von der ‚Gesellschaftlichkeit' und ‚Wandelbarkeit' des Menschen und der unauflöslichen Verbindung dieser beiden Attribute gegenüberstellt. Der Mensch ist
nicht losgelöst von Gesellschaft, er ist stetig in Beziehung zu anderen Menschen
und von diesen abhängig. Ein Phänomen, das Elias mit dem Begriff „Interdependenz" bezeichnet, unter dem er keine nachgeordnete Abhängigkeit versteht,
sondern vielmehr eine „Verflechtung", wodurch für ihn das Bild von „Gesellschaft" als „Interdependenzgeflecht[n] von Menschen" entsteht (Treibel 2008,
S. 18).

Vor dem Hintergrund dieses Bildes von Gesellschaft, des in-Beziehung-
Stehens von Menschen als ein „Interdependenzgeflecht von Menschen", verweist
Elias (2017) in Bezug auf den „[…] menschlichen Organismus [auf] zwei verschiedene, wenn auch völlig interdependente Funktionsbereiche: Es gibt Organe
und Funktionen, die der Aufrechterhaltung und der ständigen Reproduktion des
Organismus selbst dienen, und es gibt Organe und Funktionen, die der Beziehung des Organismus zu anderen Teilen der Welt und seiner Selbststeuerung
in solchen Beziehungen dienen" (ebd., S. 57). Eine Unterscheidung, die sich im
alltäglichen Sprachgebrauch in den Begriffen >>Körper<< und >>Seele<< widerspiegelt, wobei das „was wir >>Seele<<, was wir >>psychisch<< nennen, das ist
[…] nichts anderes *als der Zusammenhang dieser Beziehungsfunktionen*" (ebd.,
S. 57 f.). Besonders in der „menschlichen Selbststeuerung in Beziehungen" liegt
die Besonderheit des Menschen, welche ihn – so Elias – von Tieren unterscheidet
und ihm „[…] den Charakter der *psychischen* Selbststeuerung gibt", durch „[…]
ihre größere Wandelbarkeit, ihre stärkere Abstimmbarkeit auf wechselnde Arten
der Beziehung […]" (ebd., S. 58). Diese mit der psychischen Selbststeuerung des
Menschen einhergehende Wandelbarkeit wird somit zur „[…] Voraussetzung für
die fundamentale Geschichtlichkeit der menschlichen Gesellschaft" (ebd.).

Dies unterstreicht noch einmal, dass „die Frage, was zuerst kommt, die Veränderung der Individuen oder die Veränderung der Gesellschaft, […] für Elias
unerheblich [ist], da sich beide nur miteinander verändern können. Ein Mensch
kann sich nicht alleine verändern, da er sich stets an anderen ausrichten muss – ob
er will oder nicht" (Treibel 2008, S. 17 f.). Vor diesem Hintergrund verdeutlicht
Elias (2018a), dass „Sozialisierung und Individualisierung eines Menschen […]
verschiedene Namen für den gleichen Prozeß sind" (ebd., S. 115).

3.1.2.2 Figurationen – Verflechtungen von Interdependenzen

Die prozessuale Verbindung von „Individuum" und Gesellschaft", dass „[Menschen,] da der Mensch erst von Natur, dann durch gesellschaftliches Lernen, durch ihre Erziehung, durch Sozialisierung, durch sozial erweckte Bedürfnisse gegenseitig voneinander mehr oder wenig abhängig sind, […] nur als Pluralitäten, nur in Figurationen vor[kommen]" (Elias 1969a, S. 70).

Somit liegt dem „Zusammenleben von Menschen in Gesellschaft […], selbst im Chaos, im Zerfall, in der allergrößten sozialen Unordnung, eine ganz bestimmte Gestalt [zugrunde]. Das ist es, was der Begriff Figuration zum Ausdruck bringt. Kraft ihrer grundlegenden Interdependenz voneinander gruppieren sich Menschen immer in der Form spezifischer Figurationen" (Elias 2018a, S. 116). Es handelt sich somit im Sinne von Elias bei „Figurationen", wie bereits in Bezug auf Elias Verständnis von Gesellschaft erwähnt, um ein „[…] Geflecht von zwischenmenschlichen Interdependenzen" (Eichener & Baumgart 2013, S. 112).[14] Diese zwischen Menschen bestehenden Interdependenzen „[…] bilden mehr oder weniger komplexe Geflechte [bilden], in die der Einzelne hineingeboren wird, in denen er aufwächst, sozialisiert wird, handelt und die er durch sein Handeln wiederum konstituiert und verändert. Von den Interdependenzgeflechten hängt es ab, in welcher Weise ein Mensch sozialisiert wird, welche Persönlichkeitseigenschaften er entwickelt und welchen Handlungsstil er ausbildet" (ebd., S. 113).

Gerade in der von Elias dargestellten Bedeutung von „Figurationen" für das Verständnis von Individuum und Gesellschaft wird die eingangs erwähnte Besonderheit der Arbeit von Elias deutlich, welche die Trennung von Individuum und Gesellschaft auflöst. Er selber weist darauf hin, dass „wenn man von Figurationen spricht, die menschliche Individuen miteinander bilden, dann besitzt man ein Menschenbild und ein begriffliches Handwerkzeug, das wirklichkeitsgerecht ist und mit dessen Hilfe sich die traditionelle Zwickmühle der Soziologie: „Hier Individuum, dort Gesellschaft", […] vermeiden lässt" (Elias 2018a, S. 117).

3.1.2.3 Relative Autonomie

Elias (2006b) weist darauf hin, dass „Die Tatsache, daß Menschen in mannigfacher Weise voneinander abhängig sind, […] den Spielraum ihrer Wahlmöglichkeiten und ihrer Handlungen ein[schränkt]. Anders gesagt: Der Begriff der Interdependenz bringt zum Ausdruck – und zwar so, wie die anderen Begriffe

---

[14] Elias unterscheidet nach dem Ausgang der Interdependenz zwischen affektiven, sozialen, ökonomischen und räumlichen Interdependenzen. Siehe diesbezüglich Eichener & Baumgart (2013, S. 112 f.)

dies nicht tun -, daß die Bindung zwischen Menschen ihrem Wesen nach einen eigentümlichen Zwang ausüben" (ebd., S. 451 f.).

Dies bedeutet für die Entscheidungen von Menschen und das sich daraus ergebende zwischenmenschliche Handeln, dass „man [...] die Abfolge der Akte beider Seiten nur in ihrer Interdependenz miteinander verstehen und erklären [kann]. Wenn man die Abfolge der Akte jeder Seite für sich betrachten würde, würden sie sinnlos erscheinen" (ebd., S. 101 f.) oder würde ihr Sinn im Rahmen der gesellschaftlichen Verortung der Akteure und ihres Handelns nicht erfassbar.

„Das Miteinander der Menschen, das Geflecht ihrer Absichten und Pläne, die Bindungen der Menschen durcheinander, sie bilden, weit entfernt die Individualität des Einzelnen zu vernichten, vielmehr das Medium, in dem sie sich entfaltet, sie setzen dem Individuum Grenzen, aber sie geben ihm zugleich einen mehr oder weniger großen Spielraum. Das gesellschaftliche Gewebe der Menschen bildet das Substrat, aus dem heraus, in das hinein der Einzelne ständig seine individuellen Zwecke spinnt und webt" (Elias 1969b, S. 324 f.).

Dies bedeutet in Bezug auf die „[...] Figuration [...], dass ihre Mitglieder selbst dann, wenn es ihnen nicht bewusst ist, permanent aufeinander bezogen und voneinander abhängig sind" (Treibel 2008, S. 23). Dies bedeutet auch, dass es zu „[...] nicht-beabsichtigten Folgen menschlichen Handelns [...]" kommen kann, da „die in einer Figuration miteinander verflochtenen Individuen [...] zwar soziale Entwicklungen in Gang [bringen], [...] diese aber nicht immer [durchschauen] und [...] diese nicht kontrollieren [können]; der Gang der Ereignisse entgleitet ihnen" (ebd., S. 74). Es geht somit mit den „Interdependenzen" zwischen den Mitgliedern einer Figuration, deren Verflechtungen bestimmend für die Figuration selber sind, eine „relative Autonomie" der Mitglieder einher (ebd.,S. 18).

„Kein einzelner Mensch, wie groß sein Format, wie gewaltig seine Willenskraft, wie durchdringend seine Intelligenz auch sein mag, kann die Eigengesetzlichkeit des Menschengeflechts, aus dem heraus, in das hinein er agiert, durchbrechen" (Elias 2017, S. 77).

Somit rückt „an die Stelle des Bildes vom Menschen als einer >>geschlossenen Persönlichkeit<< – trotz seiner etwas anderen Bedeutung ist der Ausdruck bezeichnend – [...] dann das Bild des Menschen als einer >>offenen Persönlichkeit<<, die im Verhältnis zu anderen Menschen einen höheren oder geringeren Grad von relativer Autonomie, aber niemals absolute und totale Autonomie besitzt, die in der Tat von Grund auf Zeit ihres Lebens auf andere Menschen ausgerichtet und angewiesen, von anderen Menschen abhängig ist" (Elias 1969a, S. 70).

So wird deutlich, dass für Elias (2006d) nicht nur entscheidend ist, dass „[…] die Abfolge der Akte beider Seiten nur in ihrer Interdependenz miteinander [zu] verstehen und erklären [sind]" (ebd., S. 101 f.), sondern auch, dass diese unauflöslich in Verbindung zu „sozialen Prozessen" stehen.

> „Soziale Prozesse und einzelne Menschen, also auch deren Handlungen, sind schlechterdings untrennbar. Aber kein Mensch ist ein Anfang. Wie das individuelle Sprechen aus einer bereits vorhandenen gesellschaftsspezifischen Sprache hervorgeht, so wachsen auch alle anderen individuellen Handlungen aus schon im Gang befindlichen sozialen Prozessen heraus. Soziale Prozesse selbst besitzen zwar eine größere oder geringere relative Autonomie gegenüber bestimmten Handlungen einzelner Menschen […]. Aber sie sind alles andere als unabhängig von Menschen und so auch von menschlichen Handlungen überhaupt. Würden Menschen aufhören zu planen und zu handeln, dann gäbe es auch keine sozialen Prozesse mehr" (Elias 2018b, S. 364).

Es ist somit das Individuum, das ursächlich für die „[…] relative Autonomie sozialer Prozesse […]" ist, das „[…] Ineinandergreifen von Empfindungen, Gedanken und Handlungen vieler einzelner Menschen und Menschengruppen [aber auch] nicht-menschlichen Naturabläufen. Aus dieser ständigen Verflechtung ergeben sich immer wieder langfristige Veränderungen des gesellschaftlichen Zusammenlebens der Menschen, die kein Mensch geplant und wohl auch niemand vorausgesehen hat" (ebd., S. 365).

3.1.2.4 Macht

Die gegenseitige, bewusste und unbewusste Abhängigkeit von Menschen geht einher mit Macht, welche man entweder ausübt oder welche auf einen Einfluss nimmt (Eichener & Baumgart 2013, S. 118). So „[übt] ein Mensch [immer wenn er] von einem anderen abhängig ist – und sei es aufgrund emotionaler Valenzen -, […] bewusst oder unbewusst Macht über ihn aus, weil er ihn dazu bringt, in einer Weise zu handeln, in der er ohne diese Interdependenz nicht handeln würde" (ebd.).

Vor dem Hintergrund eines solchen Verständnisses von ‚Macht' weist Elias (2006d) daraufhin, wenn „man sagt, jemand >>hat<< Macht und läßt es dabei bewenden, obwohl der Wortgebrauch, der Macht als ein Ding erscheinen läßt, in eine Sackgasse führt. […] Machtprobleme [lassen sich] nur der Lösung näherbringen […], wenn man unter Macht unzweideutig die Struktureigentümlichkeit einer Beziehung versteht, die allgegenwärtig und die – als Struktureigentümlichkeit – weder gut noch schlecht ist. Sie kann beides sein. Wir hängen von anderen ab, andere hängen von uns ab. Insofern als wir mehr von anderen abhängen als sie von uns, mehr auf andere angewiesen sind als sie auf uns, haben sie Macht über uns, ob wir nun durch nackte Gewalt von ihnen abhängig geworden sind oder durch unsere Liebe oder durch unser Bedürfnis, geliebt zu werden, durch unser Bedürfnis nach Geld, Gesundung, Status, Karriere und Abwechslung" (ebd., S. 119).

Es sind somit „[...] Machtquellen oder Machtmittel (z. B. Gewalt, Geld, Sanktionen etc.)", über die eine Person verfügen kann und somit auf die zwischen ihr und einer anderen Person oder Gruppe vorherrschende Beziehung Einfluss nimmt (Eichener & Baumgart 2013, S. 118). Dies bedeutet selbstverständlich auch, dass „die Realisierung von Macht [...] auch davon ab[hängt], über welche Machtquellen der andere verfügt" (ebd.).

Elias (2006d) sieht somit in Macht einen „Struktureigentümlichkeit" zwischenmenschlicher Beziehungen, dem er durch die von ihm anstelle des Machtbegriffs verwendete Bezeichnung „Machtbalance" und dem damit verbundenen „Machtdifferenzial" Ausdruck verleiht (ebd., S. 94). Aufgrund dieses Verständnisses von Macht als eine „Struktureigentümlichkeit" zwischenmenschlicher Beziehung „[bilden] mehr oder weniger fluktuierende Machtbalancen [...] ein integrales Element aller menschlichen Beziehungen" (ebd.). Aufgrund dessen, so verdeutlichen es insbesondere die von Elias angeführten Beispiele der Macht zwischen Kleinkindern und Eltern sowie zwischen Sklaven und Herren, dass „[...] eine Machtbeziehung [...] immer wechselseitig [ist], ohne symmetrisch sein zu müssen " (Eichener & Baumgart 2013, S. 118).

Dies führt nicht nur dazu, dass Menschen häufig gar nicht bewusst ist, unter welchem Einfluss sie agieren, sondern auch, dass aufgrund der Komplexität von Geflechten bestehender zwischenmenschlicher Interdependenzen, auch „andere Beziehungspartner im Interdependenzgeflecht" neben den unmittelbar beteiligten Personen oder Gruppen [...] Einfluss auf die „Machtbalance " [nehmen]" (ebd., S. 119). Dies kann insbesondere bei „komplexen Interdependenzgeweben" dazu führen, dass „[...] Macht nicht selten indirekt ausgeübt [wird] – ohne dass es jemanden geben muss, in dessen Interesse diese Machtausübung ist. [...] >> „>>Anonyme Macht von Organisationen<<, >>Staatsmacht<<, >>strukturelle Gewalt<< oder >>Sachzwänge<< sind ebenfalls Resultate sehr komplexer Interdependenzen, hinter denen aber letztlich immer Menschen mit ihren Interessen und Abhängigkeiten stehen" (ebd.).

Für Elias steht vor dem Hintergrund seines Verständnisses von ‚Macht' fest, dass auch der vermeintlich Schwächere Macht über den Stärkeren hat, auch wenn es diesem nicht bewusst ist. Elias (2006d) verdeutlicht dies am Beispiel des Kleinkindes und seiner Eltern sowie des Sklaven und seines Herrn und kommt zu dem

Schluss, dass „[…] ob die Machtdifferentiale groß oder klein sind, Machtbalancen sind überall da vorhanden, wo eine funktionale Interdependenz zwischen Menschen besteht" (ebd., S. 94). Dies bedeutet auch, dass das „[…] was viele Menschen als sog. ‚Sachzwang' empfinden, […] es sich um nichts anderes als um die zahleichen Zwänge [handelt], die viele Menschen entsprechend ihrer gegenseitigen Abhängigkeit aufeinander ausüben" (Treibel 2008, S. 25 f.). Jedoch bestehen solche Machtbeziehungen nicht nur zwischen Personen, sondern auch zwischen Gruppen:

> „Das Verhältnis zwischen Gruppen wird sogar entscheidend von den Machtbeziehungen zwischen ihnen bestimmt. Ein wesentlicher Faktor für die Machtbalance zwischen zwei Gruppen ist der Grad an Zusammenhalt innerhalb der jeweiligen Gruppe; Instrumente der Machtausübung sind u.a. Stigmatisierung anderer als Fremde, Vorurteile gegenüber den Angehörigen Fremdgruppen, individuelle und kollektive Diskriminierung" (Eichener & Baumgart 2013, S. 119).

Dies führt dazu, dass „[…] Spannungen und Konflikte im Zusammenhang mit der Monopolisierung (durch eine Gruppe oder ggf. auch durch zwei rivalisierende Gruppen) von Mitteln der Befriedigung von sozialen Bedürfnissen anderer Gruppen, also Machtmittel [zu den Hauptantrieben sozialer Prozesse gehören]" (Elias 2018b, S. 363).

So kommt Elias (2006c), mit Verweis auf den Wandel von Gesellschaften, zu dem Schluss, dass in „[…] sozialen Veränderungen […] sich eindeutig als Prozesse mit einer erkennbaren Struktur ausmachen [lassen]. Im Verlauf eines solchen Prozesses werden relativ unabhängige soziale Einheiten interdependent oder interdependenter oder auf andere Arten interdependent als zuvor. Beinahe zwangsläufig führt der angedrohte Funktions- und Machtverlust sozialer Einheiten, die bald nur noch eine untere Integrationsebene sein werden, zu spezifischen Kämpfen um die Vorherrschaft, zu spezifischen Kämpfen um die Machtbalance" (ebd., S. 463).

Ein Phänomen, welches sich nicht nur auf gesellschaftlicher Ebene zwischen „sozialen Einheiten" beobachten lässt, sondern auch zwischen Individuen. So „[…] haben [Menschen] keinen angestammten Platz oder Status keine stabile Machtposition […]" (Treibel 2008, S. 25). Aufgrund ihrer Verflechtung in zwischenmenschlichen Interdependenzen und „angesichts permanenter Wandlungen sind sie gehalten, auf andere zu achten und damit zu rechnen, dass diese ihnen ihren Platz streitig machen" (ebd.).

3.1.3 Bezug zum Fokus der Arbeit

Sowohl Pierre Bourdieu als auch Norbert Elias schaffen mit ihren Arbeiten eine Hilfestellung zum Verstehen des Menschen und seines Verhaltens in Bezug auf seine Umwelt. So liegt beiden Ansätzen das Grundverständnis eines sich innerhalb der Gesellschaft und somit in Interaktionen befindenden Menschen zugrunde. Jedoch setzen Bourdieu und Elias in ihren Arbeiten jeweils einen unterschiedlichen Fokus und ermöglichen somit für der hier im Zentrum stehenden Hermeneutik des Menschenbildes des Markusevangeliums eine große Schärfentiefe der Analyse.

Das Verständnis Bourdieus von Feld, Macht und Habitus eröffnet den Blick auf das Verhältnis der in den biblischen Texten des Markusevangeliums zu Tage tretenden Personen zueinander und zum zwischen ihnen stattfindenden Spiel innerhalb des jeweiligen Feldes, in dem sich die Personen befinden. Gleichermaßen birgt das Verständnis Bourdieus von „Kapital" und „Macht" die Möglichkeit in Abhängigkeit von diesen die Stellung der Akteure, wie u. a. die Gegner Jesu sowie die Kranken und Besessenen, im sozialen Raum zu bestimmen. Des Weiteren eröffnet Bourdieus Ansatz Einblicke auf die mit der jeweiligen Stellung der Akteure innerhalb des Feldes verbundenen Machtverhältnisse zueinander und den sich somit ergebenden sozialen Beziehungen.

Norbert Elias hingegen schafft durch die von ihm entwickelte Prozess- und Figurationstheorie nicht nur ein Verständnis des Menschen, das geprägt ist von dessen Gesellschaftlichkeit, Wandelbarkeit und der gegenseitigen Abhängigkeit, welches als Hilfestellung der Hermeneutik des Menschenbildes des Markusevangeliums angewendet werden kann, sondern er verdeutlicht durch sein Verständnis von Figurationen das Geflecht zwischenmenschlicher Interdependenzen. Dieses kann nicht nur zum Verständnis der biblischen Darstellung angewendet werden, es kann auch vor dem Hintergrund, dass Figurationen den Spielraum für individuelle Handlungsentscheidungen schaffen, zur Analyse des dargestellten Verhaltens und der beschriebenen Handlungen angewendet werden. Somit ermöglicht der von Elias erarbeitete Ansatz eine Analyse der innerhalb des Markusevangeliums zwischen einzelnen Akteuren und zwischen Gruppen dargestellten Interaktionen und der damit einhergehenden Beziehungsgeflechte, bei denen die von Elias beschriebene „Machtbalance" eine besondere Bedeutung einnimmt.

Diese unterschiedlichen Fokussierungen Bourdieus und Elias' schaffen durch die Verbindung, die für die folgende Analyse des Menschenbildes des Markusevangeliums wertvolle Tiefenschärfe. Dies verdeutlicht auch Klaus R. Schroeter (2008), der mit Verweis darauf, dass „[soziale] Felder […] nicht als bloße räumliche Eingrenzungen misszuverstehen, sondern immer auch als relative

Handlungsfelder zu denken [sind], in denen Strukturen, Verflechtungen und Abhängigkeiten geschaffen werden", „soziale Felder" als *„figurative Felder"* bezeichnet. Er verbindet somit die theoretischen Überlegungen Bourdieus und Elias' und verdeutlicht anhand dessen, „[…], *dass sich in den sozialen Feldern immer auch Verkettungen von Handlungen finden, die zugleich Reaktionen auf vorgefundene Bedingungen wie auch Bedingungen für folgende Reaktionen sind, und die sich wechselseitig bedingen und durchdringen und damit ein eigenartiges Geflecht wechselseitiger und veränderbarerer Abhängigkeiten (Interdependenzgeflechte, Figurationen) erzeugen.*" (ebd., S. 50; Hervorh. im Original).

3.2   Die Darstellung des Individuums

3.2.1   Die dramatologische Betrachtung von Interaktionen nach Erving Goffman

Auf der Grundlage von Beobachtungen menschlicher Interaktion im Alltag entwickelt Goffman (2017) ein Verständnis der menschlichen „Selbstdarstellung".[15] Goffman greift hierbei bei der Darstellung seines Ansatzes auf Analogien aus dem Bereich des Theaters zurück und verdeutlicht dadurch, dass „die soziale Welt […] eine Bühne [ist], eine komplizierte Bühne sogar, mit Publikum, Darstellern und Außenseitern, mit Zuschauern und Kulissen" (Anmerkung von Lord Ralf Dahrendorf auf dem Buchrücken von Goffman 2017).

Ein Verständnis, das hilfreich sein kann, um das im Markusevangelium dargestellte Mit- und Gegeneinander von einzelnen Personen und Gruppen einzuordnen, um somit die damit verbundenen Aussagen in die Gegenwart zu transferieren. Aus diesem Grund werden im Folgenden die für den Fokus dieser Arbeit relevanten Aspekte Goffmans dramatologischen Ansatzes dargestellt.

Goffman versteht unter einer Interaktion den „[…] wechselseitigen Einfluß von Individuen untereinander auf ihre Handlungen während ihrer unmittelbaren physischen Anwesenheit […]. *Eine* Interaktion kann definiert werden als die *Summe* von Interaktionen, die auftreten, während eine gegebene Gruppe von Individuen ununterbrochen zusammen ist" (Goffman 2017, S. 18). Das Handeln eines Individuums oder des Zusammenschlusses verschiedener Individuen zu einer Gruppe, das sich in seiner Summe auf eine bestimmte Situation bezieht und das „[…] dazu dient, die anderen Teilnehmer in irgendeiner Weise zu beeinflussen", kann als „Darstellung *(performance)*" bezeichnet werden (ebd.). In Bezug

---

[15] Das grundlegende Werk zu diesem Ansatz ist Goffman (2017).

auf die Darstellung definiert Goffman die „Rolle (*part*)" als „das vorbestimmte Handlungsmuster, das sich während einer Darstellung entfaltet und auch bei anderen Gelegenheiten vorgeführt oder durchgespielt werden kann [...]" (ebd.). Entscheidend ist hierbei, dass „[...] der Einzelne [,indem er eine Rolle spielt,] seine Zuschauer auf[fordert], den Eindruck, den er bei ihnen hervorruft, ernst zu nehmen" (ebd., S. 19). Dies bedeutet auch, dass der Darsteller Handlungen, die nicht zu seiner Darstellung passen, entweder vermeidet oder sie für das Publikum nicht sichtbar werden lässt (ebd., S. 40).

Vor dem Hintergrund eines solchen sich auf die „Darstellung" beziehenden Verständnisses der „Rolle" auf die „soziale Rolle", die „[...] als die Ausübung von Rechten und Pflichten [...]" definiert werden kann, heißt das, „[...], daß eine soziale Rolle eine oder mehrerer Teilrollen umfaßt und daß jede dieser verschiedenen Rollen von dem Darsteller bei einer Reihe von Gelegenheiten vor gleichartigem Publikum oder vor dem gleichen Publikum dargestellt werden kann" (ebd., S. 18).

Zur Erweckung oder Bestätigung eines durch das Spielen einer Rolle vermittelten Eindrucks nimmt die „Fassade" als „Teil der Darstellung des Einzelnen", indem diese „[...] regelmäßig in einer allgemeinen und vorbestimmten Art dazu dient, die Situation für das Publikum der Vorstellung zu bestimmen", eine besondere Bedeutung ein (ebd., S. 23). Somit kann unter der „Fassade" „[...] das standardisierte Ausdrucksrepertoire, das der Einzelne im Verlauf seiner Vorstellung bewußt oder unbewußt anwendet", verstanden werden (ebd.). Hierbei nehmen „Requisiten" eine zentrale Bedeutung ein, die zur Darstellung der mit einer bestimmten Rolle verbundenen Fassade dienen. Jedoch sind diese Requisiten nicht nur bezogen auf eine bestimmte Rolle, sondern sie „[können] gleichzeitig für eine größere Anzahl anderer Rollen verwendet werden [...]" (ebd., S. 30). Goffman bezeichnet diese „[...] Requisiten [...] für menschliches Handeln" in Bezug auf seine Theateranalogie, neben der „Kulisse", als „Bühnenbild" (ebd., S. 23). Ein Beispiel hierfür ist der Schreibtisch des Vorgesetzten, hinter dem er sitzt, wenn er mit einem Mitarbeiter, der sich auf einem Stuhl vor dem Schreibtisch sitzend befindet, ein Krisengespräch führt. Der Schreibtisch sowie die Anordnung der Sitzpositionen werden zu Requisiten, um die Rolle des Vorgesetzten als solchen herauszustellen und um die Darstellung des Krisengespräches zu untermauern. Gleichzeitig zeigt dies jedoch auch, dass der Vorgesetzte für seine Darstellung auf genau dieses, durch die Requisiten entstehende Bühnenbild angewiesen und somit von diesem abhängig ist (ebd.). Aufgrund dessen handelt es sich beim „Bühnenbild" um „[...] die szenischen Komponenten des Ausdrucksrepertoires [...]". Die übrigen „[...] Ausdrucksmittel [...], die wir am stärksten mit dem Darsteller selbst identifizieren und von denen wir erwarten, daß er sie mit sich herumträgt", können als „persönliche Fassade" bezeichnet werden (ebd., S. 25). Diese „persönliche Fassade" kann erneut unterteilt werden in die „Erscheinung", welche „[…] die Teile der persönlichen Fassade [bezeichnet], die [sowohl] über den sozialen Status des Darstellers informieren" als auch einen Eindruck über „[…] die augenblickliche Situation des Einzelnen" […] vermitteln, in der er sich zur Zeit befindet, und das „Verhalten", welches „[…] die Teile der persönlichen Fassade [bezeichnet] die dazu dienen, […] die Rolle anzuzeigen, die der Darsteller in der Interaktion zu spielen beabsichtigt" (ebd.).

In Bezug auf die sich aus ‚Erscheinung' und ‚Verhalten' zusammensetzende ‚persönliche Fassade' und dem, „[…] die szenischen Komponenten des Ausdrucksrepertoires" bezeichnenden ‚Bühnenbild', wird eine „gewisse Kohärenz" erwartet (ebd., S. 26).[16]Jedoch ist in Bezug auf die Fassade, die sich aus ‚persönlicher Fassade' und ‚Bühnenbild' zusammensetzt, zu betonen, dass diese in Bezug auf unterschiedliche Rollen Anwendung finden kann (ebd., S. 27). So ist eine Rolle zwar mit einer bestimmten Fassade verbunden, aber nicht gleichermaßen ausschließlich eine Fassade mit einer Rolle. So wird „[…] ein Darsteller [, wenn er eine] etablierte Rolle übernimmt, […] im Allgemeinen feststellen, daß es bereits eine bestimmte Fassade für diese Rolle gibt" (ebd., S. 28).

Aufgrund einer so bereits festgeschriebenen Fassade kann diese „[…], dazu geeignet sein […], auf der Grundlage der abstrakten stereotypen Erwartungen, die sie erweckt, institutionalisiert zu werden, womit sie eine Bedeutung und eine Stabilität annimmt, die unabhängig von den spezifischen Aufgaben ist, die zu einem gewissen Zeitpunkt in ihrem Namen erfüllt werden. Die Fassade wird zu einer >>kollektiven Darstellung<< und zum Selbstzweck" (ebd.). Aufgrund dessen gilt, dass für „eine etablierte soziale Rolle" in der Regel „[…] bereits eine bestimmte Fassade […]" existiert. Für denjenigen, der eine solche „etablierte soziale Rolle" übernimmt, gilt, dass „ob er die Rolle nun in erster Linie übernommen hat, weil er die gestellte Aufgabe erfüllen wollte, oder etwa, weil ihn die entsprechende Fassade reizte, [er wird] immer […] feststellen, daß er beiden entsprechen muß" (ebd.). Dies gilt auch, wenn Darsteller wie „[…] häufig [zu bemerken ist] den Eindruck erwecken wollen, sie hätten ideelle Motive dafür gehabt, ihre Rolle zu übernehmen, und seien nicht gezwungen worden,

---

[16] Goffman (2017, S. 25 f.) weist insbesondere in Bezug auf die Verbindung von ‚Erscheinung' und ‚Verhalten' darauf hin, dass diese, obwohl eine Übereinstimmung erwartet wird, sich auch widersprechen kann. Er führt hierzu u. a. das Beispiel an, dass „[…] ein Darsteller, der einen höheren Status zu genießen scheint als sein Publikum, sich unerwartet herablassend oder vertraulich oder unsicher verhält […]."

irgendwelche Beleidigungen oder Demütigungen einzustecken oder irgendeinen >>Kuhhandel<< abzuschließen, um die Rolle zu bekommen" (ebd., S. 44).

Für die Darstellung sind somit zwei Aspekte von besonderer Bedeutung:

1. In Hinblick auf die Darstellung ist weniger die Darstellung der „Charakteristika des Darstellers" von Bedeutung, als vielmehr die „[…] Darstellung [der] Charakteristika der dargestellten Aufgabe […]" (ebd., S. 73).
2. Die Errichtung der „[…] persönlichen Fassade des Darstellers [erfolgt] weniger […], weil sie sich dazu eignet, ihn so erscheinen zu lassen, wie er es möchte, als vielmehr darum, weil seine Erscheinung und sein Verhalten sich in eine größere Szenerie einfügen soll" (ebd.).

Aber in einer Darstellung treten nicht nur einzelne Personen, die durch ihre jeweilige Rolle den Eindruck der Zuschauer bestätigt, auf, sondern auch „[…] Gruppen von Individuen […], die gemeinsam eine Rolle aufbauen". Diese Gruppen bezeichnet Goffman als „Ensembles" (ebd., S. 75). Hierbei handelt es sich nicht um „[…] eine Gruppe […] in Bezug [sic!] auf eine soziale Struktur oder Organisation, sondern eher in Bezug [sic!] auf eine Interaktion oder eine Reihe von Interaktionen, in denen es um die relevante Definition einer Situation geht" (ebd., S. 96).

Durch den gemeinsamen Aufbau einer Rolle des Ensembles, durch welche die Darstellung für das Publikum bestimmt wird, sind die Ensemblemitglieder „[…] notwendigerweise durch gegenseitige Abhängigkeit miteinander verbunden" (ebd., S. 77). Dies führt dazu, dass das entscheidende Charakteristikum eines Ensemblemitglieds das ist, dass „ein Ensemblemitglied […] jemand [ist], auf dessen dramaturgische Mitarbeit man bei der Darstellung einer Situation angewiesen ist; […]" (ebd., S. 78). Für die Mitglieder eines Ensembles gilt es, gemeinsam die Darstellung für das Publikum zu gestalten und wenn nötig den dazu notwendigen Schein zu wahren. Somit ist „[…] jedes Ensemble damit beschäftigt […], die Stabilität der einen oder anderen Situationsbestimmung zu erhalten, indem es bestimmte Tatsachen verschleiert oder verdunkelt […]" (ebd., S. 97). Ebenso gilt es „>>destruktive Informationen<<", welche „[…] den Eindruck, den eine Darstellung erweckt, diskreditieren, zerstören oder vereiteln würden, wenn die Aufmerksamkeit auf sie gelenkt würde", zu meiden (ebd., S. 127). Aufgrund dieser Anforderung an die Ensemblemitglieder sind diese „[…] gezwungen […], sich „[…] einander als >>Eingeweihte<< zu sehen, als Personen, vor denen eine bestimmte Fassade nicht aufrechterhalten werden kann. Ensemblemitglieder sind daher meist proportional zur Häufigkeit ihres gemeinsamen Auftretens als Ensemble und zur Größe des Bereichs, in dem ein bestimmter Eindruck gewahrt werden muß, durch ein besonders enges Verhältnis, das man >>Vertraulichkeit<< nennen könnte, miteinander verknüpft" (ebd., S. 78).

> „Diese Vertrautheit kommt meist nur dann zum Ausdruck, wenn das Publikum nicht anwesend ist, denn sie übermittelt von den Personen einen Eindruck, der meistens nicht mit dem übereinstimmt, den man beim Publikum erwecken will" (ebd., S. 117).

Diese Vertrautheit in Abwesenheit des Publikums dient nicht nur zur Vorbereitung und Abstimmung der Inszenierung, sie kann auch „[…] zur Herabsetzung des Publikums hinter der Bühne […]" genutzt werden. Der Zweck einer solchen Herabsetzung des Publikums, ohne dass diese in der Darstellung deutlich wird, dient dazu, „[…] die Moral des Ensembles zu festigen" (ebd., S. 160).

Diese Vertrautheit findet insbesondere in dem von Goffman als „Hinterbühne" bezeichneten Bereich statt. Ein Bereich, der, da das Publikum in diesen keine Einblicke hat, es den Ensemblemitgliedern ermöglicht, dass das Unterdrückte zu Tage tritt und Abstimmungen für die Inszenierung erfolgen können und sich somit von der sogenannten „Vorderbühne" unterscheidet (ebd., S. 104), der Bereich, in dem die Vorstellung unter Anwesenheit des Publikums stattfindet (ebd., S. 100).

Aufgrund der für ein Ensemble entscheidenden wechselseitigen Abhängigkeit der Mitglieder und der damit bestehenden Vertraulichkeit miteinander, „[sind] Ensemblemitglieder häufig Personen […], die sich inoffiziell darauf einigen, ihren Anstrengungen zum Zweck des Selbstschutzes in eine bestimmte Richtung zu lenken, und sie infolgedessen eine inoffizielle Gruppe bilden […]", ohne dass diese „[…] Übereinkunft selbst […] Kriterium für die Definition eines Ensemblebegriffs" wird (ebd., S. 78 f.).

> „Demgemäß ist ein Ensemble, wie der Ausdruck [von Goffman] verwendet wird, ein geheimer Zusammenschluß, dessen Mitglieder von Nicht-Mitgliedern als eine Art Exklusivgesellschaft angesehen werden mögen. Sie sind jedoch nur auf Grund ihrer Zusammenarbeit als Ensemble Mitglieder einer anderen Gesellschaft" (ebd., S. 97).

Diese Zusammenarbeit der Ensemblemitglieder kann in unterschiedlicher Form erfolgen: So können die Mitglieder eines Ensembles als Zusammenschluss zu einer Gruppe unmittelbar vor dem Publikum ihre Rolle spielen und somit die Darstellung beeinflussen oder die Mitglieder lassen entweder durch „gleichartige Einzelvorstellungen" oder durch die Inszenierung „verschiedener Darstellungen, die sich zu einem Ganzen zusammenfügen […] einen bestimmten Eindruck entstehen […]" (ebd., S. 75). Unabhängig von der Form der Zusammenarbeit des Ensembles ist entscheidend, dass ihr Handeln dazu dient, eine gemeinsame Rolle auszubilden, durch welche die Darstellung für das Publikum bestimmt wird.

Hierfür ist es für das Ensemblemitglied entscheidend, über die innerhalb des Ensembles bestehenden Informationen zu verfügen, um „[…] seine Rolle im Ensemble spielen und sich als Teil desselben fühlen zu können" (ebd., S. 83). So bedeutet es „einem Ensemblemitglied Informationen über die Einstellung seines Ensembles vorzuenthalten […], ihm seine Rolle vorzuenthalten, denn wenn er nicht weiß, welche Einstellung er vertreten soll, kann er sich dem Publikum gegenüber nicht in seiner Identität behaupten" (ebd.). Seine Mitgliedschaft im Ensemble ist somit in Gefahr.

Innerhalb der Darstellung „[wird] irgendjemandem [sic!] das Recht übertragen […], die dramatische Handlung zu regeln und zu dirigieren." Diese Rolle innerhalb der Ensembledarstellung ist die des „Regisseurs" (ebd., S. 90). Dieser achtet darauf, dass die Darstellung des einzelnen Ensemblemitgliedes mit der Gesamtdarstellung des Ensembles übereinstimmt und wirkt förderlich auf diese Gesamtdarstellung ein (ebd., S. 91).[17] Diesbezüglich weist Goffman darauf hin, dass „es […] offensichtlich [ist], daß Ensemblemitglieder eine andere Einstellung zum Regisseur haben, wenn jener unpassende Erscheinungen korrigiert und größere und kleinere Vorrechte zuteilt, als zu den übrigen Ensemblemitgliedern" (ebd., S. 92). Des Weiteren kann es zur Aufgabe des Regisseurs gehören „[…], daß der die Rollen und ihre persönliche Fassade verteilt, denn in jeder Institution muß eine Anzahl Charakterrollen […] an potentielle Darsteller verteilt werden" (ebd., S. 91 f.). Unabhängig von der Erfüllung seiner Aufgaben und seines Verhältnisses zu den anderen Ensemblemitgliedern betont Goffman, dass „wenn [sich] das Publikum […] der Tatsache bewußt ist, daß die Vorstellung einen Regisseur hat, so liegt es nahe, daß es ihn in stärkerem Maße für den Erfolg der Vorstellung verantwortlich macht als die anderen Darsteller" (ebd., S. 92). Ein Ensemble, so wird es deutlich, ist nicht eine Gruppe aus gleichen Mitgliedern, die gemeinsam als Ensemble eine Rolle spielen und somit durch ihre Inszenierung die Darstellung für das Publikum bestimmen. Vielmehr besteht auch das Ensemble aus Mitgliedern, die unterschiedliche Rolle haben, um eine gemeinsame Rolle, die des Ensembles, zu spielen. Ebenso ist in Bezug auf eine Gruppe häufig zu beobachten, „[…], daß sie aus mehreren, in sich geschlossenen Einzelgruppierungen besteht. Häufig bilden sich jene um eine beherrschende Figur, die ständig als Blickpunkt der Aufmerksamkeit in der Bühnenmitte gehalten wird" (ebd., S. 93).

---

[17] Des Weiteren betont Goffman, dass „wenn [sich] das Publikum […] der Tatsache bewußt ist, daß die Vorstellung einen Regisseur hat, so liegt es nahe, daß es ihn in stärkerem Maße für den Erfolg der Vorstellung verantwortlich macht als die anderen Darsteller."

Goffman weist vor dem Hintergrund eines wie im Vorangegangenen dargestellten Ensembles darauf hin, dass, „wenn wir [...] konkrete gesellschaftliche
Institutionen untersuchen, finden wir oft, daß auf eine gebotene Ensembledarstellung alle übrigen Teilnehmer der Interaktion in ihren verschiedenen Reaktionen
darauf ihrerseits selbst ein Ensemble bilden. Da jedes Ensemble seine Rolle für
das andere spielt, kann man von dramatischer Handlung sprechen, und wir dürfen diese Interaktion nicht als ein Potpourri betrachten, das so viele Stimmen hat,
wie es Teilnehmer gibt, vielmehr als einen Dialog und ein Zusammenspiel zwischen zwei Ensembles" (ebd., S. 85). Dies bedeutet jedoch nicht, dass eine solche
Interaktion lediglich zwischen zwei Ensembles stattfinden kann. So können auch
mehrere Ensembles aufeinandertreffen und eine solche Interaktion durchführen.
In der Betrachtung solcher zwischen Ensembles stattfinden Interaktionen, die als
„[ein] Dialog zwischen zwei Ensembles [...]" verstanden werden „[...], wird es in
manchen Fällen geboten sein, ein Ensemble als >>Darsteller<< und das andere als
die >>Zuschauer<< oder das >>Publikum<< zu bezeichnen und vorübergehend
außer Acht [sic!] zu lassen, daß auch dies Publikum ein Ensembledarstellung
bietet" (ebd., S. 86).[18]

„In vielen wichtigen gesellschaftlichen Situationen wird jedoch der Rahmen der Interaktion ausschließlich von einem der beiden Ensembles bestimmt und aufgebaut und
trägt daher auch mehr zum Schauspiel des einen als des anderen bei" (ebd.)

Des Weiteren beschreibt Goffman das in der Gesellschaft zu beobachtende
Phänomen, dass es „in den meisten Gesellschaften [...] ein allgemeines oder
dominantes Schichtungssystem zu geben [scheint], und [dass] in den meisten
Gesellschaften mit verschiedenen sozialen Schichten [...] eine Idealisierung der
oberen Ränge und [ein] gewisser Ehrgeiz der Menschen niedriger Position, in
höhere Schichten aufzusteigen" zu beobachten ist (ebd., S. 36). Weiterhin weist
er darauf hin „[...], daß zum sozialen Aufstieg angemessene Selbstdarstellungen
gehören und daß die Bemühungen, aufzusteigen, wie die Anstrengungen, nicht
abzusteigen, sich in den Opfern, die zur Aufrechterhaltung der Fassade gebracht
werden, manifestiert" (ebd.).
    Eine besondere Bedeutung innerhalb der verschiedenen „sozialen Klassen",
insbesondere der oberen, sind „Statussymbole" als „Bedeutungsträger" (ebd.).
Jedoch handelt es sich bei Statussymbolen um „Requisiten", die dazu dienen,

---

[18] Diese Rollenunterteilung in Bezug auf die Darstellung lässt sich auch auf die Darstellung
zwischen zwei Personen anwenden. Siehe hierzu u. a. Goffman (2017, S. 132).

die Rolle des Darstellers zu untermauern. So ist der „[…] Status, eine Stellung, eine soziale Position nicht etwas Materielles, das in Besitz genommen und dann zur Schau gestellt werden kann; es ist ein Modell kohärenten, ausgeschmückten und klar artikulierten Verhaltens. Ob es nun geschickt oder ungeschickt, bewußt oder unbewußt, trügerisch oder guten Glaubens dargestellt wird, auf jeden Fall ist es etwas, das gespielt und dargestellt werden, etwas, das realisiert werden muß" (ebd., S. 70).

3.2.2   Bezug zum Fokus der Arbeit

Die Erzählungen des Markusevangeliums sind geprägt vom Aufeinandertreffen unterschiedlicher Personen und sozialer Gruppen. Der Evangelist stellt zumeist ausführlich die zwischen diesen Akteuren stattfindenden Interaktionen dar und verdeutlicht anhand dieser u. a. die für das Markusevangelium prägenden Motive wie zum Beispiel das Unverständnis der Jünger (u. a. Mk 6,30-44.45-52; Mk 8,1-10.27-30; Mk 9,2-10) das Dienermodell Jesu (u. a. Mk 9,33-37. 42-48; Mk 10,28.31.35-40) sowie die Heilungen und Exorzismen durch Jesus (Heilungen Mk 1,29-31. 40-45; Mk 2,1-12; Mk 3,1-6; Mk 5,21-43; Mk 7,30-37; Mk 8,22-26; Mk 10,46-52; Exorzismen: Mk 1,21-28; Mk 5,1-20; Mk 9,14-29).

Die Anwendung des von Erving Goffman erarbeiteten dramatologischen Ansatz zur Hermeneutik biblischer Texte schafft die Möglichkeit, dass innerhalb der Erzählungen des Markusevangeliums dargestellte Mit- und Gegeneinander einzelner Darsteller und Ensembles zu analysieren. Hierbei sind nicht nur Goffmans Ausführung zur Darstellung und der hierzu angewandten verschiedenen Mittel von Bedeutung, sondern insbesondere die Rückschlüsse, welche von diesen auf die jeweilige (soziale) Rolle der Darsteller im Einzelnen und ganzer Darstellergruppen in Form von Ensembles gemacht werden können. Dies bezieht sich vor allem auf die im Markusevangelium dargestellten Gruppen der Gegner Jesu, der Jünger sowie der Kranken und Besessenen. So sind es diese drei Gruppen, welche, indem sie unmittelbar als Ensemble oder als einzelne Darsteller in unterschiedlichen Situationen, welche sie jedoch als Teil des Ensembles erkennen lassen, vom Evangelisten in den Blick genommen werden. Hier hilft Goffmans Ansatz, diese Darstellungen einzuordnen und zu verstehen, sowie sie in ein gegenseitiges Verhältnis und einen Bezug zu Jesus und seiner Botschaft, welche durch seine Darstellung zu Tage tritt, zu setzen.

Aber nicht nur die Darstellung als solche kann mit Hilfe des dramatologischen Ansatzes besser verstanden und die gewonnenen Erkenntnisse sprachfähig gemacht werden, er eröffnet auch einen konkreten Blick auf das Zusammen-spiel von Ensemblemitgliedern, indem er ein Verständnis für die gemeinsame Inszenierung schafft und Lücken in dieser enttarnt. Ein Aspekt, der nicht nur für das Verständnis der Gruppe der Gegner Jesu von Bedeutung sein kann, sondern insbesondere zur Analyse des Unverständnisses der Jünger hilfreich ist.

Teil II
Bibelhermeneutische Analyse des Menschenbildes des Markusevangeliums

Die ‚Jüngerschaft Jesu'

4

4.1 Einführung in die ‚Jüngerschaft Jesu'

Zur Beantwortung der Frage nach dem vom Evangelisten Markus dargestellten Menschen nimmt die Gruppe der Jünger eine zentrale Rolle ein. Der Grund hierfür ist nicht nur das häufige Auftreten der Jünger als Haupt- oder Nebendarsteller in den verschiedenen Erzählungen, sondern insbesondere die darin dargestellte Beziehung der Jünger zu Jesus und seiner Botschaft. Maßgeblich hierfür ist ihre bereits in der Bezeichnung ‚Jünger' angedeutete Rolle als Schüler Jesu. Diese werden von Jesus, wie es am Beispiel der vier erstberufenen Jünger verdeutlicht wird, mit den Worten *„Kommt her, folgt mir nach! Ich werde euch zu Menschenfischern machen."* (Mk 1,17–20; 8,34) in seine Nachfolge gerufen. Der Ausspruch Jesu stellt – so Söding (2013) – die drei „Grundprinzipien" der Jüngerschaft und der dieser zugrunde liegenden Mission heraus. Das erste Grundprinzip ist die Bewegung hin zu Jesus und weg von dem Bisherigen, wie es besonders am Beispiel der vier ersten Berufenen (Mk 1,18.20) und des Levi (Mk 2,14) verdeutlicht wird. Diese Bewegung führt hinein in eine enge Verbindung mit Jesus, welche das zweite Grundprinzip darstellt. Das dritte Prinzip ist die Nachfolge. Diese ist durch den Platz hinter Jesus gekennzeichnet, der den vier Erstberufenen zum einen eine besondere Position in Bezug auf die Verbindung zu Jesus zuordnet und zum anderen den Weg verdeutlicht, den die Jünger hinter Jesus hergehen werden (ebd., S. 128; siehe auch Bindemann 2005, S. 178). Somit wird deutlich, dass dieses Nachfolgen der Jünger (1,17 f.; 2,14 f.; 8,34; 10,21.28; 15,41) nicht nur im Sinne des Weges Jesu als eine (Wander-)Bewegung hinter ihm her zu verstehen ist, sondern im Sinne eines hellenistischen Verständnisses zu erfassen ist. Dieses versteht unter Nachfolge eine persönliche Beziehung zu demjenigen, dem nachgefolgt wird, und die Annahme seines Vorbildes (Donahue & Harrington

C. J. Voß, *Die ‚dienende' Pflege*, Vallendarer Schriften der Pflegewissenschaft 13, https://doi.org/10.1007/978-3-658-41595-2_4

2002, S. 29). Das spiegelt sich auch im Markusevangelium wider. Jesus beruft in der Folge seiner Aufforderung zur Umkehr und zum Glauben an das Evangelium (Mk 1,15) als grundlegende Bedingung für die Nachfolge die ersten vier Jünger (Mk 1,16–20). Diese begleiten ihn gemeinsam mit den nach ihnen zur Jüngergemeinschaft Hinzugekommenen bis hin nach Jerusalem. Auf diesem Weg sind sie Jesu Schüler, welche ihn auf seinem Weg begleiten (Mk 3,14; 10,32; 11,11; 14,17) und bei seiner Sendung mitwirken (Mk 3,14–15) (Eckey 2008, S. 55). Sie gehen mit Jesus eine Verbindung ein, die sich ganz auf ihn und seine Botschaft über das Reich Gottes definiert. Somit zeichnet sich die Jüngerschaft Jesu in besonderem Maße durch die Gemeinschaft aus, welche die Jünger mit Jesus und durch ihn mit Gott, aber auch miteinander eingehen (Palachuvattil 2010, S. 151) und in der Mahlgemeinschaft mit Jesus (Mk 14,22–26) ihren Höhepunkt findet.

Hierbei nimmt die Gruppe der von Jesus eingesetzten zwölf Jünger (Mk 3,13–19), der die vier am See von Galiläa berufenen Jünger Simon, Andreas, Jakobus und Johannes (Mk 1,16–20) angehören, eine wichtige Rolle ein. Diese Gruppe, bei der es sich, wie unter anderem am Beispiel des Levi, dessen Berufung in die Jüngerschaft zwar erwähnt (Mk 2,13–17) aber bei der Einsetzung der „Zwölf" nicht genannt wird (Mk 3,16–19), deutlich wird, um eine kleine Gruppe handelt, ist von der übrigen Jüngerschaft zu unterscheiden (Bindemann 2005, S. 178; Palachuvattil 2010, S. 158; Söding 2013, S. 129). So bilden diese „Zwölf" innerhalb der Jüngerschaft einen engen Kreis um Jesus herum, der sich durch eine besondere Nähe zu ihm und durch ihre Rolle in der Verkündigung des Reiches Gottes (vgl. Mk 3,13–19) auszeichnet. Es entsteht somit eine Unterscheidung innerhalb der Jüngerschaft zwischen den „Zwölfen" und den von Palachuvatti (2010) als „the wider circle of disciples" bezeichneten übrigen Jüngern (ebd., S. 158). Der Evangelist verdeutlicht am Beispiel der zwölf Jünger, was es bedeutet, Teil der Jüngerschaft Jesu zu sein (Palachuvattil 2010, S. 159; Söding 2013, S. 129). So heißt es bei der Einsetzung der zwölf Jünger „[...], damit sie mit ihm seien und damit er sie aussende, zu verkünden und mit Vollmacht Dämonen auszutreiben" (Mk 3,14)[1]. Die Gruppe der „Zwölf" wird somit zu Beginn des Markusevangeliums als Symbol für die mit der Jüngerschaft Jesu verbundenen Gemeinschaft und der von Jesus ausgehenden Sendung eingeführt (Söding 2013, S. 132). Das hierbei zugrundeliegende Wesen der Jüngerschaft und die Unterweisung der Jünger kann – so Palachuvatti (2010) – in drei Phasen unterschieden werden, die sich

---

[1] Dieses Bibelzitat folgt der Interliniarübersetzung des Neuen Testament (E. Dietzfelbinger (2014): Neues Testament, Interliniarübersetzung Griechisch-Deutsch. Witten: SCM R. Brockhaus).

auch in der Struktur des Markusevangeliums wiederfinden lassen. So ist es besonders der Abschnitt über das öffentliche Wirken Jesu (Mk 1,14–7,23), in dem die Jünger in der ersten Phase durch das intensive Miteinander mit Jesus die Identität Jesu erkennen sollen. In der zweiten Phase, die sich auf den Abschnitt des Weges Jesu nach Jerusalem (Mk 7,24 – 10,52) bezieht, steht – aufbauend auf der ersten Phase – die Einführung der Jünger in die Jüngerschaft durch Jesus im Fokus, bevor in der dritten Phase während des Wirkens Jesu innerhalb Jerusalems (Mk 11,1–13,37) die enge Gemeinschaft mit ihm im Vordergrund steht (ebd., S. 161). Das, was diesen drei Phasen zugrunde liegt, ist das von Jesus ausgehende und auf ihn ausgerichtete *„mit ihm sein"* (Mk 3,14)[2], das nicht nur einen metaphorischen Bezugspunkt in Gestalt von Jesus verdeutlicht, sondern auch die physische Gegenwart Jesu in Bezug auf die Jünger herausstellt (Palachuvattil 2010, S. 159; Petersen 2009, S. 283).[3]

Somit zeigt sich bei der Analyse des gesamten Markusevangeliums, dass in Folge der ersten Berufungen (Mk 1,16–20) Jesus häufig von Jüngern begleitet wird (Palachuvattil 2010, S. 169). Dies ist besonders im Fall der sich unter den vier erstberufenen Jüngern befindenden Petrus, Johannes und Jakobus zu beobachten, die sich in Folge ihrer Berufung durch Jesus nahezu kontinuierlich mit Jesus auf seinem Weg befinden und somit auch eine hervorstechende Rolle im Markusevangelium einnehmen (ebd., S. 152). Lediglich am Ende seines Weges verlassen sie ihn und es rücken Simon von Zyrene (Mk 15,21) und einige Frauen (Mk 15,40 f.47; 16.1) an ihre Stellen (Dschulnigg 2007, S. 35; France 2002, S. 27 & 29). Somit ist die Jüngerschaft durchgängig im Blick des Adressaten und wird hinsichtlich ihrer Thematik für das Markusevangelium weiter unterstrichen. Hierbei ist jedoch innerhalb der Jüngerschaft in Hinblick auf die Nähe zu Jesus eine Unterscheidung zu beobachten. So ergeben sich vor diesem Hintergrund vier Unterscheidungen: der „weitere Kreis der Jünger", die Gruppe der „Zwölf", die Dreiergruppe bestehend aus Petrus, Johannes und Jakobus sowie die Einzelperson Petrus, der durch seine häufige Nennung und seine Rolle im Miteinander mit Jesus, eine besondere Bedeutung innerhalb der Jüngerschaft besitzt

---

[2] Dieses Bibelzitat folgt der Interliniarübersetzung des Neuen Testaments (E. Dietzfelbinger (2014): Neues Testament, Interliniarübersetzung Griechisch-Deutsch. Witten: SCM R. Brockhaus).

[3] Petersen (2009, S. 283) weist darauf hin, dass es aufgrund des griechischen Wortstammes in der Jüngerschaft um ein "[…] sich auf etwas einstellen/ lernen […]" handelt. Dabei geht es jedoch zumeist nicht um ein intellektuelles Lernen, sondern um Nachfolge […] im weiteren Sinne, […]".

(Beck 2016, S. 298; Palachuvattil 2010, S. 157).[4] So handelt es sich bei der diese Unterscheidungen beinhaltenden Jüngerschaft nicht um ein Nebenprodukt, das beiläufig neben dem *„Evangelium von Jesus Christus"* (Mk 1,1) entsteht. Eher ist es so, dass es sich beim Markusevangelium um eine Erzählung handelt, in deren Kern es sich sowohl um die Geschichte von Jesus Christus handelt als auch um die seiner Jünger. Diese sind als eine verbundene Darstellung zu verstehen, durch die zum einen deutlich wird, wer Jesus wirklich ist, und zum anderen, was es für den Menschen bedeutet, sich in der Jüngerschaft Jesu auf den Weg der Nachfolge zu machen (France 2002, S. 29). Somit stellen die Jünger im Markusevangelium aufgrund des durch sie dargestellten Menschseins in Gegenwart Jesu und seiner Botschaft ein zentrales Indiz für das Treffen anthropologischer Aussagen dar.

4.1.1   Grundzüge der Jüngerdarstellung

Das Bild, das zu Beginn des Markusevangeliums von den Jüngern gezeichnet wird, ist als ein positives zu bewerten. Maßgeblich für diese Bewertung sind drei unterschiedliche Aspekte:

1. Sowohl bei der Berufung der ersten vier Jünger (Mk 1,16–20) als auch bei der des Levi (Mk 2,13–17) kommt es in Folge des von Jesus an die Jünger gerichteten Rufs in seine Jüngerschaft zu einer bemerkenswerten Reaktion. Alle fünf Jünger antworten nicht verbal auf Jesu Aufforderung, sondern durch ihr unmittelbares Handeln (Mk 1.18.29; 2,14), durch das sich ihre Annahme des Rufs ausdrückt. Sie vollziehen mit dieser Reaktion nicht nur einen Zuspruch zu Jesus, sondern vollziehen einen Wandel ihres Lebens (Beck 2016, S. 299; Donahue & Harrington 2002, S. 74 f. & 75 f.; Dschulnigg 2007, S. 76 f.; France 2002, S. 97; Klaiber 2010, S. 41 f.; Schenke 2005, S. 69). Sie verlassen das Gewohnte und die damit verbundenen existenziellen und sozialen Sicherheiten, schließen sich ganz Jesus als ihrem Lehrer an und bringen somit ihr Vertrauen in ihn und seine Botschaft zum Ausdruck (Mk 1,20; 2,14). Die ersten fünf Jünger Jesu machen in ihrem Handeln demnach das sichtbar, was Jesus zu Beginn seines öffentlichen Wirkens von den Menschen gefordert hat: *„Kehrt um und glaubt an das Evangelium!"* (Mk 1,15) (France 2002,S. 28).

---

[4] Beck (2016, S. 298) weist darauf hin, dass "innerhalb [der Gruppe der Zwölf] Petrus, Jakobus und Johannes besonders herausgehoben [sind], als Repräsentant der Jünger insgesamt fungiert jedoch Simon Petrus, der im Vergleich zu den anderen Jüngern am häufigsten erwähnt wird und oft als deren Sprecher auftritt."

2. Der Eintritt in die Jüngerschaft und die wachsende Beziehung der Jünger zu Jesus bedeutet, eine Gemeinschaft mit Jesus einzugehen (Palachuvattil 2010, S. 160). In dieser Gemeinschaft erhalten die Jünger durch ihre besondere Nähe zu Jesus Einblicke in das Reich Gottes. Hierbei sind nicht nur die Taten Jesu in Form der Heilungen (Mk 1.40–44; 2,1–12; 3,1–6.7–12; 5,25–29; 7,31–37; 8,14–17.22–26; 10,46–52) und Exorzismen (Mk 1,21–28.32–34.39; 3,11–12.22–30; 5,1–20; 7,24–30; 9,14–29) von Bedeutung oder seine öffentlichen Reden, sondern besonders die ergänzenden Unterweisungen, die ausschließlich sie erhalten. Hier sind sie im Gegensatz zu Jesu Taten und Reden, die zumeist in der Öffentlichkeit oder im Beisein anderer Menschen erfolgen, mit ihm alleine.[5] Das im Markusevangelium immer wiederkehrende Symbol für diese Gemeinschaft mit Jesus, in deren Kern die Unterweisung der Jünger steht, ist das *„Haus"* (Mk 1,29; 2,1; 2,15; 3,20; 3,32 f. 5,38; 7,17; 9,33). In diesem, abgeschirmt von der Umwelt, erhalten die Jünger durch Jesus die sie von den anderen Menschen unterscheidenden Einblicke in das Reich Gottes (Donahue & Harrington 2002, S. 232). Es entsteht hiermit eine Unterscheidung zwischen denen, die sich im Haus und somit in der Lehrgemeinschaft mit Jesus befinden, und denen, die außen vorbleiben (Mk 4,11) (France 2002, S. 28 f.).

3. Zur Jüngerschaft gehört jedoch – wie bereits eingangs erwähnt – nicht nur die theoretische Unterweisung der Jünger in die Geheimnisse des Reichs Gottes, sondern auch das aktive Mitwirken. Somit erhalten die Jünger von Jesus, so wie er von Gott (vgl. Verkündigung Mk 1,14–15), die Vollmacht, das Reich Gottes zu verkündigen und die Menschen von Krankheit und Dämonen zu befreien (Mk 3,14–15; 6,12–13.30) (Beck 2016, S. 299; Eckey 2008, S. 55; France 2002, S. 28 f.).

Durch dieses positive Bild wird dem Leser das für das Markusevangelium zugrundeliegende und bereits erwähnte Verständnis der Jüngerschaft aufgezeigt und konkretisiert. Dieses setzt sich neben der Bereitschaft, sich auf den Weg der Nachfolge zu begeben (1), in besonderem Maße durch die eingangs bereits dargestellten Kernelemente der Nachfolge in Form des sich auf die Jüngerunterweisungen beziehende *„mit Jesus sein"* (2) sowie das aktive Handeln nach dem Vorbild Jesu (3) zusammen.

---

[5] Siehe hierzu auch die Ausführungen von Beck (2016, S. 299); Dieser sieht „[…] eine positive Hervorhebung [der Jünger] durch Wertungen Jesu sowie sein Handeln gegenüber den Jüngern und anderen."

Das Bemerkenswerte an der Darstellung der Jünger ist jedoch ihre sich an das anfänglich positive Bild anschließende negative Entwicklung. Hierbei nehmen besonders die von ihm zu Beginn seines Wirkens eingesetzten zwölf Jünger, die einen inneren Kreis innerhalb der Gruppe der Jünger darzustellen scheinen, eine bedeutsame Rolle ein (Donahue & Harrington 2002, S. 30). So zeigt sich im Verlauf des Evangeliums – wie im Falle der Erzählung der Brotvermehrung (Mk 6,30–44; 8,1–10) – dass die Jünger Jesus und sein Handeln nicht verstehen. Das führt dazu, dass diese – wie in den Seefahrterzählungen dargestellt – mit Angst und somit auch gewissermaßen mit Ablehnung auf Jesus reagieren (Mk 4,35–41; 6,45–52) (France 2002, S. 29). Aber es ist nicht nur ihr Unverständnis, das bei den Jüngern trotz ihrer Jüngerschaft besteht, welches zu ihrem Versagen in der Nachfolge führt. Es ist auch ihr auf sich selbst ausgerichtetes Streben wie im Fall der dem Zwölferkreis angehörenden Johannes und Jakobus (10,35–40). So veranlasst dieser Wunsch die Jünger, Ehrenplätze innerhalb der Jüngerschaft Jesu und des Reiches Gottes einzunehmen (Mk 9,33–37; 10,35–40).[6] Dieses sich im Hinblick auf unterschiedliche Situationen darstellende Versagen der Jünger führt zur Notwendigkeit wiederkehrender Belehrungen durch Jesus (Mk 8,34–9,1; 9,35–37; 10,41–45) (ebd.).

Neben dem negativen Bild, das sich durch die Darstellung der gesamten Jüngerschaft zeigt, wird auch das negative Verhalten einzelner Jünger erwähnt. Hierbei sind besonders Judas und Petrus zu erwähnen, zwei aus der Gruppe der „Zwölf" (Mk 4,13–19).[7]

So ist es Judas, der als einer der Schüler Jesu diesen an seine Gegner verrät (Mk 14,10–11.44–45). Diese fassten bereits früh den Plan, Jesus zu töten (Mk 3,6), jedoch all ihre Versuche, Jesus eine Falle zu stellen und ihn anzuklagen, um ihn zum Tode zu verurteilen, blieben bislang erfolglos. Erst durch Judas, der sich innerhalb des Kreises der Gefolgschaft Jesus befindet und als Jesus Nahestehender, ist es ihnen möglich, ihren Plan umzusetzen (Mk 14,43–52) (Donahue & Harrington 2002, S. 32).

Auch wenn Judas Tat zum einen aufgrund der Folge, welche sie für Jesus hat, und zum anderen durch seine eigentliche enge Beziehung, die er zu Jesus als Teil der Jüngerschaft hat, eine dramatische ist, sticht der Wandel des Petrus innerhalb des Evangeliums deutlich heraus. Dessen Entwicklung zeigt im Einzelbeispiel und dabei auf eindrucksvolle Weise den Prozess auf, den die gesamte Gruppe

---

[6] Siehe hierzu die Ausführung zur Gruppe der ‚Jüngerschaft Jesu' in *4.4.2 ,Selbstverleugnung' am Beispiel der Jünger* im Teil II. *Bibelhermeneutische Analyse des Menschenbildes des Markusevangeliums* dieser Arbeit.

[7] Siehe bzgl. der Darstellung des Judas als „Gegenspieler" Jesu Meiser (2019, S. 175).

„der Zwölf" in der Jüngerschaft Jesu durchläuft. So ist er noch zu Beginn des Evangeliums als Simon[8] einer der ersten vier von Jesus berufenen Schüler. Er nimmt den Ruf an (Mk 1,16–18) und ist, auch wenn Petrus namentlich nicht genannt wird, Teil der Jüngerschaft, die Jesus durch Galiläa begleitet. Darüber hinaus nimmt Petrus, der von Jesus als einer der „Zwölf" eingesetzt (Mk 3,13–19) und zur Mitwirkung im Reich Gottes ausgesandt (Mk 6,6–13) wird, eine zentrale Rolle innerhalb des Zwölferkreises und somit in der gesamten Jüngerschaft ein. Er ist es, der von Markus sowohl vermehrt als direkter Kommunikationspartner Jesu dargestellt wird (u. a. Mk 8,29.32; 10,28) als auch als Teil von kleineren Jüngergruppen, zumeist aus der Gruppe der Erstberufenen bestehend, wenn sie sich von den übrigen Zwölfen und den anderen Jüngern entfernen (u. a. Mk 9,2; 14,33).

Trotz dieser aus der Jüngerschaft herausragenden Rolle des Petrus zeichnet er sich in verschiedenen Situationen durch ein Versagen in der Nachfolge aus. So reagiert Petrus in Folge der ersten Leidensankündigung Jesu, indem er ihm Vorwürfe macht (Mk 8,32) und versucht, ihn somit von seinem Leidensweg abzubringen. Die Prophezeiung, dass Jesus von seinen Gegnern in Gestalt der Ältesten, den Hohen Priestern und den Schriftgelehrten „verworfen" und getötet werden wird (Mk 8,31), passt nicht zu dem Bild, das Petrus von Jesus hat und ihn dazu führt, Jesus in Folge seiner Frage, für wen die Jünger ihn halten, als Messias zu bezeichnen (Mk 8,29–30) (Eckey 2008, S. 288; France 2002, S. 337 f.; Klaiber 2010, S. 156; Schenke 2005, S. 209).

Eine ähnliche Situation ereignet sich bei der Verklärung Jesu (Mk 9,2–10). Auch hier verkennt Petrus mit der Anrede „Rabbi" (Mk 9,5), welche einen Gesetzeslehrer bezeichnet, Jesus, welcher auf dem hohen Berg durch die Gemeinschaft mit Elija und Mose als eine himmlische Person offenbart wird (Mk 9,4) (Eckey 2008, S. 300; France 2002, S. 353). Eine weitere Negativzeichnung einzelner Jünger, die dem Zwölferkreis angehören, zeigt sich, als Jesus gemeinsam mit Petrus, Jakobus und Johannes, drei Jünger aus der Gruppe der vier Erstberufenden, auf den Ölberg geht (Mk 14,32–42), wo Jesus jedoch Furcht und Angst hinsichtlich seines Schicksals ereilt, er den Weg alleine fortführen möchte (Mk 14,33) und die drei Jünger auffordert, auf ihn zu warten und zu wachen (Mk 14,34). Als Jesus jedoch, nachdem er zu Gott gebetet hat, wieder zurückkommt, schlafen die Jünger. Auch trotz der erneuten Aufforderung Jesu an die Jünger zur Wachsamkeit (Mk 14,38) findet er die drei Jünger und somit auch Petrus noch zwei weitere Male schlafend vor (Mk 14,40.41).

---

[8] Siehe bzgl. der Namensänderung von Simon zu Petrus Mk 3,16.

Obwohl sich Petrus in diesen Situationen durch ein eingeschränktes Verstehen auszeichnet, ist er der einzige Jünger, der, obwohl er wie die anderen Jünger bei der Festnahme Jesus floh (Mk15,50), ihm – zwar mit Abstand – bis in den Hof des hohepriesterlichen Palastes folgt (Mk 14,54). Dort zeichnet sich Petrus im Gegensatz zu seiner vorherigen Treuebezeugung gegenüber Jesus (Mk 14,31) am Ende durch die dreimalige Verleugnung Jesus durch Untreue aus (Mk 14,66–72) (France 2002, S. 29).

Somit zeigt sich sowohl im Fall des Petrus als auch bei der Gesamtbetrachtung der „Zwölf" eine sich von Jesus entfernende Entwicklung, die ihren Höhepunkt in Gestalt der Flucht der Jünger bei der Festnahme Jesu und der Verleugnung des Petrus im Augenblick der Not Jesu findet. Durch ihr Verhalten lassen sie Jesus in den Händen seiner Gegner zurück. Diese Entwicklung der Jünger zeigt den Prozess auf, den sie in der Jüngerschaft und dem Versuch der Nachfolge durchlaufen. Sie, die eingangs des Evangeliums durch die Berufung Jesu in die Jüngerschaft eintreten und sich auf den Weg der Nachfolge machen, wandeln sich in Anlehnung an das von Jesus in Mk 4,11 verwendete Bild von „Insidern" zu „Outsidern" (ebd.).

4.1.2   Das Gegenüber der „anderen Jünger" (Donahue & Harrington 2002, S. 31 f.)[9]

Diesem vermehrt negativen Bild der Jünger und hierbei besonders dem der „Zwölf" werden im Markusevangelium andere Personen gegenübergestellt. Hierbei sind neben dem Synagogenvorsteher Jairus, der Jesu Vollmacht mit der Bitte um Heilung seiner Tochter anerkennt (Mk 5,12–43) (Donahue & Harrington 2002, S. 430 f.; Eckey 2008, S. 202 f.; France 2002, S. 235; Klaiber 2010, S. 111; Schenke 2005, S. 148),auch Simon von Zyrene, der an Stelle der Jünger Jesu Kreuz trägt und somit das erfüllt, was den geflohenen Jüngern auferlegt wurde (Mk 15,21) (Klaiber 2010, S. 302; Schenke 2005, S. 341), sowie der Hauptmann, der als Heide nach Jesu Tod dessen wahre Identität ausspricht (Mk 15,39) (Dschulnigg 2007, S. 403; Eckey 2008, S. 508; France 2002, S. 659; Iverson 2011, S. 350; Rau 2011, S. 83 f.; Schenke 2005, S. 346), zu nennen.

Eine besondere Rolle in diesem Gegenüber zu den zwölf Jüngern nehmen hierbei jedoch die Randfiguren des Evangeliums ein. Diese Figuren befinden sich in den einzelnen Erzählungen des Markusevangeliums als anfängliche Nebendarsteller neben Jesus und seinen Jüngern sowohl aus literarischer Sicht als auch

---

[9] Original: „other disciples"

durch ihren jeweiligen durch Krankheit oder kultische Stigmatisierungen bedingten Stand außerhalb der Gesellschaft und somit auch aus sozial-kritischer Sicht
am Rand.[10]

Eine dieser Personen ist der Aussätzige, der Jesus auf seiner Reise durch
Galiläa um Heilung bittet (Mk 1,40–45). Die Beschreibung seines Leidens als
„Aussatz" verweist auf eine Hautkrankheit (Donahue & Harrington 2002, S. 88;
Dschulnigg 2007, S. 88 f.; France 2002, S. 166; Schenke 2005, S. 78), welche
ihn im jüdischen Verständnis gemäß Lev 13,45–46 unrein macht, was somit für
ihn Isolation bedeutet (Donahue & Harrington 2002, S. 88; Eckey 2008, S. 108;
France 2002, S. 116; Klaiber 2010, S. 53). Dieser Mann ist es jedoch, der Jesus
erkennt und sich seiner Vollmacht, ihn von seinem Leiden und den damit einhergehenden Folgen zu befreien, sicher ist (Donahue & Harrington 2002, S. 89;
Dschulnigg 2007, S. 89; Eckey 2008, S. 108; France 2002, S. 117; Klaiber 2010,
S. 53). Ähnliches zeigt sich auch im Falle des Blinden bei Jericho. Auch dieser
wurde wegen seiner Erkrankung vom Tempelkult ausgeschlossen und ist gezwun-
gen, um seinen Lebensunterhalt sicherzustellen, am Wegesrand sitzend zu betteln
(Eckey 2008, S. 350). Dieser in der Erzählung sogar als am Rande der Straße
sitzend beschrieben werdende (Mk 10,46) Mann erkennt trotz seiner Blindheit
Jesus und vertraut ebenso wie der Aussätzige darauf, dass Jesus ihn heilen kann
(Collins 2007, S. 510; Dschulnigg 2007, S. 289; Eckey 2008, S. 351; Jochum-
Bortfeld 2008, S. 185). Selbst als versucht wird, ihn von seinen Rufen nach Jesus
abzuhalten (Mk 10, 47–48), lässt er sich aufgrund seines Vertrauens in Jesus nicht
aufhalten (Dschulnigg 2007, S. 289; Stolle 2015, S. 258).

In Bezug auf die positiv dargestellten Randfiguren fällt jedoch auch auf, dass
diese häufig von Frauen verkörpert werden.[11] So ist bereits die erste Frau, die
im Markusevangelium zur Sprache kommt, eine, die sich durch ihr positives Verhalten im Sinne der Nachfolge auszeichnet. Diese Frau ist die Schwiegermutter
des Simon, die Jesus von ihrem Fieberleiden befreit. Von Jesus geheilt, dient sie

---

[10] Siehe hierzu die Ausführungen zu den ,Kranken und besessenen Menschen' in dieser
Arbeit; Schmidt (2010, S. 524) weist hingegen in Bezug auf die „kleinen Erzählfiguren" darauf hin, dass diese […] jedoch keine alternativen Identifikationsfiguren abseits des Irrweges,
den die Jünger wählen [bieten]. Denn sie tauchen nur für Momente am Straßenrand auf, um
wenig später wieder zu verschwinden oder sich der Gruppe der Jünger anzuschließen und mit
ihnen in Getsemani auf der Strecke zu bleiben. Auch das Bild der Nachfolgerinnen, die am
Ende des Evangeliums hervorgehoben werden, als die Männer bereits gescheitert sind, bleibt
ambivalent. Die Nachfolgebemühungen der Frauen verlaufen trotz ihrer Dienstbereitschaft
im Wesentlichen parallel zu denjenigen der übrigen Jünger."
[11] Ausnahmen in Bezug auf die positiven Darstellungen der Frauen stellen die Frau des
Herodes (Mk 6,17–29) und Marie, die Mutter des Jesus (Mk 3,31–35) dar.

ihm und seinen Jünger (Mk 1,31) und wird durch ihr Dienen als Zeichen wahrer Jüngerschaft (vgl. Mk 9,33–37; 10,34–45) ohne eine Belehrung zum Vorbild (Schenke 2005, S. 74). Eine weitere Frau im Markusevangelium ist die blutflüssige Frau, die ebenso wie der blinde (Mk 10,46–52) bzw. der aussätzige Mann (Mk 1,40–45) als unrein gilt und somit von der Gesellschaft isoliert ist (Donahue & Harrington 2002, S. 174; Eckey 2008, S. 205; Klaiber 2010, S. 111). Sie bewegt sich, angetrieben vom Vertrauen in Jesus, durch die Menschenmenge zu Jesus und berührt sein Gewand mit der Hoffnung auf Heilung (Collins 2007, S. 281; Dschulnigg 2007, S. 163; Gnilka 1978, S. 215). Jesus unterstreicht dies gegenüber der Frau durch seine Aussage, dass ihr Glaube ihr geholfen hat, und stellt somit heraus, dass dieser es ist, der sie hat handeln lassen und somit ihre Heilung ermöglichte (France 2002, S. 237; Klaiber 2010, S. 112 f.). Eine weitere bemerkenswerte Frau ist die Syrophönizierin, die als Heidin (Donahue & Harrington 2002, S. 233; France 2002, S. 297; Schenke 2005, S. 188) bei der Bitte um die Heilung ihrer Tochter mit Jesus in die Diskussion kommt. In ihrer sich im Niederfallen vor Jesus und ihrer Wortwahl im Gespräch widerspiegelnde Haltung gegenüber Jesus wird auch bei ihr das zugrundeliegende Vertrauen in Jesus deutlich, dass sie auch bei anfänglicher Abweisung durch ihn beharrlich sein lässt und somit auch zur Bestätigung ihres Handelns durch Jesus führt (France 2002, S. 297 & 299; Rau 2011, S. 83 f.).[12]

Neben diesen Heilungserzählungen, in denen sich die besondere Charakteristik der Randfiguren für das Markusevangelium widerspiegelt, ist auch die Erzählung vom Opfer der Witwe zu erwähnen. Diese, die sich ebenso wie die anderen Randfiguren am Rande der Gesellschaft befindet, verdeutlicht mit ihrer Spende, welche sie in die Opferkasten wirft, dass sie auf Gott und auf seine Fürsorge vertraut (Eckey 2008, S. 411; Klaiber 2010, S. 243).

Weiterhin zeichnen sich die Randfiguren und auch hier wieder besonders die Frauen am Ende des Weges Jesu aus. In der Zeit von Jesu Leiden und Sterben sind es die Frauen, die im Gegensatz zu den Jüngern darstellen, was Nachfolge bedeutet. So ist es zum Beispiel die Frau in Betanien, indem sie Jesus im Haus des Simon mit kostbarem Öl salbt, in ihrem Handeln verdeutlicht, dass sie im Gegensatz zu Petrus (Mk 8,32) Jesus als den Messias erkannt hat, der Leiden und Sterben auf sich nehmen wird (Mk 14,3) (Eckey 2008, S. 440). Ebenso sind es auch die Frauen, die im Gegensatz zu den Jüngern, die nach der Festnahme Jesu die Flucht ergriffen haben, ihre bereits in Galiläa begonnene Nachfolge Jesus weiter fortführen (Mk 15,41; 15,47; 16,1–8) (Donahue & Harrington 2002, S. 449; Dschulnigg 2007, S. 405; Eckey 2008, S. 509; France 2002, S. 665; Klaiber

---

[12] Siehe bzgl. der Bedeutung hinter der Darstellung der Syrophönizierin Rau (2011, S. 83 f.).

2010, S. 309). Sie bekennen sich somit ebenso wie Josef von Arimathäa, der Jesus begräbt (Mk 15,43), ungeachtet der Gefahren, die dadurch für sie persönlich bestehen, zu Jesus (Eckey 2008, S. 512).

Somit wird deutlich, dass das Bild der Frauen, welches Markus zeichnet, ein im Sinne der Nachfolge Jesu positives ist. Durch sie und durch die anderen Randfiguren, besonders durch die Darstellungen von Josef von Arimathäa (Mk 15,42–47) und dem römischen Hauptmann (Mk 15,39) stellt er dar, was Nachfolge praktisch bedeutet (Dschulnigg 2007, S. 36 f.; Eckey 2008, S. 95). Hierbei spiegelt sich das wider, was Jesus zu Beginn seines Wirkens von den zwölf Jüngern verlangte. Diese sind jedoch auf ihrem Weg der Nachfolge gescheitert und haben Jesus verlassen (Mk 15,50). Es entsteht somit in Bezug auf die Randfiguren im Markusevangelium ein entgegengesetzter Prozess zu dem der Jünger. Diese sind von Jüngern Jesu, die gemeinsam mit Jesus auf dessen Weg waren und ihm nachfolgten, zu solchen geworden, die aufgrund ihres eigenen Versagens Jesu Weg und somit auch die Gemeinschaft mit ihm verlassen haben. Die Randfiguren, die von der Gesellschaft aus unterschiedlichen Gründen isoliert waren, haben sich durch ihr Vertrauen in Jesus auf den Weg hinter ihm her gemacht und sind somit neben den negativ dargestellten Jüngern zu den „anderen Jüngern" geworden (Donahue & Harrington 2002, S. 31).[13] So sind es gerade die Randfiguren, welche die Leerstellen besetzen, welche die Jünger durch ihre Flucht nach der Festnahme Jesu hinterlassen haben, und die in einem zu den Jüngern entgegengesetzten Verlauf von „Outsidern" zu „Insidern" werden (France 2002, S. 29).

4.1.3 Bedeutung der Jüngerdarstellungen für das Bild des Menschen

Die abschließende Betrachtung der Jüngerdarstellung lässt den Eindruck zu, dass durch die Bilder „der Zwölf" und der „anderen Jünger" nicht eine Unterscheidung zwischen „falscher" oder „richtiger" bzw. „besserer" oder „schlechterer" Jüngerschaft getroffen werden soll, sondern eher ein sich aus diesen beiden Aspekten zusammensetzendes Gesamtbild der Jüngerschaft geschaffen wird. Das lernende „Mit-Jesus-Sein" bedeutet für den Menschen ebenso wie das Mitwirken am Reich Gottes, dass er die Möglichkeit hat, sich in der Jüngerschaft mit dem Ziel der Nachfolge Jesu wie die „anderen Jünger" zu bewähren oder wie

---

[13] Siehe bzgl. des positiven Bildes der "Nebenfiguren" im Gegenüber zur Darstellung der Jünger Beck (2016, S. 324).

die „Zwölf" zu versagen. Beides gehört mit zur Jüngerschaft, dem Prozess des
Lernens und Handelns nach Jesu Vorbild (Gruber 2004a, S. 13).[14] Zweifelsohne
stellen besonders „die anderen Jünger" das angestrebte Beispiel für die Nachfolge
Jesu dar, jedoch bedeutet dies nicht, dass die „Zwölf", die diesen gegenüberstehen, wegen ihres Versagens bestraft und verstoßen werden. Vielmehr verdeutlicht
das gezeichnete Bild der Jünger, dass der Weg der Jünger ein Prozess ist, der
durch die Auseinandersetzung mit der Lehre des Reiches Gottes und der persönlichen Veränderung geprägt ist (Gnilka 1999, S. 168). So bleib trotz des
vermehrten Versagens der Jünger in der Nachfolge (Mk 8,32–44; 9,33–37; 10,35–
40; 14,10–11.43–52; 14,54.66–72; 14,32–42; 14,50) ihre durch die Jüngerschaft
bedingte enge Beziehung zu Jesus bestehen (Mk 4,11.34; 8,31; 9,31; 10,33–34;
9,33–37; 10,41–45; 13,1–37; 14,17–25; 14,26–28) (Dschulnigg 2007, S. 36). Es
ist eher so, dass Jesus sich ihrer als ihr Lehrer annimmt. Dies wird besonders
im Abschnitt „auf dem Weg" (Mk 8,27–10,45) deutlich, in dem seine Lehre und
seine Selbstoffenbarung konzentriert zutage tritt (Mk 8,27–10,45).[15] In dieser
Konfrontation der Jünger mit Jesus zeigt sich ihr Unvermögen und es kommt zum
Versagen der Jünger in der Nachfolge (Mk 8,32; 9,33–37.38; 10,13–14; 10,35–
40). Obwohl Jesu Enttäuschung bzgl. dieser Reaktion der Jünger zum Ausdruck
gebracht wird (u. a. Mk 8,13; 10,14), entlässt er die Jünger nicht aus seiner
Nachfolge, sondern belehrt sie erneut (Mk 8,34–9,1; 9,35–37; 10,41–45). Diese
immer wiederkehrende Unterweisung stellt nicht nur den Bedarf der Jünger und
somit ihr Unvermögen heraus, sondern auch den immer wiederkehrenden Neuanfang in der Auseinandersetzung mit Jesus und seiner Lehre, der sich den Jüngern
eröffnet. So verweist Stock (2007) darauf, dass „[…] ihr Versagen und die Vergebung, auf die sie angewiesen sind und die ihnen von Jesus […] geschenkt
wird, zu ihrer Ausbildung zu Menschenfischern gehört" (Stock 2007, S. 163).
Diese Auseinandersetzung zeigt sich trotz eines eher abweisenden Verhaltens
nicht nur in Hinblick auf die Jünger bzw. die „Zwölf", sondern generell in den im
Markusevangelium aufgeführten Lehr- und Streitgesprächen (Streitgespräche: Mk
2,1–12.15–17.18–20.23–26; 3,1–6.22–30; 7,1–13; 11,27–33; Lehrgespräche: Mk
10,2–7.17–22; 12,13–17.18–27.28–34). Diese erfolgen zumeist in Folge von Haltungen und daraus hervorgehenden Handlungen, welche der Botschaft des Reichs
Gottes entgegenstehen. Das gilt nicht nur für die Gegner Jesu, sondern auch für
die Jünger, die Jesus nicht erkennen und seine Botschaft nicht verstehen. Dennoch

---

[14] Gruber (ebd.) weist in Hinblick auf die in Mk 14 vermeintliche Ambivalenz zwischen
dem „[…] Treueschwur und [dem] Verrat des Petrus […]" darauf hin, dass „[d]er Leser […]
beide Informationen zusammen[setzt] und weiß so um die Ernsthaftigkeit, aber auch um die
Gebrechlichkeit solcher Entschlüsse zur Hingabe."

[15] Siehe bzgl. der Struktur des Markusevangeliums Ebner (2008a, S. 154–157).

grenzt Jesus seine Jünger wegen ihres Versagens nicht aus. Er bestätigt sie sogar durch die Wiederbelehrungen in ihrer Jüngerschaft und eröffnet auch seinen Gegnern durch die Auseinandersetzung mit ihnen die Möglichkeit der Umkehr und des Glaubens an das Evangelium (Mk 1,15).

Somit zeigen diese Beispiele, insbesondere das der Jünger und auch hier wieder im Kern das der „Zwölf", die ihr Unvermögen in der Jüngerschaft mehrfach zum Ausdruck bringen, dass der Mensch, insofern er im Sinne der Umkehr sich vom Schlechten abwendet und an das Evangelium glaubt (Mk 1,15), auf Versöhnung und Vergebung hoffen darf (Donahue & Harrington 2002, S. 34). Diese Botschaft hat eine besondere Bedeutung für die von Markus angesprochenen Adressaten, deren Erfahrungen durch Leid und Verfolgung geprägt sind (ebd.). So werden die zwölf Jünger zu Beispielen für solche, die „straucheln", und ermutigen diese somit, sich erneut auf den Weg der Nachfolge zu begeben (Dschulnigg 2007, S. 36; France 2002, S. 28 f.).

Dass sich aus den „Zwölfen" und den „anderen Jüngern" zusammensetzende Gesamtbild der Jünger ist somit sowohl mahnende Warnung als auch motivierendes Vorbild für die Adressaten (Donahue & Harrington 2002, S. 36; Herrmann 2011, S. 303). Markus schafft durch diese Darstellung der Jünger, welche die Lebenswirklichkeit der Menschen widerspiegelt, unterschiedliche Identifikationsangebote (Bindemann 2005, S. 178; Sim 2014, S. 92 f.)[16] für die Adressaten:

1. Anhand des Versagens der in enger Verbindung zu Jesus stehenden zwölf Jünger „[…] weist Markus […] auf, was menschliches Versagen in der Nachfolge Jesu ist" (Eckey 2008, S. 56). Er stellt damit aber nicht nur einen allgemeinen Hinweis auf, sondern spricht die Adressaten des Evangeliums mit der Darstellung der „Zwölf" unmittelbar an. So weist Kollmann (2014) in Bezug auf die negativ dargestellten Jünger (Mk 4,13; 4,35–41; 6,50–51; 8,14–21; 9,10) darauf hin, dass „die Rezipienten des Markusevangeliums […] sich mit den

---

[16] In Bezug auf die Jünger weist Reinmuth (2006, S. 86) darauf hin, dass „das Verhalten der Jünger […] offensichtlich ‚menschliches' Verhalten abbilden und die Hörer und Leserinnen dazu bringen [soll], ihr eigenes Verhalten angesichts ihrer Geschichte zu reflektieren." Ähnlich wertet Reinmuth (2006, S. 91) die Darstellung der „Randfiguren" (hier: „anderen Jünger"). In Bezug auf diese weist er darauf hin, dass „sie […] aus den erzählten Kontexten hinaus ins eigene Leben [führen]. Sie sind Beziehungsangebote; sie fordern zu einer konstruktiven Auseinandersetzung mit der Jesus-Christus-Geschichte heraus." Gnilka (1999, S. 167) weist in Bezug auf die Bedeutung der Jüngerdarstellung für die christliche Gemeinde darauf hin, dass „beim Hören dieser Texte […] die Mitglieder der Gemeinde sich in den Jüngern wiedererkennen, von ihnen lernen, sich durch ihr Versagen anspornen oder ihre Nähe zu Gott berühren lassen [sollen]."

Jüngern identifizieren, an ihren Erfahrungen teilhaben und ihre Fehler vermeiden [sollen]" (ebd., S. 131). Markus schafft somit für die Adressaten des
Evangeliums mit ihren Erfahrungen von Not und Unterdrückung einen Weg-
weiser, der ihnen die Schwächen aufzeigt, die zu diesen Erfahrungen geführt
haben, um eine Wiederholung dieser zu vermeiden (France 2002, S. 29).[17]

Ebenso zeigt die negative Entwicklung, der „Zwölf", dass für den Men-
schen die Gefahr besteht, nach anfänglichem Enthusiasmus, wie ihn die fünf
Jünger, die von Jesus exemplarisch für alle Jünger berufen wurden, durch ihre
Reaktion auf den Ruf Jesu verdeutlichen (Mk 1,18.20; 2,14), dennoch an den
Herausforderungen der Nachfolge zu scheitern (Mk 14,50; 14,66–72) (Best
1986; Donahue 1983; beides zitiert in Donahue & Harrington 2002, S.33).

2. Wie bereits erwähnt steht dem negativen Bild der „Zwölf" die positive Darstellung der „anderen Jünger" gegenüber. Diese ergänzen das durch die negativen
Darstellungen der Jünger bereits angedeutete positive Bild des Menschen in
der Nachfolge Jesus. Somit resümieren Danahue und Harrington in Hinblick
auf „die anderen Jünger":

> „Dieses Phänomen „der anderen Jünger" unterstützt den Gedanken, dass Mar-
> kus Leser unterschiedliche und mehrere Ansätze haben, sich in ihrem Herzen
> und in ihrem Glauben von dem Evangelium beeinflussen zu lassen (1:14–15)"
> (Donahue & Harrington 2002, S.31f.).

3. Das dritte Identifikationsangebot bezieht sich auf den bereits dargestellten
Neuanfang bzw. die Wiederaufnahme der Nachfolge, die es den Menschen
ermöglicht, sich von ihrem fehlerhaften Verhalten abzuwenden und dieses in
Hinblick auf die Nachfolge Jesus neu auszurichten. Das hierfür entscheidende
Moment ist vor allen Dingen der Mensch selbst. Dies zeigt besonders die
Offenheit der Jüngerschaft, die durch die Aussage Jesu auf den Hinweis der
Jünger in Hinblick auf den „fremden Wundertäter" (Mk 9,38): „[...] wer nicht
gegen uns ist, der ist für uns." (Mk 9,40), deutlich. Er stellt somit heraus, dass
nicht – wie die Jünger es vermuten (Mk 9,38) – das ‚Teil der Jüngerschaft
Jesu sein' das für die Nachfolge Entscheidende ist, sondern der Mensch und

---

[17] Beck (2016, S. 261) stellt heraus in Bezug auf die Darstellung der Jünger in Mk 6,45–52
heraus, dass „das Verstehen als wesentliche Weise des Annehmens des Reich Gottes ist hier
[...] durch die Hervorhebung des Nichtverstehens und des damit verbundenen Scheiterns der
Jünger, wie es in Jesu Bewertung des Nichtverstehens erkennbar wird, ex negation herausgestellt." Ebenso stellt auch Vaage (2009, S. 752) das negative Beispiel der Jünger heraus.
Miller (2012, S. 191) stellt heraus, dass „das ironische Verhalten der „Zwölf" im 6. Kapitel wirkt als Katalysator für Wachstum und Verständnis bei Markus Lesern." (übersetzt von
C.J.Voß).

sein Verhalten selbst. Dies ist es, was ihn zu einem Nachfolger Jesu macht oder ihn aus der Nachfolge ausschließt (Eckey 2008, S. 53).[18]

Diese Identifikationsangebote für den Adressaten des Markusevangeliums zeigen durch die sich in ihren Kernen befindenden Aspekte Versagen, Bewähren und Neuanfang ein realistisches Bild des Menschen in Bezug auf sein in der Nachfolge Jesu ausgerichtetes Leben. Somit schafft Markus mit Hilfe der Jünger und ihrer Darstellung in der Gegenwart Jesu und seiner Botschaft vom Reich Gottes eine „illusionslose Anthropologie", welche für den Adressaten des Evangeliums sowohl eine „entlastende" als auch motivierende Funktion besitzt (Kollmann 2014, S. 131). Trotz dieser Bedeutung der Jüngerdarstellung für die Menschen ist jedoch die Frage entscheidend, warum Menschen, wie am Beispiel der Jünger eindrücklich verdeutlicht, in der Nachfolge Jesu scheitern, insbesondere wenn sie, ebenso wie durch die Jünger verdeutlicht, gewillt sind, sich auf den Weg der Nachfolge zu begeben.

4.2   Das Gleichnis vom Sämann (Mk 4,1–12) und Jesu Auslegung (Mk 4,13–20) als hermeneutischer Raum

Die Darstellung der Jünger im chronologischen Verlauf des Markusevangeliums ist geprägt von der Paradoxie zwischen der bereitwilligen Aufnahme der Nachfolge Jesu und des immer wiederkehrenden Scheiterns in dieser. Markus gibt seinen Adressaten an mehreren Stellen einen Hinweis auf den Grund dieser Paradoxie: Die Jünger wollen in die Nachfolge Jesu, verstehen aber weder seine besondere Identität noch die Besonderheiten seines Weges, auf dem sie ihm folgen wollen (vgl. u. a. Mk 6,52; 7,18).

Somit ist zur Beantwortung der Frage nach dem Grund für das zum Wandel der Jüngerdarstellungen führende Scheitern in einem ersten Schritt das im Markusevangelium der Nachfolge zugrundegelegte Verstehen zu analysieren. Hierzu werden im Folgenden das Gleichnis vom Sämann (Mk 4,1–9) und die sich anschließende Sonderbelehrung der Jünger (Mk 4,10–12) hinsichtlich der das Verstehen betreffenden Aussage analysiert (2.1). Auf der Grundlage dessen erfolgt in einem darauffolgenden Schritt eine Analyse der von Jesus durchgeführten Auslegung des Gleichnisses des Sämannes (Mk 4,13–20) mit dem Ziel, die in

---

[18] Siehe bzgl. des Neuanfangs und dessen Bedeutung für die christliche Gemeinde Herrmann (2011, S. 253).

dieser dargestellten Hindernisse, welche einem Verstehen im Sinne der Nachfolge entgegenstehen, herauszuarbeiten.

4.2.1 Verstehen im Sinne der Nachfolge Jesu (Mk 4,1–20)

Markus führt seine Adressaten durch eine Komposition bestehend aus dem Gleichnis des Sämanns (Mk 4,1–9) und der sich daran anschließenden Sonderbelehrung der „*Zwölf*" (Mk 4,10–12) in das ‚Verstehen' im Sinne der Nachfolge ein.

Jesus, der sich in einem Boot auf dem See befindet, lehrt die ihm gegenüber am Ufer stehende Menge in Form eines Gleichnisses, eine im Markusevangelium häufig von Jesus verwendete Form der Lehre (Mk 3,23; 7,17; 12,1–12). Er nimmt hierzu entgegen der Menschenmenge eine sitzende Position ein, eine im antiken Judentum typische Lehrhaltung (vgl. Mk 9,35; 13,3) (Eckey 2008, S. 165; Klaiber 2010, S. 88 f.), wodurch der Lehrcharakter des Folgenden und dessen Bedeutung herausgestellt wird.

Jesus verwendet hier das Bild des Säens auf dem Feld, welches seinen Zuhörern aus ihrem alltäglichem Leben bekannt ist (Eckey 2008, S. 166; Klaiber 2010, S. 90). Hierbei steht nicht, wie die dem Gleichnis nachträglich hinzugefügte Überschrift, unter der das Gleichnis bekannt ist, vermuten lässt, der die Saat Aussäende im Fokus, sondern die Saat und ihr Fruchtbringen selber (Eckey 2008, S. 167; Schenke 2005, S. 127). So beschreibt Jesus besonders, was nach der Aussaat mit der Saat geschieht und verdeutlicht dabei vor allem, was ein Fruchtbringen der Saat verhindert (Mk 4,3–7). Die Ursache hierfür – so stellt es das Gleichnis dar – liegt eben nicht in der Saat begründet, sondern in den Widrigkeiten, die z. B. in Form von Vögeln, felsigem Boden und Dornen ein Aufkeimen und Fruchtbringen verhindern. Dies ist auch dem von Jesus angeführten positiven und den dargestellten Misserfolgen gegenübergestellten Beispiel zu entnehmen, indem es heißt: „*Ein anderer Teil schließlich fiel auf guten Boden und brachte Frucht.*" (Mk 4,8). Jesus schafft hierbei eine Unterscheidung zwischen den Widrigkeiten, die einen Ertrag der Aussaat verhindern und dem „*guten Boden*" (Mk 4,8), auf dem die Saat Frucht bringt (Klaiber 2010, S. 91). Das bei dieser Gegenüberstellung Auffällige sind die unterschiedlichen Gewichtungen. So nennt Jesus drei Beispiele im Hinblick auf das Verhindern des Fruchtbringens der Saat und stellt diesem lediglich ein positives Beispiel gegenüber. Dieses eine positive Beispiel jedoch überragt alles andere durch die reiche Frucht, welche die auf „*guten Boden*" (Mk 4,8) fallende Saat bringt. Somit stellt Jesus dem durch die Aufzählung der Beispiele des durch Widerstände verursachten Misserfolgs der Aussaat einen in dem das positive Beispiel des übermäßigen Ertrages gegenüber (ebd., S. 90) und betont diesen als Abschluss des Gleichnisses und somit gewissermaßen als Zuspitzung (Eckey 2008, S. 167).

Was Jesus seinen Zuhörern mit dem Gleichnis sagen möchte, erläutert er ihnen an dieser Stelle noch nicht. Es bleibt in der Gestalt eines Gleichnisses ein Rätsel, dessen Sinn es von den Zuhörern zu erfassen gilt (Schenke 2005, S. 127). Dennoch gibt Jesus seinen Zuhörern einen doppelten Hinweis, welche als Verständnishilfe seines Gleichnisses dienen. Die hierbei entscheidende Hilfestellung liegt im zweimal von Jesus verwendeten Begriff des ‚Hörens‘ (Mk 4,3.9) (Klaiber 2010, S. 89), der das Gleichnis umschließt (Donahue & Harrington 2002, S. 139). So beginnt er seine Belehrung der Menschenmenge mit der Aufforderung „*Hört!*" (Mk 4,3) und fordert somit eine besondere Aufmerksamkeit seiner Zuhörer ein (Schenke 2005, S. 127), gleichzeitig bezieht er diese mit dem darauffolgenden Appell „*Siehe!*" (Mk 4,3) unmittelbar auf den Inhalt des sich an die Aufforderung anschließenden Gleichnisses (Eckey 2008, S. 166). Jesus greift diese Aufforderung erneut zum Abschluss des Gleichnisses mit dem „Weckruf" „*Wer Ohren hat zum Hören, der höre!*" (Mk 4,9) auf und ergänzt somit den anfänglichen Appell „*Hört!*" (Mk 4,3), um die dazu notwendigen Ohren (Mk 4,9) (ebd., S. 168). Es reicht somit nicht, einfach den Gleichnissen zuzuhören, um die in ihnen verborgene Botschaft Jesu zu erfassen, sondern es bedarf einer Voraussetzung, um die Lehre Jesu, die den Hörern durch das Rätsel in Gestalt des Gleichnisses nahe gebracht wird, zu hören bzw. zu verstehen (vgl. ebd.). Die hierbei von Jesus mit der Bezeichnung „*Ohren zum Hören*" (Mk 4,9) benannte Voraussetzung bezieht sich nicht auf die physiologische Fähigkeit, das Gesagte aufzunehmen, sondern auf „[...] die innere Bereitschaft und Fähigkeit zur Annahme der Lehre Jesu" (Schenke 2005, S. 127).

Unmittelbar auf den Weckruf Jesu folgt ein Wechsel der Szenerie. Jesus ist nun mit seinen Begleitern und den zwölf Jüngern allein. Diese – sowohl die Begleiter als auch die „*Zwölf*" – „*[...] fragten ihn nach dem Sinn seiner Gleichnisse*" (Mk 4,10). Der hier bei der Formulierung „seiner Gleichnisse" verwendete Plural sowie das Tempus des verwendeten Verbs „fragten" lässt – so Klaiber (2010) – auf eine „grundsätzliche Fragestellung" der Jesus Fragenden schließen (ebd., S. 92). Entgegen der Meinung von Schenke (2005), dass sich die Frage nach dem „*Sinn*" (Mk 4,10) aufgrund des verwendeten Plurals auf die von Jesus zur Lehre verwendete Form der Gleichnisse bezieht (ebd., S. 128), handelt es sich hierbei wohl eher um eine Frage nach der inhaltlichen Bedeutung der Gleichnisse (vgl. Klaiber 2010, S. 92). So verweist der Plural neben dem Gleichnis des Sämanns (Mk 4,3–8) auf die verwendeten Gleichnisse Mk 3,23–27 sowie den bereits bei der Beschreibung der Lehre Jesu als „*[Jesus] lehrte sie in*

Form von Gleichnissen" (Mk 4,2) verwendeten Plural (Donahue & Harrington 2002, S. 139). Somit verdeutlicht die Frage der Begleiter und der „*Zwölf"* (Mk 4,11), dass sie nicht nur das hier angeführte Gleichnis vom Säen hinsichtlich seiner Bedeutung nicht verstehen und die sich dahinter verbergende Lehre vom Reich Gottes nicht erkennen, sondern auch nicht die vorherigen Gleichnisse (Mk 3,23–27).

Jesus regiert auf diese Frage mit den Worten: „*Euch ist das Geheimnis des Reich Gottes anvertraut; denen aber, die draußen sind, wird alles in Gleichnissen gesagt"* (Mk 4,11). Jesus schafft mit dieser Reaktion auf das Nichtverstehen der Jünger eine Unterscheidung zwischen seinen Begleitern, bei denen zu vermuten ist, dass es sich um die Jünger handelt, die nicht zum Zwölferkreis gehören, und den „*Zwölfen"* auf der einen und „*denen [...], die draußen sind"* (Mk 4,11) auf der anderen Seite. Das dieser Unterscheidung zugrundliegende Merkmal ist das „*Geheimnis des Reiches Gottes"* (Mk4,11). Dieses Geheimnis ist Jesus selber, durch den in Gestalt seiner Lehre und Taten das Reich Gottes seinen Begleitern und den „*Zwölfen"* eröffnet wird (Dschulnigg 2007, S. 134; Ebner 2008b, S. 49; Eckey 2008, S. 171; Klaiber 2010, S. 93). Diejenigen, die als seine Begleiter und als Teil des Zwölferkreises bei Jesus sind, sind durch ihre Nähe zu Jesus, die nicht nur durch die Gemeinschaft mit Jesus als eine räumliche Nähe zu verstehen ist, sondern auch als eine besondere Beziehung, die sie zu Jesus haben, Zeugen der das Reich Gottes verkündigenden Lehre und der Taten Jesu. Sie erhalten somit von Jesus selbst, als derjenige, der sie in Gleichnissen lehrt (Mk 4,2), den notwendigen Schlüssel, um den im Verborgenen liegenden Sinn des Gleichnisses zu erfassen (Eckey 2008, S. 171; Poplutz 2006, S. 114 f.).[19] Dies unterscheidet sie von „*denen [...], die draußen sind"* (Mk 4,11). Für diese bleibt – wie das von Jesus hier verwendete Wort „alles" vermuten lässt – nicht nur das Gleichnis vom Sämann im Sinne der Bedeutung des im griechischen Text verwendeten Wortes für „Gleichnis" ein Rätsel, sondern das gesamte Wirken und Lehren Jesu (Donahue & Harrington 2002, S. 140). Der Grund hierfür ist, dass die Menschen, „*die draußen sind"* (Mk 4,11), diejenigen sind „[...], die die Botschaft des Evangeliums ablehnen, weil sie sich nicht auf seinen (gem. Jesus) Anspruch einlassen" und sich somit für „Jesu Botschaft und der Verkündigung der Gemeinde" nicht in „fragender Erwartung" öffnen (Klaiber 2010, S. 93). Somit ist das Ausschlaggebende dafür, ob sich jemand außerhalb der Gemeinschaft oder in ihr befindet, so

---

[19] Poplutz (2006, S. 114 f.) weist darauf hin, dass „weder eine bestimmte zeitliche Komponente noch eine besondere innere Verfasstheit [...] Erkenntnis [ermöglicht], sondern einzig und allein die Zugehörigkeit zum inner circle: Die Gleichnisse können nur von Insidern – damit primär von den Jüngern -, denen „das Gleichnis des Reich Gottes gegeben ist, verstanden werden."

beschreibt es Jesu Aussage eindrücklich, die „Stellung zu ihm" (Schenke 2005, S. 122). Dies verdeutlichte Markus bereits in der, dem Gleichnis vom Sämann unmittelbar vorgelagerten Erzählung von den wahren Verwandten Jesu (Mk 3,31–35). In dieser wird den Adressaten des Markusevangeliums auf eindrückliche Weise am Beispiel der Angehörigen Jesu, welche Jesus nicht als Sohn Gottes erkennen, dargestellt, dass die sich aus diesem Nicht-Erkennen der Identität Jesu und der damit einhergehenden Ablehnung seiner Identität ergebenden Distanz zu Jesus dazu führt, dass sie nicht Teil der Familie Gottes sind (Mk 3,31–35). Sie verfügen nicht wie die Jünger über die für das Verstehen notwendige Grundvoraussetzung in Form der „[…] innere[n] Bereitschaft und Fähigkeit zur Annahme der Lehre Jesu" (ebd., S. 127). Dies verhindert, dass sie Jesu Identität erkennen und sich auf ihn einlassen, um somit durch seine Lehre und sein Handeln den notwendigen Schlüssel für die Botschaft vom Reich Gottes zu erlangen, über den die Jünger, wie von Jesus im Rahmen der Sonderbelehrung hingewiesen, verfügen. Vor diesem Hintergrund wird deutlich, dass es sich bei der in Mk 4,11 gezeichneten Unterscheidung zwischen *„denen […], die draußen sind"* und den Begleitern Jesus sowie den „*Zwölfen*", welche im Sinne des von Jesus verwendeten Bildes drinnen sind, es sich um eine unterschiedlich geartete Beziehung zu Jesus handelt und nicht um eine Unterscheidung zwischen verschiedenen sozialen Gruppen wie beispielsweise der zu Beginn des Gleichnisses vom Sämann erwähnten Menschenmenge am Ufer des Sees (Mk 4,1) und den Jüngern (Donahue & Harrington 2002, S. 147).

Nur durch „[…] die innere Bereitschaft und Fähigkeit zur Annahme der Lehre Jesu" (Schenke 2005, S. 127) sowie die somit erst möglich werdende, von Annahme und Vertrauen geprägte Beziehung zu Jesus verfügen die Menschen über die Voraussetzung, wie von Jesus durch die Aussage *„Wer Ohren hat zum Hören, der höre!"* (Mk 4,9) aufgefordert, die Lehre Jesus zu erfassen und nach dem Willen Gottes zu handeln. Es bedarf somit einer „innere[n] Wahrnehmung, verstanden als „[…] ein beteiligendes, verstehendes, zur Praxis führendes Wahrnehmen […]" (Reinmuth 2006, S. 101). Dies unterstreicht die an Jes 6,9 angelehnte Aussage Jesu *„sehen sollen sie, sehen, aber nicht erkennen; hören sollen sie aber nicht verstehen, damit sie sich nicht bekehren und ihnen nicht vergeben wird."* (Mk 4,12). Diejenigen, die Jesus nicht annehmen und ihm nicht vertrauen, distanzieren sich nicht nur von Jesus, sondern sie bleiben auch *„draußen"* (Mk 4,11) und sind nicht Teil der Lehrgemeinschaft mit Jesus. Für sie ist der mit der Lehre Jesu verbundene Ruf zur Umkehr (Mk 1,15) zwar hörbar aber nicht verstehbar (Mk 4,12) (Eckey 2008, S. 173).[20] Dies hat für sie zur Folge „ […],

---

[20] Siehe hierzu auch die Ausführungen von Beck (2016, S. 264).

dass sie nicht mehr zur Umkehr fähig und von der Vergebung der Sünden abgeschnitten sind, die im Anschluss an Jesus erfahrbar werden (vgl. 1,15; 2,10)" (Schenke 2005, S. 129). Der Grund für diese „Verstockung" derer, die draußen sind, besteht nicht in „[...] der *Rätsel-Lehre* Jesu [...], sondern liegt ihr bereits voraus" (ebd.). Sie sind es, die durch ihre Haltung zu Jesus die Distanz zu ihm und seiner Lehre aufbauen und zu „*denen [...], die draußen sind*" (Mk 4,11) werden (Klaiber 2010, S. 94). Markus verdeutlicht somit im Hinblick auf die Verkündigung Jesu „[...], dass es eine notwendige Funktion seiner Gleichnisrede wurde, deutlich zu machen, dass das äußere Hören alleine nicht genügt. Deshalb bleibt für die, die nicht nach dem tieferen Sinn fragen, das Verstehen verschlossen und die Umkehr verwehrt" (ebd., S. 93).[21]

4.2.2 Hindernisse der Nachfolge am Beispiel der Auslegung des Gleichnisses vom Sämann

Infolge der Sonderbelehrung der Jünger stellt Markus heraus, dass die Jünger, obwohl sie, wie die Darstellung der Jünger und hierbei insbesondere der Erstberufenen, welche stellvertretend für die Gruppe der Jünger stehen, bis zu diesem Zeitpunkt vermuten lässt, über die „innere Bereitschaft und Fähigkeit zur Annahme der Lehre Jesu" verfügen und sie wie von Jesus selbst betont den ‚Schlüssel' zum Verstehen seiner Lehre besitzen, Jesus dennoch nicht verstehen. So fragt Jesus seine Begleiter und die „*Zwölf*": „*Wenn ihr schon dieses Gleichnis nicht versteht, wie wollt ihr dann all die anderen Gleichnisse verstehen?*" (Mk 4,13). Jesus macht damit nicht nur das Unverständnis der Jünger im Hinblick auf das vorangegangene Gleichnis vom Sämann (Mk 4,3–8) deutlich, sondern verdeutlicht ebenso, dass die Gefahr besteht, dass sich dies bei anderen Gleichnissen wiederholt. Ohne dass Jesus es explizit erwähnt, unterstreicht er hierdurch,

---

[21] Beck (2016, S. 266) weist darauf hin, dass „da die Jünger unverständig bleiben, werden ihnen also zwar im Unterschied zu denjenigen [draußen] Sonderbelehrungen und zusätzliche Gleichnisse, die ebenfalls das Reich Gottes abbilden, zuteil. Sie können aber ebenso wenig wie diejenigen [draußen] diese Belehrungen und Gleichnisse sowie insgesamt das Auftreten Jesu als Ausdruck des Reiches Gottes erfassen." Beck (2016, S. 266 f.) weist somit im weiteren Verlauf darauf hin, dass „[...] wie die Parallelisierung der Jünger und derjenigen [draußen] mittels des Motivs des Unverständnisses zeigt, eröffnet auf der Erzählebene auch die Mitteilung von Sonderbelehrungen kein Verstehen. Dieses wird vielmehr erst [...] dem, der den Forderungen des programmatischen Rufes Mk 1,15 entspricht, zugänglich."

dass dem Verstehen der Jünger etwas entgegensteht, das nicht nur in der augenblicklichen Situation das Erfassen von Jesu Botschaft verhindern wird, sondern auch in Zukunft zu einer Gefahr werden kann.

Jesus beginnt daraufhin seinen Begleitern und den „Zwölfen" das Gleichnis vom Sämann (Mk 4,1–8) auszulegen. Er verdeutlicht hierbei den bereits angedeuteten Kern des Gleichnisses in Gestalt des „richtigen Hören[s] des Wortes Jesu, [...] das wirklich zur Aufnahme des Gehörten und zum Fruchtbringen führt (4,20)", den er zum Abschluss seiner Auslegung als Resümee auf den Punkt bringen wird (Schenke 2005, S. 130). Markus betont durch diesen sich unmittelbar auf den Verweis des Nicht-Verstehens der Jünger folgenden Hinweis auf den Kern des Gleichnisses die besondere Aktualität der im Folgenden von Jesus ausgelegten Bedeutung des Gleichnisses für die Jünger.

Jesus beginnt hierbei entgegen dem eigentlichen Gleichnis (Mk 4,1–8), das mit der Tätigkeit des Sämanns in Form des Säens in die Szene einführt, seine Auslegung mit der Herausstellung dessen, was vom Sämann gesät wird. Jesus stellt somit „das Wort" (Mk 4,14) in den Blick, das, wie die Saat auf den Boden gesät wird, den Menschen verkündet wird. Mit dem „Wort" als „urchristlicher Missionsterminus" geht als Reaktion das „Hören" einher in Form von „Beherzigen des Gehörten" (Eckey 2008, S. 175). Jesus verdeutlicht diese Verbindung von „Wort" und „Hören" eindrucksvoll in der Strukturierung der Auslegung. So beginnt er diese nicht nur mit der Herausstellung des gesäten „Wortes" (Mk 4,14), sondern schließt auch mit der angemessenen Reaktion der Aussage „Auf guten Boden ist das Wort bei denen gesät, die es hören und aufnehmen und Fruchtbringen, [...]" (Mk 4,20). Jesus unterstreicht somit nicht nur die Verbindung von „Wort" und „Hören", er verdeutlicht auch, dass es, wie bereits durch Jesu Ausführungen in Mk 4,11 angedeutet, sich bei dem „Hören" nicht um einfaches wahrnehmendes Aufnehmen des „Wortes" handelt, sondern dass sich das Entscheidende in Form des Aufnehmens der Lehre vom Reich Gottes und das „Fruchtbringen" anschließt (Mk 4,20) (Dschulnigg 2007, S. 139).

> „Diese Menschen sind die Hörer des Wortes, die das Gehörte bewahren, dabeibleiben, und unterschiedlich in ihrem Lebensvollzug realisieren"(Eckey 2008, S.177).

Es handelt sich somit bei dem im Markusevangelium und hier im Fokus stehenden Verstehen um ein ‚praktisches Verstehen', ein Verstehen, welches im Handeln, das bestimmt ist von der Botschaft Jesu, seine wahre Bestimmung findet.

Jesus baut mit seiner Auslegung des Gleichnisses im Sinne der Komposition auf diese bereits durch die Sonderbelehrung dargestellte Verbindung zwischen

dem „Wort" und dem „Hören" auf und verdeutlicht die im Zentrum des Gleichnisses und der Auslegung stehenden Unwegsamkeit, welche sich auf diesem Weg
von der Verkündigung des „Wortes" hin zu dessen „Hören" befindet und diese
sogar verhindern kann. So macht Jesus durch seine Auslegung deutlich, dass der
Grund für die Fruchtlosigkeit – des nicht „Hörens" – nicht der Boden – der
Mensch – ist, sondern es die äußeren Einflüsse sind, die es verhindern (Stolle
2015, S. 108). Der Mensch hört somit das „Wort" nicht, weil er es nicht hören
möchte oder sich dagegen zur Wehr setzt, sondern weil seine Fähigkeit das Wort
zu hören, es aufzunehmen und durch die Ausrichtung seines Lebens auf das
„Wort" hin Frucht zu bringen, von äußeren Einflüssen getrübt oder sogar ganz
genommen wird. (Mk 4,20). Das Gleichnis führt somit aus, wie die Hörer des
Wortes sich verhalten oder auch nicht verhalten müssen, damit das Wort in ihrem
Leben Frucht bringt. Es findet damit in Bezug auf die Sonderbelehrung (Mk 4,10–
12), in der Jesus als der für das Entscheidende Bezugspunkt für das Verstehen der
Lehre über das Reich Gottes im Fokus herausgestellt wurde, nun eine Verschiebung des Fokus statt. Somit handelt es sich bei Jesu Auslegung nicht einfach um
eine Reproduktion des bis hierher Gesagten, sondern um einen sich auf das Vorangegangene anschließenden Aspekt des Verstehens, der sich auf die Hindernisse
des Verstehens bezieht. Jesus verdeutlicht diese im Gleichnis vom Sämann mit
den dem fruchtbringenden Beispiel entgegengesetzten negativen Beispielen und
stellt anhand dieser die Gefahren dar, denen die Hörer seiner Botschaft ausgesetzt
sind:

1. Das erste Negativbeispiel stellt eine „von Grund auf verfehlte Weise zu hören"
   dar (Eckey 2008, S. 175). Bevor das Wort überhaupt aufgenommen werden
   kann und zur Lebensgrundlage und somit zu Frucht werden kann, wird es
   dem Hörer vom Satan, als Symbol für das Widergöttliche, weggenommen
   (Mk 4,15), ähnlich „[…] wie die Vögel im Gleichnis Gelegenheit findet, das
   Gesäte wegzutragen, […]" (Klaiber 2010, S. 94 f.).
   Dies heißt jedoch nicht, dass der Mensch das Wort gar nicht erst hört.
   Eher ist es so, dass der Mensch, ebenso wie die Saat nicht in den Boden eindringt, das Wort nur äußerlich hört und es somit nicht aufnimmt. Das, was
   die Aufnahme verhindert, ist eine dem Reich Gottes entgegenstehende und
   somit widergöttliche Haltung der Menschen (Schenke 2005, S.130). Diese
   Haltung verhindert es, dass die Botschaft von den Menschen weder annoch aufgenommen wird. Das Wort – die Botschaft Jesus – fällt im Sinne
   des Gleichnisses auf den Boden und wird von den Vögeln weggetragen.
   Es erfüllt somit nicht seine Bestimmung in Gestalt des Fruchtbringens, dem
   Wirksamwerden des Wortes in der Lebenswirklichkeit der Menschen.

2. Im zweiten Negativbeispiel nehmen die Menschen – im Gegensatz zum ersten Beispiel, in dem das Wort auf den Weg fällt und vom Satan weggenommen wird – das „Wort" nicht nur bereitwillig auf, sie tun dies sogar *„freudig"* (Mk 4,16). Sie öffnen sich dem Wort voller Motivation und Euphorie und es beginnt unmittelbar in ihnen – ebenso wie die Saat, die auf den felsigen Boden fällt (Mk 4,5), – zu wachsen. Trotz der Aufnahme des Wortes und seines Wirkens in den Menschen schlägt es in ihnen jedoch keine tiefen Wurzeln. Sobald die Menschen *„um des Wortes Willen bedrängt oder verfolgt werden, kommen sie sofort zu Fall."* (Mk 4,17). Das Wort, das in ihnen wirken und durch ihr Handeln Frucht bringen soll, ist nicht beständig gegenüber den Widrigkeiten (Mk 4,17) und geht somit zugrunde. Jesus prophezeit den Jüngern hiermit nicht nur „Drangsal und Verfolgung", die sich den Gläubigen gegenüberstellen werden (vgl. 8,34.38; 9,40.42; 10,30; 13,9–13) (ebd., S. 144), sondern auch ihre Reaktion auf diese Widrigkeiten. So wird Jesus im weiteren Verlauf des Markusevangeliums zu den *„Zwölfen"* auf ihrem gemeinsamen Weg zum Ölberg, wo Jesus in der Folge festgenommen wird, sagen: *„Ihr werdet alle (an mir) Anstoß nehmen und zu Fall kommen"* (Mk 14,27). Diese unmittelbare Vorhersage, die sich durch die Flucht der Jünger im Augenblick der Festnahme Jesu (Mk 14,50 f.) und der dreimaligen Verleugnung des Petrus (Mk 14,66–72) erfüllt, unterstreicht die Bedeutung dieser Form des Hörens (Eckey 2008, S. 176). Es ist nicht die grundsätzliche Haltung der Jünger, welche sie das Wort vergessen lässt, sondern es sind die Hindernisse in Form der Drangsal und der Verfolgung, welche sie wegen des Wortes erfahren, die sie auf ihrem Weg straucheln und schließlich fallen lassen (Stolle 2015, S. 110). Die Hindernisse sind stärker als das Wort, das – im Sinne der Wurzel – nicht ausreichend in den Menschen verankert ist, um den Widrigkeiten gegenüber standhaft zu sein.

3. Ebenso wie im zweiten Negativbeispiel hören die Menschen im dritten Beispiel zwar das Wort, aber es trägt auch hier keine Frucht. Entgegen der vorherigen Situation eines nicht auszureichenden Bodens, in dessen Folge das Wort nicht gegen die Widrigkeiten bestehen konnte, sind in diesem Fall äußere Einflüsse in Form von „Dornen" (Mk 4,18) ursächlich für die Ertraglosigkeit des Wortes.

„>> Emporschießende Dornen<< sind bei Philo von Alexandria ein Bild ungezügelt wachsender, den Menschen >>stechender und verwundender<< Leidenschaften (All 3,248). Zeitliche Sorgen, trügerischer Reichtum, vitale Triebe wie der Nahrungs- und Geschlechtstrieb, elementare Strebungen wie der Drang nach Macht und Ansehen, denen Menschen in ihrer Verhaltenheit an den vergehenden Äon nachjagen, erweisen sich in ihrer die Existenz

verformenden Gewalt als robust und bringen die prägende und die Lebensführung gestaltende Kraft der Evangeliumsverkündigung um ihre Wirkung"
(Eckey 2008, S.176).

Die „Leidenschaften" nehmen dem „Wort" den Raum und ersticken es, sodass es
keine Frucht bringt (Klaiber 2010, S. 95; Schenke 2005, S. 130 f.). Dieses von
Jesus angeführte Negativbeispiel erinnert im besonderem Maße an den Sündenfall
(Gen 3,1–24), in dem, angespornt durch die Aussicht darauf wie Gott zu sein,
Eva sich – verführt von der Schlange- über das Verbot Gottes hinweg setzt und
von der Frucht des Baumes inmitten des Gartens isst und auch Adam von der
Frucht reicht (Gen 3,5 f.) (Stolle 2015, S. 110). So sind es – sowohl im Sündenfall
als auch im Hinblick auf die im Gleichnis vom Sämann angeführte Situation –
weltliche Sorgen und Begierden, die den Willen Gottes, der durch das „Wort"
verkündet wird, in Vergessenheit geraten lassen.

Jesus unterstreicht somit mit dem Gleichnis des Sämanns und dessen Auslegung die Herausforderungen, die mit dem Verstehen seiner Botschaft vom Reich
Gottes, welche sowohl durch seine Identität als auch seine Lehre und seine Taten
zum Ausdruck kommt, verbunden sind. Er verdeutlicht hierbei erneut, dass es
nicht eine generelle Unfähigkeit oder gar Gegenwehr des Menschen ist, welche
dazu führt, dass die Menschen Jesus sowie seine Lehre nicht verstehen und es
nicht zum Transfer der Botschaft Jesu ins alltägliche Leben der Menschen kommt.

Vielmehr stellt er durch die Darstellung der Hindernisse, welche ein ‚praktisches Verstehen' der Botschaft Jesu verhindern, die zentrale Bedeutung der
inneren Haltung des Menschen und ihre Ausprägung in den Fokus, durch die
es dem Menschen erst möglich wird, die Botschaft Jesu im Sinne eines ‚praktischen Verstehens' aufzunehmen und nach dieser zu handeln. Wie schwer ein so
geleitetes Verstehen für den Menschen ist, deutet Markus bereits hier am Beispiel
der Jünger an und wird es im weiteren Verlauf an ihrem Weg hinter Jesus her
darstellen.

4.2.3   Ergebnissicherung und Einordnung in die ‚Jüngerschaft'

Der Evangelist verdeutlicht nicht nur durch die im Rahmen des Gleichnisses
von Sämann und dessen Auslegung erfolgenden Ausführungen Jesu was ‚Verstehen' im Sinne des Markusevangeliums, sondern er setzt dieses in den Bezug zur
‚Jüngerschaft'. Die Konstante innerhalb der von Jesus im Rahmen seiner Ausführungen Angesprochenen ist die Gruppe der Jünger und insbesondere der „*Zwölf*",

wodurch diese zu den Hauptadressaten seiner Ausführungen werden. Jedoch sind es nicht nur die Jünger als Jesu Kommunikationspartner, welche die Verbindung von ‚Jüngerschaft' und ‚Verstehen' als Gegenstand der Ausführungen Jesu verdeutlichen, sondern insbesondere die inhaltliche Verbindung zwischen ‚Jüngerschaft' und ‚Verstehen'. So wird bei der Gegenüberstellung der von Söding (2013) herausgearbeiteten „Grundprinzipien" der Jüngerschaft, welche sich auf die Bereitschaft zur Nachfolge (1), dem sich auf die Jüngerunterweisungen beziehenden „mit-Jesus-sein" (2) und dem aktiven Handeln nach Jesu Vorbild (3) beziehen (ebd., S. 128), eine inhaltliche Übereinstimmung zu den Ergebnissen der vorangegangenen Analyse deutlich. In diesen kommen die drei „Grundzüge" der Jüngerschaft in Gestalt der Bereitschaft und Fähigkeit zur Annahme der Lehre Jesu als Voraussetzung des Verstehens (a), der Beziehung zu Jesu als der die Botschaft verkündende Lehrer, welche ein Verstehen erst möglich macht (b), und der Annahme der Botschaft und das sich daran anschließende Handeln (c), welches das Verstehen zu einem ‚praktischen Verstehen' macht, zum Vorschein. Markus verdeutlicht somit durch den dargestellten Prozess, bestehend aus bereitwilliger Annahme (siehe 1 & a), Schülerunterweisung (siehe 2 & b) und praktischem Handeln (siehe 3 & c), nicht einfach eine Verbindung zwischen dem ‚Verstehen' und der ‚Jüngerschaft'. Er stellt vielmehr heraus, dass es sich bei dem ‚Weg der Jüngerschaft' um einen ‚Weg des Verstehens' handelt. Somit wird das ‚Verstehen' zum entscheidenden Charakteristikum der ‚Jüngerschaft', welches sich nicht im Erfolg des Verstehens bemessen lässt, sondern in dem sich auf diesen ‚Weg des Verstehens' Begeben.

Dieser ‚Weg des Verstehens', so wird es am immer wiederkehrenden Unverständnis der Jünger deutlich, ist geprägt von Herausforderungen, welche den Menschen, wie den Jüngern im Markusevangelium, entgegenstehen. So zeichnet sich der ‚Weg des Verstehens' der Jünger durch ihr Unverständnis aus, welches Jesus in Mk 6,45–52 auch über das Verstehen des Gleichnisses vom Sämann hinaus anmahnt. Dieses Unverständnis der Jünger können auch immer wiederkehrende Unterweisung Jesu (Mk 4,13; 7,18) und das Herausstellen seiner Identität (Mk 8,31, Mk 9,2–10 Mk 9,31, Mk10,33 f.) nicht ändern. Dennoch verdeutlichen diese immer wiederkehrenden Versuche Jesu, seinen Jüngern seine Botschaft verstehbar zu machen, das eigentliche Anliegen Jesus in Form der Anteilnahme der Jünger am Reich Gottes. Aber auch die Jünger stellen mit ihrem Nichtverstehen dessen, was Jesus ihnen verkündigt, nicht nur heraus, dass die Zugehörigkeit zur Lehrgemeinschaft Jesu nicht ausreicht, um seine Lehre vom Reich Gottes, welche er insbesondere in Geleichnissen verkündet, zu verstehen (Poplutz 2006, S. 115 f.). Sie stellen durch ihr Verhalten auch eindrücklich zur Schau, was es bedeutet, das Geheimnis des Reich Gottes zu begreifen. Dies ist ein langer und schwieriger Prozess, der nicht nur einer inneren Bereitschaft und Fähigkeit bedarf, das durch Jesus Verkündete und nur durch ihn und seine Identität Verstehbare zu erfassen, sondern auch Misserfolg in der Auseinandersetzung in Kauf zu nehmen (Palachuvattil 2010, S. 162). Diese Herausforderungen zeigt Markus eindrücklich durch die Rahmung der für das Verstehen nicht nur der Jünger sondern auch der Adressaten des Evangeliums so schwierig zu begreifenden Leidensankündigungen, welche die Messianität mit dem von Menschen in Gestalt der Ältesten, Hohepriester und Schriftgelehrten ausgehende Leiden und Sterben verbinden. So befindet sich sowohl vor als auch nach dem durch die Leidensankündigungen geprägten Abschnitt des sog. Galiläa-Teils des Markusevangeliums eine Blindenheilung (Mk 8,22–26; 10,46–52).(Herrmann 2011, S. 209) Besonders die erste der beiden Heilungserzählungen (Mk 8,22–26), welche den mühsamen Weg des Verstehens durch mehrere zur Heilung notwendige Versuche illustriert, welche Mühen unternommen werden müssen, bevor der Blinde wieder sehen kann.

> „Sie bilden gleichsam den langen und mühsamen Erkenntnisweg ab, den die Jünger gehen müssen, bis sie „alles scharf sehen" (Mk 8,25) können. Sie sind dem Blinden (Mk 8,22–26) vergleichbar, der erst über mehrere Stufen der Heilung zur wirklichen Sehfähigkeit gelangt. Gegenwärtig ist ihre Sicht noch verschleiert. Ganz am Ende der Jüngerbelehrung berichtet Markus von einer weiteren Blindenheilung (Mk 10,46–52). Sie ist im doppelten Sinne „erfolgreich", indem sie dem blinden Bartimäus nicht nur zum Sehen verhilft, sondern ihn auch veranlasst, in die Nachfolge einzutreten. Beides gehört für Markus zusammen: der Glaube an Jesus (die „Sehfähigkeit") und die Bereitschaft, ihm nachzufolgen" (Herrmann 2011, S.209).

Es entsteht somit im Markusevangelium – auch in Bezug auf Mk 4,12 – eine enge Verbindung zwischen dem Sehen und dem Verstehen. So deutet Markus durch die in den Leidensankündigungen einführende Blindenheilung (Mk 8,22–26) das Bedürfnis der Jünger zur Heilung und Wiederherstellung ihrer Gottesbeziehung, welche nur durch das Verstehen der Botschaft Jesus möglich ist, an. In der abschließenden Blindheilung hingegen verdeutlicht er, dass das Verstehen Jesu Botschaft der Ausgangspunkt für das sich mit Jesus im Sinne der Nachfolge auf den Weg machen ist (Palachuvattil 2010, S. 179 f.).[22]

Neben den persönlichen zum Verstehen der Botschaft Jesu notwendigen Vorrausetzungen eines bereitwilligen und praktischen Verstehens, sowie des vom Evangelisten im Rahmen des Gleichnisses vom Sämann und dessen Auslegungen

---

[22] Ebenso stellt Blatz (2016, S. 315) die besondere Funktion der beiden Blindenheilungen heraus und betont, dass "[…] diese beiden Wundererzählungen das Zum-Sehen-Kommen [symbolisch] aus[drücken]."

durch Jesu Ausführungen verdeutlicht wird, bedarf es zur inhaltlichen Auseinandersetzung mit der Botschaft Jesu eines sowohl die Identität Jesu und das Reich Gottes gleichsam in den Blick nehmenden „diskursiven Verstehens" (Beck 2016, S. 383). Nur in der Verbindung dieser beiden Aspekte, dies verdeutlicht Jesus besonders durch seine Sonderbelehrung der Jünger (Mk 4,10–12) und dies zeigt sich auch zusätzlich im immer wiederkehrenden Unverständnis der Jünger (Mk 4,10.13.35–41; Mk 6,30–44.45–52; 8,1–10.14–21), sind diese zu erfassen (ebd., S. 292).

Somit steht im nun Folgenden dieser sich so zusammensetzende Verstehensprozess der Jünger im Fokus der Analyse. Hierzu werden die verschiedenen von Markus angeführten Erzählungen, in denen das schwerliche Verstehen der Jünger dargestellt wird, zur Analyse dessen, was zum Scheitern der Jünger auf dem Weg des Verstehens führt, ausführlich untersucht. Zur Systematisierung der sich nun anschließenden Analyse dessen, was ein Verstehen erschwert oder gar verhindert, erfolgt eine Unterteilung in das dargestellte Verstehen der Identität Jesu (3) und des Weges Jesu (4) als die praktische Konsequenz seiner Identität (vgl. Palachuvattil 2010, S. 161).[23]

4.3 Das Verstehen der Identität Jesu

4.3.1 Das Zusammenspiel der Wundererzählungen im Markusevangelium und ihre Bedeutung für das Verstehen der Identität Jesu

Auf die Lehre Jesu am Ufer des See Genezareth (Mk 4,1–20) und die darauffolgenden Gleichnisse (Mk 4,21–34) folgt ein Abschnitt des Markusevangeliums, der geprägt ist von unterschiedlichen Erzählungen, in denen durch das vollmächtige Handeln Jesu seine Identität offenbart wird. Hierbei nehmen neben zwei Exorzismen (Mk 5,1–20; Mk 7,24–30) und verschiedenen Heilungserzählungen (Mk 5,21–43; Mk 7,31–37; Mk 8,22–26), besonders die von Markus dargestellten vier Wundererzählungen (Mk 4,35–41; Mk 6,30–44; Mk 6,45–52; Mk 8,1–10), vor dem Hintergrund des hier zugrundeliegenden Fokus der Analyse,

---

[23] Siehe auch Beck (2016, S. 292 & 295) bzgl. der Verbindung der Identität Jesu und seines Weges für das Verstehen.

dem Verstehen der Jünger, eine besondere Rolle ein (Donahue & Harrington 2002, S. 160).[24]

Diese verbindet nicht nur ihre paarweise bestehende vergleichbare Szenerie sowie die zum Teil bestehende gegenseitige Bezugnahme. Vielmehr ist die wiederkehrende Thematisierung des Aufeinandertreffens der Jünger mit der ‚Identität Jesu' und somit die nicht nur durch die Komposition des Markusevangeliums bestehende, sondern inhaltliche Verbindung der Wundererzählungen mit den Ausführungen am Ufer des See Genezareth (Mk 4,1–20; insbesondere Mk 4, 11 f.), für die nachfolgende Analyse von Bedeutung.[25]

Diese Verbindung zwischen den Wundererzählungen und Jesu Lehre am Ufer des See Genezareth wird besonders in Bezug auf die Erzählung von der Stillung des Seesturms (Mk 4,35–41) deutlich. Markus führt den Adressaten mit den Worten „*Am Abend dieses Tages [...]*" (Mk 4,35) ein und setzt somit nicht nur eine zeitliche Verbindung, sondern führt den Erzählstrang weiter fort (Eckey 2008, S. 187; France 2002, S. 222).

Der Evangelist führt seine Adressaten nach dem Hinweis, dass Jesus an das andere Ufer des Sees Genezareth übersetzen möchte (Mk 4,35), mit einer Veränderung des sich um Jesus befindenden Personenkreises weiter in die Szenerie ein. So schicken die Jünger die sich um Jesus befindenden Menschenmenge nachhause und steigen gemeinsam mit Jesus in ein Boot.[26] Markus richtet somit durch das Wegschicken der Leute (Mk 4,36) den Fokus des Adressaten, ebenso wie bei der Sonderbelehrung in Mk 4,10–12, gezielt auf die Jünger (Schenke 2005, S. 136) und schafft hierdurch eine indirekte Verbindung zur deren Sonderbelehrung sowie der darauffolgenden Auslegung des Gleichnisses vom Sämann (Mk 4,13–20). Dies – so Schenke (2005) – ist auch in der Aussage „*Sie schickten die Leute fort und fuhren mit ihm in dem Boot, in dem er saß, weg; einige andere Boote begleiteten ihn.*" (Mk 4,36) zu beobachten. Ebenso wie in Mk 4,10, in dem von

---

[24] Anders als Donahue & Harrington (2002) wird hier der Begriff der Wunder bzw. Wundererzählungen in Abgrenzung zu Exorzismen und Heilungen verwendet. Bzgl. der Bedeutung der Exorzismen und Heilung Jesu für das durch das Markusevangelium Verständnis der Menschen siehe *6 Die ‚kranken und besessenen Menschen'* im Teil II. *Bibelhermeneutische Analyse des Menschenbildes des Markusevangeliums* dieser Arbeit. Dies gilt auch für die von France (2002, S. 162) in Bezug auf Mk 4,35–41 herausgestellte Verbindung der Wundererzählungen und Heilungserzählungen und Exorzismen.

[25] Siehe u. a. bzgl. der Verbindung zwischen Mk 4,35–41 und Mk 4,13 France (2002, S. 225) und bzgl. der Verbindung zwischen MK 6,45–52 und Mk 4,11–12 S. 274 (ebd).

[26] Auch wenn es nicht explizit erwähnt wird, ist davon auszugehen, dass es sich bei denjenigen, welche die Menschenmenge am Abend nachhause schicken, um Jesu Jünger handelt, die mit ihm mit dem Boot ans andere Ufer übersetzten (Mk 4,35); Vgl. diesbezüglich Eckey (2008, S. 187), Klaiber (2010, S. 103).

„seinen Begleitern", die auf Jesus Jünger hindeuten, welche nicht zum Zwölferkreis gehören, und „den Zwölf" die Rede ist, liegt hier die Vermutung nahe, dass
es sich bei denjenigen Jüngern, die sich mit Jesus im Boot befinden, um die von
ihm eingesetzten „Zwölf" (Mk 3,13–19) handelt und bei denjenigen – entgegen
der Meinung von Eckey (2008, S. 187), welcher in den zusätzlich erwähnten Booten ein Zeichen des Andrangs auf Jesus sieht –,die ihm in den anderen Booten
folgen, um weitere Jünger (Schenke 2005, S. 136).

Der somit auf die Jünger gerichtete Fokus der Adressaten wird auch durch den
Ort, an dem sie sich mit Jesus befinden, weiter geschärft. So steht das ‚Boot', das
im Markusevangelium in Analogie zum ‚Haus', als ein Ort der Gemeinschaft mit
Jesu und der Schülerunterweisung (Mk 1,29; 2,1; 2,15; 3,20; 3,32 f. 5,38; 7,17;
9,33) und unterstreicht die besondere Beziehung der Jünger zu Jesus im Sinne
der ‚Familie Gottes'.

Als sich das Boot auf dem See befand „[...] erhob sich [plötzlich] ein heftiger
Wirbelsturm, und die Wellen schlugen in das Boot, so daß es sich mit Wasser zu
füllen begann" (Mk 4,37). Markus greift mit dem aufziehenden Sturm nicht nur
eine der für das Gebiet des Sees Genezareth typischen Situationen auf, die insbesondere mit verehrenden Folgen verbunden sind (France 2002, S. 223), sondern
eine an alttestamentliche Darstellungen der Konfrontation des Menschen mit den
Gewalten der Natur erinnernde (Ijob 38,8–11; Ps 65,5–8; Ps 89,8–9; 107, 23–32)
(Donahue & Harrington 2002, S. 158; France 2002, S. 221).[27] In Anbetracht des
„Wirbelsturms" geraten die Jünger in Panik und wecken Jesus, der im hinteren
Teil des Bootes auf einem Kissen schläft (Mk 4,38). Markus schafft hierdurch
einen bemerkenswerten Kontrast (Donahue & Harrington 2002, S. 158; France
2002, S. 223).[28]

> „Im Kontrast zu den entfesselten Elementen, auch im Gegensatz zu den von elementa-
> rer Überlebensangst getriebenen Jüngern bietet Jesus im erhöhten Heckteil des Bootes
> ein Bild der gelassenen Ruhe: Er kann in einem Augenblick, in dem die mit der
> Schifffahrt auf dem See vertrauten Fischer [gem. Simon (Petrus) und Andreas (Mk
> 1,16–20)] sich angesichts des drohenden Untergangs nicht mehr zu helfen wissen, voll
> Gottvertrauen schlafen und schläft fest auf einem Sitzkissen der Ruderer, das ihm als
> Kopfkissen dient (38a; vgl. Joh 1,5)" (Eckey 2008, S.188).

---

[27] Siehe bzgl. des „Sturms" in historischen Schriften Collins (2007, S. 259).

[28] Collins (2007, S. 259 f. weist bzgl. der im Markusevangelium dargestellten Situation und
dem in diesem Kontext dargestellten Kontrast zwischen dem Verhalten der Jünger und Jesu
auf eine Parallele zu Jona 1,4–6 hin. Siehe hierzu auch France (2002, S. 158).

Die Jünger fragen ihn sowohl mit der Respekt ausdrückenden Anrede „*Rabbi*"
(Mk 4,38) als auch mit einem Vorwurf „[...], *kümmert es dich nicht, daß wir
zugrunde gehen?*" (Klaiber 2010, S. 103 f.). Diese vorwurfsvolle Frage, welche die Jünger nicht einfach an Jesus richten, sondern sie ihm entgegen rufen
(Mk 4,38), ist Ausdruck ihrer Angst, die vor dem Hintergrund der Gefahren,
die mit einem Sturm einhergehen, nur allzu menschlich erscheinen (Collins
2007, S. 259).[29] Jesus steht auf und droht dem Wind und dem See, worauf der
Sturm sofort aufhört (Mk 4,39) und eine „*völlige Stille*" eintritt (MK 4,39). Markus unterstreicht vor dem Hintergrund der anfänglichen Charakterisierung des
„*Wirbelsturms*" als heftig und so stark, dass „*[...] die Wellen [...] in das Boot
[schlugen], so daß es sich mit Wasser zu füllen begann.*" (Mk 4,37), den Jesus zum
Erliegen bringt, die Macht, die von ihm ausgeht (ebd.).

Im Anschluss an die Stillung des „Wirbelsturms" richtet sich Jesus an die
Jünger und „[...] wirft [...] den Jüngern [...]" mit der Frage „*Warum habt ihr
solche Angst? Habt ihr noch keinen Glauben?*" (Mk 4,40) „[...] Feigheit und fehlenden Glauben vor (40)" (Eckey 2008, S. 189). Markus stellt somit das Thema
der ersten Seefahrt-Erzählung in Form des Vertrauens in Jesus und hierdurch in
Gott heraus (France 2002, S. 225). Jesu Reaktion auf das Verhalten der Jünger,
welches in Form der vorwurfsvollen an Jesus gerichteten Frage ihren Höhepunkt
findet, ist nicht ausschließlich als Tadel der Jünger zu verstehen, sondern in erster
Linie als eine Aufforderung zum Vertrauen (Eckey 2008, S. 189; Klaiber 2010,
S. 104).

Die Jünger hingegen reagieren auf die Frage Jesu mit „*große[r] Furcht*" und
„*[...] sagen zueinander: „Was ist das für ein Menschen, daß ihm sogar der Wind
und der See gehrochen?*" (Mk 4,41). Markus beschreibt hierdurch erneut eine
angsterfüllte Reaktion der Jünger. Anders jedoch als in Folge des aufkommenden „*Wirbelsturmes*" (Mk 4,37) ist der Grund für die „*große Furcht*" der Jünger
in Folge der Reaktion Jesu (Mk 4,41) kein Ausdruck ihrer Angst um ihr Leben,
sondern die Reaktion auf das vollmächtige Auftretens Jesu (Collins 2007, S. 262;
Donahue & Harrington 2002, S. 159; Eckey 2008, S. 189; France 2002, S. 225).
Markus beschreibt in Form der Furcht der Jünger in Folge der Epiphanie Jesu
ein bereits aus dem Alten Testament bekanntes und im Markusevangelium wiederkehrendes Motiv.[30] Markus verdeutlicht dadurch das Aufeinandertreffen der

---

[29] Collins (ebd.) weist in diesem Zusammenhang auf Ps 107,26–28a hin.

[30] Siehe bzgl. der Verbindung zum Neuen Testament Donahue & Harrington (2002, S. 159)
und bzgl. des Wiederkehrens im Markusevangelium France (2002, S. 225); siehe des Weiteren bzgl. der Reaktion der Jünger in Folge der Epiphanie Jesu Collins (2007, S. 262).

Jesu Identität bestimmenden göttlichen Vollmacht und des menschlichen Denkens. Dieses Aufeinandertreffen ist von Seiten der Jünger von Unverständnis geprägt, welches sie zu ihrer Frage nach der Identität Jesu veranlasst (Mk 4,41). Den Adressaten des Markusevangeliums hingegen ist vor dem Hintergrund der Einführung in das Markusevangelium mit den Worten „*Anfang des Evangeliums von Jesus Christus, dem Sohn Gottes*" (Mk 1,1) die Identität Jesu bewusst (France 2002, S. 225; siehe hierzu auch Collins 2007, S. 259). Den Jüngern fehlt nicht nur das Verständnis für die Identität Jesu, wie es in der Frage zum Ausdruck kommt, es fehlt ihnen hierdurch auch die Grundlage, um Jesus zu vertrauen. Sie sehen in Jesus, obwohl sie Zeugen seiner Taten (Mk 1,29–31; Mk 1,32–34; 1,40–45; Mk 2,1–12) und seiner Lehre (Mk 4,1–34) sind, nicht den Sohn Gottes. Aufgrund dessen ist ihre Reaktion in Folge des aufkommenden „*Wirbelsturms*" und ihr Verhalten gegenüber Jesus „[…] vielmehr Ausdruck von Panik als respektvolle Ansprache" (France 2002, S. 224).

Auch wenn Donahue und Harrington (2002) in Bezug auf die Zurechtweisung der Jünger durch Jesus darauf hinweisen „[…], dass der Glaube im Markusevangelium (welche die passende Reaktion auf die frohe Botschaft Gottes ist, siehe Mk 1,15) nicht nur simple intellektuelle Überzeugung ist, sondern auch das Vertrauen auf Gott mit einhergehendem kühnen Handeln im Angesicht der ernsthaften Bedrohungen des Lebens und Wohlergehens beinhaltet (siehe Mk 5,34, 36; 9,23–24; 10,52; 13,21)" (ebd., S. 159)[31], lässt die Darstellung der Jünger im Rahmen der Stillung des Seesturms (Mk 4,35–41) auch einen anderen Rückschluss auf die Verbindung zwischen Verstehen („intellektuelle Überzeugung") und Vertrauen zu. So befindet sich das ‚Vertrauen' weniger, wie von Donahue und Harrington dargestellt, in einem Nebeneinander mit dem ‚Verstehen' als vielmehr in einer Abhängigkeit zu diesem. Daher ist der Grund für das fehlende Vertrauen der Jünger, wie es in ihrer Reaktion in Folge des „*Wirbelsturms*" zutage tritt, ihr durch die Frage Jesu von Markus verdeutlichtes ‚Nicht-Verstehen' der wahren Identität Jesu. Nur durch das Verstehen der Identität Jesu als den Sohn Gottes (vgl. Mk 1,11) kann ein Vertrauen auf die durch ihn zutage tretende Macht Gottes entstehen.

„In diesem Sinne ist sowohl der von Jesus den Jüngern vorgeworfene Unglaube als auch ihre Furcht als Ausdruck und Korrelat ihres Unverständnisses zu begreifen" (Beck 2016, S.300).

---

[31] übersetz von C.J. Voß.

Diesbezüglich steht die Erzählung von der Stillung des Seesturms (Mk 4,34–41) in enger Verbindung mit der Erzählung von Jesu Gehen auf dem Wasser (Mk 6,45–52). Dies bezieht sich nicht nur auf das in beiden Erzählungen beschriebene „[…] Erstaunen und die Angst der Jünger, sondern auch auf ihr menschliches Unvermögen mit der neuen Dimension des Verstehens umzugehen und zu glauben, wie es diese Ereignisse verlangen" (France 2002, S. 221).[32]

Zu Beginn der Erzählung von Jesu Gehen auf dem Wasser (Mk 6,45–52) kommt es – ebenso wie in der ersten Seefahrterzählung (Mk 4,35–41) – zu einer Veränderung der anwesenden Personen. Jesus schickt die Leute, die vorher noch bei der Brotvermehrung zugegen waren und mit Jesus und seinen Jüngern aßen, nach Hause, während die Jünger – wie von Jesus aufgefordert – in ein Boot steigen und ans andere Ende des Sees nach Betsaida fahren (Mk 6,45). Somit wird erneut zu Beginn der Erzählung der Blick des Adressaten auf Jesus und die Jünger eng geführt. Jedoch begleitet Jesus seine Jünger nicht auf ihrer Überfahrt über den See, sondern geht auf einen Berg, um zu beten (Mk 6,46). Markus bereitet durch die Trennung Jesu von der Gruppe der Jünger, die allein mit dem Boot ans andere Ufer fahren (Mk 6,45), das im Kern der Erzählung stehende Wiedersehen und die damit verbundene Reaktion der Jünger vor (ebd., S. 271).

Die Jünger hingegen sind auf sich allein gestellt und haben, als sie in der Mitte des Sees ankommen, mit Gegenwind zu kämpfen (Mk 6,47).[33] Auch wenn einige Exegeten, wie von Collins (2007) erwähnt, hinter der Darstellung der Mühen und des Gegenwindes erneut, wie in Mk 4,34–41 einen Sturm vermuten (ebd., S. 333), so weisen die Ausführungen des Markus einen deutlichen Unterschied zwischen den Seefahrterzählungen auf. Bestand für die Jünger in Mk 4,34–41 durch den „*heftigen Wirbelsturm*" eine reale Gefahr für ihr Leben, so bedeutet der nun beschriebene Gegenwind, dass sie Schwierigkeiten haben, den See zu überqueren (France 2002, S. 271). Jesus, der sich immer noch auf dem Berg befindet, bemerkt die Bemühungen der Jünger und er verlässt den Berg in den frühen Morgenstunden zur 4. Nachtwache, die gemäß der römischen Unterteilung der Nacht in 4 Nachtwachen den Zeitraum von 3 und 6 Uhr angibt (Collins 2007, S. 333; Donahue & Harrington 2002, S. 213; France 2002, S. 271), und geht über den See zu seinen Jünger (Mk 6,48). Ein bereits aus dem Alten Testament (Ps 77,20; Hiob 9,8) bekanntes „Merkmal des Wirken Gottes" (Klaiber 2010, S. 131; siehe weiterhin Collins 2007, S. 334; Eckey 2008, S. 243; Schenke 2005, S. 117). Dies spiegelt sich auch darin wider, dass Markus berichtet, dass

---

[32] Siehe bzgl. der Parallelen auch Palachuvattil (2010, S. 163).

[33] Siehe bzgl. der Bedeutung des Sees im Alten Testament Donahue & Harrington (2002, S. 215).

Jesus nicht einfach zu den Jüngern im Boot geht, sondern er *„wollte [...] an ihnen vorrübergehen"* (Mk 6,48). Auch wenn Klaiber (2010) hier u. a. unter Berücksichtigung des Tempus des Wortes „wollen" eher das Widerspiegeln eines von den Jüngern wahrgenommenen Eindrucks beobachtet (ebd., S. 131) und andere Exegeten hinter dem Vorbeigehen, auch wenn dies vor dem Hintergrund der später in der Erzählung erfolgenden Selbstidentifikation Jesu mit den Worten „*[...] ich bin es*" (Mk 6,50) unwahrscheinlich ist, den Versuch Jesu vermuten nicht erkannt zu werden (Donahue & Harrington 2002, S. 213), handelt es sich hierbei um ein Gestaltungsmerkmal, welches erneut an Gotteserscheinungen im Alten Testament erinnert (Ex 33,19–23; 34,6; 1 Kön 19,11–13) (Collins 2007, S. 334; Donahue & Harrington 2002, S. 213; Eckey 2008, S. 243; Klaiber 2010, S. 132). Markus stellt dadurch eindrücklich die Identität Jesu als Sohn Gottes heraus und „[...] verstärkt somit das nun folgende Unverständnis der Jünger", welches in ihrer Reaktion zum Ausdruck kommt (Donahue & Harrington 2002, S. 213). So erschrecken die Jünger, als sie den an ihnen auf dem See vorbeischreitenden Jesus erblicken. Auch dies ist ebenso wie die Reaktion der Jünger in der ersten Seefahrterzählung (Mk 4,35–41) eine typische Reaktion auf das „Göttliche Wirken" Jesu, das im Gehen über das Wasser und das an den Jüngern Vorbeischreiten zum Ausdruck kommt (Eckey 2008, S. 243; Klaiber 2010, S. 132). Die Jünger erschrecken jedoch nicht nur, sie halten Jesus für ein „*Gespenst*" (Mk 6,49), eine „Ausgeburt dämonischer Macht" (Eckey 2008, S. 243). Sie erkennen ihn und seine Identität als den von Gott Gesandten nicht, was in seinem Auftreten (Mk 6,48) zutage tritt. Markus verdeutlicht dies durch die Wiederholung der Reaktion der Jünger auf Jesus, indem er sagt: *„Alle sahen ihn und erschraken."* (Mk 6,50). Eine Reaktion, die sich nicht nur auf einen Teil seiner Begleiter bezieht, sondern explizit auf *„alle"*, die ihn *„sahen"* (Mk 6,50). Jesus spricht infolgedessen zu den Jüngern *„Habt Vertrauen"* (Mk 6,50), eine „bei Epiphanien übliche Formel", durch welche die für den Adressaten bereits durch das Auftreten Jesu deutlich gewordene Verbindung zu Gott herausgestellt wird (Collins 2007, S. 335; Donahue & Harrington 2002, S. 213; Eckey 2008, S. 243; Schenke 2005, S. 177). Jesus ergänzt dies durch die „Offenbarungsformel" *„Ich bin es"* (Mk 6,50), durch die er sich in der Verbindung mit der Epiphanieformel *„Habt Vertrauen"* (Mk 6,50) seinen Jüngern als Jesus, den von Gott Gesandten und von Gott Bevollmächtigten, zu erkennen gibt (Eckey 2008, S. 243; Schenke 2005, S. 177). Ebenso wie in Mk 4,39 beweist Jesus auch hier seine Macht über die Elemente. Er steigt in das Boot zu seinen Jüngern und der Gegenwind, der den Jüngern das Übersetzen an das andere Seeufer erschwerte (Mk 6,48), legt sich. Anders als im Fall der Stillung des Seesturms, bei der Jesus dem Wirbelsturm „[...] *drohte [...] und sagte [...]: „Schweig, sei still!"* (Mk 4,39), „beruhigt [in Mk 6,51] seine einfache

Präsenz im Boot die Wellen [...]" (Donahue & Harrington 2002, S. 214). Markus verdeutlicht nicht nur erneut die Macht Jesu über die Natur in Gestalt des Wassers, sondern er verdeutlicht durch die kurze Erwähnung des stattgefundenen Wunders, dass nicht dieses im Fokus der Erzählung steht, sondern ähnlich wie in Mk 4,35–51 die Epiphanie Jesu (ebd.) und die Reaktion der Jünger auf diese. Nachdem *„[...] der Wind [sich] legte [,] waren [die Jünger] bestürzt und außer sich"* (Mk 6,51).

> „Nachdem es ihm [gem. Jesus] möglich ist sie [gem. Jünger] von seiner Identität zu überzeugen [...], verschwindet die Geist-Theory und an die Stelle der Angst, welche diese entstehen ließ, tritt Erstaunen bezüglich Jesu der Übernatürlichen Macht" (France 2002, S.272).[34]

Ebenso wie in Folge der Stillung des Seesturmes (Mk 4,41) reagieren die Jünger auf die zutage tretende göttliche Vollmacht Jesu mit Erschrecken (Eckey 2008, S. 244; siehe hierzu auch Collins 2007, S. 334; France 2002, S. 273). Auch wenn dies eine typische Reaktion auf die Epiphanie ist (Scholtissek 2016, S. 418)[35], so zeigt es auch an, dass die Jünger Jesus, den sie für ein Gespenst gehalten hatten und der sich ihnen bevor er in das Boot stieg offenbart hatte, nicht erkennen. So weist France (2002) darauf hin, dass die Jünger auf das Geschehene nicht einfach mit Erstaunen reagieren, sondern dass „[...] ihre naturgemäße Angst und ihre Ehrfurcht offensichtlich von Markus als ein Anzeichen ihres Unverständnisses und, noch schlimmer, ihres [verhärteten Herzens]" (ebd., S. 273) ist.[36]

Dies ist besonders vor dem Hintergrund der vor der Überfahrt stattgefundenen ersten Brotvermehrung (Mk 6, 35–44) bemerkenswert. Jesus hatte hier zur Speisung der Menschen, die ihm und seinen Jüngern bei dem Versuch sich in eine einsame Gegend zurückzuziehen, gefolgt waren (Mk 6,32 f.), die Jünger nach seinem Lobpreis und dem Brechen der Brote aufgefordert, die vorhandenen

---

[34] übersetzt von C.J. Voß.

[35] Scholtissek (2016, S. 418) weist darauf hin, dass vor dem Hintergrund der gegenwärtigen Verwendung des Begrifft „Theophanie", welcher besonders an die „im hell.-röm. Staatkult [erinnerte, in dem] sich Herrscher und Kaiser als Götter verehren [ließen]", der Begriff der Epiphanie in Bezug auf das Neuen Testament Anwendung fand. Hierzu weist Scholitseek darauf hin, dass „die alt. Gattung [Theophanie] den Zusammenhang zwischen Kommen bzw. Erscheinen Gottes mit den ihr eigenen Wirkungen bes. in der Natur (Unwetterphänomene, Lichtglanz, Feuer), sowie die davon ausgelöste Furcht [...] und das Erschrecken der Zeugen [veranschaulicht]. In den genannten ntl. Perikopen [u. a. Mk 9,2–9; 13,24–27] begegnen zudem auch Gattungsmerkmale von [Epiphanien] der [griechischen Literatur] (z. B. Anrede und Ermutigung)."

[36] übersetzt von C.J. Voß.

5 Brote und zwei Fische an die sich in Gruppen im Gras sitzenden Menschen zu verteilen. Auch wenn die Jünger trotz der Erfahrungen der Stillung des Seesturms (Mk 4,35–41), „so wie es ihre Frage [Mk 6,37] verdeutlicht, keine Wunder erwarten" (Collins 2007, S. 324)[37], werden nicht nur alle Anwesenden satt, sondern es bleiben 12 Körbe mit Fischen und Brot übrig. Besonders der Überfluss der Nahrungsmittel verdeutlicht das stattgefundene von Jesus ausgehende Wunder und den unerschöpflichen Reichtum Gottes, der den Menschen zuteil wird und der durch die Nennung der Anzahl der anwesenden 5000 Männer[38] weiter unterstrichen wird (Dschulnigg 2007, S. 191; Eckey 2008, S. 239). Jedoch bleibt an dieser Stelle eine Reaktion der Menschenmenge und der Jünger auf das geschehene Wunder aus und die bereits erwähnte zweite Seefahrterzählung (Mk 6,45–52) schließt sich an. Allerdings wird das Geschehen der ersten Brotvermehrung, nachdem die Jünger infolge des vollmächtigen Handelns Jesu bei der Stillung des Windes aufgrund ihres Nichtverstehens in Bestürzung verfallen und außer sich geraten (Mk 6,51), wieder aufgegriffen. So resümiert Markus aufgrund der Reaktion der Jünger: „*Denn sie waren nicht zur Einsicht gekommen, als das mit den Broten geschah; ihr Herz war verstockt*" (Mk 6,52). Markus setzt dadurch das Unverständnis der Jünger in der zweiten Seefahrterzählung in Verbindung mit dem vorherigen Ereignis an Land. Bereits hier hatte Jesus durch sein wunderbares Handeln sowohl seine Identität als den von Gott Gesandten und Bevollmächtigten deutlich gemacht als auch die Unberechenbarkeit und Fülle des Reiches Gottes offenbart (Mk 6, 42–44). Dies haben die Jünger, die nun auf dem See gegen den Wind ankämpfen, nicht verstanden. Sie erkennen und verkennen Jesus, indem sie ihn für ein Gespenst halten und erschrecken (Mk 6,49). Selbst als er sich ihnen erneut offenbart (Mk 6,50), erkennen sie ihn nicht und erschrecken erneut, als sich durch ihn der Wind legt (Eckey 2008, S. 244).

Markus rückt das ‚Nicht-Verstehen' im Vergleich zur Erzählung von der Stillung des Seesturms (Mk 4,35–41), in welcher der Fokus auf dem ‚Vertrauen' lag, mit der Erzählung von Jesu Gehen auf dem Wasser (Mk 6,45–52) unmittelbar in den Fokus seiner Adressaten (Collins 2007, S. 335; Donahue & Harrington

---

[37] übersetzt von C.J. Voß.

[38] Die Aussage „Es waren fünftausend Männer, die von den Broten gegessen hatten." (Mk 6,44), welche anwesende Frauen und Kinder außen vorhält, lässt die Vermutung zu, dass es sich um eine weitaus größere Menschenmenge handelt (Eckey 2008, S. 239). Des Weiteren ist zu vermuten, dass sich hinter der expliziten Nennung der Männer eine Anspielung an Israel verbirgt, welche auch bei der Nennung der zwölf Körbe als Metapher für die 12 Stämme Israels zu vermuten ist (Klaiber 2010, S. 129).

2002, S. 215; France 2002, S. 273).[39] Markus „intensiviert" mit dem Hinweis, dass „die Herzen [der Jünger] verstockt [waren] (Mk 6,52), das „Thema des Unverständnisses der Jünger", welches mit Mk 4,13 begonnen hat (Collins 2007, S. 334).[40]

> „Der Hinweis, dass ihre Herzen verhärtet sind, beinhaltet jedoch, dass sie in ihrem Prozess des Glaubens aufgrund ihrer habituellen Haltung gehemmt sind" (ebd.).[41]

Vergleichbares zeigt sich nicht nur im Rahmen der zweiten Brotvermehrung (Mk 8,1–10), in der erneut durch das Verhalten der Jünger deutlich wird, dass diese trotz der Erfahrungen der vorangegangenen Wunder keine Wundertat Jesu erwarten und somit „[…] ihre wachsende Beschränktheit, die in Mk 8,18–19 gipfelt, durch ihre Frage unterstreichen" (Donahue & Harrington 2002, S. 215)[42], sondern auch durch die Warnung dem Sauerteig der Pharisäer und des Herodes (Mk 8,14–21). Jesus fährt erneut mit seinen Jüngern über den See, als seinen Jünger auffällt, dass sie nur ein einziges Brot dabei haben (Mk 8,14). Jesus hingegen beginnt ein Lehrgespräch und warnt seine Jünger vor dem „*Sauerteig der Pharisäern und dem Sauerteig des Herodes*" (Mk 8,15) und bringt damit durch die Metapher des „*Sauerteiges*", der „[…] wegen seiner den Teig durchdringenden Kraft eine negative Nebenbedeutung hat", die von diesen ausgehenden und alles durchdringenden negative Kräfte zum Ausdruck (Eckey 2008, S. 277).[43] Markus schafft aufgrund dessen eine Verbindung zu der vorherigen Erzählung von der Zeichenforderung der Pharisäer (Mk 8,11–13), in der die Pharisäer von Jesus ein ihn als Sohn Gottes legitimierendes Zeichen einfordern und hierdurch sowohl ihre Feindseligkeit als auch ihr Unverständnis zum Ausdruck bringen. Bezüglich der Verbindung der Warnung der Jünger vor dem Sauerteig der Pharisäer und des Herodes und des dargestellten ‚Nicht-Verstehens' der Jünger weist Collins (2007) u. a. daraufhin, dass „[…] die Haltung und das Handeln der Pharisäer

---

[39] Der hier von Markus gesetzte Fokus auf das ‚Nicht-Verstehen' wird insbesondere durch den von ihm getätigten Verweis auf das „Herz der Jünger" deutlich. Die Bedeutung dessen ist nicht mit modernen Verständnis als „Ort" von Emotionen zu verstehen. So weist Frevel (2016c, S. 267) in Bezug auf die Bedeutung des Herzens im Neuen Testament darauf hin: „Das [Herz] ist […] im NT der Ort der Gedanken (Mt 9,4; 12,34; Mk 2,6; Lk 2,19), Adressat der Botschaft (Mt 13,19; Lk 8,12.15) und bleibt der Ansatzpunkt der „Verstockung" (Mk 6,52; 8,17; Joh 12,40; 2,5)."

[40] übersetzt von C.J. Voß.

[41] übersetzt von C.J. Voß; siehe hierzu auch Palachuvattil (2010, S. 163).

[42] übersetzt von C.J. Voß; siehe auch France (2002, S. 308).

[43] Siehe auch bzgl. des „Sauerteiges" France (2002, S. 316).

und des Herodes ebenso als Gegenwehr gegen Jesus und seine Mission auf der Grundlage von Unverständnis interpretiert werden kann" (ebd., S. 386).[44] Jesus spricht demnach das Unverständnis mit der Metapher des Sauerteiges unmittelbar an. Die Jünger hingegen, die sich aufgrund der mangelnden Nahrung um ihr Wohl sorgen (Mk 8,16), achten nicht auf das, was Jesus sagt. Ihr Denken ist geprägt von ihren „materiellen Sorgen". Jesus fragt sie: *„Ist denn euer Herz verstockt? Habt ihr denn keine Augen, um zu sehen und keine Ohren, um zu hören?"* (Mk 8,17 f.). Erneut sind die Jünger nicht in der Lage, Jesus zu verstehen und somit auf Gott zu vertrauen, dass er ihnen, wie im Fall der Speisungen (Mk 6,30–44; Mk 8,1–10), an die sie Jesus aufgrund ihres Unverständnisses erinnert, Nahrung geben wird. Bemerkenswert ist jedoch, dass Jesus seinen Jüngern entgegen Mk 6,52 ihre Hartherzigkeit unmittelbar vor Augen führt und der Evangelist somit „[…] die eskalierende Erscheinung ihres Unverständnisses" zum Ausdruck bringt (Donahue & Harrington 2002, S. 215).[45] Diese Dramatik wird nicht nur durch das Aussprechen des Vorwurfes deutlich, sondern durch die verwendete Formulierung des Vorwurfes. So begegnet dem Adressaten des Markusevangeliums die Formulierung „verhärtetes Herz" zum ersten Mal in Bezug auf die Gegner Jesu, die infolge Jesu Missachtung ihrer den Sabbat betreffenden Riten den Entschluss fassen, Jesus zu töten (Mk 3,5 f.). Diese Parallele ist von Markus bewusst geschaffen, da „die Haltung der „*Zwölf*" gegenüber Jesus […] sich in der Grundstruktur nicht von der der Gegner Jesu [unterscheidet]. Die „*Zwölf*" verstehen nicht, mit wem sie es zu tun haben. Auch die Gegner erkennen nicht, dass in Jesus Gott selbst am Werk ist" (Jochum-Bortfeld 2008, S. 231). Obwohl die Jünger Zeugen des vollmächtigen Handelns waren (u. a. Mk 4,35–41; Mk 6,30–44; Mk 6,45–52; Mk 8,1–10), lässt das verhärtete Denken der Jünger – wie im Fall der zweiten Seefahrterzählung – keine durch Jesus Worte und Taten geschaffene Veränderung zu, durch die ein sich an der von Jesus verkündeten Lehre vom Reich Gottes orientiertes und auf Vertrauen auf Gott fußendes Denken entsteht (vgl. Palachuvattil 2010, S. 163). Jesus macht deutlich, dass den Jüngern hierzu die Ohren und Augen fehlen, um die Botschaft Jesu, die Lehre vom Reich Gottes, zu hören und sie erkennen. Markus verdeutlicht hier durch das verwendete Zitat aus Jer 5,21 *„Habt ihr keine Augen, um zu sehen, und keine Ohren, um zu hören?"* (Mk 8,18)., dass an die in Folge des Gleichnisses vom Sämann an die Jünger gerichtete Sonderbelehrung und das dort verwendete und ebenso die Seh-

---

[44] übersetzt von C.J. Voß.

[45] Siehe bzgl. des „verhärteten Herzens" im Alten Testament auch Donahue & Harrington (2002, S. 252).

und Hörfähigkeit angepasste Zitat aus Jes 6,9–10 erinnert, dass die Jünger Jesus immer noch nicht verstehen (Klaiber 2010, S. 147).

Markus endet jedoch an dieser Stelle nicht mit dem Thematisieren des ‚Nicht-Verstehens' beziehungsweise des an diesem dargestellten richtigen ‚Verstehens', sondern führt es im weiteren Verlauf des Evangeliums fort. Dies bezieht sich nicht nur auf die sich unmittelbar anschließende Heilung eines Blinden bei Betsaida (Mk 8,22–26) (France 2002, S. 318 & 319).

4.3.2 Das Verstehen des Petrus am Beispiel seines Messiasbekenntnisses und der ersten Leidensankündigung Jesu

Als Hinführung und gleichermaßen als Grund für die erste Leidensankündigung Jesu gegenüber seinen Jüngern (Mk 8,31–33) dient das Messiasbekenntnis des Petrus (Mk 8,27). Markus führt in die Erzählung, in deren Mitte das Bekenntnis des Petrus steht, mit einem Ortswechsel ein. Jesus verlässt Betsaida, den Ort, an dem die von Markus vorab dargestellte Heilung des Blinden stattfand (Mk 8,22–26), und geht mit seinen Jüngern in die Dörfer um Cäsarea Philippi. Markus verdeutlicht hierdurch einen „Neueinsatz" und stellt somit das im weiteren Verlauf Folgende heraus (Dschulnigg 2007, S. 230; France 2002, S. 327).[46] Des Weiteren wird das zentrale Merkmal des Abschnittes Mk 8,27–10,52 verdeutlicht. Jesus befindet sich mit seinen Jüngern „auf dem Weg", dessen Ziel – im weiteren Verlauf dargestellt – Jerusalem ist (Eckey 2008, S. 285). Er fragt seine Jünger auf dem Weg nach Cäsarea Philippi, für wen die Menschen – gemeint sind nicht nur die Menschen in der Region, in der sich Jesus und seine Jünger befinden, sondern die Menschen, denen Jesus begegnete und die von ihm gehört haben – ihn halten (Mk 8,27). Markus stellt hierdurch die Annahme Jesu heraus, dass „[…] die Menschen eine Kategorie benötigen, um das, was bei der Identifizierung Jesu beobachtet haben, einordnen zu können" (France 2002, S. 328).[47]

Der Evangelist weist mit der Frage auf den Inhalt der Erzählung und darüber hinaus auf die darauffolgende erste Leidensankündigung Jesu hin, die Frage nach

---

[46] France (2002, S. 327) stellt heraus, dass Markus durch den Ortswechsel die besondere Bedeutung des Abschnittes Mk 8,27–33 durch die sich im Messiasbekenntnis und der Leidensankündigung Jesu entfaltende Bedeutung für die Christologie des Markusevangeliums und der Darstellung der Jünger in dem Aufeinandertreffen mit dieser, herausstellt. Siehe bzgl. der Ortsveränderung auch Collins (2007, S. 400).

[47] übersetzt von C.J. Voß.

der Identität Jesu. Diese war – wie bereits dargestellt – in vorherigen Erzählungen des Evangeliums schon ein entscheidender Gegenstand. Hier jedoch wird die Frage nach der Identität, die sowohl von den Jüngern als auch von den Menschen mit Ausnahme von Mk 1,24 unausgesprochen bleibt, und deren Antwort von ihnen auf der Grundlage von Jesu Auftreten und seinem Handeln selbst erschlossen werden musste, offen ausgesprochen. Jedoch waren es besonders die Jünger Jesu, denen es nicht gelungen war, Jesu Identität zu erfassen (Schenke 2005, S. 206). Hier stellt Jesus nun bewusst die Frage nach der Sicht der Menschen. Die Jünger antworten ihm *„Einige für Johannes den Täufer, andere für Elija, wieder andere für sonst einen von den Propheten."* (Mk 8,28). Sie wiederholen mit ihrer Antwort die Einschätzungen der Menschen aus Mk 6,14–16, welche Herodes hörte und ihn, der Johannes den Täufer enthaupten ließ (Mk 6,17–29), selber zu der Vermutung veranlasste, dass Jesus der auferstandene Johannes sei (Mk 6,16) (Dschulnigg 2007, S. 231; Eckey 2008, S. 285; Klaiber 2010, S. 152 f.; Schenke 2005, S. 207; Stolle 2015, S. 195). Der Grund für diese Sicht der Menschen sind „Jesu Machttaten" in Gestalt der von ihm durchgeführten Wunder (Mk 4,35–41; 6,30–44; 6,45–52; 8,1–10) sowie Heilungen (Mk 1,29–31; 1,32–34; 1,40–45; 2,1–12; 3,1–6; 5,21–43; 7,31–37) und Exorzismen (Mk 1,32–34; 5,1–20; 7,24–30). Für sie verdeutlichen diese Taten die Sendung Jesu, die sie im Gegensatz zu Jesu Gegner, die in Jesu Handeln dämonische Mächte sehen, als eine von Gott ausgehende bewerten. Diese Wahrnehmung verleitet die Menschen dazu, Jesus mit dem ihnen aus den Überlieferungen und den Erzählungen von Johannes Bekanntem zu erklären (Schenke 2005, S. 207).[48] Der weitere Verlauf der Erzählung zeigt jedoch, dass für Markus weniger „die genaue Form der öffentlichen Meinung" bedeutsam ist, als vielmehr, dass „die Menschen Jesus für einen Propheten halten und dies nicht der Wahrheit entspricht" (France 2002, S. 329).[49] So verdeutlicht die Einführung in die sich anschließende Frage Jesu an die Jünger *„Ihr aber, [...]?"* (Mk 8,29), dass diese Einschätzung der Menschen Jesu Identität nicht erfasst. Aus dem Grund sehen sie in Jesus einen „[...] dem Eschaton vorausgehenden Herold oder Bußprediger [...]" und nicht den Heilbringer (Schenke 2005, S. 207). Markus deutet somit mit der sich anschließenden Frage an die Jünger *„[...], für wen haltet ihr mich?"* (Mk 8,29) eine Gegenüberstellung der Sicht der Menschen und der der Jünger an, die sich in der unmittelbaren Nähe zu Jesus befinden, an (Dschulnigg 2007, S. 231). Entgegen der vorherigen Frage bezüglich der Sicht der Menschen, auf welche die Jünger gemeinsam reagierten,

---

[48] Vgl. bzgl. des Versuches der Menschen Jesus Jesus durch das ihnen Bekannte zu charakterisieren France (2002, S. 328).

[49] übersetzt von C.J. Voß.

ist es hier lediglich Petrus, der Jesus antwortet. Jedoch drückt er mit der Antwort „*Du bist der Gesalbte!*" (Mk 8,29) (Donahue & Harrington 2002, S. 261)[50] stellvertretend für die Jünger die Wahrnehmung der Identität Jesu aus (Donahue & Harrington 2002, S. 260; Dschulnigg 2007, S. 231; Eckey 2008, S. 285; France 2002, S. 329; Klaiber 2010, S. 152 f.; Schenke 2005, S. 207; Stolle 2015, S. 195). Petrus bringt durch seine Antwort seine Wahrnehmung und die der anderen Jünger zum Ausdruck, dass Jesu Identität nicht nur von einer engen Verbindung zu Gott geprägt ist, sondern dass es sich bei ihm um den „*Gesalbten*" handelt, den Heilbringer (Eckey 2008, S. 285; Schenke 2005, S. 207). Für die Einschätzung der Jünger dienen – ebenso wie es bei den Menschen der Fall war – Jesu „vollmächtiges Wirken durch Machttaten und Lehre" als Grundlage, welche sie als Begleiter Jesu miterlebt haben (Eckey 2008, S. 285 f.). Anders als die Menschen jedoch, welche ihre Einschätzung zum Teil auf die gleichen Ereignisse gründen, wie es die Jünger tun, wird für den Adressaten des Markusevangeliums vor dem Hintergrund der Einführung des Markusevangeliums mit den Worten „*Anfang des Evangeliums von Jesus Christus, den Sohn Gottes.*" (Mk 1,1) bereits hier ersichtlich, dass die Einschätzung des Petrus, dass es sich bei Jesus um den „*Gesalbten*", den Christus, handelt, nominell bereits seine wahre Identität erfasst (Collins 2007, S. 402). Mit dieser Bezeichnung und der damit verbundenen Wahrnehmung Jesus als den „Heilbringer" wird auch die Hoffnung, die Petrus und die anderen Jünger in Jesus setzten, deutlich. Sie sehen in Jesus, der mit einer von Gott ausgehenden Macht, welche sich in seinem Handeln und Lehren zeigt, ausgestattet ist, den Errichter des Reich Gottes, der sie von Ungerechtigkeit und Unfrieden retten wird (Klaiber 2010, S. 153 f.). Diese Antwort Petrus auf die Frage ‚wer Jesus ist', zeigt im Gegenüber des vorherigen ‚Nicht-Verstehens' der Jünger in Bezug auf Jesu Handeln und seiner dadurch deutlich werdenden Identität einen „Erkenntnisfortschritt" auf (Dschulnigg 2007, S. 232).

Bemerkenswert ist jedoch Jesu Reaktion auf diese vermeintlich richtige Einschätzung seiner Identität in Form eines Schweigegebotes.[51] Jesus widerspricht somit nicht dem von Petrus Gesagten, sondern er macht deutlich, dass auch diese Einschätzung, auch wenn sie sich der wahren Identität Jesu annähert, nicht das wahre Wesen Jesus erfasst (Eckey 2008, S. 286).[52] Jesu Reaktion in Form des Schweigegebotes erinnert an das Schweigegebot Jesu gegenüber den Dämonen

---

[50] Weisen darauf hin: „Beides [Messias] im Hebräischen und [Christus] im Griechischen meint „der Gesalbte". (übersetzt von C.J. Voß).

[51] Siehe bzgl. des Auftretens des Schweigegebots in anderen Erzählungen des Markusevangeliums France (2002, S. 330).

[52] Auch France (2002, S. 330 f.) weist darauf hin, dass das mit der Bezeichnung „Messias" einhergehende Verständnis des Petrus und Jesu nicht übereinstimmt.

(Mk 1,25.34; Mk 3,11 f.). Diese machten in der Gegenwart Jesus deutlich, dass diese Jesus als *„Jesus von Nazareth"* (Mk 1,25) und *„Sohn Gottes"* (Mk 3,11) erkannten und sie daher genau wussten, wer er war (Mk 1,34). Gerade diese zutreffende Wahrnehmung Jesus ist der Grund für das von Jesus ausgesprochene Verbot gegenüber den Dämonen, über ihn zu reden. So heißt es in Mk 1,34 *„Und er verbot den Dämonen zu reden; denn sie wußten, wer er war."* Aufgrund dessen wird deutlich, dass der Grund für das von Jesus sowohl gegenüber den Dämonen als auch gegenüber Petrus und somit den anderen Jüngern stets zutreffend waren (Schenke 2005, S. 208). Der Grund für das Schweigegebot, das von Jesus an dieser Stelle ausgesprochen wird, liegt in dem sich hinter der von Petrus verwendeten Bezeichnung „Christus" befindenden Verständnis. So ist ein vollumfängliches Verständnis Jesu lediglich vom Osterereignis her zu erlangen. Denn nur mit dem Wissen um die sich an Not und Leid anschließende Auferstehung Jesus ist sein Wesen zu erfassen und somit die wahre Bedeutung hinter der Bezeichnung „Christus" für die Person Jesus ersichtlich (Eckey 2008, S. 286). Dies verdeutlicht insbesondere die Aussage in Folge seiner Verklärung, durch die er seine Jünger, die Zeugen der Verklärung wurden „[...], verbot [...] *irgendjemand zu erzählen, was sie gesehen hatten, bis der Menschensohn von den Toten auferstanden sei."* (Mk 9,9). Reinmuth (2006) weist auf das in dieser Aussage inbegriffene „[...] anthropologische Verständnis des Messiasgeheimnisses, nämlich auf die Verbindung der Messianität Jesu mit seinem Leid, seiner Niedrigkeit, seinem Weg in den Tod" hin (ebd., S. 84).[53] Daher wird eine öffentliche Identifizierung Jesu erst am Ende seines durch Verfolgung und Leid geprägten Weges möglich sein und erfolgt durch Jesus selbst (Mk 14,61–62) (France 2002, S. 330). Ohne dieses Wissen, über das zu diesem Zeitpunkt des Evangeliums weder die Jünger noch die weiteren Menschen noch die Adressaten verfügen, ist mit dem hier angeführten „Christus-Titel" ein Verständnis verbunden, welches sich in Bezug auf die Jünger auf das gegenwärtige jüdisch geprägte Verständnis bezieht. Dieses ist jedoch nicht einheitlich. Eher ist es so, dass innerhalb

---

[53] Wright (2019, S. 138 f.) weist hingegen darauf hin: Wenn Jesus hier "Messias" genannt wird, dann heißt das nicht, dass ihm "Göttlichkeit" zugeschrieben wird, ganz zu schweigen von der "zweiten Person der Trinität". Markus glaubt, dass Jesus göttlich war und ist; er wird uns letztendlich auch zeigen, warum. Doch in diesem Moment geht es in der Evangeliumsstory um etwas anderes. Es geht um die politisch gefährliche und theologisch riskante Behauptung, dass Jesus der wahre König Israels ist, der letzte Erbe des Thrones David, derjenige, im Vergleich zu dem Herodes Antipas und alle anderen jüdischen Möchtegern-Prinzchen nicht als lumpige Hochstapler sind. Die Jünger erwarten keinen göttlichen Erlöser; sie sehnten sich nach einem König. Und sie dachten, sie hätten einen gefunden."

des Judentums unterschiedlich geartete Verständnisse des „Christus-Titels" vorherrschen (Eckey 2008, S. 286). Jedoch ist es weniger die Diversität innerhalb
des Judentums, welche ein Erfassen der wahren Identität Jesu erschwert, als
vielmehr das Neuartige im Christusverständnis des Markusevangeliums (France
2002, S. 331). So eint die unterschiedlichen im Judentum vorherrschenden Verständnisse des „Christus-Titels" ihr gemeinsamer Bezug auf die mit Christus als
den „Heilsbringer" verbundene „Heilserwartung", die sich ausschließlich auf das
Volk Israel bezieht und hierdurch Menschen nicht-jüdischen Glaubens außeracht
lässt (Eckey 2008, S. 286). Diese ist es auch, welche besonders für die ersten
Adressaten und hierbei besonders die jüdischen Adressaten des Markusevangeliums eine Verbindung des Christus-Verständnisses mit Leid und Tod nur schwer
zulässt (Dschulnigg 2007, S. 232; Eckey 2008, S. 286 f.; Schenke 2005, S. 208).
Eher verbinden sie mit dem Christus-Titel göttliche Stärke, die sich besonders
gegen die Feinde Israels in aller Gewalt erhebt und Israel befreit (Eckey 2008,
S. 286 f.). Daher wird deutlich, dass es nicht nur – wie Petrus es durch sein
Messiasbekenntnis und den von ihm verwendeten „Christus-Titel" zum Ausdruck
bringt – die „Zustimmung" zur Person Jesu und seinen „Machttaten" bedarf,
sondern auch zum „*Weg Jesu*" der durch Leid und Tod (Mk 14,43–15,39) zur
Auferstehung führt (Mk 16,1–20) (ebd., S. 286). Dies fordert jedoch von den
Jüngern ein Umdenken ein, dass der Tod nicht ein Erfolg derer ist, die Jesus
töten werden, sondern die Erfüllung des Willen Gottes ist (France 2002, S. 333).
Das ist jedoch zum Zeitpunkt ihres Aufenthaltes in den Dörfern um Cesarea Philippi (Mk 8,27–30) für sie noch nicht ersichtlich. So ist ihr Bekenntnis zu Jesus
als den Christus zwar zu diesem Zeitpunkt auf der Grundlage der Erlebnisse, die
sie mit Jesus in Form von Lehre und vollmächtigem Handeln haben, zutreffend,
aber es besteht die Gefahr, dass dieses auf Grund der vorherrschenden Assoziationen und Vorstellungen mit dem „Christus-Titel" missverstanden wird. Aus
diesem Grund verbietet Jesus den Jüngern, indem er ihnen untersagt „*[…] mit
jemanden über ihn zu sprechen*" (Mk 8,30), öffentlich darüber zu reden (Eckey
2008, S. 287).[54]

Als inhaltliche Reaktion auf das Christus-Bekenntnis des Petrus schließt Jesus
an das von ihm als erste Reaktion ausgesprochene Schweigegebot die Ankündigung seines Leidens an (Mk 8,31–33) (ebd.). Der von Petrus verwendete
Christus-Titel bedarf wegen der dargestellten Gefahr, auf der Grundlage vor-
herrschender Assoziationen und Vorstellungen fehlinterpretiert zu werden, einer

---

[54] Reinmuth (2006, S. 85) weist daher darauf hin, dass es sich beim Messiasgeheimnis nicht
um ein "statisches Prinzip handelt, sondern um eine "Erzählstrategie". Ziel dieser ist es, "[…]
die Identität Jesu zu reflektieren."; siehe bzgl. des Messiasgehemnisses im Markusevangelium die Ausführungen von Tuckett (2014, S. 524–540).

Auslegung. Das, was Jesus nun seinen Jüngern sagt, steht dem, was von ihnen mit dem vom Christus-Titel bis zu diesem Zeitpunkt verbunden wird, gegenüber (Schenke 2005, S. 208). Zu diesem Zweck spricht Jesus offen und direkt zu seinen Jüngern (Mk 8,32), wodurch Markus einen eindrücklichen Gegensatz zu der bis zu diesem Zeitpunkt häufig von Jesus zur Unterweisung angewandten Form der Gleichnisse (vgl. Mk 4,1–9; 4,10–12; 4,21–25; 4,26–29) erzeugt (Eckey 2008, S. 287; Klaiber 2010, S. 155 f.). Jesus bringt somit den Inhalt seiner Ankündigung, sein Leiden, unmittelbar und demzufolge auch unmissverständlich auf den Punkt.

Er greift hierbei jedoch nicht den im Vorherigen von Petrus verwendeten Christus-Titel auf, sondern spricht von sich ebenso wie er es in Bezug auf sein vollmächtiges Handeln in Form der Sündenvergebung (Mk 2,10) und den Sabbat (Mk 2,28) bereits tat als den *„Menschensohn"* (Mk 8,31) (Dschulnigg 2007, S. 233; Eckey 2008, S. 287; Schenke 2005, S. 208). Jesus kommt damit auch selber seinem Gebot nach, den Christus-Titel für seine Person nicht zu verwenden (Schenke 2005, S. 208). Dennoch unterstreicht die Bezeichnung „*Menschensohn"* (Mk 8,31) vor dem Hintergrund von Dan 7,13 f. die mit der von Petrus verwendeten Bezeichnung „*Christus"* (Mk 8,29) einhergehende „Macht und Hoheit" (Dschulnigg 2007, S. 233; siehe weiterhin Schenke 2005, S. 208). Trotz alledem sagt Jesus zu seinen Jüngern, dass *„[…], der Menschensohn müsse vieles erleiden und von den Ältesten und den Schriftgelehrten verworfen werden; er werde getötet […]"* (Mk 8,31). Bemerkenswert ist hierbei die Formulierung „*[…], der Menschensohn müsse […]"* (Mk 8,31). Jesus bringt hierdurch den sich hinter seinem Schicksal verborgenen Willen Gottes zum Ausdruck (Donahue & Harrington 2002, S. 261; Dschulnigg 2007, S. 233; Eckey 2008, S. 287; Stolle 2015, S. 197). Dieser ist vom Menschen weder zu hinterfragen noch – sowie es auch am Beispiel des hadernden und ängstlichen Jesus am Ölberg dargestellt wird (Mk 14,35 f.) – zu beeinflussen (Eckey 2008, S. 287). Das von Leid geprägte Schicksal „[…] ist eine Notwendigkeit, die sich aus der Sendung Jesu in die Not des Menschseins ergibt" (Klaiber 2010, S. 155). Durch die Annahme dieses Schicksals und hierdurch seines Weges durch das Leiden hin zum Tod wird die „Hoheit des Menschensohnes" erst deutlich (Eckey 2008, S. 287). So ist das Bild des Menschensohns, das Jesus hier an Stelle des Christus-Titels stellt, nicht als eine Korrektur einer falschen Bezeichnung des Petrus zu verstehen, sondern eher als eine erklärende Erweiterung. Diese ist jedoch geprägt von der „Spannung" zwischen der sich zu Beginn des Evangeliums im Rahmen der Wundertaten, Heilungen und Exorzismen darstellenden Vollmacht Jesu, welche für Petrus die Grundlage seines Christus-Bekenntnisses war, und dem Leidensweg Jesu, dessen Ausgang – wie hier in der Ankündigung des Leidens am Beispiel der Ältesten und der Schriftgelehrten, als die Vertreter des Volkes (Mk 8,31) angedeutet (Klaiber 2010, S. 155) bei den Menschen zu finden ist. Jesus nimmt dieses Leid an als Teil seines Weges und vereint dies somit gemeinsam mit seiner Vollmacht in seiner göttlichen Sendung (Stolle 2015, S. 197).

Zum Verständnis der Identität Jesu ist aber nicht nur das Gegenüber von Vollmacht und Leiden Jesu grundlegend, sondern auch das Ziel des Leidensweges. Jesus schließt die Ankündigung seines Leidens, die in Form einer Klimax vom Leiden über die Verwerfung hin zum Tod führt,(Dschulnigg 2007, S. 234) mit der Aussicht auf seine Auferstehung. Auch diese – so wird es an der konkreten Zusage, dass Jesus „[...] nach drei Tagen [...] auferstehen [werde]" (Mk 8,31) deutlich – entspricht, ebenso wie die durch das „muss" (Mk 8, 31) dargestellte Notwendigkeit des Leidens Jesu, dem Willen Gottes (Dschulnigg 2007, S. 235; Eckey 2008, S. 288; Klaiber 2010, S. 155).

Nach der Ankündigung des Leidens Jesu entsteht innerhalb der Erzählung ein Wandel der inhaltlichen Ausrichtung. Stand bis zu diesem Zeitpunkt die Frage nach der wahren Identität Jesu im Vordergrund, die auf der Grundlage der vorherigen Lehr- und Wundererfahrungen der Jünger zum Christus-Bekenntnis des Petrus führten und durch Jesu Ankündigung seines Leidens und seiner Auferstehung ergänzt wurde, so ist es nun das Verstehen dieses Wesens, das im Fokus der Erzählung steht. Der Gegenstand dieser Darstellung ist die Reaktion des Petrus auf das von Jesus angekündigte Leiden. Durch diese wird das schwerliche Verstehen eines von Gott Gesandten (Mk 1,11), der sich der Gewalt der Menschen hingibt und durch diese sterben wird, deutlich. So heißt es in Mk 8,32: „Da nahm ihn Petrus beiseite und machte ihm Vorwürfe." France (2002) verweist bzgl. der Parallele zwischen der Reaktion des Petrus, dem von Jesus ausgesprochenen Schweigegebot (Mk 8,30) und der im weiteren Verlauf der Erzählung durch Jesus erfolgenden Zurechtweisung des Petrus und der anderen Jünger auf „[...] einen ernsten Konflikt nicht miteinander zu vereinbarerer Vorstellungen [...]" hin (ebd., S. 338). So versucht Petrus, der sich bei der Beantwortung von Jesu Frage nach seiner Identität noch durch den Christus-Titel zu Jesus bekannte, Jesus in seine Schranken zu weisen und begibt sich dazu, wie es die an den Beginn der Leidensankündigung erinnernde Formulierung „er begann" (8,31), mit der Markus in die Ausführungen zu seiner Person einführte, auf die Ebene Jesu (Stolle 2015, S. 198).[55] Der Grund für diesen Kontrast ist nicht einfach das Unverständnis des Petrus, dass das, was Jesus erleiden wird, immanenter Bestandteil seiner Identität ist. Vielmehr verdeutlicht Markus an dieser Stelle, warum für Petrus ein solches Denken nicht möglich ist. So liegt der für diese im Kontrast zum

---

[55] Sie bzgl. des Tadels auch Collins (2007, S. 406 f.) und France (2002, S. 338).

anfänglichen Christusbekenntnis stehende Reaktion nicht nur eine persönliche Beziehung, die zwischen Petrus und Jesus besteht, zugrunde, sondern auch die Unvereinbarkeit des von Petrus durch sein Bekenntnis zum Ausdruck gebrachten Bildes von Jesus als den Christus mit der Hilflosigkeit und Erniedrigung, die mit dem von den Ältesten, Schriftgelehrten und Hohepriestern ausgehenden Leiden Jesu sowie seiner Verwerfung und seinem Tod einhergeht (Collins 2007, S. 407; Donahue & Harrington 2002, S. 262; Herrmann 2011, S. 208).[56] Dies bedeutet nicht nur ein Scheitern Jesu als den von Gott Bevollmächtigen und Gesandten, der mit dem Christus-Bekenntnis des Petrus dargestellt wird, der Israel retten wird von gerade denjenigen, die Jesu Schicksal auf Erden bestimmen werden, sondern auch ein Scheitern der Jünger, die sich in seine Jüngerschaft und seine Nachfolge begeben haben (Eckey 2008, S. 288). Diese Reaktion des Petrus, welche das Ziel hat, Jesus von seinem Gott gewollten Weg abzubringen, verdeutlicht das ungewollte und trotz des von Markus dargestellten Willen Gottes als das für den Weg bestimmende Moment (Mk 8, 31), widergöttliche Handel des Petrus (Collins 2007, S. 407; Dschulnigg 2007, S. 235; Eckey 2008, S. 288). Dies ist auch der Grund für die sich anschließende Reaktion Jesu von der es heißt: *„Jesus wandte sich um, sah seine Jünger an und wies Petrus [...] zurecht"* (Mk 8,33). Markus verdeutlicht somit, dass es beim Adressaten der Zurückweisung zwar um Petrus handelt, dies jedoch allen Jüngern als Mahnung dienen soll. Auch wenn nicht eindeutig festzustellen ist, ob Petrus in dieser Situation stellvertretend für alle Jünger steht[57], so steht dies jedoch beispielhaft für die Herausforderungen, welche für die Jünger mit der Auseinandersetzung des Leidensweges einhergehen und den damit verbundenen Gefahren des Missverstehens (Dschulnigg 2007, S. 235). Jesus beginnt seine Zurechtweisung mit den Worten *„Hinter mich!"*. Eine Formulierung, die an die Berufung des Petrus – damals noch mit dem Namen Simon – am See von Galiläa (Mk 1,17) erinnert. Jesus weist Petrus erneut seinen Platz in seiner Nachfolge zu. Petrus wird von Jesus der Platz hinter ihm und nicht wie von Petrus im Rahmen seines Vorwurfes eingenommen neben Jesus zugewiesen. Diese Zurechtweisung Jesu dient jedoch in erster Linie nicht der Wiederherstellung einer Hierarchie, sondern ist, so stellt es die Parallele zu Mk

---

[56] Siehe bzgl. des ‚Nicht-Verstehens' auch Beck (2016, S. 301).

[57] Schenke (2005, S. 209) und France (2002, S. 338) sehen Petrus durch die in Folge der Zurechtweisung durch Petrus erfolgende Hinwendung Jesu zu den Jüngern in der Rolle eines Stellvertreters.
Siehe hierzu auch Beck (2016, S. 208).
Stolle (2015, S. 198) hingegen sieht in der Reaktion des Petrus ein eigenständiges Handeln.

1,17, heraus, eine Aufforderung, sich in die am Beispiel Jesu lernende Jüngerschaft zu begeben (Dschulnigg 2007, S. 235; Eckey 2008, S. 288 f.; Schenke
2005, S. 209; Stolle 2015, S. 199).[58] Petrus wird somit trotz seines Versuches,
Jesus von seinem Weg abzubringen, erneut in die Nachfolge gerufen und als Jesu
Jünger bestätigt. Jesus spricht hierbei Petrus als „*Satan*" an (Mk 8,33) und reagiert damit auf die abwehrende Haltung des Petrus, durch die er versucht, dem
„gottgewollten Leiden" Jesu zu widersagen (Eckey 2008, S. 289). Die hierbei von
Jesus verwendete Anrede erinnert an die Versuchung Jesu, den „*der Geist*" nach
seiner Taufe in der Wüste trieb (Mk 1,12), durch den Satan. Markus verdeutlicht
somit die Jesus erneut durch Petrus gegenüberstehende Versuchung. Diese Versuchung besteht darin, Jesus von seinem Weg abzubringen und ihn somit vor seinem
angekündigten und durch Leiden und Tod geprägten Schicksal zu retten (Dschulnigg 2007, S. 235; Eckey 2008, S. 289; Klaiber 2010, S. 156; Schenke 2005,
S. 209). Der Jesus in Versuchung Bringende ist an dieser Stelle der von Jesus als
„*Satan*" bezeichnete Petrus (Mk 8,33). Durch diese Anrede bringt Jesus das dem
göttlichen Willen Entgegenstehende im Handeln des Petrus zum Ausdruck, dass
ihn mit dem Satan in der Versuchung Jesu in der Wüste (Mk 1,13) eint (Eckey
2008, S. 288 f.; Schenke 2005, S. 209).[59] Petrus wird somit zu Jesu Kontrahenten (Herrmann 2011, S. 214).[60] Dies wird auch in der weiterführenden Aussage
Jesu deutlich, in der Jesus herausstellt, dass Petrus „*[…] nicht das im Sinn [hat],*
was Gott will, sondern was die Menschen wollen." (Mk 8,33). Das widergöttliche

---

[58] Collins (2007, S. 407) weist darauf hin, dass „Jesus die Autorität hat Petrus zu Tadeln und
nicht umgekehrt." Weiterhin weist sie darauf hin, dass Jesu Reaktion sowohl darauf hindeu-
tet, dass Jesus Petrus vorherrschendes Verständnis ablehnt als auch Petrus aufzufordern, ihm
nachzufolgen „wie es Jünger tun".

[59] France (2002, S. 338) sieht in der Bezeichnung „Satan" einen Hinweis auf die Diversität
der Vorstellung des Petrus und des Willen Gottes ist.; Herrmann (2011, S. 212) weist bzgl.
der Bezeichnung des Petrus als „Satan" darauf hin, dass es ich beim Verhalten des Petrus
„[…] um eine besonders bedrohliche und tiefgründige Versuchung für Jesus handeln muss."
Der „Satan" wird, so stellt es Herrmann (2011, S. 214), wird vor dem Hintergrund der Erzählung von der Versuchung in der Wüste (Mk 1,12 f.), Symbol für die Versuchung und das
Handeln gegen den Willen Gottes.

[60] Brüning & Vorholt (2018, S. 68) stellen heraus, dass es sich beim Bild des „Teufels" um
den „Versucher" und „Verderber" handelt. Beide Charakteristika sind nicht als Persönlich-
keitsmerkmale, sondern in Bezug auf den göttlichen Weg Jesu zu verstehen. An anderer
Stelle weisen Brüning & Vorholt (2018, S. 74) somit darauf hin, dass „Petrus […] dem Teufel seine Stimme [leiht], wo er den Weg Jesu nur aus menschlicher Warte beurteilt. Insofern
es aber dem Wesen des Gottessohnes entspricht, den Willen des Vaters zu tun – und nicht
den der Menschen -, gerät ihm menschliche Plausibilität zur Versuchung. Darum fällt das
harte Wort vom Satan. Wird Petrus von Jesus „Satan" gescholten, geht es zuvorderst um
das versucherische Potential seines Einwandes."

Handeln Jesu entstammt nicht einem Mutwillen. Er versteht die Jesu Identität offenbarenden Wunder und Unterweisungen, versteht sie aber hinsichtlich ihrer Bedeutung für den Weg Jesu, wie er von Jesus durch die Leidensankündigung prophezeit wird, falsch. Somit bezeichnet Jesus die Reaktion von Petrus, trotz der Anrede *„Satan"* nicht als „satanisch" oder „diabolisch", sondern mit den Worten *„was die Menschen wollen"* (Mk 8,33) als reine menschliche Logik (ebd., S. 213). Aus demselben Grund, aus dem Jesus seinen Jüngern nach dem Bekenntnis des Petrus verbietet *„darüber zu sprechen"* (Mk 8,30), wird am Verhalten des Petrus und der darauffolgenden Reaktion Jesu deutlich, dass „[...] die göttliche Absicht [...] in menschlichen Kategorien keinen Sinn ergibt" (France 2002, S. 339).

4.3.3 Ergebnissicherung und -einordnung

Das Bild der Jünger, welches den Adressaten im Verlauf des Markusevangeliums vermittelt wird, ist geprägt vom Prozess der Auseinandersetzung der Jünger mit Jesu Identität und daran anschließend mit seiner Botschaft. So liegt in den im Vorherigen analysierten Erzählungen der Kern in der Darstellung der Identität Jesu und deren Verstehen. Markus vermittelt dies dem Adressaten – wie während des gesamten öffentlichen Wirkens Jesu in Galiläa (Mk 2,14- 7,23) üblich – durch Unterweisungen und Wunder, welche den Jüngern durch ihre Gemeinschaft mit Jesus zu teil werden (Palachuvattil 2010, S. 165).

Insbesondere die in der vorangegangenen Analyse im Fokus stehenden Wundererzählungen und das Messiasbekenntnis des Petrus in Verbindung mit der ersten Leidensankündigung sind maßgeblich für das Bild, welches der Adressat im Markusevangelium von den Jüngern erhält. Ein Bild, das nach einem anfänglich positiven Bild (vgl. Berufung etc.) sich zu einem vermehrt negativen Bild wandelt. So hören die Jünger, die sich zwar in der Gemeinschaft mit Jesus befinden, seine Lehre, aber nehmen sie nicht, wie von Jesus mit der Aussage *„Wer Ohren hat zum Hören der höre."* (Mk 4,9) aufgefordert, mit der notwenigen „inneren Bereitschaft und Fähigkeit zur Annahme der Lehre Jesu"(Schenke 2005, S. 127) an.

Es kommt somit das zur Geltung, was Jesus infolge seiner Aufforderung zur „inneren Bereitschaft und Fähigkeit zur Annahme der Lehre Jesu" mit den Worten aus Jes 6,9 f. prophezeit:

> *„Sehen sollen sie, sehen aber nicht erkennen; hören sollen sie, hören, aber nicht verstehen, damit sie sich nicht bekehren und ihnen nicht vergeben wird."* (Mk 4,12)

Markus verdeutlicht dieses durch den von ihm durch die Wundererzählungen mit dem Höhepunkt seiner Ausführungen im Rahmen der Warnung vor dem Sauerteig der Pharisäer und des Herodes dargestellten Auseinandersetzungsprozess der Jünger mit Jesu Identität.[61]

So stellt Markus durch die, die Erzählung von der Stillung des Seesturms prägenden Epiphanie Jesu (Donahue & Harrington 2002, S. 261) dar, dass „jenen, denen das Geheimnis des Reich Gottes anvertraut wurde, offenbar einen Mangel an Glauben haben" (France 2002, S. 225).[62] Markus verdeutlicht somit, dass obwohl den Jüngern „das Geheimnis des Reich Gottes gegeben ist und sie Adressaten der privaten Unterweisungen Jesu waren, [sie] immer noch auf einem Weg hin zu wahrem Glauben sind" (Donahue & Harrington 2002, S. 161).[63] Markus führt dieses Thema vor dem Hintergrund der ersten Brotvermehrung (Mk 6,30–44) und durch die Erzählung von Jesus auf dem Wasser (Mk 6,45–52) weiter fort und verdeutlicht hierbei „die Schwierigkeit seitens der Menschen die Göttlichkeit Jesu zu erkennen" (Collins 2007, S. 337). Da die Menschen, hier am Beispiel der Jünger Jesu Identität nicht erkennen, können sie auch nicht auf ihn vertrauen. Die Jünger stehen somit nicht nur beispielhaft für das menschliche Verhalten im Angesicht der Identität Jesu, sie verdeutlichen durch ihr Verhalten angesichts ihres erneuerten ‚Nicht-Verstehens' Jesu, das was Jesus in Mk 4,12 vorhersagte (Donahue & Harrington 2002, S. 215).[64] Markus führt das Thema des ‚Nicht-Verstehens' weiter fort und greift es, vor dem Hintergrund der zweiten Brotvermehrung (Mk 8,1–10) im Rahmen der Erzählung der Warnung vor dem Sauerteig der Pharisäer und des Herodes (Mk 8,14–21) wieder auf (ebd.). Dies tut er nicht nur, indem er die Jünger entgegen Mk 6,52 unmittelbar mit ihrer Hartherzigkeit konfrontiert, mit aller Entschiedenheit, sondern auch durch die Wiederholung der von ihm in Anschluss an das Gleichnis vom Sämann (Mk 4,12) unter Zuhilfenahme Jes 6,9 f. zum Ausdruck gebrachten Mahnung. Markus unterstreicht hierdurch nicht nur das ‚Nicht-Verstehen' der Jünger. Vielmehr verdeutlicht er, dass diejenigen, welche zum inneren Kreis der Gemeinschaft um Jesus gehören und somit unmittelbarere Adressaten seiner durch Worte und Taten verkündeten Botschaft sind, dennoch Gefahr laufen, Jesus und seine Botschaft

---

[61] Der Kern liegt hierbei auf den beiden Seefahrterzählungen (Mk 4,35–41 & Mk 6,45–52) und der Warnung vor dem Sauerteig der Pharisäer (Mk 8,14–21). Die Brotvermehrungen in Mk 6,30–44 und Mk 8,1–10 hingegen nehmen die Funktion eines Verbindungsstückes ein, ohne dass dies die Bedeutung dieser Erzählungen für den die Darstellung des Auseinandersetzungsprozesses schmälert.

[62] übersetzt von C.J. Voß.

[63] übersetzt von C.J. Voß.

[64] Siehe auch France (2002, S. 274).

vom Reich Gottes nicht zu verstehen. Markus schafft mit Mk 8,17–21 und insbesondere mit der von Jesus an die Jünger gerichteten Frage *„Begreift und versteht ihr den immer noch nicht?"* (Mk 8,17) einen Höhepunkt im ‚Nicht-Verstehen' der Jünger, welches er indem „Jesus […] die Jünger derselben Blindheit und Taubheit, desselben Unverständnisses wie die in 4,11 f. genannten Außenstehenden [beschuldigt]" fortgeführt (Reinmuth 2006, S. 88).[65] Der Grund hierfür ist, dass trotz der Voraussetzungen, über welche die Jünger verfügen, „[…] entbindet sie dies nicht von der Notwendigkeit nach tiefer in das Geheimnis und das Paradox des Reich Gottes einzutauchen" (Donahue & Harrington 2002, S. 161).[66] Gleichzeitig verdeutlichen die in den vorherigen analysierten Erzählungen, dass dies den Jüngern nicht möglich ist. Der Grund hierfür wird dem Adressaten des Markusevangeliums durch das Messiasbekenntis des Petrus (Mk 8,27–30) und der sich anschließenden ersten Leidensankündigung (Mk 8,31–33) verdeutlicht.

Mit dem Eintritt der Jünger in die Gemeinschaft um Jesus beschäftigt diese die Frage nach der Identität Jesu (France 2002, S. 326). Daran haben auch, wie dargestellt, die von Jesus ausgehenden Wunder, die seine Identität als den Sohn Gottes unterstrichen, auf Seiten der Jünger keine Änderung hervorgerufen. Vielmehr haben sie zur weiteren Verwirrung der Jünger beigetragen (ebd.). Markus schafft bezüglich der Identität Jesu und des ‚Verstehens' durch die beiden inhaltlich aufeinander aufbauenden Erzählungen ein Scharnier innerhalb des Markusevangeliums. Die in der Jüngerdarstellung im Kern stehende Frage nach der Identität Jesu, die durch das wiederholte ‚Nicht-Verstehen' der Jünger zu einem Spannungsaufbau innerhalb der Erzählstruktur des Markusevangeliums geführt hat, wird nun beantwortet (Yano 2013, S. 97 ff.).[67] Aufbauend auf dieses Wissen und im Sinne der Scharnierfunktion des Abschnittes wird in den nachfolgenden Abschnitten des Markusevangeliums verdeutlicht, wie Jesu Auftrag umgesetzt wird (France 2002, S. 327).

---

[65] Beck (2016, S. 270) weist darauf hin, dass "die mit der Unterscheidung Mk 4,11–12 scheinbar sich abzeichnende Sonderstellung der Jünger […] – zumindest soweit sich abzeichnende Sonderstellung – als spätestens in Mk 8,17–21 völlig destruiert [wird]. Denn die Jünger werden hier explizit durch den Vorwurf des Unverstandes, der Mk 4,12 analog ist, sowie durch den Vorwurf der Herzensverstockung, die Mk 3,5–6 die Gegnerschaft gegenüber Jesus kennzeichnet, mit denjenigen [draußen], das heißt aber denjenigen, die nicht den Willen Gottes zu tun im Stande sind, gleichgesetzt."

[66] Donahue & Harrington (2002) verdeutlichen dies in Bezug auf Mk 4,36–41.

[67] Yano (2013, S. 97 ff.) stellt zwei Kategorien des Nichtverstehens der Jünger heraus, welche jedoch eng miteinander verbunden sind: der, die zum Spannungsaufbau dient („Diachronic incomprehension") und der, welche dazu dient dem Adressaten des Markusevangeliums die Identität Jesu zu verdeutlichen („synchronic incomprehension").

Nachdem Markus anhand der Wundererzählungen und der Erzählung vom
Sauerteig der Pharisäer dargestellt hat, dass das Jünger-Sein Jesus nicht ausreicht, um Jesu Identität und seine damit verbundene Botschaft zu verstehen,
so hebt Markus in Hinblick auf das ‚Nicht-Verstehen' das Thema auf eine höhere
Ebene und verdeutlicht, was den Jüngern fehlt, um Jesus zu verstehen und auf
ihn zu vertrauen. So verdeutlicht Mk 8,27–33 nicht nur „[...], dass das verbal
‚richtige' Bekenntnis nicht vor tief greifendem Missverständnis schützt [...]"
(Reinmuth 2006, S. 88), sondern dass „Markus seine Adressaten nicht nur damit
konfrontiert, Leid und Verständnis von Jesus und Jüngerschaft miteinander zu
verbinden, sondern er betont auch den Kontrast zwischen göttlicher und menschlicher Logik" (Donahue & Harrington 2002, S. 266).[68] Somit unterstreicht Markus
durch die Leidensankündigung Jesu, dass „die natürliche menschliche Abscheu
gegen das was augenscheinlich bekämpft werden muss und gegen Unheil der
göttlichen Logik, welche menschliche Bewertungen auf den Kopf stellt, weichen muss" (France 2002, S. 333). Vor diesem Hintergrund wird Jesu „Weg
nach Jerusalem" zum „Klassenraum" für die Jünger und für die Adressaten des
Markusevangeliums (ebd.).

Aufgrund dessen wird in Bezug auf das ‚Nicht-Verstehen' der Jünger, welches
sie im Rahmen der Wundererzählungen und der Erzählung vom Sauerteig der
Pharisäer und des Herodes hinderte, auf Jesus zu vertrauen, deutlich, dass „das
Problem nicht in konkurrierenden Loyalitäten liegt, sondern in nicht kompatiblen
Ideologien von menschlichen Perspektiven, welche den göttlichen Zweck nicht
erfassen können "(France 2002, S. 333). Die Menschen sind, so wird es am
Beispiel der Jünger und insbesondere des Petrus deutlich, in ihrem menschlichen
Denken gefangen.

4.4   Verstehen des Weges Jesu

Nachdem im Vorangegangenen das Verstehen der Identität Jesu seitens der
Jünger im Fokus stand, wird nun ein besonderer Augenmerk auf den Weg
Jesu gelegt. Dieser Wandel in der Analyse vollzieht sich auch innerhalb des
Markusevangeliums. Das wird besonders an der Passage Mk 8,27–9,1 deutlich.

Wie bereits dargestellt, entwickelt die Verbindung des Messiasbekenntnis des
Petrus (Mk 8,27) mit der erste Leidensankündigung (Mk 8,31–33) die Darstellung

---

[68] Söding (2013, S. 137) weist darauf hin, dass „[...] das genaue Verständnis Jesu und seines
Wortes ist vorösterlich nicht ein für alle Mal gegeben, sondern entwickelt sich in der Span-
nung von Vollmacht und Ohnmacht – so wie auch nachösterlich nicht einfach feststeht, wer
Jesus ist, sondern er in seiner Bedeutung je neu zu entdecken ist."

der wahren Identität Jesu. Diese bringt das bis zu diesem Zeitpunkt in Wundertaten Jesu und seiner Lehre zutage tretende Wesen, welches sich jedoch immer hinter diesen Taten verbarg, auf den Punkt. Nun wandelt sich jedoch mit Mk 8,34–9,1 die Perspektive. Nachdem die Identität Jesu offengelegt wurde, steht nun deren Bedeutung für die ,Nachfolge' im Fokus.

Das Markusevangelium fasst unter dem Motiv der ,Nachfolge' das aktive Handeln nach dem Vorbild Jesu und folglich nach dem Willen Gottes zusammen. Das Motiv der ,Nachfolge' greift daher das das Markusevangelium durchziehende und das sich im Besonderen auf die Jüngerschaft beziehende Bild des ,Weges' auf. Die ,Nachfolge' wird hierdurch zum Resultat des ,praktischen Verstehens', des Verstehens, das auf die Annahme der Botschaft und deren Anwendung auf das eigene Leben ausgerichtet ist. Das Markusevangelium schließt aufgrund dessen an das bis zu diesem Zeitpunkt entwickelte Verständnis des ,Verstehens' an und verdeutlicht nun seinen Adressaten, was es bedeutet, aufbauend auf das Verstehen der Botschaft Jesu zu handeln und somit *„Frucht zu bringen"* (Mk 4,20). Hierbei entwickelt Markus vor dem Hintergrund des Wissens um die Identität Jesu die Grundlage der Nachfolge Jesu und legt sie den Adressaten durch den „didaktischen Charakter" des Abschnittes Mk 8,34–9,1 dar (Collins 2007, S. 407).

Aus diesem Grund werden im Folgenden zur Analyse des Verstehens des Weges Jesu seitens der Jünger in einem ersten Schritt die in Mk 8,34–9,1 dargestellten Ausführungen Jesu zu seiner Nachfolge analysiert (4.1). Vor diesem Hintergrund des sich daher ergebenden normativen Verständnisses der Nachfolge Jesu, werden in einem zweiten Schritt das (Nicht-) Verstehen der Jünger in konkreten, die Bedeutung der Nachfolge wiederspiegelnden Beispielen analysiert (4.2 & 4.3).

4.4.1 Bedeutung der Identität Jesu für die Nachfolge

Nachdem Jesus in der Ankündigung seines Leidens seine Identität als Menschensohn ausgesprochen hat und Markus am Beispiel des Petrus verdeutlicht, wie schwer diese Identität für die Menschen zu verstehen ist, stellt er nun heraus, was das Beispiel Jesu für die Menschen bedeutet. Markus bezieht hierdurch nun das sowohl im Messiasbekenntnis des Petrus (Mk 8,27–30) als auch in der ersten Leidensankündigung Jesu und dem damit verbundenen Unverständnis des Petrus (Mk 8,31–33) im Fokus stehende „christologische Thema" auf die „Jüngerschaft" (Schenke 2005, S. 210).

4.4.1.1 Kennzeichen der Nachfolge

Jesus öffnet hierzu, nachdem im Vorangegangenen ausschließlich seine Jünger bei ihm waren, den Adressatenkreis seiner Unterweisung, indem er neben den Jüngern auch „*die Volksmenge*" zu sich ruft (Mk 8,10). Dies ist nicht nur ein schlichter Wechsel in der Szenerie der Unterweisung, sondern es ist auch gleichzeitig ein Weckruf für die Adressaten des Markusevangeliums, durch den zum einen die Aufmerksamkeit für das nun Folgende gesteigert wird und zum anderen die Adressaten angehalten werden, das nun Folgende auf sich selbst und ihr Leben zu projizieren (ebd., S. 209 f.). Jesus schafft somit eine neue und dennoch in ihrem thematischen Kern anschließende Lehrsituation, indem er durch das nun Folgende auf das „menschliche Denken", wie es am Beispiel des Petrus dargestellt wird und welches nicht dem Willen Gottes entspricht, reagiert und seine Beispiele auf die Lebenswirklichkeit der Menschen bezieht (Eckey 2008, S. 289). Diese Lehre bezieht sich sowohl gleichermaßen auf die Jünger und „*die Volksmenge*" (Mk 8,34) (Eckey 2008, S. 291; Klaiber 2010, S. 158; Schenke 2005, S. 209 f.) als auch auf diejenigen, welche Jesus erst als Teil der nachösterlichen Gemeinde nachfolgen werden. Dies wird besonders anhand dessen, was Jesus seinen Zuhörern sagt, deutlich (Donahue & Harrington 2002, S. 263; Dschulnigg 2007, S. 238; Klaiber 2010, S. 158; Stolle 2015, S. 200; siehe hierzu auch Herrmann 2011, S. 210). Somit zeigt Jesus mit seinen ersten Worten „*Wer mein Jünger sein will, [...].*" (Mk 8,34), worum es ihm bei der Projektion seines Beispiels auf die Lebenswirklichkeit der Menschen geht: um die Grundcharakteristika seiner Nachfolge (Schenke 2005, S. 210). Diese stellen sowohl für die von Jesus in die Nachfolge gerufenen Jünger als auch für alle anderen, die sich in die Nachfolge Jesu begeben haben und werden, die entscheidenden Merkmale dar. Jesus benennt hierbei drei Kennzeichen der Nachfolge (Mk 8,34):

1. Das erste Merkmal für die Nachfolge ist die ‚Selbstverleugnung'. Jesus ruft hiermit jedoch nicht zu einem sich selbst vernichtenden Umgang mit der eigenen Person und dem eigenen Leben auf. Seine Aufforderung zur Verleugnung seiner selbst ist eine Aufforderung an den Menschen, sich nicht selbst in den Fokus des Handelns zu stellen (Collins 2007, S. 408; Donahue & Harrington 2002). Die ‚Selbstverleugnung' stellt daher „[...] das Gegenteil von dem, was Menschen tun [dar]: sich zu sich selbst bekennen, bejahen, was eigne Wünsche und Ziele wahrgenommen und verfolgt wird" (Reinmuth 2006, S. 93 f.). Jesus animiert seine Zuhörer aufgrund dessen dazu, ihr eigenes Leben nicht auf das eigene Sein, geprägt von gesellschaftlichem Rang und Ansehen, und dessen Erhalt oder Förderung auszurichten, sondern in der Gemeinschaft mit Jesus

ihn und seine Lehre vom Reich Gottes zum Orientierungspunkt des eigenen Lebens zu machen (Dschulnigg 2007, S. 238; Klaiber 2010, S. 158). Beck (2016) stellt bzgl. der Aufforderung Jesu zur ‚Selbstverleugnung' in Hinblick auf das Verstehen heraus, dass diese „[…] als Negierung nicht nur der eigenen Wünsche und Pläne, sondern vielmehr des jeweils als gültig anerkannten Selbst- und Weltverständnisses eine Nichtkenntnis des Selbst dar[stellt]. Dementsprechend kann das vom Selbst her sich bestimmende Selbstverständliche nicht mehr als Ausgangsinstanz der Welterschließung fungieren" (ebd., S.424). Markus verdeutlicht somit am Beispiel des Petrus: „[…] Verleugnung [bedeutet] jeweils ein Infragestellen menschlichen Denkens. Sie ist einerseits innerhalb dieses Denkens und damit im Rahmen irdisch weltlicher Bedingungen je neu zu vollziehen, als es sie je neu auf das durch sie gewonnene Verständnis von Selbst und Welt anzuwenden gilt. Andererseits geschieht sie, ihrer Ausrichtung auf die Nachfolge Jesu gemäß, als Aneignung der Person Jesu und wird insofern von hier aus bestimmt" (ebd., S.424f.).

2. Auch wenn die mit der ‚Selbstverleugnung' verbundene Grundhaltung in der zweiten von Jesus genannten Bedingung wiederzufinden ist, sind diese – wie Schenke (2005, S. 210) es darstellt – nicht in einem Merkmal zusammenzufassen.[69] So stellt die ‚Kreuzesnachfolge', auch wenn diese die Adressaten ebenso wie die erste Aufforderung zu einer vergleichbaren Haltung in Form des sich und das eigene Sein zurückzunehmen anhält und auf diese Grundhaltung aufbaut, durch ihre besondere Akzentuierung eine zusätzliche Bedingung dar (Dschulnigg 2007, S. 238; Eckey 2008, S. 291). So ist es Jesus, der durch sein Leiden und seinen Tod am Kreuz als Vorbild dient. Dies spiegelt sich besonders in dem in der Aufforderung verwendeten Bild des Kreuzes wider. Die Jünger sollen ebenso wie Jesus nicht vor dem Leid, das mit ihrem Weg als Nachfolger Jesus verbunden ist, zurückschrecken (Dschulnigg 2007, S. 238). Diese Aufforderung setzt jedoch das Wissen um das zum Zeitpunkt dieser Unterweisung noch ausstehende Leiden und Sterbens Jesu sowie des sich anschließenden Osterereignisses, über das weder „*die Volksmenge*" (Mk 8,34) noch die Jünger zu diesem Zeitpunkt verfügen, voraus (ebd., S. 237 f.).

---

[69] Im Gegensatz hierzu Schenke (2005, S. 210): „In [Mk 8,34] werden von Jesus nicht zwei Bedingungen für die Nachfolge aufgestellt, sondern eine einzige: „*Sich selbst Verleugnen*" ist „*das eigene Kreuz auf sich nehmen*"." Ähnlich wird es auch von Beck (2016, S. 425) herausgestellt, dass „[…] die Aufforderung zur Selbstverleugnung und zum Tragen des eigenen Kreuzes als Synonyme [erscheinen]." Somit stellte Beck ebenso wie im Falle der ‚Selbstverleugnung' heraus, dass mit der Aufnahme des eigenen Kreuzes, „[…] die Negierung der eigenen Stellung, des eigenen Wissens und somit insgesamt auf die Negierung des an menschlich-weltlichen Maßstäben orientierten Selbstverständnis zielen."

Jedoch unterstreicht dieses Bild des Kreuzes für den Adressaten des Markusevangeliums, dem das Schicksal Jesu, welches von ihm selber den Jüngern im vorherigen Abschnitt angekündigt wurde, die notwendige Bereitschaft das Leiden, das gerade für die christlichen Adressaten des Markus aufgrund ihres Glaubens in Form von Verfolgung und Unterdrückung zum alltäglichen Leben gehörten -, als Teil des Weges in der Nachfolge Jesu anzunehmen (Donahue & Harrington 2002, S. 263). Dieses anzunehmende Leiden bezieht sich jedoch nicht nur auf Leiden, wie sie Jesus auf seinem Weg zu ertragen hatte, sondern besonders – so stellt es Lukas in der Parallelstelle durch die Hinzufügung des Wortes „*täglich*" (Lk 9,23) dar – auf alltägliche Widrigkeiten, wie „Nachteile, Widerstände und Schwierigkeiten", welche die Menschen durch ihr Bekenntnis zu Jesus zu ertragen hatten (Klaiber 2010, S. 158; siehe weiterhin Collins 2007, S. 408; Dschulnigg 2007, S. 239).

3. An dritter Stelle der von Jesus aufgeführten Merkmale der Nachfolge steht die ‚Nachfolge' selbst. Durch diesen dritten Aspekt wird ein Kontrast zur eingangs von Jesus verwendeten Formulierung „*Wer mein Jünger sein will, […].*" (Mk 8,34) geschaffen. Richtete sich diese anfängliche Formulierung auf die Jüngerschaft im Allgemeinen und den Eintritt in diese (Collins 2007, S. 408), so ist es nun die ‚Nachfolge', welche in den Blick genommen wird und mit der die Aufforderung verbunden ist, sein Leben am Beispiel des Weges Jesus orientiert zu leben (Klaiber 2010, S. 159). So schließt das letzte Merkmal die Aufzählung der Grundcharakteristika der Nachfolge mit einem zusammenfassenden Charakter ab (Donahue & Harrington 2002, S. 263; Dschulnigg 2007, S. 238). Jesus verdeutlicht durch das letzte Merkmal für seine Nachfolge, dass es sich bei der Ausrichtung des eigenen Seins und des eigenen Lebens, welches hier mit dem Begriff der ‚Nachfolge' bezeichnet wird, um den Kern seiner Jüngerschaft handelt, durch die ein Jünger zu einem wahren Nachfolger wird. Somit ist nicht der Ruf Jesu ausschlaggebend für die Nachfolge eines Menschen, sondern seine sich an Jesus und seinem Weg orientierende Haltung (Ebner 2008b, S. 91). Dies wird bereits in der Einführung der Lehrerzählung anhand des bereits erwähnten Wechsels des Adressatenkreises verdeutlicht. Der Mensch, der Jesus nachfolgen möchte und bereit ist, sich selbst zu verleugnen und sein Kreuz auf sich zu nehmen, muss nicht von Jesus in die

Nachfolge gerufen werden, er selbst entscheidet durch sein an Jesus und seinem Weg orientierten Handeln über seine Nachfolge (Donahue & Harrington 2002, S. 263; Stolle 2015, S. 200).[70]

Das Bemerkenswerte an diesen von Jesus für seine Nachfolge genannten Merkmalen ist die Aufforderung an die ihm nachfolgenden Menschen, durch Selbstverleugnung (1) und Kreuzesaufnahme (2), die sich an dem Beispiel des Weges Jesu orientieren und nach dem das Leben auszurichten ist (3), wie von Dschulnigg (2007) herausgestellt, sich gegen das menschliche Ideal der „Selbstverwirklichung" und „vitale Interessen" zu verhalten (ebd., S. 239). Diese sich in Bezug auf die Lebenswirklichkeit der Adressaten als ein Paradox darstellende Aufforderung Jesu wird von ihm durch seine sich anschließenden Ausführungen aufgegriffen und näher erläutert (Mk 8,35–38).

4.4.1.2 Lebensgewinn durch Entsicherung des Lebens

So mahnt Jesus an, dass derjenige, der „[...] sein Leben retten will, [...] es verlieren [wird]." (Mk 8,35). Jesus verdeutlicht hierdurch erneut, dass der Weg seiner Nachfolge ein Weg sein wird, der mit Leiden verbunden ist. Dieses Leiden, das wie bereits dargestellt dem Menschen auch in Form von „Nachteilen, Widerständen und Schwierigkeiten" (Klaiber 2010, S. 158) ereilen kann, ist jedoch ein Teil seiner Nachfolge. Zwar kann der Mensch, wenn er nicht bereit ist dies auf sich zu nehmen, dem Leiden aus dem Weg gehen. Dies bedeutet jedoch den Verlust dieses Lebens, welches er eigentlich beschützen möchte (Schenke 2005, S. 210). Auch hier entsteht bei der Betrachtung der Aussage Jesu ein paradoxer Eindruck: Indem das Leben geschützt wird, geht es verloren.

> „Das Paradox Mk 8,35 repräsentiert [...] eine nicht auflösbare Umkehrung geltender Verhältnisse, durch die verdeutlicht wird, dass eine umfassende Aneignung Jesu und des von ihm verkündeten Reiches Gottes als existenziell bestimmendes Geschehen je nur als >> Bruch mit der Logik dieser Welt<< zu vollziehen ist" (Beck 2016, S.427f.).

Jedoch geht die Aussage, welche mit dem Paradox einhergeht, über die reine Aufforderung zur „Umkehr geltender Verhältnisse" hinaus. Dies wird deutlich, wenn der vom Menschen geschützte und daher verlorene Gegenstand in den Blick genommen wird. So verweist der griechische Begriff (psychè), der in den meisten Übersetzungen – u. a. auch von Luther – mit dem Wort „Leben" übersetzt wurde,

---

[70] Siehe hierzu insbesondere die Analyse der Heilungserzählungen in *6 Die ‚kranken und besessenen Menschen'* im Teil II. *Bibelhermeneutische Analyse des Menschenbildes des Markusevangeliums* dieser Arbeit.

auf mehr als ein rein vitales Verständnis des Begriffes hin. Auch der Versuch den Begriff mit dem Wort „Seele" wiederzugeben, trifft die angestrebte Aussage nur bedingt (Donahue & Harrington 2002, S. 263; Klaiber 2010, S. 159).[71] Das, was an dieser Stelle mit dem griechischen Begriff zum Ausdruck gebracht werden soll, ist eine ganzheitliche Sicht auf das Leben des Menschen, die nicht nur das rein Vitale und Seelische darstellt, sondern auch über den Tod hinausgeht. Das, was im Hier und Jetzt geschieht, hat nicht nur in Bezug auf die eigene Physis und Seele Auswirkungen auf das gegenwärtige Leben, sondern auch auf das Leben nach dem Tod (Collins 2007, S. 409; Dschulnigg 2007 f.; Eckey 2008, S. 292).

Ein so verstandenes ganzheitliches Leben verdeutlicht die Aussage hinter dem, was Jesus mit den Worten „[...] wer sein Leben retten will, wird es verlieren" (Mk 8,35), aussagen möchte: Das Festhalten und Sichern des eigenen Lebens aus Selbstbezogenheit und Angst vor Repressalien, welche mit der Nachfolge verbunden sind, verhindert, dass der Mensch sein Leben in Hinblick auf den Willen Gottes leben kann. Der Grund für dieses sich in Hinblick auf den Willen Gottes als falsch darstellenden Fokussierens auf sich selbst und das eigene Leben ist ebenso wie im Fall des Petrus, der Jesus nach der Ankündigung seines Leidens zurechtweist (Mk 8,32), das menschliche Denken (Mk 8,33). Jesus fordert dementsprechend die „Umkehr geltender Verhältnisse" (Beck 2016, S. 427 f.) im Denken der Menschen und fordert „[...] die >>rückhaltlose Selbstpreisgabe<< und damit die Preisgabe der Sicherung des eigenen Lebens" (ebd.,S. 428).

Jesus benennt somit die Erfahrung vieler Menschen, die durch die Fokussierung auf das eigene Sein, ihr Leben verstanden als ein „Leben in Gemeinschaft, für andere und für Gott" verlieren. Beck (2016) verweist vor dem Hintergrund seiner Ansicht, dass mit dem griechischen Begriff (psychè) „[...] die Existenz des Einzelnen in ihren jeweils konkreten Vollzügen gemeint [sei]", die es [...] in der Selbstverständlichkeit jener Vollzüge zu negieren gilt", darauf, dass „[...] der zum Verlust des Lebens führende Wunsch der Lebensrettung als Ausrichtung des Lebens auf die menschlichem Denken entsprechende Weise als Selbsterhaltung innerhalb eines daraus resultierenden Selbstverständnisses erscheint" (ebd., S. 426). Somit bedarf es des Mutes, die eigene Selbstsicherung zu verringern und sein eigenes Leben zu öffnen, um zu „[...] erfahren, was wirkliches Leben ist" (Klaiber 2010, S. 159). So stellt Jesus den ihm zuhörenden Jüngern und der „Volksmenge" (Mk 8,34) in Aussicht, „wer [...] sein Leben um meinetwillen und um des Evangeliums willen verliert, wird es retten." (Mk 8,35). Jesus erweitert

---

[71] Beck (2016, S. 426) verweist in Bezug auf den griechischen Begriff (psychè) darauf, dass mit diesem „[...] die Existenz des Einzelnen in ihren jeweils konkreten Vollzügen gemeint [sei]".

hier erstmals den Fokus der Nachfolge und nennt neben sich selbst das „Evangelium" als Orientierungspunkt für seine Nachfolger, wodurch „die Perspektive [der Nachfolge] auf die nachösterliche Situation hin [...] erweitert wird (Stolle 2015, S. 203). Markus setzt der im ersten Teil von V.35 dargestellten Mahnung ein positives Beispiel gegenüber. War es im ersten Teil noch das Bestreben sein eigenes Leben zu retten, was zum Verlust desselbigen führte, so verdeutlicht er nun, welcher Weg zur tatsächlichen Rettung und somit zum Gewinn des Lebens führt.

Es ist die Ausrichtung des eigenen Lebens auf Jesus und seine Botschaft vom Reich Gottes hin, die zur Rettung des Lebens, mit dem – wie dargestellt – ein ganzheitliches Verständnis des Lebens verbunden ist, führt (Klaiber 2010, S. 240). Dies steht dem Selbstbezug, wie er in der Mahnung Jesu dargestellt wird und zum Verlust des Lebens führt, gegenüber und verdeutlicht hierdurch, dass der Schlüssel zum „Gewinn" des Lebens die Preisgabe des Lebens in Hinblick auf den Willen Gottes ist, welcher den Menschen in Gestalt von Jesus und seiner Botschaft begegnet. Diese unmittelbare Gegenüberstellung von „Verlust" und „Gewinn" des Lebens stellt nicht nur den Weg zum wahren Leben dar, sie greift auch die Bedingungen zur Nachfolge (Mk 8,34) wieder auf, indem sie das Ergebnis der Nachfolge sowohl im gegenwärtigen Leben als auch nach dem Tod darstellt (Eckey 2008, S. 292; siehe zusätzlich Dschulnigg 2007, S. 240). Wer sich selbst verleugnet, das Kreuz auf sich nimmt und Jesus nachfolgt (Mk 8,34) und somit sein Leben um den Willen Jesu und seiner Botschaft von Reich Gottes verliert, wird es gewinnen (Mk 8,35). Diese Aussicht hatte besonders für die christlichen Adressaten des Markus, die unter Verfolgung und Unterdrückung litten, eine hoffnungsvolle und sinnstiftende Funktion (Eckey 2008, S. 293).

4.4.1.3 Ablegen des ‚Ideals der Selbstverwirklichung' und ‚vitaler Interessen'

Dies ist der einzige Weg, der zur Nachfolge Jesu und zum Gewinn des Lebens führt, was Markus anhand des Folgenden eindrücklich verdeutlicht. Jesus greift hierbei erneut das menschliche „Ideal der Selbstverwirklichung" und die „vitalen Interessen" auf und setzt diese in den direkten Bezug zu den von ihm formulierten Bedingungen der ‚Selbstverleugnung' und der ‚Kreuzesaufnahme'.

So führt Jesus seine Ausführungen mit zwei auf der Grundlage des bis hierher von Jesus Gesagten als rhetorisch zu bezeichnenden Fragen fort. Er greift mit diesen das unter der Überschrift des „Ideals der Selbstverwirklichung" zu subsumierendem Bestreben des Menschen zur monetären Absicherung des eigenen Lebens auf. Auch wenn sich in diesem Bestreben „vitale Interessen" widerspiegeln, so ist mit der monetären Lebenssicherung besonders der Erhalt und die

Förderung der gesellschaftlichen Stellung verbunden und somit das eigene Leben im gesellschaftlichen Kontext. Jesus legt seinen Adressaten in Gestalt der Jünger und der „*Volksmenge*" (Mk 8,34) dar, dass auch der Gewinn der „*ganzen Welt*" schlussendlich zum Verlust des Lebens führt und dieses nicht zurückgekauft werden kann (Mk 3,36 f.). Vor dem Hintergrund der vorherigen Ausführungen Jesu thematisieren diese rhetorischen Fragen den „Versuch der Sicherung des Lebens durch Reichtum" (Dschulnigg 2007, S. 240). Dieser wird in Jesu Aussage über Gewinn und Verlust des Lebens dem Leben gegenübergestellt (Donahue & Harrington 2002, S. 264). Jesus verdeutlicht hierbei jedoch, dass der Versuch der Lebenssicherung durch Reichtum erfolglos sein wird und der Mensch trotz seines Reichtums sein Leben einbüßt. Er stellt somit heraus, dass sich das Leben nicht mit Geld aufwiegen lässt. Der hierfür entscheidende Grund ist nicht die notwendige Menge an Geld, sondern dass es keinen Gegenwert zum Leben, so wie es durch den griechischen Begriff psychè dargestellt wird, gibt (Eckey 2008, S. 293; Klaiber 2010, S. 160). Dieses Leben ist der „wertvollste Aspekt des Menschen" (Donahue & Harrington 2002, S. 264).[72] Insofern stellt Jesus nicht nur heraus, dass das Streben nach Reichtum nicht zum Gewinn des Lebens führt, sondern auch, dass der einzige Weg zum wahren Leben der Weg in die Nachfolge Jesu ist.

Unmittelbar an diese rhetorischen Fragen schließt Jesus eine Mahnung an, mit der er das „vitale Interesse" des Menschen aufgreift. Er verdeutlicht hierdurch die Folgen, welche das Lossagen von Jesus und seiner Botschaft hat, und schärft so die von V.35 ausgehende „Spruchkette" in ihrer Aussagekraft (Dschulnigg 2007, S. 241). Derjenige, der „*[…] sich […] um [Jesus] und [seiner] Worte schämt, dessen wird sich auch der Menschensohn schämen, wenn er mit den heiligen Engeln in der Hoheit seines Vaters kommt.*" (Mk 8,38). Jesus zeigt somit die Folgen auf, die es hat, nicht das zu tun, was er von seinen Nachfolgern zum Gewinn ihres Lebens fordert und auf die die Bedingungen seiner Nachfolge ausgerichtet sind: Das Leben auf Jesus und seine Botschaft hin auszurichten. Dem, der sich für Jesus schämt, sich nicht zu ihm bekennt und von ihm abrückt, wird das Heil nicht zuteil (Eckey 2008, S. 293). Der für das Bekenntnis zu Jesus entscheidende Moment, so zeigt es die Formulierung „*meiner und meines Evangeliums*", welche ebenso wie in V. 35 die Verbindung zwischen der Person Jesus und seiner Botschaft unterstreicht und somit auch die in den Nachfolgebedingungen konkretisierte Nachfolge Jesus auf seinem Weg durch Leiden und Tod betont, zeigt sich in der „Treue zum Evangelium" (Klaiber 2010, S. 161). Dies gilt auch in Situationen der Bedrängnis. Jesus unterstreicht das mit der Nennung der „*ehebrecherischen und*

---

[72] Im Original: "[…] the most precious aspect of the person […]."

sündigen Generation" (Mk 8,38), durch welche Jesu Gegner bezeichnet werden und vor denen sich die Menschen um Jesu und einer Botschaft schämen (Eckey 2008, S. 293). Die Umschreibung der mit „*Generation*" bezeichneten Gegner mit den Adjektiven „*ehebrecherisch*" und „*sündig*" unterstreicht ihre fehlende „[…] Bindung und […] Verantwortung vor [Gott]" (Klaiber 2010, S. 161). Sie stellen daher, wie durch die Bezeichnung Gegner ausgedrückt, den Gegenpol zu Jesus und seinen Nachfolgern dar. Daher wird deutlich, dass die Menschen, die sich um Jesus und seine Botschaft vom Reich Gottes schämen, über keine „[…] Bindung und […] Verantwortung vor [Gott]" (ebd.) verfügen und dementsprechend selber zu „*dieser ehebrecherischen und sündigen Generation werden*" (Mk 8,38) (Eckey 2008, S. 293 f.). Dies führt dazu, dass den Menschen, die sich durch ihre Haltung zu Jesus und seiner Botschaft auf die Seite seiner Gegner begeben haben, im Endgericht, welches von Jesus durch die Worte „*[…], wenn er [gem. Jesus] mit den heiligen Engeln in der Hoheit seines Vaters kommt*" (Mk 8,38) angedeutet wird, nicht das erhoffte Heil zuteil wird (Klaiber 2010, S. 161). Aus dem Grund werden diejenigen, die sich Jesu und seiner „*Worte*" schämen (Mk 8,38), nicht Teil der Gemeinschaft mit Jesus und Gott sein (Collins 2007, S. 411). Deshalb steht die hier angeführte „*treulose und sündige Generation*" (8,38) denen gegenüber, die sich orientiert an Jesus und seinem Weg selbst verleugnen und ihr Kreuz auf sich nehmen. Sie erhalten hierdurch das ‚wahre Leben', das Leben in Gemeinschaft mit Jesus und Gott (ebd.).

4.4.1.4 Ergebnissicherung und Einordnung in die ‚Jüngerschaft Jesu'

Jesus konkretisiert mit den Ausführungen in Mk 8,34–38 seine zu Beginn seines öffentlichen Wirkens in Galiläa getätigte Aufforderung „*Kehrt um, und glaubt an das Evangelium!*" (Mk 1,15), mit der er – durch die sich an Mk 1,15 anschließende Berufung der ersten vier Jünger (Mk 1,16–20) in ihrer Bedeutung unterstrichen – unmittelbar diejenigen Menschen anspricht, die ihm nachfolgen möchten. Diese sind es auch, welche in Mk 8,34–38 den Adressatenkreis Jesu darstellen. Ihnen erläutert Jesus nun, nachdem er seinen Jüngern seine Identität offengelegt hat (Mk 8,29–31), seine für das Markusevangelium programmatische Aufforderung.

Die Menschen sollen im Sinne der Umkehr das ihrem Handeln zugrundeliegende Denken ablegen und wieder ihren „vitalen Interessen" und dem „Ideal der

Selbstverwirklichung" ausgerichtet an Jesus und seinem Evangelium, der Botschaft vom Reich Gottes, leben. Jesus nennt seinen Nachfolgern hierzu zwei
handlungsweisende Normen:

1. Das Öffnen des eigenen Fokus über sich selbst und das eigene Sein hinaus auf den Willen Gottes und somit auf die Gemeinschaft mit anderen.
   (Selbstverleugnung)
2. Das Aufnehmen der Nachfolge Jesu und das Bleiben in dieser entgegen jeglichem Leid, das mit der Mitgliedschaft in der Nachfolgegemeinschaft Jesu
   verbunden ist. (Kreuzesaufnahme)

Grundlage eines solchen Handelns ist eine sich am Beispiel Jesu und seiner Lehre
orientierende Haltung. Diese setzt den Prozess des Verstehens, welches in ‚2. Das
Gleichnis vom Sämann (Mk 4,1–12) und Jesu Auslegung (Mk 4,13–20)' herausgearbeitet wurde und der in der auf das Handeln nach Jesu Vorbild ausgerichteten
Annahme der Botschaft Jesu mündet, voraus. Aus dieser Annahme heraus entsteht eine Haltung, durch die der Menschen, wenn er sie in der Gemeinschaft
mit anderen lebt, zu einem Nachfolger Jesu macht. Nur so erhält der Mensch,
indem er Sicherheiten verringert und seinen Fokus von sich weg auf andere und
das Miteinander mit diesen richtet (1) und sich ungeachtet der Folgen für ihn der
Botschaft vom Reich Gottes öffnet und nach ihr lebt (2), das „wahre Leben". Ein
Leben, das orientiert am Willen Gottes, der durch Jesu Taten und seiner Lehre
von Reich Gottes den Menschen zuteil wird, nicht nur ein Leben in Gemeinschaft
mit Gott ist, sondern auch mit Anderen und für Andere.

Jesus legt daher seinen Nachfolgern, sowohl in der Gestalt der Jünger und
seiner übrigen Hörerschaft als auch derjenigen, die nach dem Osterereignis und
demnach in Gestalt der Adressaten des Markusevangeliums, die normative Grundlage seiner Nachfolge dar. Bei der Betrachtung dieser Darstellung der ‚Nachfolge'
im Kontext der im Vorhergegangenen erarbeiteten Analyseergebnissen zur ‚Jüngerschaft' und des ‚Verstehens' wird eine diese durchziehende und gleichsam
verbindende Linie deutlich.

So steht im Kern der ‚Jüngerschaft' das ‚Verstehen', das, wie bereits dargestellt, zum entscheidenden Charakteristikum der ‚Jüngerschaft' wird. Dieses
‚Verstehen' verfügt nicht nur in Bezug auf den Verstehensprozess, der maßgeblich durch das Lernen am Vorbild Jesu geprägt ist, einen praktischen Bezug,
sondern auch durch die Ausrichtung des ‚Verstehens' auf das eigene praktische
Handeln. Dieses Handeln, welches das ‚Verstehen' zu einem ‚praktischen Verstehen' macht, lässt den Jünger, der sich als Lernender und somit Verstehender
mit Jesus auf den Weg gemacht hat, zum Nachfolger werden. Die Nachfolge

wird somit nicht einfach zum Ziel des auf das praktische Handeln ausgerichteten ‚Verstehens', sondern zum Ziel der ‚Jüngerschaft'.

Aufbauend auf diese Bedingungen stellt Markus im folgenden Verlauf des Evangeliums am Beispiel der Jünger praktisch dar, was es für den Menschen bedeutet, sein Leben orientiert an der Aufforderung Jesu zu leben. Diese Darstellungen der Jünger in Bezug auf die ‚Selbstverleugnung' und der ‚Kreuzesaufnahme' werden im Folgenden nähergehend analysiert.

4.4.2 ‚Selbstverleugnung' am Beispiel der Jünger

Nachdem im Vorangegangen die Grundlagen und somit die Bedeutung der Nachfolge anhand der Ausführungen Jesu herausgestellt wurden, wird nun der Fokus auf die ‚Selbstverleugnung' gelegt. Diese wird in Hinblick auf die Darstellung der Jünger im Kontext des ‚Dienermodells' und des ‚Verhältnisses zu Reichtum' näher betrachtet und bezüglich des Verhaltens der Jünger analysiert.

4.4.2.1 Das ‚Dienermodell'

Im Folgenden wird anhand der Erzählungen Mk 9,33–37 und Mk 10,35–40 die Darstellung der Jünger im Kontext des Dienermodells näher analysiert. Hierbei liegt jedoch der Fokus nicht auf dem von Markus mit dem Dienermodell dargestellten gesellschaftlichen Modell, welches dem gegenwärtig in der Gesellschaft Vorherrschenden gegenübersteht[73], sondern auf dem Verhalten der Jünger in der Auseinandersetzung mit diesem.

4.4.2.1.1 Die Frage nach dem Größten

Unmittelbar nach der zweiten Leidensankündigung Jesu (Mk 9,30–32), welche er auf dem Weg durch Galiläa seinen Jüngern macht, berichtet Markus, dass Jesus, als sie nach Kafarnaum kamen, seine Jünger fragt, worüber sie auf dem Weg sprachen. Der Inhalt ihres Gespräches war die Frage „[...] wer (von ihnen) der Größte sei." (Mk 9,34). Diese Diskussion, welche in den Augen der Jünger das Bestehen von unterschiedlichen Rängen und somit einer hierarchischen Struktur innerhalb der Jüngerschaft voraussetzt, schließt sich nicht nur in Bezug auf die Komposition des Markusevangeliums an die nach Mk 8,31–34 zweite Leidensankündigung an, sondern auch bezüglich der zeitlichen Abfolge. So verdeutlicht Markus durch die Angabe „Sie [...] zogen durch Galiläa." (Mk 9,30) das Auf-dem-Weg-Sein

---

[73] Siehe hierzu *5 Die ‚Gegnerschaft Jesu'* im Teil II. *Bibelhermeneutische Analyse des Menschenbildes des Markusevangeliums* dieser Arbeit.

Jesu mit seinen Jüngern, als er sein Leiden zum zweiten Mal ankündigt. Dieses Auf-dem-Weg-Sein wird durch die zeitliche Bestimmung „*unterwegs*" (Mk 9,33), welche Jesus in seiner Frage nach dem Inhalt der Diskussion verwendet, erneut aufgegriffen und stellt die Verbindung der Leidensankündigung mit der Diskussion der Jünger heraus. Markus verdeutlicht somit die Einbettung dieser Passage inmitten des Abschnittes „*auf dem Weg*" (Mk 8,27–10,45), in dessen thematischem Fokus die Jüngerschaft Jesu und seine Nachfolge stehen (Donahue & Harrington 2002, S. 284).

Zum Zeitpunkt der Frage befinden sich Jesus und seine Jünger in einem Haus in Kafarnaum. Eine Ortsangabe, welche den Adressaten des Markusevangeliums an die Heilung der Schwiegermutter des Petrus – damals noch mit dem Namen Simon – erinnern lässt (Mk 1,29–31) (Dschulnigg 2007, S. 260; Schenke 2005, S. 234). Jesus ging damals nach seinem anfänglichen Wirken in Kafarnaum, wo er in der Synagoge einen Mann von einem unreinen Geist befreite, mit Johannes und Jakobus in das Haus von Petrus und Andreas, um dort die mit Fieber im Bett liegende Schwiegermutter des Petrus zu heilen. Neben dieser Verbindung weist die hier von Markus getätigte Ortsangabe erneut auf eine Lehrsituation hin und steigert somit die Aufmerksamkeit des Adressaten auf das nun Folgende (Schenke 2005, S. 235).

Bemerkenswert in Hinblick auf die hier von Jesus gestellte Frage ist, dass die Jünger ihm nicht antworten. Sie schweigen! Auch wenn der Grund für ihre Reaktion von Markus nicht genannt wird, ist zu vermuten, dass die Jünger sich bewusst sind, dass ihre Frage nach dem Größten vor dem Hintergrund dessen, was Jesus ihnen im Rahmen der Leidensankündigungen kurz vorher nach Mk 8,31–33 bereits zum zweiten Mal offenbart hatte, unangemessen ist (Donahue & Harrington 2002, S. 284; Klaiber 2010, S. 176; Schenke 2005, S. 235; Stolle 2015, S. 226). Auch wenn die Jünger Jesus nicht antworten, ist ihm bewusst, worüber die Jünger gesprochen haben (Eckey 2008, S. 316; Schenke 2005, S. 234; Stolle 2015, S. 225). Jesus setzt sich aufgrunddessen hin und ruft seine Jünger zu sich (Mk 9,35). Eine Position, welche Jesus als Lehrer kennzeichnet (Donahue & Harrington 2002, S. 284; Dschulnigg 2007, S. 260; Klaiber 2010, S. 176; Stolle 2015, S. 225) und daher neben dem Ort der Erzählung – dem Haus – den Lehrcharakter dessen, was Jesus nun zu seinen Jüngern vor dem Hintergrund ihrer Diskussion sagen wird, unterstreicht (Ebner 2008b, S. 99).[74] Jesus reagiert auf die Diskussion der Jünger mit der nicht nur inhaltlich, sondern auch von der Gestaltung des

---

[74] Eckey (2008, S. 316) weist zusätzlich darauf hin, dass der besondere Lehrcharakter der Situation ebenso durch die gezielte Nachfrage Jesu nach dem Gesprächsinhalt der Jünger auf dem Weg, durch welche die Jünger das sagen sollen „[…], was sie ihrem Lehrer ohnehin nicht verbergen können" herausstellt.

Erzählabschnittes (Mk 9,33–37) im Kern der Erzählung stehenden Aussage: „*Wer der Erste sein will, soll der Diener aller sein.*" (Mk 9,35). Er fordert seine Jünger, welche die Ersten sein wollen, auf, die Position eines Dieners einzunehmen. Diener gehören dem „gesellschaftlich letzten Rang" an (Schenke 2005, S. 235). Auf diesen sollen sich die Jesu Nachfolgenden begeben. Jedoch sollen sie nicht, wie sonst für Diener üblich, den „Ersten" dienen, sondern denen, die sich bereits auf dem untersten gesellschaftlichen Rang befinden. Somit nehmen die Nachfolger Jesus nicht nur die Position eines Dieners ein, sondern sie stehen noch hinter diesen zurück als die „*Diener der Diener*" (Mk 9,35). Sie sollen, wenn sie die „*Ersten*" sein wollen – bildliche gesprochen – zu den „Letzten" werden.

Jesus fordert seine Jünger nicht zu einer Umkehr geltender Verhältnisse auf, welche Diener zu Ersten und Erste zu Dienern macht, sondern zu einer speziellen Haltung (Ebner 2008b, S. 100; Klaiber 2010, S. 176). Diese soll den Ersten zum Diener derjenigen machen, welche – so verdeutlicht es das Bild des Dieners – am Rande stehen. Nur durch eine solche die Bedürfnisse und Bedarfe der „Letzten" als deren Diener in den Blick nehmende Haltung wird ein Mensch zum Ersten (Klaiber 2010, S. 176). Dies verdeutlicht Jesus an seinem eigenen Beispiel. Er selbst, der mit der Vollmacht Gottes lehrt, heilt und Dämonen austreibt, geht den Weg des Leidens und lässt es zu, dass er an seine Gegner ausgeliefert und von ihnen getötet wird (Mk 9,31) und stellt sich somit durch die damit verbundene Verkündigung des Reiches Gottes in den Dienst der Menschen.

Im unmittelbaren Anschluss verdeutlicht Jesus seine Worte, indem er ein Kind in die Mitte der sich im Haus befindenden Gemeinschaft stellt. Er handelt nach seiner eigenen Aufforderung, die er an seine Nachfolger richtet (Eckey 2008, S. 317; Klaiber 2010, S. 177; Schenke 2005, S. 235 f.). Von besonderer Bedeutung ist die Person, welche er in die Mitte stellt, das Kind. Kinder gehören innerhalb der antiken Gesellschaft dem untersten Rang an (Ebner 2008b, S. 101; Klaiber 2010, S. 177). Auf diese gesellschaftliche Stellung – so verdeutlicht es das von Markus hier verwendete griechische Wort für das Kind (teknon), welche das Kind im gesellschaftlichen Kontext bezeichnet – legt Markus den Fokus. Jesus stellt dieses Kind, bei dem es sich wohl, wie in der Antike nicht unüblich um ein „Tischsklavenkind" handelt, welches von seinen Eltern als Einnahmequelle „vermietet" wurde, vom Rand der Gesellschaft in die Mitte der anwesenden Gemeinschaft (Ebner 2008b, S. 101). Er vollzieht hiermit jedoch keine reine Symbolhandlung, durch die er das an seine Jünger Gesagte lediglich unterstreicht. Er nimmt das Kind, welches er in die Mitte der Gemeinschaft stellt, in die Arme und nimmt das Kind, welches im gesellschaftlichen Denken – unter Verwendung des Bildes in M k 9,35b – zu den „Letzten" gehört, wahr und „identifiziert" sich mit ihm (Klaiber 2010, S. 177). Jesus stellt somit nicht nur die Annahme desKindes heraus, er verdeutlicht auch, dass es sich bei diesem am Rande stehenden Kind um einen Menschen handelt, der es wert ist, respektiert und umsorgt zu werden (Donahue & Harrington 2002, S. 285). Er verdeutlicht somit die „Vollwertigkeit" des Kindes „im persönlichen Verhältnis zu ihm" und macht es zu einem Teil der Gemeinschaft (Stolle 2015, S. 227). Er wird somit zum Vorbild für das, was er durch das zu seinen Jüngern Gesagte (Mk 9,35) von seinen Nachfolgern einfordert: Die „Zuwendung" zu den „Kleinen und Geringen" (Schenke 2005, S. 260 f.).

Jesus stellt dies für seine Jünger noch einmal heraus und sagt zu ihnen „*Wer ein solches Kind um meinetwillen aufnimmt, der nimmt mich auf.*" (Mk 9,37). Im Fokus dieser Aussage steht die Aufnahme eines am Rande der Gesellschaft stehenden Menschen um den Willen Jesus. Ebner (2008b) weist in Bezug auf das hier verwendete Wort „*aufnimmt*" (Mk 9,37) auf eine „gastliche Aufnahme in die Tischgemeinschaft" hin (ebd., S. 101). Dieses Verständnis fügt sich in die Gesamtszenerie der sich innerhalb des Hauses befindenden Gemeinschaft, in deren Mitte Jesus das Kind stellt, ein. Hierdurch verdeutlicht Jesus nicht nur die Bewegung des sich am Rande befindenden Kindes in die Mitte der Gemeinschaft, sondern auch, dass das Kind in dieser „Tischgemeinschaft" „den gleichen Platz wie alle anderen" erhält (ebd.).

Das, was Jesus hier von seinen Jüngern fordert, widerspricht dem in der Gesellschaft verbreiteten Denken. Dieses ist geprägt von einer hierarchischen Struktur, mit der das Bestreben der Menschen einhergeht, innerhalb der Gesellschaft aufsteigen zu wollen, im Ideal der „*Erste*" (Mk 9,35) sein zu wollen und sich somit von den anderen Menschen zu unterscheiden (Dschulnigg 2007, S. 260; Eckey 2008, S. 317; Schenke 2005, S. 235). Ein solches Denken, das bestrebt ist, seinen eigenen gesellschaftlichen Selbstwert zu fördern, geht auch immer mit der Abwertung anderer einher. So würde das gesellschaftliche Denken, der die hier von Jesus aufgezeigte Haltung gegenübersteht, davon ausgehen, dass es nur Erste geben kann, wenn es auch zweite, also Diener, gibt. Jesus Forderung wirkt somit auf den ersten Blick erneut als ein „Paradox" (Schenke 2005, S. 235). Um innerhalb des Reiches Gottes, das Jesus verkündet, aufzusteigen, muss der Mensch zum „*Diener aller Diener*" (Mk 9,35) werden. Er muss sich in den Dienst der „*Letzten*" (Mk 9,35) stellen und wird durch diese dienende Haltung im Dienst des „*Letzten*" zum „*Ersten*" (Mk 9,35).

Somit lässt sich sagen, dass das Bestreben der Jünger, welches zu ihrer Diskussion auf dem Weg nach Kafarnaum führt, zwar verständlich ist, es jedoch nicht der Nachfolge Jesu entspricht. Dies wussten die Jünger und taten es trotzdem (Eckey 2008, S. 317). Obwohl Jesus dies in seiner zweite Leidensankündigung, welche – wie bereits dargestellt – unmittelbar vor der Diskussion der Jünger erfolgte, verdeutlicht, verhalten sich die Jünger nicht dementsprechend. Ihr Denken ist geprägt vom vorherrschenden gesellschaftlichen Verständnis. Dementsprechend zeigt sich erneut, dass das Denken der Menschen, wie im Falle des Petrus im Angesicht der ersten Leidensankündigung, geprägt ist von dem *„was die Menschen wollen"* (Mk 8,33). Es wird aufgrund dessen durch die Diskussion der Jünger auf dem Weg nach Kafarnaum deutlich, dass eine Diskrepanz zwischen dem von Jesus Verkündeten, seiner Lehre und den von ihm verdeutlichten Merkmalen seiner Nachfolge auf der einen Seite und dem, was die Jünger denken und somit auch tun, auf der anderen (Dschulnigg 2007, S. 260). Die Jünger sind sich dessen bewusst, handeln jedoch dennoch nicht entsprechend der Lehre Jesus und demzufolge dem Willen Gottes. Sie tun dies jedoch nicht mit Kalkül oder der Absicht. Sie sind im menschlichen Denken, welches sie hier veranlasst – gemäß des gesellschaftlichen Usus – hierarchisch zu denken, gefangen und können nicht – wie von Jesus durch seine Ausführungen in Mk 8,34–91 aufgefordert – ihr Denken verändern. Sie stehen demnach im Gegenüber zu der Schwiegermutter des Petrus, die am selben Ort wie die hier dargestellte Situation, nach der Heilung durch Jesus, ohne eine Unterweisung durch ihn, für Jesus und seine ihn begleitenden Jünger sorgte (Mk 1,31) (Ebner 2008b, S. 100).

Somit wird deutlich, dass das durch Wort und Handeln von Jesus verkündigte Reich Gottes für die Menschen und ihr Miteinander ein neues Paradigma darstellt. Dieses bedeutet – wie es bereits in der Analyse des Verstehens der Identität deutlich wurde –, sich vom bisherigen Denken freizumachen, eine neue Denkweise zuzulassen und das bisherige menschliche Denken, welches besonders von gesellschaftlichen Vorstellungen geprägt ist, zu überwinden.

4.4.2.1.2 Die Bitte der Zebedäussöhne

Dies zeigt sich auch anhand der Bitte der Zebedäussöhne (Mk 10,35–40) und der sich daran anschließenden Lehre Jesu zur Pflicht der Ersten zu dienen (Mk 10,41–45). Zwischen diesen Passagen des Markusevangeliums und dem im Vorangegangenen analysierten Abschnitt besteht sowohl in Bezug auf den Aufbau als auch auf den Inhalt eine Parallele. Hierdurch wird die Aussage der beiden Abschnitte nicht nur in Hinblick auf den sich mit der Nachfolge Jesu auseinandersetzenden Abschnitt des Weges Jesu nach Jerusalem, sondern des gesamten Markusevangeliums herausgestellt (Dschulnigg 2007, S. 260; Eckey 2008, S. 316; Klaiber 2010, S. 176 & 200). Dies unterstreicht nicht nur die Bedeutung der Aussage Jesu, dass derjenige, der Erster sein will, der Diener aller sein soll, für die Nachfolge Jesu, sondern sie zeigt auch die Notwendigkeit eines Umdenkens der Menschen auf, sowie die Schwierigkeiten, die für die Menschen mit diesem

Umdenken verbunden sind. So handelt es sich bei den Zebedäussöhnen Jakobus und Johannes, welche Jesus nach seiner dritten Leidensankündigung (Mk 32–34) um die beiden Plätze neben ihn bitten (Mk 10,35), sowohl um zwei der erstberufenen Jünger (Mk 1,19 f.) als auch um zwei aus dem Zwölferkreis (Mk 3,17) (Dschulnigg 2007, S. 284; Klaiber 2010, S. 200; Schenke 2005, S. 250). Diese beiden, die Jesus seit ihrer Berufung am See von Galiläa (Mk 1,16–20) folgten und die von ihm ausgesendet wurden „[…] damit sie predigten und mit seiner Vollmacht Dämonen austrieben." (Mk 3,14 f.), nehmen hierdurch nicht nur eine zentrale Rolle innerhalb der Jüngerschaft ein, sie befinden sich auch in unmittelbarer Nähe zu Jesus und somit im Zentrum seiner Lehrgemeinschaft. Dies lässt sie nicht nur Zeugen von Jesus Wundertaten sein, sie sind auch bei der Verklärung Jesus anwesend (Mk 9,2–10) (Stolle 2015, S. 253). Diese prominenten Mitglieder der Jüngerschaft bitten Jesus um die Plätze rechts und links von ihm in seiner „Herrlichkeit" (Mk 10,37). Mit dieser Frage bringen die Brüder in Hinblick auf den hier im Fokus stehenden Analysegegenstand zweierlei zum Ausdruck. Zum einen verdeutlichen sie mit der Bitte um die Ehrenplätze neben Jesus in seiner „Herrlichkeit" (Mk 10,37), dass sie seine im vorangegangenen Abschnitt zum dritten Mal wiederholte Leidensankündigung und die darin inbegriffene Ankündigung seiner Auferstehung verstanden haben. Ihre Bitte bezieht sich nicht wie die Frage der Jünger auf dem Weg nach Kafarnaum auf die Gegenwart (Donahue & Harrington 2002, S. 284), sondern sie bitten um Ehrenplätze in seiner „Herrlichkeit" (Mk 10,37). Diese Bezeichnung verdeutlicht, dass es den beiden Brüdern um „Ehrenplätze im Echaton" geht (Schenke 2005, S. 251). Somit wird deutlich, dass Jakobus und Johannes die Leidensankündigung dahingehend verstanden haben, dass Jesus sterben und auferstehen wird, sie haben aber jedoch nicht verstanden, was Jesus vor dem Hintergrund der ersten Leidensankündigung erläutert hat, als die Jünger darum stritten, wer der Erste sein wird (Mk 9,33–37) (ebd.). In diesem liegt auch die zweite, sich hinter der Frage der Zebedäussöhne befindende Aussage begründet. So streben die beiden Jünger entgegen den ersten beiden Leidensankündigungen und der Aufforderung Jesus zum Dienen nach Privilegien, die sie von den anderen im Reich Gottes unterscheiden (Klaiber 2010, S. 201). Dies kommt in ihrer Bitte nach den Plätzen links und rechts neben Jesus zum Ausdruck. Das sind im antiken Verständnis nicht nur „Ehrenplätze", sondern sie werden nur den „Mächtigsten in einem Reich" zuteil (ebd., S. 200). Sie lösen sich folglich nicht vom vorherrschenden gesellschaftlichen Denken in Hierarchien und projizieren diese die Menschen in unterschiedliche Ränge einordende Vorstellung auf das Reich Gottes (Eckey 2008, S. 342; Schenke 2005, S. 251). Sie verkennen, dass diese nicht nur von ihnen selbst nicht zuzuteilen sind, sondern auch Jesus eine solche Zuteilung nicht vornehmen kann. Diese Plätze werden von denjenigen eingenommen, für die sie vorgesehen sind. Die Entscheidung obliegt einzig und allein Gott. Dies kann einzig und allein Gott (Dschulnigg 2007, S. 285; Klaiber 2010, S. 202).

Das hierarchische Denken der Brüder, welches zur Frage nach den Plätzen neben Jesus führt, ist es auch, das dazu führt, dass „*[…] die zehn anderen Jünger [...] ärgerlich über Jakobus und Johannes wurden.*" (Mk 10,41). Die übrigen Jünger sehen in der Bitte des Jakobus und des Johannes den Versuch, sich von den anderen abzuheben und innerhalb der Gemeinschaft mit Jesus im Himmelreich aufzusteigen und durch diese Aussicht bereits in der Gegenwart eine besondere Stellung in der Jüngerschaft einzunehmen. Dies verdeutlicht, dass nicht nur die Zebedäussohne im gesellschaftlichen Denken, welches zwischen unterschiedlichen Rangstufen unterscheidet, behaftet sind, sondern auch die anderen Jünger. So würden sie, wenn sie Jesu Leidensankündigungen und seine Aufforderung zum Dienen verstanden hätten, die Frage des Jakobus und Johannes nicht beachten. Sie nehmen diese jedoch wahr und sind verärgert, da auch sie Jesus nicht verstanden haben (Schenke 2005, S. 252).

Dieses Unverständnis der „*Zwölf*", welches – wie dargestellt – in der Verbindung mit Mk 9,33–37 steht, führt zur erneuten Belehrung durch Jesus (Eckey 2008, S. 344). Diese steht der vorherigen Belehrung parallel gegenüber (Dschulnigg 2007, S. 286). Jesus ruft die „*Zwölf*", ebenso wie er es an den für das Verstehen der Nachfolge bedeutsamen Lehrsituationen in Mk 8,34 und Mk 9,35 getan hat, zusammen (Mk 10,42) (Klaiber 2010, S. 202). Er wiederholt seine bereits in Mk 9,35 getätigte Aufforderung zum Dienen und führt diese mit dem Verweis auf die durch Unterdrückung und Machtmissbrauch gekennzeichnete weltliche Herrschaft (Mk 10,42) weiter aus. Jesus stellt somit das Bild des Dienens den Erfahrungen der Menschen durch die Lebenswirklichkeit gegenüber (Dschulnigg 2007, S. 285; Eckey 2008, S. 344; Klaiber 2010, S. 202; Schenke 2005, S. 252). Er nutzt zur Verdeutlichung des Dienens, als die entscheidende Grundhaltung für die wahre Größe im Reich Gottes, das Bild des Sklaven. Dies ersetzt nicht das vorherige Bild des Dieners, sondern bestätigt und erweitert es (Stolle 2015, S. 255). Ein Sklave, der als Ware gehandelt wird und somit erworben werden kann, handelt nicht im eigenen Willen. Er steht im Dienst seines Besitzers und ist von diesem in seinem Handeln bestimmt (Eckey 2008, S. 344 f.). Wird dieses Verständnis nun auf die Nachfolge projiziert, wird zweierlei sichtbar: Zum einen die Entsprechung des Willen Gottes durch das Befolgen der Aufforderung Jesu zum Dienen und zum anderen das Dienen der Menschen im Namen Gottes. Deren Sklave soll derjenige sein, welcher der Erste sein will. Wenn er dem Menschen als sein Sklave, das heißt, gemäß seinem Willen, welcher sich an den Bedürfnissen und Bedarfen des Menschen orientiert, handelt, handelt er

gemäß dem Willen Gottes (Collins 2007, S. 499; Eckey 2008, S. 345). Er, der
Erste, der zum Sklaven aller wird, besitzt sich nicht mehr selbst und richtet nicht
all sein Tun auf sich aus. Er richtet sein Sein und somit sein Handeln an den
Menschen aus (Klaiber 2010, S. 203). Jesus selbst führt sich und seinen Weg
hierfür als Beispiel an. „*Denn auch der Menschensohn ist nicht gekommen, sich
dienen zu lassen, sondern um zu dienen und sein Leben hinzugeben als Lösegeld
für viele.*" (Mk 10,45). Jesus richtet sein Leben ganz an den Menschen aus. Sein
„Dienst an Menschen" sind seine in Vollmacht vollbrachten Wunder, Heilungen
und Exorzismen sowie sein Leiden am Kreuz (Klaiber 2010, S. 203).

4.4.2.1.3 Ergebnissicherung und –einordnung

Die sich jeweils an die zweite und dritte Leidensankündigung anschließende
Abfolge vom Unverständnis der Jünger und der Unterweisung in Hinblick auf
das in der Nachfolge zentrale Dienermodell verdeutlichen die Herausforderungen, welche für die Jünger mit dem Verstehen der Identität Jesus und seinem Weg
verbunden sind. Obwohl Jesus seinen Jüngern seine Identität und sein Schicksal
dargelegt (Mk 8,27–30; 8,31–33; 9,30–32; 10,32–34) und er sie durch die Darstellung der Merkmale seiner Nachfolge in diese eingeführt (Mk 8,34–9,1) und er
ihnen somit im Sinne von Mk 4,11 das „*Geheimnis des Reich Gottes anvertraut*"
hat, streben sie danach, mehr zu sein als andere. Hermann formuliert dieses durch
Mk 9,33–37 und Mk 10,35–45 zu Tage tretende Bestreben der Jünger vor dem
Hintergrund des Weges Jesu mit den Worten: „Die Jünger streben „hoch hinaus" – stattdessen aber weist Jesu Weg „hinab" (Herrmann 2011, S. 208). Die
Jünger möchten die Größten sein (Mk 9,34) und über Ansehen sowie Macht verfügen (Mk 10,37). Dies bezieht sich sowohl auf die Gegenwart (Mk 9,30–32) als
auch auf das „Echaton" (Mk 10,35–40). Das Bestreben, welches in den Fragen
der Jünger und der Reaktion der Jünger auf die Bitte der Zebedäussöhne (Mk
10,41) zum Ausdruck kommt, steht dem gegenüber, was Jesus von denen fordert,
die ihm nachfolgen wollen: ‚Selbstverleugnung' (Collins 2007, S. 444). Diejenigen, die Jesus nachfolgen wollen, sollen ihren eigenen Fokus von sich selbst
abwenden und ihn für den Willen Gottes und somit die Gemeinschaft mit anderen – insbesondere mit denen, die am Rande der Gesellschaft stehen – öffnen.
Die Jünger jedoch – so wird es sowohl in Mk 9,30–32 und Mk 10,35–40 deutlich – haben sich selbst im Sinn. Das, was sie erbitten und für sich beabsichtigen,
nutzt nur ihnen und hebt sie von den anderen ab. Sie verdeutlichen, dass sie nicht
nur Jesu Aufforderung zur Selbstverleugnung nicht verstanden haben, sondern
dass sie auch die mit Jesu Identität und seinem Weg verbundene Botschaft nicht
verstanden haben. Entgegen dem Beispiel Jesu, der, wie es durch seine Vorhersage deutlich wird, sich dem Leiden aussetzt und verworfen sowie getötet wird

(Mk 8,31), sich in den Dienst der Menschen stellt (Mk 10,45), ist das Handeln der Jünger geprägt von dem „*[...] was die Menschen wollen*" (Mk 8,33). Sie tun das, was Petrus von Jesus erwartet hat, als Jesus den Jüngern das erste Mal sein Leiden ankündigte (Mk 8,32). Sie handeln zu ihrem Wohl ungeachtet dem Willen Gottes und in ihrem Fall entgegen dem Weg Jesu.

Der Ausgangspunkt dieses Verhaltens der Jünger ist ihr von der Vorstellung einer innergesellschaftlichen Rangordnung geprägtes Denken. Die sich dahinter verbergende Grundannahme lautet: Menschen sind verschieden und haben einen unterschiedlichen Wert. Dieses hierarchische Paradigma, dem das Denken der Jünger unterliegt, führt zu dem Bestreben innerhalb einer Gruppe, in der es unterschiedliche Ränge gibt, einen der höheren, wenn nicht sogar den höchsten Rang einzunehmen. Eine Vorstellung, die das gegenwärtige gesellschaftliche Denken und die davon bestimmte Lebenswirklichkeit der Adressaten des Markusevangeliums widerspiegelt.

Diese ist geprägt vom nicht eindeutig zu verortenden, aber jedoch von vielen Exegeten in Bezug auf das Markusevangelium vermuteten Entstehungsort ‚Rom' (Eckey 2008, S. 10)[75]. So ist das städtische Leben bestimmt vom „Imperium Romanum", welches „[...] das formale Bindeglied eines Gemeinwesens ist, das sich durch große soziale Gegensätze auszeichnet [, bildet]" (Kessler & Omerzu 2009a, S. 206). Die Struktur innerhalb der Gesellschaft mit dem „[...] Kaiser (*princeps*) [...] an der Spitze, lässt sich am ehesten mit den „[...] Phänomen der römischen >>Prestigehierarchie<<, in den sozialen Zuschreibungen wie Ehre und Ansehen nicht notwendig mit Reichtum, Einfluss und personenrechtlichen Status einhergehen müssen, [beschreiben]. So stehen beispielsweise politisch unbedeutende Senatoren vermögend gewordenen Freigelassenen gegenüber" (ebd.).[76] Das, die „[...] jeweilige Stellung innerhalb der sozialen Hierarchie wesentlich [bestimmende, ist] die patriarchale Ordnung [...] der römischen Bürgergesellschaft [...]" (ebd.). Diese bezieht sich nicht nur auf innerfamiliäre Strukturen, sondern auch auf „[...] Gesellschaften und ihre Teilbereiche [...]" und wirkt sich somit auch auf „[...] das Denken und die Wirklichkeitskonstruktion" der Menschen aus (Gerber & Vieweger 2009, S. 437).

> „Die konkrete patriarchale Struktur findet ihre Verwirklichung durch explizite Gesetze, die Menschen je abhängig von [...] Kriterien Rechte zuschreiben, aber wesentlich mehr durch nicht ausdrücklich niedergelegte Verhaltensnormen, Sitten und

---

[75] Siehe weiterhin bzgl. des Entstehungsortes des Markusevangeliums u. a. Ebner (2008a, S. 171 f.); Schenke (2005, S. 40 ff.)

[76] Die Autoren verweisen darauf, dass das "[...] Verhältnis der anderen gesellschaftlichen Gruppen zueinander [...] unterschiedliche Auffassungen gibt." (ebd.)

Gebräuche, kulturelle Gewohnheiten und die sprachliche Repräsentanz der Wirklichkeit" (ebd.).

Innerhalb der römischen Gesellschaft zur Zeit des Neuen Testamentes war das
entscheidende Merkmal der „strikt patriarchalen Struktur" die Rolle des „Pater
familias" (ebd., S. 438). So kam dem „Pater familias", der als „erwachsener
männlicher römischer Bürger [...] einem Haushalt (domus/oikos) bzw. einem
Familienverband (familia) [...]" vorstand, „[...] die Verfügungsgewalt über den
Personenverband wie auch das gemeinsame Eigentum der Familie [zu] (patria
potestas)" (Kessler & Omerzu 2009a, S. 206). Eine vergleichbare Struktur ist
auch in Hinblick auf die Gesamtgesellschaft zu beobachten, die in ihrer Ausgestaltung durch die „[...] Form einer Pyramide mit einer breiten Basis von
Unfreien und Besitzlosen, einer schmalen Spitze von politisch und ökono-
misch mächtigen Freien [beschrieben werden kann]" (Gerber & Vieweger 2009,
S. 438).[77]

Aber nicht nur die Struktur der Gesellschaft, in der die Adressaten des Markusevangeliums leben, ist für die Analyse des Nicht-Verstehens der Jünger in den
im Vorangegangenen analysierten Erzählungen von Bedeutung, sondern auch ihre
Kultur. So geht Neumann (2016a) in Hinblick auf die „Lebenswelt, in der die bibl.
Schriften wurzeln, nämlich der antik-mediterran-nahöstlichen Kulturraum [...]",
davon aus, dass „es [...] sich um eine [...] grundsätzlich als nichtindividualis-
tisch und agonistisch zu bezeichnende [Kultur handelt]" (ebd., S. 37). Im Sinne
der „agonistischen Lebensauffassung" „[wird] das soziale Leben [...] begriffen
und erlebt als permanentes Kräftemessen, als stete Folge von Herausforderungen
und Erwiderungen [...]" (ebd., S. 38). Die Folge einer solchen gesellschaftlichen Vorstellung ist die Zugrundelegung von gegenseitiger „Konkurrenz und der
Herrschaft der Starken über die Schwachen" (ebd.).

Hierbei gibt es nicht – wie bereits zu Beginn der Arbeit erwähnt – wie in
der heutigen Zeit eine Trennung zwischen dem intrapersonellen Individuum und
der Rolle des Menschen innerhalb des sozialen Gefüges. Besonders die soziale
Existenz und hierbei die soziale Rolle ist für den Menschen der neutestamentlichen Zeit und somit auch des Markusevangeliums von Bedeutung. So handelt
es sich bei dem auf die neutestamentlichen Texte anzuwendende Verständnis
der „Person" nicht um ein „[...] individuelles Selbst", sondern die Rolle, die
jemand auf der Bühne des sozialen Lebens spielt und die definiert, „wer" er/

---

[77] Bzgl. der genauen Ausdifferenzierung der „sozialen Schichtungen" siehe Kessler &
Omerzu (2009b, S. 533 ff.)

sie ist" (Neumann 2016b, S. 362). So „[unterlag] das Verhalten jedes/r Einzelnen [...] permanent der sozialen Beobachtung, Kontrolle und Zensur, dem Vergleich mit anderen, dem Verdacht und dem Gerücht und somit dem Zwang zur Selbstbehauptung und Selbstdarstellung (Neumann 2016a, S. 38). Hierbei war die „Vorstellung von den „begrenzten Gütern"" von besonderer Bedeutung „[...], die besagt, dass der Vorrat an Ansehen, Ehre und Ruhm begrenzt ist, eine Vermehrung der eigenen Position oder Reputation also stets auf Kosten anderer geht. Eifersucht [...] und Neid sind daher starke Triebkräfte" (ebd.).

In diesem skizzierten gesellschaftlichen Kontext fallen die Ereignisse der Entstehungszeit des Markusevangeliums, welche sich ohne eine genaue zeitliche Einordnung auf die Zeit um das Jahr 70 n.Chr. einschränken lässt (Eva-Marie Becker 2017, S. 196 f.; Collins 2007, S. 11–14; Ebner 2008a, S. 170 f.; 2008b, S. 14; Eckey 2008, S. 8–10; Schenke 2005, S. 32–34). Von besonderer Bedeutung ist hierbei der Herrschaftsantritt des Kaisers Vespasians, der „nach dem Dreikaiserjahr 68/69 n.Chr., in dem offener Bürgerkrieg herrschte und die römischen Legionen mit unterschiedlichen Kaiserkandidaten gegeneinander angetreten sind, [...]" Kaiser des Römischen Reiches wurde. (Ebner 2008b, S. 7).[78] Sein Herrschaftsantritt bedeutet jedoch nicht nur ein Ende der Unruhen im Reich, sondern er wurde auch zu einem motivierenden Beispiel für die Bevölkerung. So „[...] ist es Vespasian, einem bisher völlig zweitrangigen General, gelungen, eine neue Herrschaftsdynastie zu etablieren" (ebd.). Diese Aufstiegsgeschichte des Vespasians vom Ritter zum Kaiser des Römischen Reiches und sein Vorgehen „bewusst [...] Anhänger aus seinem Stand in den Senat [zu] berufen, [...]" hat „[...] die Grundlage einer Erfolg versprechenden Aufsteigermentalität geschaffen" (ebd., S. 8).

Der zu vermutende Entstehungsort ‚Rom' lässt somit den Rückschluss zu, dass die Adressaten des Markusevangeliums nicht nur unmittelbare Zeugen des triumphalen Aufstiegs des Vespasians waren, sondern die Wirkung, die dieser Aufstieg auf die Bevölkerung hat, unmittelbar wahrnahmen.

Diese Erfahrungen im bestehenden skizzierten gesellschaftlichen Kontext werden somit bestimmend für das gegenwärtige gesellschaftliche Denken und werden durch die Jünger auf die Gemeinschaft mit Jesus und das Reich Gottes übertragen. Hierdurch entsteht jedoch ein Paradoxon. So ist es das vorherrschende gesellschaftliche Denken, das der Gesellschaft eine auf Ruhm und Macht fußende hierarchische und die Menschen unterscheidende Struktur zugrunde legt, welches

---

[78] Auch Blatz (2016, 327 & 329) betont die in seinen Augen bestehende Bedeuutng des "Aufstiegs des Kaisers Vespasian" zum Verständnis des Markusevangeliums; siehe auch Becker (2017, S. 196 f. & 198 ff.)

Jesus mit seine Ausführungen zum ‚Dienermodell', die auf ein den Menschen und seine Bedürfnisse in den Blick nehmendes Miteinander abzielen, ersetzen möchte (Collins 2007, S. 445; siehe auch Lau 2019, S. 604 ff.). Jedoch ist es gerade dieses in der gesellschaftlichen Vorstellung verhaftete Denken der Jünger, welches verhindert, dass sie die Botschaft Jesu verstehen. Somit wird erneut deutlich, dass für das Verstehen der Identität Jesu und seines Weges und damit auch die Grundlage seiner Nachfolge ein veränderungsbereites Verstehen ist (Beck 2016, S. 384; Palachuvattil 2010, S. 163). Dies bringt zum Ausdruck, dass eine „adäquate Erschließung des Reiches Gottes" nur in Verbindung mit „der Umkehr geltender Verhältnisse" möglich ist (Beck 2016, S. 384).

So weist Beck (2016) in Bezug auf die Reaktion auf die Diskussion der Jünger auf dem Weg nach Kafarnaum (Mk 8,35) darauf hin, dass diese „[…] die von den Jüngern gestellte Frage nach dem Größten auf jene menschlichen Maßstäbe [verweist], die es nach Mk 8,34–35 zugunsten der Nachfolge Jesu zu negieren gilt. […] Er postuliert also wiederum die Umkehr geltender Werte und fordert in dieser Weise ein Umdenken […] der in Mk 8,34–35 als Selbstverleugnung und Verlust der [Existenz] illustrierten Enteignung entspricht" (ebd., S. 430). Am Beispiel der Jünger, welche aufgrund ihres gesellschaftlichen und somit als menschlich zu bezeichnenden Denkens innerhalb der Gemeinschaft mit Jesus und im Reich Gottes eine Rangordnung vermuten und somit nach Größe und Macht streben, wird jedoch deutlich, dass sie in gesellschaftlichen Paradigmen verhaftet sind. Dies ist nicht das Resultat eines bewussten und reflektierten Denkens, sondern Ergebnis der Sozialisation der Menschen, die sie als Teil der Gesellschaft durchlaufen haben. Daher bestätigt dies das, was bereits im Kontext des ‚Verstehens der Identität Jesu' herausgestellt wurde: Der Mensch ist im menschlichen Denken gefangen.

Durch dieses im eigenen Denken Gefangensein wird der Mensch gehindert, im Sinne der Aufforderung Jesus „*Wer Ohren hat zum Hören, der höre!*" (Mk 4,9) die Lehre Jesu zu erfassen und auch nach dieser zu handeln. Der Grund hierfür ist, dass die Menschen durch dieses Verhaftetsein in ihren gewohnten Paradigmen nicht über die Bereitschaft und Fähigkeit verfügen, den tieferen Sinn der Lehre Jesu zu entschlüsseln. Sie verfallen hierdurch immer wieder in ihre gewohnten und somit routinierten Denkstrukturen zurück, wie es insbesondere am Beispiel der Zebedäussöhne deutlich wird, die zwar die Botschaft Jesu aufzunehmen scheinen, sie aber weder innerlich erfassen noch nach ihr handeln. Sie verfallen somit erneut dem menschlichen Denken und bitten Jesus um die Ehrenplätze neben ihm (Mk 10,35–40).

In Hinblick auf die Analyse des hier im Fokus stehenden Verhaltens der Jünger im Kontext des Dienermodells vor dem Hintergrund der Nachfolge Jesu und der von Jesus hierfür genannten Bedingung der ‚Selbstverleugnung' ergibt sich somit folgende Erkenntnis:

Das, was das menschliche Denken bestimmt und somit eine Öffnung für die Botschaft Jesu verhindert, ist die Vorstellung eines auf Rangordnung aufbauenden sozialen Miteinanders. Somit wird am Beispiel der Jünger im Kontext des Dienermodells deutlich: Der Mensch denkt in Hierarchien.

Dieses Denken führt dazu, dass der Mensch, wie von Jesus sowohl im Gleichnis des Sämanns (Mk 4,1–9) als auch in dessen Auslegung (Mk 4,13–20) angedeutet, Gefahr läuft, die sich hinter der Lehre Jesu verbergende Botschaft über das Reich Gottes als tieferen Sinn dieser Lehre nicht zu verstehen. Er ist – wie bereits dargestellt – in seinem Denken gefangen. Ein Denken, dass in den hier analysierten Erzählungen geprägt ist von einem hierarchischen Denken und dem damit verbundenen Streben nach Wertigkeit, insbesondere in Vergleich zu anderen.

4.4.2.2 Streben nach Reichtum

Ein weiterer Aspekt der Jüngerdarstellung im Markusevangelium, an dem die von Jesus von seinen Nachfolgern eingeforderte ‚Selbstverleugnung' deutlich und der Umgang der Jünger mit dieser Bedingung der Nachfolge herausgestellt wird, ist der Umgang mit Reichtum und der damit verbundenen monetärer Sicherheit. Hierzu wird im Folgenden das Verhalten der erstberufenen Jünger im Augenblick ihrer Berufung durch Jesus vor dem Hintergrund der mit Reichtum verbundenen monetären Sicherheit analysiert. Im darauffolgenden Schritt wird dieses Verhalten der Erstberufenen dem des reichen Mannes (Mk 10,17–22) gegenübergestellt, bevor die somit gewonnenen Erkenntnisse durch die Analyse der Erzählungen der armen Witwe (Mk 12,41–44) und des blinden Bettlers (Mk 10,46–52), als Vertreter der „anderen Jünger", mit dem Ziel Aussagen zum menschlichen Verhalten und dem damit verbundenen Verstehen angesichts monetärer Sicherheit treffen zu können, ergänzt werden.

4.4.2.2.1 Der Umgang mit monetärer Sicherheit am Beispiel der Erstberufenen

Der Ausgangspunkt für diesen Aspekt wird bereits früh im Markusevangelium im Kontext der Berufung der ersten vier Jünger (Mk 1,16–20) und der sich wenig später ereignenden Berufung des Levi (Mk 2,13–17) gelegt. Markus verdeutlicht hier bereits, was es heißt Jesus nachzufolgen: Sein gewohntes Leben zu verlassen und sich auf den Weg hinter Jesus her zu machen. Dieses Verlassen des Gewohnten bedeutet – so wird es an den Beispielen der vier erstberufenen Jünger und von Levi von Markus illustriert – Sicherheiten aufzugeben.

So verdeutlicht die dargestellte und an 1.Kön 19,19–21 angelehnte „Berufungstypologie", dass die Erstberufenen nicht aus einem inneren Antrieb heraus zu Jüngern wurden, sondern es Jesus ist, der sie in die Jüngerschaft beruft (Ebner 2008b, S. 24; siehe weiterhin Collins 2007, S. 157). Grundlegend ist hierbei die sich in allen drei Berufungserzählungen wiederfindende Verbindung aus dem „erwählenden Blick" (Mk 1,16) Jesu und seines Nachfolgerufes (Mk 1,17) (Dschulnigg 2007, S. 76; Eckey 2008, S. 88; Schenke 2005, S. 69). Durch diese Berufung in die Jüngerschaft werden sowohl die vier erstberufenen Jünger als auch Levi „[…] mitten aus ihrer Alltagsarbeit gerissen" (Ebner 2008b, S. 24). Markus unterstreicht diese Bewegung der Jünger anhand ihrer jeweiligen Einführung durch ihre im Augenblick der Berufung durchgeführten beruflichen Tätigkeiten, welche sie in Folge der Berufung sowie ohne zu zögern und darüber nachzudenken niederlegen (Mk 1,18; 1,20) (Donahue & Harrington 2002, S. 74). Die Reaktion der Erstberufenen wird somit in einer „radikalen Weise" dargestellt (Schenke 2005, S. 69). Waren sie im einen Augenblick noch Fischer, die am Rande des Sees von Galiläa Netze auswarfen (Mk 1,16) oder im Boot ihre Netze herrichteten (Mk 1,19) oder ein Zöllner der Steuern einzog (Mk 2,14), so sind sie im nächsten Augenblick Jünger Jesu. Der Grund für diese eindrückliche Reaktion der Jünger wird jedoch weder im Kontext der Berufungserzählungen noch im weiteren Verlauf des Evangeliums von Markus näher erläutert. Deswegen erzeugt der Evangelist durch die Darstellung der erstberufenen Jünger nicht nur bei den Adressaten des Evangeliums eine Steigerung ihres Interesses, sondern er unterstreicht auch die „Autorität Jesu", auf dessen Ruf die Jünger eine solche Reaktion zeigen (Collins 2007, S. 158). Diese Reaktion vollzieht sich somit sowohl in Bezug auf die beiden Erstberufenen Andreas und Simon als auch in Bezug auf die Zebedäussöhne und Levi eine „einschneidende Lebenswende", durch die der Fokus ihres Lebens ganz auf die mit der Jüngerschaft verbundenen Nachfolge ausgerichtet ist (Dschulnigg 2007, S. 76; siehe weiterhin Klaiber 2010, S. 41).

Eine besondere Auffälligkeit zeigt sich in Bezug auf den Lebenswandel des Jakobus und des Johannes, die Söhne des Zebedäus (Mk 1,16–20; 2,14). Bei diesen handelt es sich nicht nur um Personen einer höheren sozialen Schicht, wie es durch das Boot, das sie im Gegensatz zu Simon und Andreas, welche vom Rande des Sees aus mit Wurfnetzen fischen, zur Ausübung ihres Berufes verwenden (Collins 2007, S. 159; Donahue & Harrington 2002, S. 76; Eckey 2008, S. 89; Klaiber 2010, S. 42), sondern auch in der Darstellung dessen, was sie hinter sich lassen. Stellte Markus in Bezug auf Simon und Andreas ebenso wie im Fall der Berufungserzählung des Levi dar, dass sie ihren Beruf hinter sich lassen und sich Jesus anschlossen, so zeigt sich im Falle des Jakobus und des Johannes eine Steigerung ihres Lebenswandels. Diese lassen nicht nur ihr berufliches Leben hinter sich, sie verlassen auch ihren Vater (Mk 1,20). Sie legen somit durch das Zurücklassen des Vaters auch ihre damit verbundene familiäre und somit soziale Sicherheit nieder. Hierdurch wird der – wie es bereits am Beispiel des Simon und des Andreas sowie des Levi verdeutlicht wird – ohnehin drastische Wandel des Lebens verstärkt (Donahue & Harrington 2002, S. 75; Eckey 2008, S. 89; Klaiber 2010, S. 42). Dies ist besonders für die Adressaten des Markus erstaunlich, für die das Verlassen des Vaters der in der Gesellschaft vorherrschenden Wertehaltung widerspricht (Donahue & Harrington 2002, S. 75). Gleichzeitig bedeutet diese Aufgabe der sozialen Sicherheit, die eigene Existenz in Gefahr zu bringen, die maßgeblich durch die Familie gesichert wird (vgl. Eckey 2008, S. 89 f.).

Somit wird durch das Verlassen der beruflichen Sicherheit und der sozialen Verbindungen deutlich, dass der Ruf Jesu in seine Jüngerschaft die von ihm Berufenen „entwurzelt" (Dschulnigg 2007, S. 77). Jedoch findet diese – bildlich gesprochene – loslösende Bewegung von dem, was den Erstberufenen Sicherheit und Halt gab, ihren neuen Bezugspunkt in Jesus, durch die „[…] existenzielle [Bindung] an seine Person" (Dschulnigg 2007, S. 76). Jedoch ist diese Bindung an Jesus nur durch die Entsicherung der Jünger möglich. Die Jünger müssen ihre finanzielle und soziale Absicherung auflösen, um sich für Jesus und das Teilhaben an seinem Weg zu öffnen. Es vollzieht sich demzufolge das, was Jesus unmittelbar vor der Berufung der ersten vier Jünger eingefordert hat: *„Kehrt um und glaubt an das Evangelium"* (Mk 1,15). Eine Bewegung weg von dem, was den Menschen sichert und gleichzeitig bindet hin zu Jesus und insofern zu Gott (Eckey 2008, S. 89; Klaiber 2010, S. 42). Somit wird die Entsicherung des Menschen, der Jesus als Jünger auf seinem Weg begleiten wird, zum immanenten Bestandteil der Jüngerschaft und daher, wie von Jesus mit der Aufforderung zur ‚Selbstverleugnung' verdeutlicht (Mk 8,34), zur unverzichtbaren Grundlage der Nachfolge.

Der Mensch, welcher Jesu Jünger werden möchte, muss seinen Fokus von der eigenen monetären und sozialen Existenz, welche er durch seine familiäre Bindung und den Erwerb seines Lebensunterhaltes sichert, lösen und ganz auf Jesus und die Beziehung, welche er als sein Jünger eingeht, richten. Dies kann – so verdeutlicht es Markus besonders am Beispiel des Jakobus und Johannes – auch „[…] zum gesellschaftlichen Abstieg und zur sozialen Entwurzelung führen" (Eckey 2008, S. 90).

Das unterstreicht Jesus auch bei der Aussendung der „Zwölf" (Mk 6,6–13). Er fordert die „Zwölf" bei ihrer Aussendung auf, weder Nahrung noch Geld mitzunehmen und anders als sonst üblich nur ein Untergewand zu tragen (Mk 6,8 f.). Durch diesen „[…] Verzicht […] soll auch in der Praxis sichtbar werden, dass sie auf die Fürsorge Gottes, des Schöpfers, vertrauen und sich der Güte und

Unterstützung der sie Aufnehmenden gewiss sind" (Dschulnigg 2007, S. 175).
Indem die Jünger Jesu Aufforderung nachkommen, verdeutlichen sie nicht nur
ihr Vertrauen in Jesus und ihre Beziehung zu ihm (siehe Stolle 2015, S. 144). Sie
unterstreichen auch ihr Vertrauen in seine Botschaft vom Reich Gottes.

4.4.2.2.2 Positivbeispiel der Jünger im Gegenüber zum reichen Mann

Eine Erzählung, welche im weiteren Verlauf des Markusevangeliums den
Umgang mit Reichtum und somit finanzieller Sicherheit weiter herausstellt, ereignet sich auf dem Weg Jesu nach Jerusalem. Hier sind es jedoch nicht die Jünger,
welche im Fokus der Erzählung stehen, sondern ein Mann, von dem der Adressat
im weiteren Verlauf der Erzählung erfährt, dass er über ein „großes Vermögen"
(Mk 10,22) verfügt. Dieser Mann läuft dem sich nach seinem Aufenthalt in Judäa
(Mk 10,1–16) wieder auf den Weg gemachten Jesus entgegen, fällt vor ihm auf
die Knie und fragt ihn: „Guter Meister, was muß ich tun, um das ewige Leben zu
gewinnen?" (Mk 10,17). Der Mann drückt somit sowohl durch seinen Kniefall
vor Jesus (Collins 2007, S. 476; Donahue & Harrington 2002, S. 302) als auch
durch die Frage, welche er an Jesus richtet, seine Hochachtung aus. Diese bringt
er zum einen durch die Haltung, welche der eines Schülers gleicht, sowie der
Anrede Jesu als „guter Meister" (Mk 10,17) und zum anderen auch durch den
Inhalt seiner Frage nach dem Weg zum „ewigen Leben" zum Ausdruck (Stolle
2015, S. 242). Der Mann erhofft sich durch die Frage an Jesus nach dem, was
er tun müsse, um „ewiges Leben" zu erlangen, das Aufzeigen des Weges, welcher ihn in das „Reich Gottes" führt (Schenke 2005, S. 245). Die hierbei vom
fragenden Mann verwendete Formulierung „[...] das ewige Leben zu gewinnen"
(Mk 10,17) verdeutlicht, dass dem Mann bewusst ist, dass er sich den Eintritt
in das Reich Gottes nicht einfach verdienen kann, sondern, dass dieser ihm aufgrund seines Lebens geschenkt wird (Klaiber 2010, S. 192). Jesus führt seine
Antwort auf die Frage des Mannes mit dem Aufgreifen des Attributs „gut" ein,
welches der Mann bei der Bezeichnung Jesu als „guter Meister" verwendete.
Jesus korrigiert den Mann und stellt mit Verweis auf „das Grundgebot des jüdischen Glaubens": „Höre Israel! Jahwe, unser Gott, Jahwe ist einzig." (Dtn 6,4)
heraus, dass „niemand [...] gut [ist] außer Gott, dem Einen." (Mk 10,18) (Klaiber
2010, S. 192; siehe weiterhin Eckey 2008, S. 332). Jesus verdeutlicht somit, dass
nur Gott es ist, welcher über den Eintritt in sein Reich entscheidet. Die Grundlage für diese Entscheidung und somit für den Eintritt in das Reich Gottes ist das
„Ausrichten des Lebens auf Gott hin" (Klaiber 2010, S. 192). Jesus führt seine
Antwort weiter fort, indem er die Gebote der „zweiten Tafel" des Dekalogs, welche er in einer veränderten Reihenfolge aufzählt, verweist. Des Weiteren fügt er
diesen in Form des Gebotes „[...], du sollst keinen Raub begehen [...]" (Mk 10,19)

ein zusätzliches hinzu. Der Grund für die Hinzunahme dieses Gebotes ist umstritten. So sehen einige in diesem einen Hinweis darauf, dass der reiche Mann durch Diebstahl an sein Vermögen gekommen ist und er dies durch die im Verlauf der Erzählung von Jesus eingeforderte Abgabe ihres Vermögens an die Armen wieder gut machen soll (Hicks 2013, S. 199; Peppard 2015, S. 604). Ähnlich sehen es die anderen, die in diesem Gebot einen direkten Verweis auf die Versuchung sich auf Kosten anderer zu bereichern, wie sie besonders für die besteht, die mehr haben als andere, sehen (Collins 2007, S. 478). Wiederum andere verstehen das Gebot als Ausdruck sozialer Verpflichtung gegenüber anderen, ihnen nicht ihre Habe wegzunehmen und ihnen besonders das zu geben, was ihnen zusteht (Klaiber 2010, S. 192). In der Gesamtbetrachtung der aufgezählten Gebote spiegelt sich jedoch eine Fokussierung auf zwischenmenschliche Beziehungen ab (Donahue & Harrington 2002, S. 303). Jesus unterstreicht hierdurch „das geforderte Gutsein und gute Handeln im Verhältnis zu seinen Mitmenschen", welches von Gott in den Geboten gefordert wird (Eckey 2008, S. 332). Jesus stellt somit in Bezug auf die Frage des reichen Mannes heraus, dass es dieses Handeln im Miteinander zu den Mitmenschen ist, welches das Leben ausmacht, das die Voraussetzung für die Aufnahme in das Reich Gottes ist, welches der Mann anstrebt. Der Mann reagiert auf Jesu Ausführung mit der Antwort, dass er nach diesen Geboten, welche Jesus aufführte, bereits seit Kindertagen lebt (Mk 10,20). Das, was der reiche Mann „[...] durch Tun leisten kann, hat dieser [...] aufgebracht" (ebd.; S. 333). Jesus reagiert auf diese Gebotstreue des Mannes mit großer Zuneigung für ihn (Collins 2007, S. 479; Donahue & Harrington 2002, S. 303; Dschulnigg 2007, S. 276; Klaiber 2010, S. 193; Schenke 2005, S. 245; Stolle 2015, S. 243). Diese Zuneigung und das dieser zugrundeliegende Verhalten sind auch der Grund für die sich anschließende Aufforderung Jesu. So heißt es nämlich, *„da sah ihn Jesus an, und weil er ihn liebte, sagte er: Eines fehlt dir noch: Geh, verkaufe, was du hast, gib das Geld den Armen, und du wirst einen bleibenden Schatz im Himmel haben; dann komm und folg mir nach!"* (Mk 10,21). Aufgrund der Zuneigung, die Jesus für den Mann wegen seines an den Geboten orientierten Handelns empfindet, ruft er ihn in seine Nachfolge. Der Mann hat jedoch noch eins zu tun. Er muss seinen Reichtum aufgeben. Dies ist jedoch kein zusätzliches von ihm zu erfüllendes Kriterium, um sein Ziel zu erreichen. Die Aufforderung Jesu schafft eine bemerkenswerte Unterscheidung innerhalb der von ihm als Reaktion auf die Frage des reichen Mannes gegebenen Antworten. Stand in der Zitation der 6 Gebote der Zweiten Tafel des Dekalogs noch das Handeln, welches an den Geboten ausgerichtet werden soll und durch welches dem Willen Gottes entsprochen wird, im Fokus, so ist es nun eine bestimmte Haltung, welche mit der Weggabe des

Reichtums des Mannes verbunden ist. Jesus fordert hier das ein, was die erstberufenen Jünger bei ihrer Berufung von sich aus taten. Sie verließen ihre Arbeit und ihre Familie. Sie ließen das, was ihr Leben sicherte und dieses gleichzeitig auch einschränkte, hinter sich, um ihr Leben auf Jesus und seinen Weg hin auszurichten und sich auf dies einzulassen. Diese für die Nachfolge notwendige Befreiung verdeutlicht Jesus hier erneut, indem er seinem Ruf die Aufforderung der Aufgabe des Reichtums und dessen Abgabe an die Armen vorausstellt. Der Mann, der sich durch das dem Willen Gottes entsprechende Handeln auszeichnet und somit die Zuneigung Jesu gewinnt, soll sich durch Entsicherung und daher Befreiung von dem, was ihn in seinem Leben einschränkt, Jesus und seinem Weg und somit Gott anvertrauen. Die Nachfolge Jesu bedeutet insofern nicht nur gemäß des Willen Gottes zu handeln, sondern auch den „ungeteilten Einsatz der Person" in Bezug auf das Reich Gottes (Eckey 2008, S. 333), einer sich öffnenden Haltung, die sich ganz auf Jesus und seinen Weg ausrichtet. Hierzu ist der reiche Mann jedoch im Gegensatz zu den erstberufenen Jüngern nicht bereit (Mk 10,22) und wird diesen aufgrund dessen mit seinem Verhalten gegenübergestellt (Dschulnigg 2007, S. 278; Ebner 2008b, S. 110; Schenke 2005, S. 244). Er regiert auf die Aufforderung Jesus „*betrübt*" (Mk 10,22) und nicht wie es die Erstberufenen durch ihr sofortiges Handeln in Folge ihrer Berufung tun, mit Entschlossenheit (Mk 1,18.20, Mk 2,14). Der Grund hierfür ist, dass der Mann über ein „*großes Vermögen*" verfügte (Mk 10,22). Er ist „Gefangener seines Reichtums" und kann sich folglich nicht freimachen, wodurch es ihm nicht möglich ist, auf Gott zu vertrauen und sich auf die Nachfolge Jesu einzulassen (Dschulnigg 2007, S. 277; siehe weiterhin Collins 2007, S. 480; Donahue & Harrington 2002, S. 304; Schenke 2005, S. 246). Der reiche Mann hat Angst vor „materieller und sozialer Unsicherheit", so wie es die Zebedäussöhne bereitwillig eingegangen sind.(Schenke 2005, S. 245) Diese Angst ist im Falle des Mannes aufgrund der Fülle seines Reichtums besonders ausgeprägt. So ist es sein Reichtum, der in davon abhält, sich für Gott und die Nachfolge Jesus zu öffnen und diese einzugehen (Schenke 2005, S. 246; Stolle 2015, S. 244). Er geht nicht in die Nachfolge Jesus ein, sondern geht „*traurig weg*" (Mk 10,23). Dies ist es auch, was Jesus mit der Aufforderung zur Weggabe seines Reichtums an die Armen beabsichtigt. Der Mensch – und in diesem Fall der reiche Mann – soll nicht in Askese leben frei von jeglichen Gütern. Er soll sich Freimachen von dem, was ihn bindet und ihn somit behindert, sich Gott und der Nachfolge Jesus anzuvertrauen (Schenke 2005, S. 247).

Nach dem Weggang des reichen Mannes greift Jesus das Geschehene wieder auf und sagt zu seinen Jüngern: „*Wie schwer ist es für Menschen, die viel besitzen, in das Reich Gottes zu kommen!*" (Mk 10,23). Jesus stellt die bindende und somit den Eintritt in das Reich Gottes verhindernde Kraft des Reichtums heraus. Die Jünger reagieren hierdrauf mit Erschrecken. Anders als in anderen Situationen, in denen die Jünger als erschrocken und ängstlich dargestellt werden, ist es hier kein Zeichen für das Nicht-Verstehen der Jünger. Vielmehr verdeutlicht ihr Erschrecken, dass sie den Ernst der Aussage Jesu verstanden haben (Dschulnigg 2007, S. 277). Der Grund für ihr Erschrecken in Folge der Aussage Jesus, welche Reichtum als Hindernis für den Eintritt in das Reich Gottes herausstellt, kann zweierlei sein. So widerspricht zum einen die Aussage Jesu der bei den ersten Adressaten des Markusevangeliums vorherrschenden Vorstellung, dass es sich beim Reichtum eines Menschen um ein Zeichen der Gnade Gottes sowie seines Segens für diese Person handelt (Donahue & Harrington 2002, S. 304). Jesus bricht somit mit der gesellschaftlichen Vorstellung bzgl. des Reichtums und fordert die Jünger und Nachfolger durch seine Aussage zum Umdenken auf. Zum anderen besitzt die Reaktion der „Zwölf" eine Stellvertreterfunktion, indem sie die Reaktion der Adressaten und darüber hinaus all der Menschen aufgreift, welche an der monetären Sicherung ihres Lebens festhalten und somit der Gemeinschaft mit Jesus und dem Reich Gottes fernbleiben (Schenke 2005, S. 247). Jesus unterstreicht dies noch einmal, indem er sagt „Eher geht ein Kamel durch ein Nadelöhr, als daß ein Reicher in das Reich Gottes gelangt." (Mk 10,25) und stellt in Folge des erneuten Erschreckens der Jünger und ihrer Frage wer „[...] dann noch gerettet werden [kann]" (Mk 10,26), heraus, dass dies nur durch Gott möglich sei (Mk 10,27). Nur er kann die Herzen derer öffnen, die sich an ihren Reichtum binden und von diesem abgehalten werden, auf Gott zu vertrauen und ihnen somit den „Weg der Nachfolge" öffnen (Ebner 2008a, S. 111). Sie selbst sind gefangen in ihrem Streben nach monetärer Sicherheit in Form von Reichtum.

Infolge dieser Sonderbelehrung macht Petrus, der wie in Mk 8,29; 8,32; 9,5; 11,21 stellvertretend für die „Zwölf" das Wort gegenüber Jesus ergreift (Donahue & Harrington 2002, S. 305), eine in Bezug auf den Kontext der Erzählung bemerkenswerte Aussage, indem er zu Jesus sagt „Du weißt, wir haben alles verlassen und sind dir nachgefolgt." (Mk 10,28). Die Jünger, die durch das Verhalten des reichen Mannes im Vorherigen durch ihr bereitwilliges Verlassen ihrer monetären Sicherheit noch als positiv dargestelltes Beispiel für den Eintritt in die Nachfolge unterstrichen wurden, stellen nun die Frage nach dem, was sie für ihren Einsatz erhalten (Schenke 2005, S. 247). Diese Frage ist zwar vor dem Hintergrund der im Vorherigen von Jesus ausgeführten Warnung vor dem Reichtum unerwartet und lässt die Jünger erneut im Licht des Unverständnisses erscheinen, sie ist aber auch aus menschlicher Perspektive verständlich. Schließlich war der Preis, den sie zu zahlen hatten, aufgrund ihrer monetären Entsicherung und der somit entstandenen Abhängigkeit ein hoher. Trotz ihrer Frage stellt Markus

die Jünger, insbesondere die Erstberufenen, aufgrund ihrer Reaktion, durch welche die Jünger –wie bereits dargestellt – alle Sicherheiten verlassen und sich
auf Jesus, seine Botschaft und somit Gott ausrichten und anvertrauen, als positives Beispiel dar, welche er an dieser Stelle das Beispiel des reichen Mannes
gegenüberstellt (Collins 2007, S. 480 f.; Donahue & Harrington 2002, S. 305).

Jesus regiert auf die Anmerkung des Petrus (Mk 10,28 f.) und stellt heraus,
dass für diejenigen, welche um Jesu Willen und des Evangeliums Willen ihre
monetären Sicherheiten verlassen haben, eine neue Sicherheit erhalten, welche
die alten um das „Hundertfache" (Mk 10,30) übersteigt. Ihr Lohn liegt im Besonderen im Miteinander der Gemeinschaft derer, die auf Gott vertrauen und Jesus
nachfolgen. Dies spiegelt sich nicht nur in den von Jesus in Mk 10,29 f. aufgezählten Personen, welche Zeichen familiärer Beziehungen sind, wider, sondern
auch in der Erwähnung des „Haus" als Symbol für die Familie und der „Acker"
als familiärer Grundbesitz (Klaiber 2010, S. 196). Zwischen diesen von Markus
verwendeten Symbolen der Familie führt er diejenigen auf, welche den „Haushalt" bilden, die Familienmitglieder (Donahue & Harrington 2002, S. 305). Dies
alles haben die Jünger um Jesu und seiner Botschaft Willen verlassen und werden
als Lohn nicht nur ewiges Leben erhalten (Mk 10,30), sondern sie werden das,
was sie verlassen haben, bereits in diesem Leben in einem hören Maße innerhalb
der Familie Gottes wiedererhalten (Eckey 2008, S. 338).

4.4.2.2.3 Der Umgang mit materieller Sicherheit am Beispiel der „anderen Jünger"

Auch wenn das in Bezug auf den Reichtum zu beobachtende Bild der „Zwölf"
durch die Lohnfrage, welche Petrus stellvertretend an Jesus stellt, für einen kurzen Augenblick ins Wanken gerät, ändert dies nichts daran, dass ihr Verhalten
in Bezug auf die von Jesus zur Nachfolge zugrunde gelegte Bedingung der
„Selbstverleugnung" verstanden als monetäre Entsicherung, als positiv zu bewerten ist. Noch eindrücklicher wird dieses zur Nachfolge eingeforderte Verhalten
am Beispiel der armen Witwe (Mk 12,41–44) und des blinden Bettlers Bartimäus
bei Jericho (Mk 10,46–52). Zwei Personen des Markusevangeliums, welche der
Gruppe der „anderen Jünger" zuzuordnen sind.

So greift besonders die Erzählung vom Opfer der Witwe (Mk 12,41–44) –
auch wenn sie in erster Linie in Hinblick auf ihre Komposition in Bezug auf das
Urteil Jesu über die Schriftgelehrten (Mk 12,37–40) in dessen Kontext Jesus das
Verhalten der Schriftgelehrten anmahnt und hierbei unter anderem auf die das das
Witwen um ihre Häuser Bringen (Mk 12,40) kritisiert, zu analysieren ist – die
bereits in Mk 10,17–27 und Mk 10,28–31 aufgegriffene Thematik der Entsicherung auf. Jesus beobachtet im Tempel die Menschen, die Geldspenden in den

Opferkasten werfen. Unter ihnen ist neben Reichen, die viel gaben (Mk 12,41), auch eine arme Witwe, die lediglich zwei Lepa in den Opferkasten warf (Mk 12,42). Ein Lepa ist die vom Wert her kleinste griechische Münze. Ihr Wert wird den eher römisch sozialisierten Adressaten des Evangeliums von Markus durch die Erläuterung *„ein Pfennig"* (Mk 12,42) verdeutlicht (Collins 2007, S. 589; Donahue & Harrington 2002, S. 364).

Nachdem Jesus das sieht, ruft der seine Jünger zusammen. Eine Reaktion, welche von Markus an mehreren Stellen des Evangeliums verwendet wird, um die Bedeutung des nun folgenden von Jesus Gesagten zu verdeutlichen (Collins 2007, S. 590; Donahue & Harrington 2002, S. 464). Jedoch ist dieses Zusammenruf der Jünger (Mk 12,43) nicht nur ein Stillmittel des Evangelisten. Es drückt auch in Hinblick auf die Erzählung die Hochachtung Jesu für die Tat der Frau aus (Schenke 2005, S. 280).

Jesus beginnt seine Ausführungen, so wie es bereits in Mk 10,29 der Fall war, mit der Einführung *„Amen, ich sage euch"* (Mk 12,43), wodurch nicht nur der besondere Charakter des nun Folgenden als eine wie im Fall von Mk 8,34 und Mk 10,42 nur den Jüngern geltende Sonderbelehrung in Hinblick auf seine Nachfolge herausgestellt wird (Collins 2007, S. 589; Donahue & Harrington 2002, S. 364; Stolle 2015, S. 297), sondern es unterstreicht das nun Folgende auch als „definitive Beurteilung" dessen, was die Witwe getan hat (Eckey 2008, S. 411). Sie hat alles, was sie besaß, gespendet und hat somit, alles was ihrem Leben aus finanzieller Sicht Sicherheit gegeben hat, abgegeben. Anhand dieser bewussten Mittellosigkeit der Frau richtet sie ihre „Lebenssicherung" ganz auf Gott aus und vertraut sich ihm an (Stolle 2015, S. 297; siehe weiterhin Dschulnigg 2007, S. 331 f.; Eckey 2008, S. 411). Durch diese aufgrund ihrer Weggabe all ihres Geldes – ebenso wie die entsichernde Reaktion der Jünger auf den Ruf Jesu (Mk 1,18.20; 2,14) – als radikal zu bezeichnende Tat der Witwe, übersteigt ihre Tat die der Reichen. Diese geben zwar in Hinblick auf die Quantität deutlich mehr als die Frau, jedoch ist die damit verbundene Qualität eine andere. Sie geben viel aber nicht alles. Sie bewahren ihren Reichtum. Die Frau hingegen gibt alles was sie hat (Donahue & Harrington 2002, S. 364; Dschulnigg 2007, S. 331). Sie „[...] vertraut [...] auf Gottes Vollmacht"(Stolle 2015, S. 298) und gibt sich ganz der Fürsorge Gottes hin (Eckey 2008, S. 411). Markus schafft somit nicht nur in Hinblick auf die Reichen, die von Jesus bei ihrer Spende im Tempel beobachtet werden (Mk 12,41), ein eindrückliches Gegenüber (Dschulnigg 2007, S. 331). Vielmehr wird die arme Witwe zum Gegenbeispiel für all diejenigen, welche nach finanzieller Sicherheit streben. So wird die arme Witwe zu einem eindrücklichen Gegenüber zur Darstellung des reichen Mannes, der – wie bereits dargestellt – Jesus nach dem Gewinn des *„ewigen Lebens"* fragt (Mk 10,17) und, da er an

seinem Streben nach materieller Sicherheit festhält, welches ihn hindert seinen
Reichtum abzugeben, beim Erreichen seines Ziels scheitert (Eckey 2008, S. 411).
Ebenso ist auch im Fall der im vorangegangenen Abschnitt von Jesus erwähnten
Schriftgelehrten der Fall. Diese – so Jesus – „[…] bringen die Witwen um ihre
Häuser […]" (Mk 12,40) und tun somit genau das Gegenteil von dem, was die
arme Witwe tut. Sie gibt alles, was sie hat, als Spende. Die Schriftgelehrten hingegen nehmen denen, die wenig haben, den Witwen, ihre Häuser, damit sie mehr
haben. Sie legen ihren Fokus auf sich selbst und die Förderung ihres Reichtums
und handeln dementsprechend. Die arme Witwe steht diesem Bild der Schriftgelehrten gegenüber (Collins 2007, S. 590; Donahue & Harrington 2002, S. 365;
Stolle 2015, S. 297).[79] Sie zeichnet sich dadurch aus, dass sie „unabhängig von
allen irdisch-menschlichen Voraussetzungen […] ihre Lebenssicherung und ihre
Lebenskraft alleine von Gott erwartet (vgl. 12-18-27)" (Stolle 2015, S. 298).
Somit wird die Frau zum Beispiel für das „rechte Verstehen der Lehre Jesu",
dessen Kern der Glaube und somit das Vertrauen auf Gott ist (ebd.). Durch die
Spende ihrer finanziellen Mittel und somit ihres Lebensunterhaltes richtet sie ihr
ganzes Leben auf Gott aus und löst sich von alledem, was sie in Form von finan-
ziellen Sorgen und Mühen zur Erwirtschaftung ihres Lebensunterhalts in ihrem
Leben einschränkt. Die Witwe wird somit zum Beispiel zweier für die Nachfolge
Jesu zentraler Aspekte: die mit der Selbstverleugnung einhergehende Hingabe zu
Gott und die Nächstenliebe, die in der Spende all ihres Geldes zum Ausdruck
kommt (ebd.).

Eine weitere Erzählung, in welcher der Umgang mit monetärer Sicherheit wiederzufinden ist, ist die Erzählung des Blinden bei Jericho, namens Bartimäus
(Mk 10,46–52). Jesus erhört die wiederholten Rufe des am Rande des Weges
von Jericho nach Jerusalem sitzenden Bettlers. Als Jesus ihn zu sich ruft, wirft
der Bettler, bevor er aufspringt und sich auf zu Jesus macht, seinen Mantel weg.
Eine Reaktion, die in Hinblick auf ihre Bedeutung unter Exegeten unterschiedlich
interpretiert wird. So sehen die einen in dem impulsiven Wegwerfen des Mantels eine Befreiung von dem, was den Bettler einschränkt, besonders in Hinblick
auf die Bewegung hin zu Jesus (Collins 2007, S. 511; Donahue & Harrington
2002, S. 318; Eckey 2008, S. 351; Klaiber 2010, S. 206). Andere hingegen sehen
in der Reaktion des blinden Bettlers einen Ausdruck seiner inneren Bewegtheit
(Collins 2007, S. 510; Donahue & Harrington 2002, S. 318; Gnilka 2008, S. 110).
Eine weitere Interpretation des Wegwerfens des Mantels, in der auch der hier im
Fokus der Analyse stehende Aspekt monetärer Sicherheit wiederzufinden ist, ist

---

[79] Beck (2016, S. 452) weist darauf hin, dass es sich beim Motiv der Schriftgelehrten darum
handelt „[…] ihre innerweltliche Stellung zu festigen."

die Wahrnehmung des Mantels als „Sammelstelle für Münzen und andere Almosen". Bartimäus, der aufgrund seiner Blindheit gezwungen ist zu betteln und dies am Rand des Weges, den die Pilger von Jericho nach Jerusalem nehmen, tut, wird –auch wenn es in der Erzählung nicht explizit genannt wird – den Mantel als eine solche Sammelstelle nutzen und ihn hierzu vor sich ausbreiten. Indem der blinde Bettler diesen Mantel infolge des Rufes Jesu wegwirft, lässt er ähnlich wie die vier erstberufenen Jünger, die ihre Fischernetze und im Falle der Zebedäussöhne das Fischerboot, das zurück, was er zum Erwerb seines Lebensunterhaltes benötigt. Der Grund hierfür ist nicht nur, dass er nach seiner Heilung, durch die er nicht mehr gezwungen ist zu betteln, den Mantel als „Sammelstelle für Münzen und andere Almosen" nicht mehr benötigt, sondern es ist sein auf seine Heilung folgender Eintritt in die Nachfolgegemeinschaft Jesu (Mk 10,52) (Dormeyer 2013, S. 363). Somit richtet auch der blinde Bettler Bartimäus durch das Wegwerfen des Mantels als den Gegenstand des Erwerbes seines Lebensunterhaltes sein Leben ganz auf Jesus aus, indem es zum Abschluss der Erzählung heißt: *„Im gleichen Augenblick konnte er wieder sehen und er folgte Jesus auf seinem Weg."* (Mk 10,52). Markus erwähnt nichts von einer Aufnahme einer beruflichen Tätigkeit des Bartimäus oder dass er, der außerhalb der Stadt saß, als Zeichen seiner Ausgrenzung als blinder Menschen, wieder hineingeht in die Stadt Jericho, um dort wieder teilzunehmen am gesellschaftlichen Leben. Markus verdeutlicht durch den Abschluss der Erzählung, dass der neue Fokus des Bartimäus, der vor seiner Heilung noch auf dem Erwerb seines Lebensunterhalts durch Betteln lag, nun ganz auf Jesus und seine Nachfolge ausgerichtet ist. Durch diese Ausrichtung des eigenen Lebens erhält Bartimäus durch seine Nachfolge das „wahre Leben", als Leben in Gemeinschaft mit den Nachfolgern Jesu, Jesus selbst und somit auch Gott. Er löst sich von der vermeintlichen finanziellen Sicherheit, die er versucht durch das Betteln am Wegesrand zu sichern. Der Bettler, der zu Beginn der Erzählung ein Ausgegrenzter war, wird durch seine Nachfolge zu einem Teil der ‚Familie Gottes'.

4.4.2.2.4 Ergebnissicherung und -einordnung

Markus verdeutlicht durch die im Vorangegangenen analysierten Erzählungen, was es zusätzlich zum Ablegen des hierarchischen Denkens im Sinne der ‚Selbstverleugnung' heißt, in die Nachfolge Jesu einzutreten. Es heißt, das eigene Streben nach materieller und sozialer Absicherung, das, wie es sowohl am Beispiel der erstberufenen Jünger (Mk 1,16–20) und des Levi (Mk 2,13 f.) als auch der armen Witwe (Mk 12,41–44) und des blinden Bettlers (Mk 10,46–52) verdeutlicht wird, zum existenzbestimmenden Antrieb wird, abzulegen. Der somit für die Ausrichtung des eigenen Lebens entscheidend werdende Fokus ist der Wille

Gottes, der durch das Beispiel Jesu und seine Botschaft verkündet wird. Dieser fordert, so wird es sowohl an der Opfergabe der armen Witwe (Mk 12,41–44) als auch an der Aufforderung Jesu an den reichen Mann, der seinen ganzen Reichtum verkaufen und den Erlös den Armen geben soll (Mk 10,21), die Menschen nicht nur dazu auf, sich von dem, was sie von ihm fernhält, zu befreien, sondern auch ihr Handeln in seinem Sinne auf das Miteinander der Menschen und hier insbesondere auf diejenigen, die Not leiden, auszurichten.

Die hierbei entscheidende Verbindung von innerer Haltung und aktiverem Handeln zeigt Markus am Beispiel des reichen Mannes auf. Dieser handelt zwar im Sinne des Willen Gottes, indem er seine Gebote seit Jugend an befolgt (Mk 10,20), aber seine innere Haltung ist nicht auf Gott ausgerichtet, sondern auf sich selbst. Indem Markus darstellt, dass der reiche Mann der Aufforderung Jesu nicht nachkommt und er an seinem Reichtum festhält und sich somit von Jesus, durch den der Wille Gottes gegenwärtig wird, sowohl bildlich als auch innerlich entfernt, verdeutlicht der Evangelist, welche Herausforderung für den Menschen mit der Ausrichtung des eigenen Seins und des Handelns mit dieser für die Nachfolge grundlegenden Haltung verbunden ist. Der Mensch strebt nach materieller Absicherung. Dieses Streben ist durch das gesellschaftliche Denken zur Zeit der neutestamentlichen Texte und somit auch des Markusevangeliums geprägt, indem eine Verbindung zwischen Armut bzw. Reichtum und gesellschaftlichem „Prestige" vorherrscht. Dies hat besonders für arme Menschen nachhaltige Folgen, da sich ihre Armut nicht nur negativ auf ihren gesellschaftlichen Status auswirkte, sondern auch „ein Durchbrechen der Armutsgrenze […], wenn man einmal unterhalb der Armutsgrenze angelangt war, [war] sowohl wirtschaftlich wie sozial nur schwer und selten möglich […]" (Frevel 2016a, S. 105). Die Folge einer solchen vorherrschenden gesellschaftlichen Logik ist die „Habgier".

> „Habgier orientiert sich nicht an den Bedürfnissen – sie ist unersättlich und zerstörerisch und gilt als Inbegriff der Sünde (Röm 7,7; 13,9). […] Hier wird deutlich, dass es sich um ein strukturelles Phänomen handelt, an dem jeder und jede Einzelne partizipiert und das gefährdet. Ökonomische Auseinandersetzungen sind ein Alltagsproblem in den Gemeinden (Mk 4,19; Lk 12,15; 1Kor 7,2; 9,5)" (Janssen & Kessler 2009, 236f.).

Entscheidend ist jedoch vor dem Hintergrund des in der Gesellschaft vorherrschenden Besitz und gesellschaftlichen Prestiges in Verbindung bringenden Denkens, dass es sich bei der „Habgier" nicht zwangsläufig um einen Ausdruck vermeintlich niedriger Gelüste handelt, wie es der moderne Sprachgebrauch unter Umständen vermuten ließe, sondern, dass diese Habgier im Licht des gesellschaftlichen Kontextes zu betrachten ist. So „[ergeht] an den reichen Mann […] in Mk

10 die Aufforderung Jesu, seinen Reichtum zugunsten der Armen zu verkaufen, […]" was bedeuten würde, dass „[…] er […] auf seinen gesellschaftlichen Status verzichten [muss]" (Jochum-Bortfeld & Kessler 2009, S. 104). Eine solche Kontextualisierung der Aufforderung Jesu und insbesondere der Reaktion des reichen Mannes soll weniger Sympathien für dessen Entscheidung schaffen, als vielmehr verdeutlichen: „Das Reich Gottes und das Festhalten an gesellschaftlichen Statusunterschieden schließt sich aus" (ebd.).

Somit hindert ein solches Bestreben, am Besitz und dem damit verbundenen Prestige festzuhalten, den Menschen daran, so wie es beim reichen Mann der Fall ist, auch wenn der Wille die Nachfolge Jesu aufzunehmen besteht, dieses tatsächlich mit der Konsequenz sich einzig am Willen Gottes zu orientieren zu tun.

Auch hier zeigt sich – wie im Kontext des im Vorherigen analysierten Dienermodells –, dass das von Jesus im Gleichnis vom Sämann (Mk 4,1–9) und dessen Auslegung (Mk 10,13–20) angemahnte Hindernis für das Verstehen der Botschaft Jesus und somit für die Nachfolge, welche das Wirksamwerden der Botschaft im Handeln der Menschen darstellt, dem Verstehen gegenübersteht. Dieses den Menschen antreibende Bedürfnis nach materieller Sicherheit hindert den Menschen – so wird es anhand der analysierten Erzählungen deutlich – den tieferen Sinn der Lehre Jesus in Gestalt der Botschaft vom Reich Gottes zu erfassen und nach diesem zu handeln (vgl. Mk 4,18 f.).

Markus stellt diesem Beispiel des reichen Mannes nicht nur das der Witwe, welche im Sinne der Nachfolge handelt, gegenüber[80], sondern auch das der erstberufenen Jünger. Er verdeutlicht hierdurch nicht nur die im Gegensatz zum reichen Mann angemessene Reaktion auf den Nachfolgeruf Jesu, er verdeutlicht insbesondere, was notwendig ist, um sich in die Nachfolge Jesu zu begeben und was diese bedeutet. So fordert Jesus, wie im Falle der Zebedäussöhne herausgestellt und in Bezug auf die anderen erstberufenen Jünger zu vermuten, seine Jünger auf, ihre Familien ungeachtet der eigenen Folgen und der ihrer Familien zu verlassen. Dies ist besonders vor dem Hintergrund bemerkenswert, dass „das primäre soziale Sicherungssystem der hellenistisch-römischen Antike […] die Familie [war]. Sie bedeutete die Gesamtheit der Personen (und Sachen) einer Hausgemeinschaft, die eine Lebens-, Wohn-, Wirtschafts- und Versorgungsgemeinschaft bildete" (Kegler & Eisen 2009, S. 539).

Somit hat für die Jünger das Verlassen ihrer Familien, auch vor dem Hintergrund, dass im Markusevangelium kein Hinweis darauf gegeben wird, dass sie

---

[80] Siehe bzgl. des Kontrasts zwischen dem reichen Mann und der Witwe Beck (2016, S. 451).

durch Arbeit für ihren Lebensunterhalt sorgen (ebd., S. 540), nicht nur umfassende Folgen für ihre ‚materielle Absicherung', sondern auch für ihre ‚soziale Absicherung'. Diese ist jedoch, wie bereits im Kontext von 6.2.1.3 erwähnt, vor dem Hintergrund, dass das Bild der ‚Person' abhängig vom jeweiligen sozialen Gefüge ist, von diesem bestimmt wird und hinter dem modernen Begriff der ‚Identität' zurücktritt, von besonderer Bedeutung (Neumann 2016a, S. 41; 2016b, S. 362). So „[…] ist es für den antiken Menschen nahezu ausgeschlossen, als Individuum zu (über)leben. Nur als Teil und Glied eines sozialen Ganzen, eines Beziehungs- und Solidaritätsnetzes (meist familiäre oder Patron-Klient-Netzwerke), kann der Einzelne existieren" (Neumann 2016a, S. 41). Den Jüngern „[…], die als Einzelne aus dem sozialen Netz der Familien- und Dorfstruktur herausgerufen werden", „[…] wird [somit] zugemutet, ein Leben im Widerspruch zur Gruppenidentität zu beginnen, das soziale Milieu anstößig zu überschreiten [(vgl. Mk 3,22)]" (Gruber & Michel 2009b, S. 272).

Diese soziale und somit gleichsam persönliche Bedeutung des Eintritts in die Jüngerschaft wird auch nicht durch die von Jochum-Bortfeld (2008) beschriebene Einschätzung geschmälert, dass es sich vor dem Hintergrund ihrer Berufe sowohl bei den vier erstberufenen Jüngern als auch bei Levi und Jesus selbst, um Vertreter „[…] aus den unteren sozialen Schichten handelt", welche „[…] ein unsicheres Leben [führten] und […], selbst wenn sie wie die Zebedaiden über ein Boot und Mittel zur Bezahlung von Tagelöhnern verfügten, von Armut bedroht [waren]" (ebd., S. 202).[81] Jochum-Bortfeld weist in Bezug auf den Lebenskontext der Erstberufenen und Jesus vor diesem Hintergrund darauf hin, dass „[…] eine Situation [herrschte], in der das Zurücklassen der alten sozialen und wirtschaftlichen Bezüge nicht als Verlust einer sicheren Existenz bewertet werden musste" (ebd.). Dies führt ihn zu der Bewertung, „dass das Leben in der Nachfolgegemeinschaft die Unsicherheit noch verstärkte, […]. Aber bei der Einordnung und Bewertung des sozialen Bruchs, den die Nachfolgenden vollzogen und erlebten,

---

[81] So verweist Jochum-Bortfeld (2008, S. 199) in Bezug auf den Beruf der vier Erstberufenen (Mk 1,16–20) darauf hin, dass "Fischer […] anscheinend in der Angst leben [mussten], dass ihre Arbeit sie nicht ernähren konnte." Bzgl. des Levi stellt Jochum-Bortfeld (2008, S. 201) heraus, dass es sich bei diesem "[…] wohl [um] ein[en] Bedinstete[n] eines größeren Zollpächters [handelte], über dessen genaue Verdienstmöglichkeiten keine Daten vorliegen. Prägnanter für die soziale Lage des Levi war sein mangelndes Ansehen als Zöllner." Auch in Bezug auf Jesu Berufsbezeichnung als Zimmermann verweist Jochum-Bortfeld (2008, S. 202), wie in Bezug auf den Beruf des Fischers, auf unsichere Einkommensverhältnisse hin.

muss man berücksichtigen, welche Qualität das Leben vor dem Gang in die Nach-folge hatte. Sie ließen ein Leben zurück, das ihnen alles andere als Sicherheit gab" (ebd.).

Das Verlassen der Heimat und die Mitgliedschaft in einer neuen Gemeinschaft um Jesus, führte somit zwar einerseits – wie dargestellt – vor dem Hintergrund des Ablegens gesellschaftlicher Sitten zur Entsicherung des eigenen Lebens, andererseits war es gerade dieses Verhalten, welches es den Jüngern ermöglichte, den sie einengenden gesellschaftlichen Strukturen zu entfliehen (ebd., S. 203).[82]

> „Nachfolge bedeutete für die Jüngerinnen und Jünger eine spürbare Erweiterung ihrer bisherigen Handlungsmöglichkeiten und Handlungskompetenzen" (ebd., S.202).[83]

Somit führt das Ablegen ‚materieller und sozialer Absicherung' in Folge des Rufes in die Nachfolge und damit in die Jüngerschaft Jesu nicht einfach zum Bruch des bisherigen Lebens, sondern die Jüngerschaft Jesu „[bietet] für den Einzelnen auch Alternativen zur patriarchalen Familie als primärer Institution und zu den Rollenangeboten und Statuszuschreibungen der Gesellschaft" (Merz 2016, S. 60).

So zeigt Markus anhand Jesu Antwort auf die Lohnfrage des Petrus auf, wel-cher Lohn der Mensch für das Ablegen des Bestrebens monetärer Absicherung erhält. Er erhält eine neue und ausgeprägtere soziale und somit materielle Sicher-heit als die, die der Mensch für die Nachfolge Jesu verlassen hat. In dem er seinen ausschließlich auf sich selbst gerichteten Fokus niederlegt und somit sich für das Miteinander mit anderen öffnet, wird er Teil der ‚Familie Gottes'.

Die Bedeutung dieser neuen Gemeinschaft in Form der ‚Familie Gottes' verdeutlicht Markus bereits im Rahmen der Erzählungen vom Verhalten der Angehörigen Jesu (MK 3,21) und seiner wahren Verwandten (Mk 3,31–35). Beide Erzählungen befinden sich innerhalb der Komposition des Markusevangeliums bewusst vor dem für das ‚Verstehen' und somit für die ‚Jüngerschaft Jesu' bedeut-samen Gleichnis vom Sämann und der sich daran anschließenden Auslegung des

---

[82] So sieht auch Jensen (2011, S. 230 f.) in der zum Teil negativ wirkenden Darstellung der Familie Jesu und dem Lösen der erstberufenen Jünger aus ihren familiären Kontexten keine grundsätzlich negative Haltung des Markusevangeliums gegenüber 'der Familie', son-dern vielmehr ein Anmahnen einer nicht veränderungsbereiten "Kultur". So weist Jensen auf soziokulturelle Hintergründe des gesellschaftlichen Fokus des Markusevangeliums hin, welche er in der ländlichen Umgebung in Galiläa verortet. Diese ländliche Bevölkerung, so Morten, ist wenig veränderungsbereit und hält an Strukturen und Werten fest.

[83] Siehe hierzu die Ausführungen in Teil II. *Bibelhermeneutische Analyse des Menschenbil-des des Markusevangeliums* dieser Arbeit.

Gleichnisses (Mk 4,1–20). Markus stellt in den beiden, seine Angehörigen in den Fokus nehmenden Erzählungen auf der narrativen Ebene dar, was Jesus in Folge des Gleichnisses in Gegenwart seinen Jüngern durch die Aussage *„Euch ist das Geheimnis des Reiches Gottes anvertraut; denen aber, die draußen sind, wird alles in Gleichnissen gesagt."* (Mk 4,11), herausstellt.

Markus illustriert am Beispiel der Angehörigen Jesu die soziale Dimension der Jüngerschaft. So eilen Jesu Angehörige, die im weiteren Verlauf als Jesu Mutter und seine Brüder konkretisiert werden (Mk 3,31)[84], zu Jesus, um ihn *„mit Gewalt zurückzuholen"* (Mk 3,21). In diesem Handeln der Angehörigen Jesu wird nicht nur, wie durch den Hinweis, dass sie Jesus für *„von Sinnen"* halten (Mk 3,21), deutlich, dass sie Jesu wahre Identität nicht erkannt haben und somit sein Handeln nicht verstehen[85], sondern auch die sozialen Folgen, welche der Weg Jesu hat. So hätte Jesus – wie zur gegenwärtigen Zeit üblich– als ältester Sohn bei seiner Familie bleiben und seiner Fürsorgepflicht gegenüber seinen Angehörigen nachkommen müssen. Stattdessen hat Jesus seine Familie verlassen und ist als Wanderprediger durch das Land gezogen. Dies ist in den Augen seiner Mutter und seiner Brüder zu unterbinden und Jesus in die Heimat zu seiner Familie – wenn nötig mit Gewalt – zurückzuholen (Eckey 2008, S. 157; Klaiber 2010, S. 83). Jesu Weg bedeutet somit nicht nur eine Entsicherung seines eigenen Lebens und dem seiner Nachfolger, sondern auch, indem er seiner sozialen Rolle als Sohn nicht nachkommt, seiner eigenen Familie.

---

[84] Dschulnigg (2007, S. 126) weist hinsichtlich des Fehlens von Josef mit Verweis auf Gnilka (1978, S. 152) darauf hin, dass „Dies […] seine einfachste Erklärung in der Annahme [findet], daß Josef zur Zeit des Wirkens Jesu nicht mehr am Leben war." Siehe hierzu auch Klaiber (2010, S. 86); Stolle (2015, S. 98); Eckey (2008, S. 162).

France (2002, S. 179 & 242 f.) weist bzgl. der Leerstelle des Vaters darauf hin, dass Josef zu diesem Zeitpunkt bereits gestorben war. Jedoch weist France (2002) auf die Führungsrolle hin, welche ein Vater innerhalb der zu Jesus kommenden Gruppe seiner Verwandten innehätte. Diese Bedeutung, welche ein „pater familias" zur gegenwärtigen Zeit des Markusevangeliums und seiner Adressaten innerhalb hatte (vgl. Kessler & Omerzu (2009a, S. 206); Gerber & Vieweger (2009, S. 438)), lässt den Rückschluss zu, dass Markus bewusst die Stelle des Vaters auslässt, um somit Gott selbst die Rolle des ‚pater familias', insbesondere innerhalb der Familie Gottes, zuzuweisen.

[85] Eckey (2008, S. 158) weist darauf hin, dass die Ablehnung Jesus in seiner eigenen Familie – hier sogar von seiner Mutter und seinen Brüdern –Jesus mit den Propheten des AT (Jer 12,6; Hos 9,7; Ps 69,9) eint und wird durch die Aussage „Ein Prophet ist nirgends ohne Ehre außer in seiner Vaterstadt und bei seinen Verwandten und in seinem Haus." (Mk 6,4) unterstrichen. Siehe hierzu auch Klaiber (2010, S. 82). So weist u. a. Collins (2007, S. 227) in Bezug auf die Aussage der Angehörigen Jesu „Er ist von Sinnen" (Mk 3,21) darauf hin: „The context suggests that Jesus' family, who lack underständing of his identity and role, thik that he is out of his mind."

Jesus schafft eine neue Form der sozialen Gemeinschaft, in der nicht die verwandtschaftliche Verbindung das entscheidende Kriterium ist, sondern der Glaube an das Evangelium (Mk 1,15). Markus verdeutlicht somit am Beispiel der Angehörigen Jesu, dass „[…] die Verleihung des Heiligen Geistes trennende, distanzierende Wirkung hat (1,12) und Jesus seiner Familie entfremdet hat, als er Nazareth verlassen hat (1,9)" (Stolle 2015, S. 96). Das ‚Nicht-Verstehen' Jesu und seiner Botschaft führt dazu, dass Jesu Mutter und seinen Brüdern die Mitgliedschaft in der Gemeinschaft mit Jesus verschlossen bleibt und sie somit nicht Teil seiner auf Gott ausgerichteten Familie, der „Familie Gottes" sind (ebd., S. 98).

Markus verdeutlicht dies eindrücklich durch das Bild der vor dem Haus, in dem sich Jesus seit der Einsetzung der „Zwölf" vom Berg zurückkehrte aufhielt, stehenden und nach Jesus herausrufenden Angehörigen (Schenke 2005, S. 122). Sie sind nicht Teil der Gemeinschaft, die sich im Haus befindet, und deren Bedeutung durch das Haus selber, welches im Markusevangelium der Ort der lehrenden Gemeinschaft mit Jesus ist, unterstrichen wird (Stolle 2015, S. 96).[86] Jesus, der sich inmitten der um ihn herumsitzenden Menschen, was erneut auf eine Lehrsituation schließen lässt (Eckey 2008, S. 162), befindet, antwortet auf den Ruf seiner Angehörigen mit den Worten „*Wer ist meine Mutter, und wer sind meine Brüder?*" (Mk 3,33) und spricht die um ihn herumsitzenden und seiner Lehre zuhörenden Menschen an und sagt zu ihnen: „*Das hier sind meine Mutter und meine Brüder*" (Mk 3,34). Jesus schafft somit eine neue familiäre Gemeinschaft, die nicht auf verwandtschaftlichen Verbindungen fußt, sondern auf das „[…] Hören auf Jesus und sein Wort", das Evangelium vom Reich Gottes (Klaiber 2010, S. 86). Donahue und Harrington (2002) weisen in Bezug auf die in der Nachfolge Jesu neben der ‚Selbstverleugnung' im Fokus stehenden ‚Kreuzesaufnahme' darauf hin, dass „die Solidarität mit Jesus im Leiden eine Person zu einem Bruder, einer Schwester oder Mutter Jesus macht […]. Eine solche Solidarität bezieht die Mitgliedschaft in einer neuen menschlichen Familie, die nicht durch die Blutsverwandtschaft, sondern durch das von Jesus vergossene Blut bestimmt wird" (vgl. Mk 3,35) (ebd., S. 135; übersetzt von C.J. Voß). Diese neue im Markusevangelium dargestellte Familie mit dem Bezugspunkt des durch Jesus in Wort und Tat verkündeten Evangeliums vom Reich Gottes soll nicht die Bedeutung der Familie relativieren. Vielmehr soll die im Markusevangelium dargestellte Gemeinschaft der ‚Familie Gottes' zweierlei verdeutlichen. Zum einen, dass es „[…] wichtiger [ist] nach dem Willen Gottes zu handeln [sowie von Jesus

---

[86] So weisen Donahue & Harrington (2002, S. 132). bzgl. der Position der Angehörigen vor dem Haus und ihr herausrufen lassen Jesu darauf hin: „Their position as „outside" prepares fort he distinction between „insiders" and „outsiders" in 4:10–12."

im weiteren Verlauf des Markusevangeliums durch die Bedingungen seiner Nachfolge (Mk 8,34–38) dargestellt] als die Bindung zur Mutter, dem Bruder oder der
Schwester" (Collins 2007, S. 236; übersetzt von C.J. Voß) zu wahren und zum
anderen, dass sich durch dieses Handeln nach dem Willen Gottes und somit in der
Nachfolge Jesu eine neue soziale Gemeinschaft bildet (vgl. Collins 2007, S. 236).
Dies heißt jedoch nicht, dass für die Angehörigen der Weg in die Gemeinschaft
verschlossen ist.

> „Die Familie Gottes transzendiert die natürliche Familie, hält sich aber für sie offen,
> sofern sie offen ist für das >>Evangelium Gottes<< (1,14–15)" (Eckey 2008, S.163).

Der Mensch erhält, indem er die menschliche Logik, die nach Sicherheit strebt,
ablegt und sich für Jesus und seine Botschaft öffnet, eine neue soziale Sicherheit
in der ‚Familie Gottes und erhält aufgrund dessen, wie von Jesus im Rahmen
der Darstellung der Bedingungen seiner Nachfolge angekündigt (Mk 8,36 f.), das
wahre Leben (vgl. Jochum-Bortfeld 2008, S. 237 f.). Markus verdeutlicht somit
anhand der Antwort Jesu auf die Lohnfrage des Petrus, dass „die Nachfolgenden
[…] eine neue soziale Gemeinschaft [erhalten], in der sie zu Hause sind" (ebd.,
S. 207).

4.4.3 ‚Kreuzesaufnahme' am Beispiel der Jünger

Neben der Aufforderung zur ‚Selbstverleugnung' ermahnt Jesus als zusätzliches
Merkmal seiner Nachfolge seine Jünger dazu, das Kreuz auf sich zu nehmen
(Mk 8,34 f.). Was dies bedeutet und welche Herausforderungen damit verbunden sind, verdeutlicht Markus erneut am Beispiel der Jünger und ihrem Verhalten
im Kontext der Passion Jesu. Eindrücklich ist hierbei die Reaktion der Jünger
auf die Festnahme Jesu (Mk 14,43–49) in Form ihrer Flucht (Mk 14,50) und
die dreimalige Verleugnung des Petrus (Mk 14,66–72). Beide Ereignisse zeigen
den Höhepunkt eines Prozesses auf, welcher bereits mit Jesu Vorhersage, dass
die Jünger an ihm „Anstoß" nehmen werden und „zu Fall kommen" (Mk 14,27),
begonnen hat. So weist Stolle (2015) mit Bezug auf die Flucht der Jünger bei
der Festnahme Jesu darauf hin, dass die Bezeichnung der Begleiter Jesu im Kontext ihrer Flucht als „alle" auf eine „Pause in der Jüngerschaft" hinweist, welche
bereits mit der Voraussage Jesu (Mk 14,27) begann. Diese Bewertung bezieht
sich nicht nur auf die reine Bezeichnung der Begleiter Jesus, welche nach der
Ankunft im Garten Getsemani (Mk 13,32) erst wieder vom Engel, welcher den

drei Frauen am leeren Grab Jesu erscheint, als „*Jünger*" bezeichnet werden, sondern auch auf das sich an die Vorhersage Jesu anschließend dargestellte Scheitern der Jünger in der Nachfolge Jesu (Mk 13,37–41.50 f.; 14,66–72) (ebd., S. 348 f.). Auch wenn das Scheitern der Begleiter Jesu in Gestalt der Jünger und insbesondere der „*Zwölf*" dem von Markus bei der Darstellung Jesu verwendeten Bild des leidenden Gerechten zugeordnet werden kann (Dschulnigg 2007, S. 376; Eckey 2008, S. 468), so gibt dieses Scheitern auch Aufschluss in Hinblick auf das Bild des Menschen, welches im Markusevangelium in Bezug auf die Aufnahme des Kreuzes gezeichnet wird. Hierzu werden im Folgenden die bereits genannten Erzählungen (Mk 4,43–49 & Mk 14,66–72) hinsichtlich der Darstellung des menschlichen Verhaltens im Angesicht des Leidens analysiert.

4.4.3.1 Das Verhalten der „Zwölf" im Angesicht des Leidens (Mk 14,43–49)

Anstatt sich den von den Hohepriestern und Schriftgelehrten geschickten Männern (Mk 14,43), welche von Judas zu Jesus geführt wurden (Mk 14,44 f.), bei der Festnahme Jesu entgegenzustellen, flüchten die „*Zwölf*" (Mk 14,50). Sie gehen der Gefahr, welche sich auch ihnen als Jünger Jesu stellt und welche sich aus einer möglichen Gegenwehr gegenüber den Jesus Festnehmenden für ihr Leben und ihre Freiheit ergibt, aus dem Weg und bringen sich in Sicherheit (Eckey 2008, S. 468). Es erfüllt sich das, was Jesus den Jünger auf dem Weg zum Ölberg prophezeite. Sie nehmen Anstoß an ihm und kommen zu Fall (Mk 14,27). Ihre Flucht vor den Männern der Hohepriester und der Schriftgelehrten und somit das „Sich-in-Sicherheit-Bringen" entspricht einem „Im-Stich-Lassen" Jesu (Schenke 2005, S. 328). An diesem Eindruck ändert der Verweis auf einen „*von denen, die dabeistanden*", den Markus vor der Flucht der Jünger macht, bei dem es sich wahrscheinlich um einen der Jünger handelt, der mit einem Schwert „*[...] auf den Diener des Hohepriesters ein[schlug] und [...] ihm ein Ohr ab[hieb]*" (Mk 14,47), kaum etwas. So ist davon auszugehen, dass es nicht dem Plan des Schwertführers entsprach, dem Gegenüber ein Ohr abzuschlagen, sondern ihn anderweitig zu verletzen oder gar zu töten. So erzeugt dieser Hinweis auf den Dabeistehenden, der mit dem Schwert dem Diener das Ohr abschlägt, den Eindruck, dass diese Handlung eine eher unbeholfene Tat war, welche das Resultat von Panik und Überforderung ist. Jedoch wird dies von Markus nicht weiter erläutert und obliegt somit der Interpretation des Adressaten, welche Aussage mit dem Verweis verbunden ist (Schenke 2005, S. 328). Schlussendlich flieht er aber mit den Jüngern vom Ort der Festnahme.

Anders ist es im Fall eines jungen Mannes. Er – so verdeutlicht es Markus durch die von ihm verwendete Formulierung „*[...] wollte ihm nachgehen*" (Mk

14,51) – ergreift nicht nur im Gegensatz zu den Jüngern keine Flucht, er bleibt auch weiterhin in der Bewegung hinter Jesus her und folgt ihm nach (Donahue & Harrington 2002, S. 416). Diese Nachfolge endet jedoch mit dem Versuch der Männer auch ihn festzunehmen. Als sie ihn packen, entzieht er sich ebenso wie die anderen Begleiter Jesu der Festnahme und dem damit verbundenen Leiden (Stolle 2015, S. 349). Um von den Männern der Hohepriester und der Schriftgelehrten nicht ergriffen zu werden, lässt der junge Mann das Leinentuch fallen, welches er trägt (Mk 14,51). Eine Szene, die auf den ersten Blick verwirrend auf den Adressaten wirkt. Jedoch verdeutlicht sie, worum es sowohl dem jungen Mann als auch den Jüngern geht: ihre „eigene Haut zu retten" (Eckey 2008, S. 368). Gleichzeitig ist das nackte Fliehen des Mannes ein Zeichen der Scham. Er, der einst Jesus begleitete, sein Jünger war und ihm nachfolgte, lässt nun auch Jesus, ebenso wie die übrigen Jünger, im Stich (Donahue & Harrington 2002, S. 417). Das Fallen- und Zurücklassen des Leinentuches steht somit symbolhaft für das Verlassen Jesu (Meagher 2003, S. 1030).

4.4.3.2 Das Verhalten des Petrus im Angesicht des Leidens (Mk 14,54.66–72)

Ein weiteres bemerkenswertes Ereignis in Folge der Festnahme Jesus ist das Verhalten des Petrus. Er, der – wie bereits erwähnt –durch seine Nähe zu Jesus eine besondere Rolle in der Jüngerschaft einnimmt, flüchtet anfänglich trotz seines Versprechens, das er an Jesus nicht Anstoß nehmen wird (Mk 14,29). Der Grund für diese Vermutung der anfänglichen Flucht, welche von Markus nicht explizit erwähnt wird, liegt in der Aussage *„Da verließen ihn alle und flohen"* (Mk 14,50) begründet und der sich daran anschließenden ausdrücklichen Ausnahme des jungen Mannes mit dem Leinentuch (Mk 14,61). Petrus scheint somit ein Teil der als *„alle"* bezeichneten Gruppe zu sein, welche im Augenblick der Festnahme Jesu die Flucht ergreifen (Donahue & Harrington 2002, S. 420; Dschulnigg 2007, S. 381; Eckey 2008, S. 470; Klaiber 2010, S. 287; Schenke 2005, S. 331; Stolle 2015, S. 353). Jedoch entscheidet sich Petrus um. Er folgt Jesus und denjenigen, welche ihn festnahmen. Jedoch tut er dies, entgegen dem Beispiel desjenigen, der einem der Diener ein Ohr abschlug und somit die direkte Konfrontation mit den Männern der Hohepriester und der Schriftgelehrten suchte, bis in den Hof des hohepriesterlichen Palastes hinein mit Abstand (Mk 14,54) (Eckey 2008, S. 470; Klaiber 2010, S. 287; Schenke 2005, S. 331; Stolle 2015, S. 353).

Dort setzt er sich zu den Dienern ans Feuer, um nicht aufzufallen (Schenke 2005, S. 331) und um von dort aus – erneut mit Abstand – beobachten zu können, was mit Jesus geschieht (Eckey 2008, S. 470; Klaiber 2010, S. 287). Petrus, der zu Beginn des Markusevangeliums ohne Zögern alles hinter sich ließ, um in die Gemeinschaft mit Jesus einzutreten und ihm nachzufolgen (Mk 1,18), nimmt nun Abstand zu Jesus (Donahue & Harrington 2002, S. 420). Dieser Abstand ist jedoch nicht Ausdruck eines inhaltlichen Konflikts, welchen Petrus mit Jesus und seiner Botschaft hat, sondern Zeichen der inneren Verfasstheit des Petrus. Er fürchtet sich davor, als Jünger Jesu ebenso wie Jesus selbst verhaftet zu werden, und er hat Angst vor dem mit einer Verurteilung verbundenen Leid. Somit ist die Distanz, die zwischen ihm und Jesus entsteht, ein erstes Zeichen für das Bestreben des Petrus, sein eigenes Leben zu sichern und sich nicht der Gefahr einer Verhaftung aufgrund seiner Nähe zu Jesus auszusetzen (Collins 2007, S. 701; Schenke 2005, S. 331). Jedoch ist Petrus – so zeigt es sein Jesus und dessen Wächtern Hinterhergehen – immer noch bestrebt, bei Jesus zu bleiben und ihm als Jünger nachzufolgen. Es wird somit der innere Konflikt ersichtlich, in dem sich Petrus befindet und der ihn schlussendlich dazu bringt, entgegen seiner radikalen Reaktion infolge seiner Berufung durch Jesus, welche sich durch das Verlassen seines bis zu diesem Zeitpunkt gelebten Lebens mit all seinen Sicherheiten auszeichnet (Mk 1,16–18), Jesus nun nicht mehr um jeden Preis zu folgen. Es wird somit bereits hier deutlich, dass der Blick des Petrus sich von Jesus, seinem Weg und seiner Botschaft wegbewegt und er beginnt, sein Handeln auf seine eigene vitale Sicherheit hin auszurichten.

Diese Entfernung von Jesus, welche Jesus den Jüngern und insbesondere Petrus vorhergesagt hatte (Mk 14,27.30), findet in Folge des Erkannt-Werdens des Petrus von den Mägden des Hohenpriesters (Mk 14,66) seinen Höhepunkt. Petrus, der Jesus in Mk 8,29 noch als den Messias bekannte, verleugnet diesen nun (MK 14,66–72). Markus greift bei der Darstellung dieses Abwendens von Jesus die Szenerie im Hof des Palastes, in den Petrus Jesus gefolgt war und in dem er sich mit den Dienern am Feuer aufhält, wieder auf. Der Evangelist führt hierbei nicht nur den sich auf Petrus beziehenden Handlungsstrang weiter fort, sondern er greift auch die bereits erwähnte Entfernung des Petrus von Jesus weiter auf. Hierzu schafft Markus durch die drei Verleugnungen des Petrus eine Gliederung dieses fortlaufenden Entfernungsprozesses.

Die erste Verleugnung des Petrus ereignet sich unmittelbar nachdem er von den Mägden des Hohenpriesters am Feuer sitzend entdeckt wird. Ohne dass Markus es weiter erläutert, ordnen sie ihn Jesus zu, indem sie sagen „*Auch du warst mit diesem Jesus aus Nazareth zusammen*" (Mk 14,67). Petrus aber möchte nicht mit Jesus in Verbindung gebracht werden. Er leugnet, ein Teil der Gemeinschaft, um Jesus gewesen zu sein, und stellt sich gegenüber den Mägden als unwissend dar (Mk 14,68). Der Grund für diese Reaktion auf die Ansprache der Frauen ist die Angst, selbst festgenommen zu werden, welche ihn bereits auf seinem Weg zum Palast Abstand halten ließ und der Grund war, weswegen er sich unter die Diener mischte. Er versucht durch das Distanzhalten zu Jesus, sich nicht der Gefahr auszusetzen. Dieses Gefühl der vermeintlichen Sicherheit wird nun schlagartig durch die Mägde zunichtegemacht. Dies macht nicht nur die Antwort des Petrus deutlich, sondern auch, dass er den Innenhof des Palastes verlässt und in dessen Vorhof geht (Mk 14,68). Er entfernt sich somit vom hellen Bereich um das Feuer und sucht Schutz im dunklen Bereich des Vorhofes, der ihm gleichzeitig die Möglichkeit gibt, schneller fliehen zu können (Eckey 2008, S. 479). Diese Verschiebung des Aufenthaltsortes des Petrus ist nicht nur eine Flucht, durch welche seine Angst zum Ausdruck kommt, sondern es symbolisiert gleichzeitig den Standpunkt, welchen Petrus zu Jesus hat. Er, der ohnehin schon begonnen hatte, sich von Jesus zu distanzieren, entfernt sich weiterhin von Jesus, um sich selbst zu schützen.

Die Flucht in den Vorhof des Palastes bleibt jedoch ohne Erfolg. Die Magd bemerkt ihn auch dort und wiederholt die Zuschreibung des Petrus zur Jüngerschaft gegenüber den Umherstehenden (Mk 14,69). Die Situation gewinnt für Petrus somit nicht nur wegen des Nachfolgens der Magd bis in Vorhof und der Wiederholung ihrer Aussage an Dramatik, sondern auch durch den größer werdenden Zuhörerkreis. Die Gefahr der Festnahme steigt für Petrus und er wiederholt seine Antwort und leugnet zum zweiten Mal, Teil der Gemeinschaft zu sein (Mk 14,70). Jedoch hat auch dieser Versuch, die Verbindung zu Jesus zu leugnen, keinen Erfolg. Petrus wird erneut mit seiner Verbindung zu Jesus konfrontiert. Diesmal gehen diese Vorwürfe jedoch von den sich um Petrus befindenden „*Leuten*" (Mk 14,70) aus. Durch die nun größer werdende Gruppe derer, die Petrus Verbindung zu Jesus bekunden, steigt auch die Gefahr für Petrus und die Dramatik der Erzählung wächst weiter. Diese Entwicklung führt dazu, dass Petrus nun nicht mehr die Mitgliedschaft in der Gemeinschaft um Jesus leugnet, sondern seine Beziehung zu Jesus. So möchte Petrus diejenigen, die ihn fragen, glaubhaft machen, dass keine Verbindungen zwischen ihm und Jesus bestehen, indem er beginnt „*[…] zu fluchen und schwor: Ich kenne diesen Menschen nicht, von dem ihr redet.*" (Mk 14,71). In der durch sein Fluchen und sein Schwören zum Ausdruck kommenden Intensität der Reaktion wird die Angst und die sich daraus ergebende „Panik" deutlich, welche Petrus in der sich für ihn zuspitzenden Situation empfindet (Eckey 2008, S. 480; Schenke 2005, S. 334). Petrus wendet sich – getrieben von der Furcht – vor den Anwesenden im Vorhof des Palastes des Hohenpriesters und somit in aller Öffentlichkeit von Jesus ab (Dschulnigg 2007, S. 385). Er gebraucht hierbei nicht den Namen Jesu, sondern bezeichnet ihn abwertend als „diesen Mensch" und verwendet um zu verdeutlichen, dass er nichts mit Jesus zu tun hat, die „kräftigsten Beteuerungen", indem er beginnt „*zu fluchen und schwören*" (Mk 14,71) (Eckey 2008, S. 480). Markus schafft somit in der Jünger-Biographie des Petrus einen eindrücklichen Gegenpol zu seinem Christus-Bekenntnis (Mk 8,29). Wurde Jesus zu Beginn des Weges, auf dem er von Petrus und den anderen Jünger, die ihn bereits im Stich gelassen haben, begleitet wurde, noch als der „Christus" bekannt, so widerruft Petrus nun sein Bekenntnis zu Jesus mit aller Härte (ebd.). Es bestätigt sich somit nun auch die Vorhersage Jesu, dass auch Petrus, der noch bevor sie nach Getsemani kamen (Mk 14,32) bekundete, dass er – auch wenn es alle anderen tun – keinen „Anstoß" an Jesus nehme, Jesus verleugnen werde (Mk 14,29 f.).

Dieser von Markus dargestellte Prozess des Petrus, in dem dieser sich zunehmend bis hin zur Verleugnung von Jesus distanziert, scheint von Petrus unbeachtet zu verlaufen. Petrus ist sich seiner Entfernung von Jesus, seinem Weg und seiner Botschaft nicht bewusst. Sein Handeln ist ausschließlich durch die sich für ihn mit einem Bekenntnis zu Jesus verbundene Gefahr für seine vitale Sicherheit verbunden. Dies wird im Augenblick des zweiten Hahnenkrähens deutlich, der Petrus daran erinnern lässt, dass Jesus ihm auf dem Weg zum Ölberg prophezeite, dass er ihn beim zweiten Krähen des Hahnes dreimal verleugnet haben wird (Mk 14,30). Petrus bemerkt erst in diesem Augenblick, was er getan hat. Als Zeichen der Scham, die Petrus aufgrund seines Handelns empfindet, und des Ausmaßes seines Versagens in Form der öffentlichen Lossagung von Jesus, schließt Markus die Erzählung mit dem Verweis ab, dass Petrus zu weinen beginnt (Mk 14,72) (Eckey 2008, S. 480; Klaiber 2010, S. 292). Ihm wird bewusst, dass er, der Jesus als Jünger vom See von Galiläa (Mk 1,16–18) ausgehend bis in den Palast des Hohen Priesters nachfolgte, Jesus am Ende des gemeinsamen Weges zur Rettung seines eigenen Lebens im Stich gelassen hat.

4.4.3.3 Ergebnissicherung und -einordnung

Anhand der Komposition der beiden analysierten Erzählungen verdeutlicht Markus die Reaktion der Jünger auf die mit der Nachfolge verbundenen Gefahr für Leib und Leben. Er tut dies in Hinblick auf die einzelnen Erzählungen in zwei unterschiedlichen Tiefen. So führt er seine Adressaten in einem ersten Schritt in das Thema des Scheiterns der Jünger in der Aufnahme des Kreuzes und somit in der Nachfolge Jesu ein. Er zeigt am Beispiel der direkten Flucht der Jünger (Mk 14,50), der halbherzigen Gegenwehr des Einzelnen, der das Ohr des Dieners abschlägt (Mk 14,47), und dem nackten Davonlaufen des jungen Mannes auf (Mk 14,51), dass die Jünger Jesus im Stich lassen, um sich selber vor der Gefangennahme durch die Diener der Hohenpriester zu retten. Markus nimmt dies in einem zweiten vertiefenden Schritt mit der Darstellung des Petrus wieder auf und verdeutlicht an ihm, welche Wirkung die drohende Gefahr auf die Jünger hat. Petrus, der ebenso wie die anderen Jünger Jesus bereits im Stich gelassen hatte, kommt im Sinne der anfänglichen Aufforderung Jesu zur Umkehr und zum Glauben an das Evangelium (Mk 1,15) zurück. Er besinnt sich nach seinem ersten Impuls der Flucht wieder und nimmt die Nachfolge Jesu wieder auf. Petrus – so verdeutlicht es Markus mit der Umkehr – ist gewillt, Jesus weiter nachzufolgen. Dennoch – so zeigt es die Wahrung der Distanz im Hof des Palastes und die Reaktion auf die Zuweisungen des Petrus zur Gemeinschaft mit Jesus – bleibt die Angst, sich selbst dem Leiden auszusetzen, bestehen. Das konsequente Ausrichten des eigenen Handelns und der eigenen Person auf Jesus und seine Botschaft, so wie es bei Petrus sowohl zu Beginn des Evangeliums bei der Berufung deutlich wird, ist der Vorsicht gewichen. Diese Grundhaltung führt bei der Zunahme der Gefahr, wegen der Zugehörigkeit zu Jesus festgenommen und verurteilt zu werden, dazu, dass Petrus sich öffentlich von Jesus lossagt (Mk 14,71). Er, der seine anfängliche Flucht abgebrochen hat und Jesus auf seinem Weg in den Palast des Hohenpriesters gefolgt ist, lässt nun doch Jesus im Stich, um sich selbst zu retten.

Markus greift mit der Situation und Reaktion des Petrus die Lebenswirklichkeit seiner Adressaten auf, die aufgrund ihres christlichen Glaubens Verfolgung und Leid ausgesetzt waren.[87] Maßgeblich ist hierbei das Unverständnis der Menschen, welches in eine tiefe „Ablehnung" der christlichen Glaubensinhalte bis hin zu „beißenden Spott" mündet. So herrscht für viele Unverständnis für ein Bekenntnis zu jemandem „[...], der als Gotteslästerer und politischer Aufrührer hingerichtet worden war, zu einem, der schon zu Lebzeiten den Widerspruch gerade der Angesehenen und Etablierten im jüdischen Volk auf sich gezogen und dessen schmachvolles Ende am Kreuzesgalgen allen hoheitlichen Ansprüchen geradezu Hohn gesprochen hatte. Zu einem, der im Sterben allem Anschein [...] nach nicht nur von allen Menschen, sondern auch von Gott verlassen worden war" (Herrmann 2011, S. 296). Jedoch war die Situation der Mitglieder der frühchristlichen Gemeinde nicht nur durch Anfeindungen gegen ihren Glauben bestimmt, sondern auch durch das Wiederfahren von unmittelbaren Repressalien gegen ihre Person, die sowohl durch die „[...] politische Großwetterlage zur Zeit des jüdischen Krieges, mit Anfeindungen, Verfolgung und Verdächtigung durch jüdische wie heidnische Kreise", als auch durch Konflikte „[...] innerhalb der Gemeinden" bedingt waren (ebd.). So sind die Erfahrungen der frühen Christen Roms Ende der 60er Jahre des ersten Jahrhunderts nach Christus – die Zeit,

---

[87] Brower (2007, S. 177–201) bezieht sich auf Hall (2004, S. 154), wenn er darauf hinweist, dass das die Menschen im Markusevangelium „nicht zum Leiden berufen sind, da Leiden gut oder wohltuend oder letztendlich lohnend ist, … sondern zu leiden, weil Leiden gibt – das heißt, weil die Geschöpfe Gottes, einschließlich der Menschen, bereits leiden, weil "die ganze Schöpfung stöhnt". (übersetzt von C.J. Voß)

in der das Markusevangelium aller Voraussicht nach entstanden ist[88] – geprägt von Verfolgung und Verrat. Letzteres findet besonders in Folge des großen Feuers in Roms (64n.Chr.) statt, an dem den Christen Roms von Kaiser Nero die Schuld gegeben wurde (Donahue & Harrington 2002, S. 43). Diese Situation passt bemerkenswert gut zu der Prophezeiung Jesu gegenüber seinen Jüngern in Mk 13,9–13. Im Kontext der Verkündigung des Evangeliums in einem vornehmlich heidnischen Milieu waren die Christen Roms gezwungen, Zeugnis vor den Offiziellen Roms abzulegen (vgl. Mk 13,9–11). Es kam zu innerfamiliärem Verrat (vgl. Mk 13,12) und sie wurden um den Willen Jesu gehasst (vgl. Mk 13,13).[89] So verweist Ebner (2008b) auf die Parallele, die zwischen der sich hier dargestellten Situation des Petrus und seines Verhaltens zu den Christenverhören unter dem römischen Stadthalter in Bithynien, der nur diejenigen frei ließ, die ihr Christ-Sein leugneten und Christus fluchten (ebd., S. 155). Sie waren ebenso wie Petrus aufgrund ihres Glauben und ihrer Zugehörigkeit zu der Gemeinschaft derer, die Jesus in der nachösterlichen Zeit nachfolgten, der Gefahr für Leib und Leben ausgesetzt, der sie nur durch die Lossagung von Christus entfliehen konnten, wie es hier am Beispiel des Petrus dargestellt wird.

Markus stellt diesem Verhalten des Petrus das Verhalten Jesu während des Verhörs vor dem Hohen Rat (Mk 14,53–65) bewusst gegenüber (Herrmann 2011, S. 250). Auch dieser wird von den ihm in der Situation des Verhörs gegenüberstehenden Mitgliedern des Hohen Rates ebenso wie Petrus von den Menschen im Hof und Vorhof des Palastes unter Druck gesetzt. Jesus hingegen reagiert ungeachtet der Folgen für ihn nicht auf die gegen ihn vorgebrachten falschen Zeugenaussagen. Er bekennt sich auf die Nachfrage des Hohenpriesters als den Messias und leugnet es nicht, wie es Petrus hinsichtlich seiner Zugehörigkeit zu Jesus tut. Die Folge dessen ist die Verurteilung Jesu und das Urteil des Hohen Rates Jesus zu töten (Mk 14,64). Jesus geht, entgegen Petrus, der sich in dem er Jesus verleugnet selbst retten möchte, wissend um sein Schicksal seinem Leiden nicht aus dem Weg (Stolle 2015, S. 357). Petrus hingegen verleugnet Jesus und sagt sich somit los von seiner Nachfolge, die auch für die Jünger bedeutet, das mit diesem Weg verbundene Leid im Sinne der ‚Kreuzesaufnahme' auf sich zu nehmen (Reinmuth 2006, S. 90). Als Petrus jedoch beim zweiten Krähen des

---

[88] Die Entstehung des Markusevangeliums wird auf die Zeit um 70 n.Chr. datiert. siehe hierzu u. a. Donahue & Harrington (2002, S. 41), Eckey (2008, S. 10).

[89] „This setting fits remarkably well with Jesus',„prophecies" to his disciples in Mark 13,9–13. In the context of proclaiming the gospel in a predominantly Gentile milieu the Roman Christians were forced to bear witness before Roman officials (see 13:9–11). There were intrafamilial betrayals (see 13:12), and they were „hated by all form my sake" (13:13)" (Donahue & Harrington 2002, S. 44).

Hahnes klar wird, was er getan hat, weint er (Mk 14,72). Schenke (2005) resü-
miert infolge dieses Zurückerinnerns des Petrus, dass dieser sich seiner zu sicher
gewesen sei und er Jesu Vorhersage nicht erst genommen habe (ebd., S. 335).
Auch wenn dies aufgrund fehlender Hinweise des Evangelisten eine mögliche
Interpretation darstellt, so ist vor dem Hintergrund des von Markus dargestellten Prozesses, den Petrus ausgehend von der Gefangennahme Jesu bis zu dem
Zeitpunkt der Gewissheit durchläuft, auch eine andere Sicht auf Petrus zulässig.
Petrus hat sich nicht überschätzt, sondern sein Beispiel zeigt eindrucksvoll auf,
wie Menschen, auch wenn sie gewillt sind an einer Haltung festzuhalten, unter
Druck und insbesondere unter Gefahr für Leib und Leben diese Haltung vergessen. Anders als in Folge der ersten Leidensankündigung, als Petrus aufgrund
seines Nicht-Verstehens der Identität Jesu Jesus von seinem Weg, welcher durch
Leiden geprägt würde, abzubringen versucht, widerspricht er Jesu Vorhersage
seiner Verleugnung (Mk 14,26–32). Petrus war Zeuge als Jesus der Volksmenge
und seinen Jüngern die Bedingung seiner Nachfolge darlegte: Selbstverleugnung,
Kreuzesaufnahme und Nachfolge (Mk 8,34–38) (Herrmann 2011, S. 221). Besonders vor diesem Hintergrund ist „[…] der Kontrast zwischen den empathischen
Treuebekundungen der Jünger [und insbesondere des Petrus] einerseits und ihrem
totalen Scheitern nur wenige Stunden später andererseits [erstaunlich]" (ebd.,
S. 222). Eine Reaktion, vor der Jesus seine Zuhörer und unter ihnen auch die
Jünger sowie Petrus am See von Galiläa noch warnte (Mk 4,1–9.14–20). Jesus
mahnte an dieser Stelle an, dass „*die Sorgen der Welt*" (Mk 4,19), wie hier die
Angst vor Leid, dazu führen, dass die Menschen sich von der Botschaft Jesu vom
Reich Gottes lossagen und entgegen dieser handeln, um sich zu retten. Dies ist
nicht, wie es die Interpretation von Schenke (2005) vermuten lässt, ein Zeichen
von mangelnder Fähigkeit oder verminderter Motivation, sondern die Folge der
mit der Gefahr einhergehenden Angst, die für den Menschen in den Fokus seines Handelns tritt und die eigentlich angestrebte Haltung verdrängt. Dies führt
dazu, dass Petrus, der gewillt ist Jesus nachzufolgen und somit sich nach seiner
anfänglichen Flucht infolge der Festnahme Jesus umentscheidet und Jesus in den
Hof des Palastes des Hohepriesters nachfolgt, unter dem Druck und der damit
anwachsenden Gefahr, welche von den Mägden des Hohepriesters und den Leuten im Vorhof des Palastes ausgeht, sich selbst schützt, indem er Jesus verleugnet.
Markus „[…] weckt [durch die Darstellung des Petrus] bei den Lesern […] Mit-
gefühl für ihn. Am Ende ist Petrus nicht etwa froh und erleichtert mit heiler Haut
davongekommen zu sein, sondern ganz im Gegenteil: Er bereut seine Feigheit
und Schwäche und bricht in Tränen aus" (Herrmann 2011, S. 251).

Der Evangelist bietet seinen Adressaten durch die Darstellung des Petrus sowie durch die der gesamten Gruppe der Jüngerschaft ein Angebot zur Selbstreflexion des eigenen Lebens an. So „[…] stehen die Leserinnen und Leser [wie Petrus] aktuell „vor der Entscheidung zwischen Bekenntnis und Verleugnung" (4,17; 13,9–13)" (ebd., S. 252). Markus verdeutlicht somit eindrucksvoll am Beispiel der Jünger, dass die Angst vor Leid die Menschen vom Weg der Nachfolge Jesu, welcher mit der Aufnahme des Kreuzes, verstanden als das Akzeptieren von Repressalien, die mit dem Bekenntnis zu Jesus und seiner Botschaft verbunden ist, abbringt. Das liegt nicht am mangelnden Willen zur Nachfolge, sondern an der Triebkraft der Angst. Diese rückt an die Stelle des Willens zur Nachfolge und veranlasst die Menschen, sich der Gefahr, die mit der Nachfolge unauflöslich verbunden ist, zu entziehen und somit den Weg der Nachfolge zu verlassen. Das Beispiel des Petrus sowie das der anderen Jünger sind jedoch nicht nur Reflexionsangebote für die Adressaten des Markusevangeliums, „[s]ie sind [auch] aufgefordert, es besser zu machen, und haben doch zugleich gute Vorbilder an der Seite, die das potenzielle Scheitern der eigenen Nachfolgebemühungen auffangen. Und allen, den Schülerinnen und Schülern im MkEv wie auch den Jesusnachfolgerinnen und Jesusnachfolgern in der mk Gemeinde, gilt, dass sie stets neu die Chance auf einen Neuanfang mit Jesus haben" (Lau 2019, S. 617).

Diese Angst ist nicht nur am Beispiel der Jünger und insbesondere – wie hier dargestellt – am Beispiel des Petrus zu beobachten, sondern auch bei Jesus selber. So bekennt Jesus auf dem Weg auf den Ölberg gegenüber Petrus, Jakobus und Johannes von „*Furcht*" und „*Angst*" (Mk 14,33) getrieben, dass seine „*Seele zu Tode betrübt*" ist. Er bringt durch dieses offene Wort gegenüber dem engen Kreis der drei Jünger aus der Gruppe der „*Zwölf*" seine tiefe Furcht zum Ausdruck und verdeutlicht durch seine an Sir 37,2 angelehnte Formulierung das die persönliche Existenz bedrohende Ausmaß dieser Furcht (Collins 2007, S. 675 f.; Donahue & Harrington 2002, S. 407; Klaiber 2010, S. 278). Diese Furcht veranlasst Jesus, nachdem er ohne die drei Jünger weiter auf den Ölberg gestiegen ist, im persönlichen Gebet Gott darum zu bitten, seinen göttlichen Plan zu ändern (Mk 14,36). Die von Treue und Gewissheit geprägte Sicherheit und Zuversicht Jesu, die unter anderem in der dreimaligen Ankündigung seines Leidens (Mk 8,31; 9,31; 10,33 f.) zum Ausdruck kommt, wandelt sich im Angesicht des Todes und dem damit einhergehenden Leiden und „[…] er ringt mit seinem Vater, ob er von diesem Weg verschont werden könne" (Ebner 2008b, S. 150; Klaiber 2010, S. 279; Schenke 2005, S. 325). Jesus erwartet nicht, wie es das regelmäßig im Markusevangelium aufleuchtende Bild des leidenden Gerechten vermuten lässt, die Erlösung durch Gott, die ihn sein Schicksal ertragen lässt, sondern er ist erfüllt von Furcht (Stolle 2015, S. 343). Markus schafft durch diese Furcht und den damit einhergehenden Versuch, das eigene Schicksal abzuwenden, ein Gegenüber zu dem bei seinen Adressaten bestehenden Bild des Helden (Collins 2007, S. 675). Jesus ist getrieben von der in seiner Bitte zum Ausdruck kommenden Todesangst, die ihn am Ende seines Weges, der ihn nach Jerusalem geführt hat und der sich nach seiner Rückkehr zu seinen Jüngern ereignenden Festnahme, erfüllt (Dschulnigg 2007, S. 371). Dies wird nicht nur in seinem Gebet zu Gott deutlich, indem er Psalmen aufgreift, die ihn als Beter eines traditionellen Klageliedes darstellt (Collins 2007, S. 676 f.), sondern auch an seinem Handeln. Jesus – so beschreibt es Markus – „[...] warf sich auf die Erde nieder [...]" bevor er beginnt zu beten (Mk 14,35). Eine Position, die nicht nur für ein Gebet typisch ist, sondern besonders durch die Formulierung „warf" ein Zeichen für den emotionalen Zustand Jesu ist (Collins 2007, S. 677; Donahue & Harrington 2002, S. 408; Klaiber 2010, S. 279). Dieser veranlasst Jesus zu seiner an Gott gerichteten Bitte, ihn zu verschonen. Markus verdeutlicht somit an dieser Stelle des Evangeliums die Menschlichkeit Jesu, die ihn zu diesem seinem von Gott gewollten Schicksal widersprechenden Verhalten veranlasst (Klaiber 2010, S. 280; Schenke 2005, S. 326). Markus zeichnet somit in dieser Situation auf dem Ölberg ein Bild, das dem des Jesus im Augenblick der Verklärung gegenübersteht. Auch hier war Jesus zusammen mit Petrus, Jakobus und Johannes auf einen hohen Berg gegangen (Mk 9,2). Auf diesem wurden sie Zeugen seiner Verwandlung (Mk 9,2 f.), durch die nicht nur seine himmlische, von Gott ausgehende Herkunft deutlich wurde, sondern auch seine „himmlische Bestimmung". Dieser verklärte Jesus kniet nun auf dem Boden und fleht um sein Leben. Seine innere menschliche Angst vor dem Leiden und um sein Leben tritt zu Tage (Ebner 2008b, S. 150).

Jesus verlässt den durch den Willen Gottes vorbestimmten Weg entgegen den Jüngern, welche den Weg hinter Jesus her und somit dessen Nachfolge verlassen, nicht. Dennoch veranschaulicht das Straucheln Jesu auf seinem Weg ans Kreuz, welche Kraft von der Angst vor dem Leiden ausgeht, die in Jesu Gebet auf dem Ölberg aufscheint und seine Menschlichkeit verdeutlicht.

Somit verdeutlicht Markus sowohl am Beispiel der Jünger als auch – wie angedeutet – an Jesus selbst, dass das, was den Menschen auf dem Weg der Nachfolgen scheitern lässt, nicht die Unfähigkeit zur Nachfolge ist, sondern das mit der Angst vor dem Leiden, welches nicht nur körperliche Versehrtheit bedeutet, sondern, in Hinblick auf die Lebenswirklichkeit der Menschen besonders in Form von Benachteiligungen und Unterdrückung zutage tritt, verbundene Streben des Menschen nach vitaler Sicherheit.

Jedoch kommt durch den vom Evangelisten geschaffenen Kontrast zwischen Jesus als Sohn Gottes und dem ängstlichen Menschen Jesus – so Herrmann

(2011) – zum Vorschein, dass „für [Markus] gerade in seiner [gem. Jesus] Schwäche ein Vorbild [ist]: indem er, aller Angst zum Trotz, treu und gehorsam bleibt
und sein Schicksal vorbehaltlos und mit allen Konsequenzen in die Hände des
Vaters legt: „Aber nicht, was ich will, sondern was du willst." Auch darin handelt
er beispielhaft, dass er sein Vertrauen zum Vater nicht preisgibt" (ebd., S. 240).
Somit ist für den Evangelisten „[…] nicht so sehr Jesu Angst von Bedeutung
als vielmehr die Art und Weise, wie Jesus mit dieser Angst *umgegangen* ist.
Daran können und sollen sich seine Nachfolgerinnen und Nachfolger ein Beispiel
nehmen" (ebd., S. 241).

4.5 Ergebnissicherung der Analyse der 'Jüngerschaft Jesu'

Der Evangelist verdeutlicht anhand der Darstellung der 'Jüngerschaft Jesu' den
Prozess der Auseinandersetzung mit der Lehre des Reichs Gottes. Er stellt hierbei am Beispiel der Jünger heraus, was es bedeutet, der zu Beginn des Markus
getätigten Aufforderung „*Kehrt um, und glaubt an das Evangelium!*" (Mk 1,15)
Folge zu leisten (Gnilka 1978, S. 29). Markus bietet seinen Adressaten hierbei
unterschiedliche Identifikationsmöglichkeiten an und verdeutlicht anhand dessen
nicht nur durch das Versagen der Jünger und insbesondere das der „*Zwölf*", dass
mit der 'Jüngerschaft Jesu' auch immer die Gefahr des Scheiterns einhergeht. Er
verdeutlicht auch anhand der Gruppe der „anderen Jünger", was es bedarf, um
sich in der Jüngerschaft zu bewähren, und dass trotz des Scheiterns in der Jüngerschaft, verdeutlicht durch Jesu Aufrechterhaltung der Lehrgemeinschaft mit
den strauchelnden Jüngern, ein Neuanfang in der Auseinandersetzung mit der
Lehre vom Reich Gottes möglich ist. Markus schafft demzufolge durch das von
den scheiternden Jüngern und dem diesen gegenüberstehenden positiven Bild der
„anderen Jünger" eine „illusionslose Anthropologie", welche für die Adressaten
des Markusevangeliums eine entlastende Funktion hat (Eckey 2008, S. 53).[90] *(4.1
Einführung in die 'Jüngerschaft')*

---

[90] So weist u. a. Busch (2006, S. 504) darauf hin, dass „[…] Markus 3,22–30 [vielmehr]
nahe [legt], dass authentischer Glaube genau aus dem Dialog zwischen Überzeugung und
Skepsis besteht. […] Der wahre Dialog von Markus 3,22–30 findet nicht endgültig zwischen
Jesus und den Schriftgelehrten oder sogar zwischen dem auferstandenen Christus und dem
Evangelisten statt. Dies sind alles Manifestationen eines umfassenderen Dialogs, einer cha-
rakteristischen und nachdenklichen Haltung des Gläubigen gegenüber seinem oder ihrem
Herrn: des Dialogs zwischen Überzeugung und Fragen."

Markus verdeutlicht anhand der Darstellung der ‚Jüngerschaft Jesu‘ nicht nur das Ziel Jesu, die Jünger Anteil am Reich Gottes haben zu lassen, wie es durch den immer wiederkehrenden auf das Scheitern der Jünger folgenden von Jesus ausgehenden Neuanfang verdeutlicht wird, sondern auch, dass es sich bei der Auseinandersetzung mit der Lehre vom Reich Gottes um einen langen und beschwerlichen Prozess handelt. Dieser bedarf nicht nur einer inneren Bereitschaft und Fähigkeit, welche in einem praktischen Verstehen mündet, sondern auch Misserfolge in Kauf zu nehmen. Der Evangelist stellt daher für seine Adressaten heraus, dass der ‚Weg der Jüngerschaft‘ ein ‚Weg des Verstehens‘ ist. Das ‚Verstehen‘, das im Sinne des Markusevangeliums geprägt ist von der breitwilligen Annahme der Lehre vom Reich Gottes, der Unterweisung in dieser und dem praktischen Handeln. Dieses ‚Verstehen‘ wird zum entscheidenden Charakteristikum der Jüngerschaft, dessen Maßstab nicht der Erfolg des Verstehens ist, sondern das sich auf den ‚Weg des Verstehens‘ Begeben. Dieser ‚Weg des Verstehens‘ ist mit Herausforderungen verbunden, die nicht zuletzt durch das mit der inhaltlichen Auseinandersetzung der Lehre vom Reich Gottes verbundenen „diskursiven Verstehen" der Identität Jesu und seiner auf seinem Weg nach Jerusalem zutage tretenden Lehre vom Reich Gottes begründet ist (Beck 2016, S. 383). Besonders in diesem zeigt sich, welche Herausforderungen für die Menschen, hier durch die Jünger verdeutlicht, auf dem ‚Weg des Verstehens‘ bestehen. *(4.2 Das Gleichnis vom Sämann (Mk 4,1–12) und Jesu Auslegung (Mk 4,13–20))*

So verdeutlicht das Verhalten der Jünger in Anbetracht der Identität Jesu, welches ihr ‚Nicht-Verstehen‘ an verschiedenen Stellen des Markusevangeliums auf eindrückliche Weise zum Ausdruck bringt, dass Jesu Identität nicht mit der üblichen menschlichen Logik zu erfassen ist. Dies gilt insbesondere für die Jünger. Ihr Teil-Sein als Jünger Jesu im inneren Kreis der Gemeinschaft um und mit Jesus und somit die unmittelbare Unterweisung durch Jesus reicht nicht aus, um seine Identität zu verstehen. Die Menschen, so wird es am Beispiel der Jünger deutlich, sind in ihrem menschlichen Denken gefangen. Dies verhinderten ein Umdenken und Erkennen. *(4.3 Das Verstehen der Identität Jesu am Beispiel der Jünger)*

Jedoch bedarf es eines solchen Umdenkens, an dem es den Jüngern fehlt, nicht nur um die Identität Jesu zu erfassen, sondern auch um seinen Weg und seine damit verbundene Lehre vom Reich Gottes zu verstehen. Das Verstehen dieses Weges setzt einen Prozess des Verstehens voraus, aus dem eine gewisse Haltung entsteht. So erhält der Mensch das „wahre Leben" nur, indem er persönliche Sicherheiten verringert, seinen Fokus von sich weg auf andere und das Miteinander mit diesen richtet, sowie sich ungeachtet der Folgen für ihn der Botschaft vom Reich Gottes öffnet und nach ihr lebt. Diese Haltung als Ergebnis des Verstehensprozesses wird zur normativen Grundlage der Nachfolge. Somit entsteht eine die ‚Jüngerschaft' das ‚Verstehen' und die ‚Nachfolge' durchziehende rote Linie. Das ‚Verstehen' als das entscheidende Charakteristikum der ‚Jüngerschaft' verfügt nicht nur in Bezug auf den Verstehensprozess, der maßgeblich durch das Lernen am Vorbild Jesu geprägt ist, einen praktischen Bezug, sondern auch durch die Ausrichtung des ‚Verstehens' auf das eigene praktische Handeln. Dieses Handeln, welches das ‚Verstehen' zu einem ‚praktischen Verstehen' macht, lässt den Jünger, der sich als Lernender und somit Verstehender mit Jesus auf den Weg gemacht hat, zum Nachfolger werden. Die Nachfolge wird somit nicht einfach zum Ziel des auf das praktische Handeln ausgerichteten ‚Verstehens', sondern zum Ziel der ‚Jüngerschaft'. *(4.4.1 Die Bedeutung der Identität Jesu für die Nachfolge)*

Jedoch steht der Entwicklung einer solchen Haltung das menschliche Streben nach Unversehrtheit und Selbstverwirklichung entgegen, welches durch die Bedingungen der Nachfolge in Form der ‚Selbstverleugnung' und ‚Kreuzesaufnahme' abzulegen ist. Ein Nachkommen dieser Bedingung durch die Menschen wird durch ihre Erfahrungen und ihre Sozialisation erschwert. Die Menschen, so verdeutlicht es Markus anhand der Jünger aber auch unter anderem am Beispiel des reichen Mannes (Mk 10,17–27), sind nicht nur unbewusst in ihrem von Erfahrungen und Sozialisation geprägten Denken gefangen. Er verdeutlicht auch, dass es diese sind, welche das menschliche Denken prägen. Bestimmend ist hierbei die Vorstellung einer der Gesellschaft zugrundeliegenden Hierarchie, welche mit dem Streben nach gesellschaftlichem Rang und Ansehen verbunden ist und dem Streben nach Sicherheit. Dies führt dazu, dass Menschen nicht nur in Hierarchien denken und dementsprechend handeln, sondern das nach sozialer, materieller und vitaler Sicherheit Streben. *(4.4.2 ‚Selbstverleugnung' am Beispiel der Jünger & 4.4.3 ‚Kreuzesaufnahme' am Beispiel der Jünger)*

Die ‚Gegnerschaft Jesu'

5

5.1 Einführung in die Gruppe der Gegner im Markusevangelium

Wie bereits in Hinblick auf die Jünger und ihr Verstehen deutlich wurde, stellt Markus die Botschaft Jesu vom Reich Gottes und die Annahme dieser in den menschlichen Kontext. Markus stellt hierzu den Menschen in der unmittelbaren Konfrontation mit Jesu Lehre dar und verdeutlicht hierbei sowohl die Bedeutung der Botschaft vom Reich Gottes als auch die Hindernisse, welche für Menschen bestehen, wenn sie Jesu Aufforderung zur Umkehr und zum Glauben an das Evangelium (vgl. Mk 1,15) Folge leisten. Eine hierbei für Markus entscheidende Gruppe, neben den bereits erwähnten Jüngern, ist die der ‚Gegnerschaft' Jesu.

Mit der Bezeichnung ‚Gegnerschaft' Jesu wird an dieser Stelle ein Oberbegriff für die unterschiedlichen im Markusevangelium dargestellten Gruppen geschaffen, durch den das diese unterschiedlichen Gruppen Einende in Opposition zu Jesus und seine Lehre Stehen betont wird.[1]

Diese Großgruppe der ‚Gegnerschaft' Jesu setzt sich aus unterschiedlichen Gruppen des öffentlichen Lebens der gegenwärtigen Gesellschaft zusammen. Hierbei sind neben den Anhängern des Herodes (Mk 3,7 & 12,13–17) und den Sadduzäern (Mk 12,18–27) besonders die Pharisäer sowie die Mitglieder des Synedriums (Hoher Rat) in Gestalt der Ältesten, der Hohenpriester und besonders der Schriftgelehrten zu nennen. Diese sind es, die in Hinblick auf die Häufigkeit ihres jeweiligen Auftretens in der Opposition zu Jesus und der Bedeutung der sich dadurch ergebenden Auseinandersetzungen mit ihm eine besondere Bedeutung

---

[1] Meiser (2019) spricht in seiner tiefergehenden Analyse von „Gegenspielern".

C. J. Voß, *Die ‚dienende' Pflege*, Vallendarer Schriften der Pflegewissenschaft 13, https://doi.org/10.1007/978-3-658-41595-2_5

für das Markusevangelium einnehmen. Aufgrund dessen werden im Folgenden sowohl die Gruppe der Pharisäer und Schriftgelehrten als auch das Synedrium als Grundlage der sich anschließenden Analyse in Bezug auf ihre hierfür relevanten Aspekte dargestellt.

5.1.1 Die Pharisäer

Die Pharisäer treten im Markusevangelium ausschließlich als Gegner Jesu in Erscheinung (Mk 2,23–28; 3,1–6; 7,1–5; 8,11–13; 10,1–12, 12,13–17) (Eckey 2008, S. 125).[2] Hierbei steht vor allem ihr Umgang mit dem Gesetz im Vordergrund, der geprägt ist von ihrem Bestreben der „[…] Realisierung der kultischen Heiligkeit des jüdischen Volkes […]", welches besonders auf Ex 19,6a, aber auch auf Lev 19,2b zurückzuführen ist (ebd., S. 124). Um dieses Ziel zu erreichen, bedarf es in den Augen der Pharisäer einer „[…] akribische Tora-Observanz im Lebensalltag", die ihren Ausgangspunkt sowohl in einem „[…] intensiven Tora-Studium […]" als auch in der „[…] sorgsamen Pflege des Midrasch und der mündlich überlieferten Väterlehre (Halakha) […]" hat (ebd.). Das Gesetz wird somit zum Kern des „[…] pharisäischen Ideals […]" (Gnilka 1978, S. 108), den sie in Hinblick auf mögliche Missachtung durch die „[…] Aufstellung von Zusatzbestimmungen im Vorfeld der biblischen Gebote und Verbote" zu schützen versuchen (Eckey 2008, S. 124). Diese Bedeutung des Gesetzes für die Pharisäer und ihr Streben, dieses mit dem Ziel der Heiligung zu wahren, wird in dem von den Pharisäern selber für ihr Handeln verwendeten Bild des Ziehens eines schützenden Zauns um das Gesetz deutlich (Eckey 2008, S. 124; Gnilka 1978, S. 108). Aufgrund dieser strengen Achtung des Gesetzes und einer somit „[…] ernsthaften Lebensführung genossen die Pharisäer große Achtung im Volk" (Klaiber 2010, S. 63) und es machte sie „[…] in urchristlicher Zeit [zu einer] zunehmend einflussreichen Gruppierung einer älteren jüdischen Frömmigkeitsrichtung, die man als überwiegend von Laien getragenen Heiligungsbewegung sehen muß" (Eckey 2008, S. 124), die jedoch durch ihr „Tora-Studium" sowie der „Pflege des Midraschs und der mündlichen Belieferung der Väter" auch eine „religiös-kulturelle Erziehungs- und Bildungsbewegung" ist (ebd.). Die Pharisäer sind somit eine religiöse Partei, der nicht unbedeutender politischer Einfluß zukam" (Gnilka 1978, S. 108) und somit aufgrund „genügend politischem Realitätssinn", anders als die sich von ihnen abgespalteten Zeloten, denen es zwar „[…] ebenfalls um Wegbereitung für Gottes Alleinherrschaft [ging] und um ein

---

[2] Siehe bzgl. der Darstellung der Gruppe der Pharisäer auch Meiser (2019, S. 163 ff.)

reines Volk im Heiligen Land" aber die jedoch „[…] aufgrund eines theokratischen Verständnisses des Ersten Gebots […] jede Herrschaft von Menschen über Menschen ab[lehnten], […]" nicht gegen die römische Herrschaft rebellierten (Eckey 2008, S. 125).[3]

Der Grund für die Darstellung der Pharisäer, die diese – wie erwähnt – ausschließlich in die Opposition zu Jesus stellt, ist die in den unterschiedlichen Konflikten zwischen den Pharisäern und Jesus wiederzuerkennende „[…] Geschichte der Konflikte zwischen der von Jesus ausgegangenen religiösen Erneuerungsbewegung in der Konkurrenz mit der an der >>Überlieferung der Alten<< orientierten pharisäischen Heiligungsbewegung" (ebd.).

5.1.2 Die Schriftgelehrten

Die Gruppe der Schriftgelehrten ist aufgrund ihrer kontinuierlichen Präsenz im Markusevangelium, angefangen von ihrer ersten Erwähnung im Rahmen der Lehre Jesu in Kafarnaum (Mk 2,22) bis zu Jesu Verurteilung (Mk 2,15), während der sie mit Ausnahme von Mk 12,28–24 ebenso wie die Pharisäer in Opposition zu Jesus stehen, die „wichtigsten Gegner Jesu" (Dschulnigg 2007, S. 80). Diese haben in Bezug auf das Gesetz unterschiedliche Aufgaben: Die Anpassung der eher theoretischen Gebote, um diese auf die gegenwärtigen Gegebenheiten anzuwenden, die Unterrichtung in der Rechtskunde sowie die unmittelbare Teilhabe an der Rechtsprechung (Gnilka 1978, S. 79; siehe auch Eckey 2008, S. 94). Die Schriftgelehrten sind jedoch nicht nur „religiöse Rechtsexperten" (Eckey 2008, S. 94), sie sind auch aufgrund ihrer zusätzlichen Aufgabe der „[…] Weiterbildung der religiösen Überlieferungen […]" auch „[…] die bevorzugten Lehrer des Volkes in den Synagogen" (Gnilka 1978, S. 79). Diese Aufgaben machen die Schriftgelehrten zur Zeit Jesu sowohl in religiöser als auch politischer Hinsicht zu einer Gruppe großen Einflusses, der sich auch in ihrer Anrede als „Rabbi" widerspiegelt (ebd.).

Auch wenn der Grund für die Darstellung der Schriftgelehrten im Markusevangelium in der Opposition zu Jesu unbeantwortet bleibt, lassen sowohl die verschiedenen Erzählungen, in denen die Schriftgelehrten in Erscheinung treten, als auch die Situation der christlichen Gemeinde drei mögliche Gründe zu:

1. Mit den unterschiedlichen Aufgaben der Schriftgelehrten in Bezug auf das Gesetz geht eine enge Auslegung der unterschiedlichen Gebote und eine

---

[3] Siehe bzgl. der Darstellung der Gruppe der Schriftgelehrten auch Meiser (2019, S. 161 ff.)

strikte Orientierung an diesen einher. Markus schafft somit durch die Darstellung der Schriftgelehrten und ihrer durch ihre Aufgaben geprägten Haltung
einen Kontrast zu der sich am Menschen orientierten und diesen unmittelbar
begegnenden Lehre Jesu (Klaiber 2010, S. 45).

2. Mit den Schriftgelehrten greift Markus die Gruppe auf, welche „[…] in der
   Diaspora die eigentlichen gelehrten Kontrahenten der christlichen Gemeinde
   aus dem Judentum" sind (Dschulnigg 2007, S. 80). Er schafft somit mit
   den Auseinandersetzungen Jesu mit den Schriftgelehrten ein Beispiel für die
   christliche Gemeinde.

3. Markus schafft durch die Darstellung der Schriftgelehrten, die im Rahmen
   ihrer rechtskundlichen Tätigkeiten und aufgrund ihrer Aufgabe in Bezug auf
   die religiösen Überlieferungen als Lehrer tätig sind, ein Gegenüber zu Jesus.
   Anders als die Schriftgelehrten lehrt er nicht das Gesetz und bildet die religiösen Überlieferungen weiter, er lehrt das Reich Gottes. Markus schafft somit
   nicht nur einen wie bereits erwähnten inhaltlichen Kontrast zu dem was die
   Schriftgelehrten lehren, er schafft auch einen personellen Kontrast zu diesen
   (ebd.).

5.1.3 Das Synedrium

Beim Synedrium (Hoher Rat) handelt es sich um die „oberste jüdische Regie-
rungsbehörde", die sich neben den bereits vorgestellten Schriftgelehrten aus zwei
weiteren Gruppen zusammensetzt (Dschulnigg 2007, S. 234). Hierbei handelt es
sich um die Ältesten als „Repräsentanten der Jerusalemer Laienaristokratie" und
die Hohenpriestern als „Mitglieder des Priesteradels" (Eckey 2008, S. 288). Letz-
tere sind „[…] die politische Führungsschicht Jerusalem", aus deren Reihen auch
der Vorsitzende des Synedriums stammt (Dschulnigg 2007, S. 234).

In Bezug auf das Synedrium hat sich im Laufe der Zeit eine deutliche
Einschränkung ihrer Kompetenzen vollzogen. Gehörte es noch vor „[…] der
Unterstellung Judäas unter direkte römische Verwaltung (6 n.Chr.) […]" „die
innerjüdische Verwaltung und Rechtsprechung mit Ausnahme der Kapitalgericht-
barkeit […], die Aufsicht über den Tempel sowie die Kalenderregulierung" zu
ihren Aufgaben, so waren das Synedrium nach 6 n.Chr. „[…] unter der ständigen
Aufsicht der Präfekten bzw. Prokuratoren vollends ohne politisches Gewicht bzw.
direkte Zuständigkeiten und Einfluss" (Crüsemann et al. 2009, S. 576).

Der voraussichtliche Grund für die Darstellung des Synedriums in der Opposition zu Jesus, der sich aus dem in der folgenden Analyse untersuchten
Gesamtdarstellung des Gegenübers zwischen Jesus und seinen Gegnern ableiten

lässt, ist die neben der anhand der Pharisäer und der Schrift gestellten erfolgenden Gegenüberstellung Jesu zu den religiösen Eliten, die auf der innerjüdischen Bedeutung des Synedriums und ihrer Verbindung zur römischen Herrschaft aufbauende Gegenüberstellung weltlicher und göttlicher Herrschaft.

Vor dem Hintergrund der Darstellung der unterschiedlichen Bedeutungen, die den verschiedenen Gruppen in der im Markusevangelium erfolgenden Darstellung Jesu und seiner Lehre mit Blick auf die Adressaten besitzen, wird deutlich, dass es nicht um einen pauschalen Angriff auf diese Gruppen handelt, sondern das Markus anhand des Verhaltens dieser den Kontrast zwischen dem von Gott Gewollten und von Menschen Gelebte verdeutlicht. Dies ändert auch nicht die im Markusevangelium regelmäßig zu beobachtenden Nennungen der jeweiligen gesamten Gruppen. Vielmehr ist es so, dass die Darstellungen der ‚Gegnerschaft‘ des Markus hinter die jeweilige Gruppe schauen und den Blick auf ihre Mitglieder eröffnen, durch den das menschliche Denken, Streben und Handeln deutlich wird. Gerade dies wird mit der Absicht, die anthropologischen Aussagen des Markus hinter den Darstellungen der ‚Gegnerschaft‘ herauszuarbeiten, in der folgenden Analyse in den Blick genommen.

5.2 Das Streben der Gegnerschaft Jesu

5.2.1 Das Gleichnis von den bösen Winzern als hermeneutischer Raum

Das von Jesus angeführte Gleichnis von den bösen Winzern (Mk 12,1–12) greift den Sachverhalt des das Markusevangelium durchziehenden Disputs zwischen Jesus und seinen Gegnern auf und fasst diesen gewissermaßen zusammen.[4] Markus eröffnet seinen Adressaten hierbei einen hermeneutischen Raum, der es ihnen erlaubt, das Verhältnis zwischen Jesus und seinen Gegnern vor dem Hintergrund des Reiches Gottes zu erfassen. Aus diesem Grund wird im nun Folgenenden eine tiefgreifende Analyse des Gleichnisses von den bösen Winzern mit dem Fokus auf die Aussagen bzgl. der Gegnerschaft Jesu erfolgen.

Jesus schließt mit seinem Gleichnis inhaltlich an die im Vorangegangenen stattgefundene Auseinandersetzung zwischen Jesus und dem Hohen Rat, bestehend aus den Hohepriestern, den Schriftgelehrten und den Ältesten, an (Mk

---

[4] Donahue & Harrington (2002, S. 341) bezeichnen das Gleichnis von den bösen Winzern in Hinblick auf seinen theologischen Gehalt sogar als eine Kurzfassung des gesamten Markusevangeliums oder sogar der gesamten Bibel.

11,27–33). Er spricht somit die stellvertretend für die gegenwärtigen Führer Israels stehenden Mitglieder des Hohen Rates an (France 2002, S. 458) und gibt somit eine Antwort auf die von diesen gestellte Vollmachtsfrage, die Jesus vorerst offenließ, ohne dass jedoch die Auseinandersetzung vorgeführt wird (Dschulnigg 2007, S. 309 & 310; Klaiber 2010, S. 222). Der Gegenstand des angeführten Gleichnisses, das Markus unter Verwendung des Plurals mit den Worten *„Jesus begann zu ihnen (wieder) in Form von Gleichnissen zu reden."* (Mk 12,1) einführt und somit vermutlich auf Mk 4,2.33 hinweist, ist erneut die Lehre vom Reich Gottes (Klaiber 2010, S. 222). Somit ist zu vermuten, ohne dass es jedoch vom Evangelisten genannt wird, dass Jesus sich im Vergleich zu der vorherigen Erzählung nun einer größeren Gruppe zuwendet, zu der auch der in der vorherigen Erzählung anwesende Hohe Rat gehört (Ebner 2008b, S. 124). Diese spricht er unmittelbar mit dem Gleichnis an (Dschulnigg 2007; S. 310; Eckey 2008, S. 376 f.).

Jesus verwendet bei der sich nun anschließenden Unterweisung der Anwesenden die Weinbergparabel des Propheten Jesaja (Jes 5,1–7), welche die Geschichte Gottes mit dem Volk Israel darstellt. Diese projiziert Jesus in seiner Lehre auf den hier zugrundliegenden Sachverhalt der Auseinandersetzung zwischen Jesus und seinen Gegnern und passt diese hierzu an (Dschulnigg 2007, S. 310; Ebner 2008b, S. 124; Eckey 2008, S. 377; Klaiber 2010, S. 223).

Zu Beginn des Gleichnisses wird dem Adressaten berichtet, dass *„ein Mann"* einen *„Weinberg"* anlegt, und die zu dessen Bewirtschaftung notwendigen Anlagen erbaut (Mk 12,1). Durch diese Einführung in seine Lehre betont Jesus, dass Israel, als das Volk Gottes, von Gott, der im Gleichnis durch die Bezeichnung *„ein Mann"* symbolisiert wird, geschaffen wurde, um, wie der metaphorische *„Weinberg"*, Frucht im Sinne des Reich Gottes zu bringen (Ebner 2008b, S. 124; Schenke 2005, S. 271). Jedoch unterscheidet sich das hier angeführte Gleichnis von der Darstellung im Alten Testament (Jes 5,1–7) entscheidend in dem, dass der *„Weinberg"* nicht von demjenigen betrieben wird, der ihn angelegt hat, sondern er überlässt ihn *„den Winzern"* (Mk 12,1), die als Pächter den *„Weinberg"* bestellen (Eckey 2008, S. 377; Klaiber 2010, S. 223). Gott vertraut sein von ihm geschaffenes Volk den *„religiösen Führern"*, welche im Gleichnis durch die *„Winzer"* verdeutlicht werden, an (Donahue & Harrington 2002, S. 338; Ebner 2008b, S. 124; Eckey 2008, S. 377; Schenke 2005, S. 271). Diese sollen sich, ebenso wie der Pächter eines Weinbergs, der sich um das Eigentum des Besitzers kümmern und dafür Sorge trägt, dass der Weinberg reiche Frucht bringt, um das Volk Gottes kümmern, so dass es im Sinne des Reiches Gottes Frucht bringt (Ebner 2008b, S. 124). Jesus richtet somit den Fokus des Gleichnisses, entgegen der ursprünglichen Parabel (Jes 5,1–7), welche den Schwerpunkt auf das Versagen

des Volkes Israel legt, auf das Verhalten derer, die – wie durch die Winzer dargestellt – dem Volk vorstehen und dieses führen (Collins 2007, S. 547; Donahue &
Harrington 2002, S. 342; Dschulnigg 2007, S. 310; France 2002, S. 459). Von
diesen, denen Gott sein Volk mit dem Ziel des ‚Fruchtbringens' anvertraut hat,
erwartet er „Rechenschaft" über ihr Handeln (Eckey 2008, S. 377). So heißt es in
dem von Jesus angeführten Gleichnis, dass *„als [...] die Zeit dafür gekommen war"*
der Besitzer des Weinberges einen Knecht zu den Winzern sendete *„[...], um bei
ihnen seinen Anteil an den Früchten des Weinbergs holen zu lassen."* (Mk 12,2).
Bei diesem die Pacht für den Weinberg darstellenden Anteil handelte es sich
zumeist um einen im Vorhinein vereinbarten Anteil an der Ernte des Weinberges
(France 2002, S. 459; Gnilka 2008, S. 145). Die Winzer hingegen misshandel-
ten den Knecht, der den Anteil des Weinbergbesitzers holen sollte und schickten
ihn ohne diesen wieder zu dem Weinbergbesitzer zurück (Mk 12,3). Im Falle
eines neu angelegten Weinberges – entsprechend dem Bild, welches zu Beginn
des Gleichnisses gezeichnet wird (Mk 12,1) – dauert es 4 Jahre bis zur ersten
Ernte und der damit zum ersten Mal fällig werdenden Pacht. Die Pächter haben
somit ausreichend Zeit, sich sicher und unabhängig vom eigentlichen Besitzer des
Weinberges zu fühlen (France 2002, S. 459). Ein Sachverhalt, der sich ggf. auch
im Verhalten der im Gleichnis dargestellten Winzer widerspiegelt. Sie sehen den
Weinberg als ihr Eigentum an. Der Weinbergbesitzer schickt daher einen weiteren Knecht zu den Winzern. Als dieser ebenso wie der erste ohne den Anteil
seines Herrn zurückkehrt (Mk 12,4), schickt dieser einen dritten Knecht zu den
Winzern. Diese jedoch töteten den Knecht, der zu ihnen gekommen war, um den
Anteil des Weinbergbesitzers einzufordern (Mk 12,5). Und trotz dieses sich an
der Brutalität der Winzer entwickelnden Höhepunktes im Versuch des „Mannes"
(Mk 12,1) seinen Anteil von der Frucht des Weinberges zu erhalten, resigniert er
nicht oder reagiert auf das brutale Verhalten der Winzer mit Gewalt. Er sendet
weitere Knechte zu ihnen, die jedoch ebenfalls von den Winzern getötet werden
(Mk 12,5). Jesus verdeutlicht am Schicksal der vom Besitzer des Weinbergs zu
den Winzern gesendeten Knechten „die Sendung und das Geschick der Propheten
Israels [...]" (Eckey 2008, S. 378; siehe auchFrance 2002, S. 459; Gnilka 2008,
S. 146). Denn so wurden diese, ebenso wie die Knechte vom Besitzer des Weinberges, von Gott zu den Anführern Israels gesandt, von denen diese, ebenso wie
die Knechte von den Winzern, „[...] abgewiesen oder gar getötet worden sind.
(Jer 7,21–28; 2Chr 24,19; 36,15 f.; 1Kön 19,10)" (Dschulnigg 2007, S. 311;
siehe auch Eckey 2008, S. 378). Ein Beispiel hierfür ist der von Herodes getötete
Johannes der Täufer (Mk 6,17–29) (France 2002, S. 458). Jesus verdeutlicht durch
das im Gleichnis dargestellte Schicksal der Knechte, dass die religiösen Führer,
denen Israel von Gott anvertraut wurde, ebenso wie die Winzer dieses als ihren

Besitz ansehen und den alleinigen Anspruch auf diesen geltend machen (Eckey 2008, S. 378). Vor diesem Hintergrund erscheint für den Adressaten das Verhalten des Weinbergbesitzers und somit das damit dargestellte Verhalten Gottes als unrealistisch. Wäre doch eine harte Reaktion auf den Umgang mit seinen Gesandten sowie das Verwehren seiner Forderung verständlich und in den Augen vieler auch angemessen. Dennoch hält der Winzer ungeachtet dessen, was die von ihm gesandeten Boten erleiden müssen, an seinem Vorgehen fest. Diese Beharrlichkeit verdeutlicht somit nicht nur den „Langmut" des Winzers, stellvertretend für Gott (Eckey 2008, S. 378; siehe auchGnilka 2008, S. 146), sowie die, anders als in Jes 5,1–7 dargestellte Möglichkeit für die Winzer ihre Haltung zu überdenken und somit eines Neuanfangs zu schaffen (France 2002, S. 458), sie verdeutlicht auch die „Widerspenstigkeit der Winzer" (Gnilka 2008, S. 146).

Schlussendlich jedoch wird innerhalb des Gleichnisses berichtet, dass der Weinbergbesitzer alle seine Knechte zu den Winzern geschickt hat und ihm nur noch sein „*geliebter Sohn*" bleibt (Mk 12,6). Die hierbei von Markus zur Hinführung auf die Bezeichnung „geliebter Sohn" verwendete Formulierung „schließlich blieb ihm nur noch einer: […]." (Mk 12,6), lässt zwei Möglichkeiten des Verstehens zu. So kann diese als Betonung verstanden werden, dass es sich bei der Entsendung des „geliebten Sohnes" um das letzte verbleibende Mittel des Weinbergbesitzers handelt, sein Ziel, die Pacht der Winzer einzutreiben. Ebenso kann die Formulierung der Herausstellung des Unterschieds zwischen den bereits gesendeten Knechten und dem nun gesendeten „geliebten Sohn" dienen (France 2002, S. 460). Ungeachtet dessen welche der beiden Möglichkeiten beabsichtigt ist, eint diese beiden der durch sie herausgestellten Zuspitzung des zwischen den Winzern und dem Weinbergbesitzer bestehenden Konfliktes, der mit der Sendung des „geliebten Sohnes" eingeleitet wird.

Durch die Bezeichnung „*geliebter Sohn*" wird auf der Inhaltsebene des Gleichnisses auf Jesus selbst hingewiesen. So wurde dieser sowohl bei seiner Taufe im Jordan (Mk 1,11) als auch bei seiner Verklärung (Mk 9,7) von einer Stimme aus dem Himmel, durch welche Gott selbst sprach, als „*geliebter Sohn*" bezeichnet (Collins 2007, S. 547; Donahue & Harrington 2002, S. 338; Eckey 2008, S. 378; France 2002, S. 458 & 460; Gnilka 2008, S. 143 & 146; Klaiber 2010, S. 224). Gott selbst verdeutlicht somit in beiden Passagen die Identität Jesu und somit seine Verbindung zu ihm und die von ihm selbst verliehene Vollmacht, sein Reich zu verkünden. Er stellt somit nicht nur die Identität Jesu und seine Legitimität, sondern auch das seinem Weg zugrundeliegende Motiv heraus (Eckey 2008, S. 76 & 301). Auch wenn dies auf der Erzählebene des Gleichnisses nicht angedeutet wird, so schwingt diese für den Adressaten bei der Bezeichnung „*geliebter Sohn*" mit und wird durch die Aussage „*Vor meinem Sohn werden*

sie Achtung haben.“ (Mk 12,6) betont. Der im Gleichnis erwähnte Weinbergbesitzer schickt seinen Sohn mit der Absicht zu den Winzern, dass diese in ihm
seinen Bevollmächtigten sehen, durch den er selbst präsent ist. Ihn – so hofft es
der Weinbergbesitzer – werden sie respektieren und ihm den Anteil seines Vaters
aushändigen (Dschulnigg 2007, S. 311). Tatsächlich erkennen die Winzer den
Sohn des Weinbergbesitzers als seinen bevollmächtigten Vertreter. Jedoch veranlasst sie dies nicht zur Leistung des Anteils des Weinbergbesitzers, sondern sie
sehen die Chance, den Weinberg, so wie sie es begehren, ganz für sich alleine
zu haben und beschließen, den Sohn des Weinbergbesitzers, welcher der Erbe
des Weinberges ist, zu töten (Dschulnigg 2007, S. 311; Eckey 2008, S. 378 ff.;
Klaiber 2010, S. 224). Die bei dem hierzu getätigten Aufruf der Winzer *„Auf, wir
wollen ihn töten, [...]“* (Mk 12,7) verwendete Formulierung schafft eine Parallele
zu dem in Gen 37,20 dargestellten Tötungsvorhaben der Brüder des Josef, welche den Beschluss fassen „[...], den Lieblingssohn ihres Vaters aus Eifersucht und
Neid zu beseitigen [...]“ (Eckey 2008, S. 379; siehe auch Gnilka 2008, S. 147).

Entgegen den Brüdern des Josef, welche ihre Vorhaben nicht umsetzen (Gen
37,21–24), gelingt es den Winzern, ihren Plan in die Tat umzusetzen. Angetrieben
von Neid und Habgier töten sie nicht nur den Erben des Weinberges, sondern sie
schmeißen seine sterblichen Überreste aus dem Weinberg hinaus. Nicht zuletzt
durch dieses Schänden des Leichnams des getöteten Sohnes zeichnen sich die
Heimtücke der Winzer und ihre Bosheit aus (Dschulnigg 2007, S. 312; Eckey
2008, S. 379). Das Gleichnis bringt somit an dieser Stelle auf der Ebene des von
Jesu implizierten Inhaltes eine „Todesweissagung“ zum Ausdruck, welche auf
Jesus Schicksal in Jerusalem verweist (Ebner 2008b, S. 124; siehe auch Schenke
2005, S. 272). Auch Jesus wird dort von seinen Gegnern, den Eliten Israels, zum
Tode verurteilt und getötet werden. Vielmehr jedoch verdeutlicht das im Gleichnis
dargestellte Verhalten der Winzer die Skrupellosigkeit und den Frevel der durch
von den bösen Winzern dargestellten religiösen Eliten (Collins 2007, S. 547). Sie
erkennen Jesus und töten ihn, um – ebenso wie die Winzer im Gleichnis – „[...]
ihre Privilegien festschreiben zu können“ (Gnilka 2008, S. 147).

Das Gleichnis deutet jedoch nicht nur am Beispiel des Sohnes des Weinbergbesitzers Jesu Weg und sein damit verbundenes Leiden an, sondern es sagt
auch das Schicksal derer voraus, die ebenso wie die Winzer, welche den Sohn
des Weinbergbesitzers töteten und seinen Leichnam schändeten, Jesus verwerfen
werden. So heißt es im Gleichnis von den bösen Winzern, *„Er [sic. Der Wein-
bergbesitzer] wird kommen und die Winzer töten und den Weinberg anderen geben.“*
(Mk 12,9). Das Gleichnis greift an dieser Stelle mit dem hier angedeuteten „[...]
Strafgericht Gottes an seinem Volk und seinen Führern als Folge der grob miss-
achteten Liebe Gottes zu diesen von ihm erwählten Volk [...] ein altes Thema

prophetischer Predigt (z. B. Hos2,4–15; Joel 1,8–12)" auf (Eckey 2008, S. 379).
Der Fokus liegt hierbei – wie bereits erwähnt – jedoch entgegen der ursprünglichen Weinbergparabel (Jes 5,1–7), in welcher der Blick auf das Volk Israel
gerichtet ist, ausschließlich auf den im Gleichnis durch die Winzer dargestellten religiösen Eliten Israels (Collins 2007, S. 547; Donahue & Harrington 2002,
S. 342; Dschulnigg 2007, S. 310; France 2002, S. 456; Gnilka 2008, S. 149).
Ebenso wie die Winzer, die durch die Ermordung des Sohnes und die Schändung
von dessen Leichnam, ihr Schicksal selber bestimmt haben, so werden auch diejenigen, welche für das Leiden und den Tod Jesu verantwortlich sind, vor das
Gericht Gottes gestellt (Schenke 2005, S. 272). Dies bedeutet jedoch, anders als
die hier zugrundeliegende Übersetzung des griechischen Textes andeutet, dass
die Strafe für dieses Handeln der Tod ist, auch wenn dies vermutlich der vom
Adressaten wahrgenommenen Verhältnismäßigkeit zwischen der Tat der Winzer
bzw. der israelischen Eliten und ihrer Strafe entsprechen würde. Gottes Reaktion
entspricht – wie bereits in Bezug auf die Sendung der Knechte dargestellt –
nicht der menschlichen Logik. So ist das hier eher im Sinne menschlicher Logik
mit „töten" (Mk 12,9) übersetzte griechische Wort mit „vernichten" gleichzusetz-
ten, welches „[…] offenlässt, wie dieses Gericht vollzogen wird" (Klaiber 2010,
S. 225). Entscheidend ist, dass diejenigen, welche Gott und seinem Sohn feindlich gegenüberstehen und gegen sie und das Reich Gottes handeln, dafür vor Gott
Rechenschaft ablegen müssen. Das Gleichnis stellt somit zu diesem Zeitpunkt
des Evangeliums eine Warnung für die israelischen Eliten dar, welche ihnen ihr
eigenes Schicksal aufzeigt „[…], sofern sie in ihrer Abweisung Jesu verharren"
(Dschulnigg 2007, S. 310). Gott wird ihnen, ebenso wie der Weinbergbesitzer,
der den Winzern den Weinberg wegnimmt und ihn „anderen" gibt (Mk 12,9),
auch Gott den Eliten die Verantwortung für sein Volk nehmen. Es kommt somit
zur „[…] Absetzung und Entmachtung derer, die im Auftrag Gottes die Verantwortung für dieses Volk [gem. Israel] wahrgenommen, aber sein Eigentumsrecht
schmählich missachtet haben" (Klaiber 2010, S. 225). An deren Stelle wird anderen die Verantwortung für das Volk übergeben, die Gott achten und Jesus als den
Messias akzeptieren (Collins 2007, S. 547). Diese den Eliten durch das Gleichnis
aufgezeigten Folgen des Widersetzens gegen Gott sind vor dem Hintergrund ihrer
durch ihr im Gleichnis anhand des Handelns der Winzer dargestellten Antriebs
von besonderer Schwere.

Nach dieser Warnung an diejenige, welche sich Gott und seinem Reich wider-
setzen, schließt Jesus seine Lehre der Anwesenden resümierend ab. Er verlässt
hierzu auf der Erzählebene das Gleichnis der bösen Winzer und verweist seine
Adressaten auf ein Zitat aus Psalm 118 (Ps 188,22 f.).

*„Der Stein, den die Bauleute verworfen haben, er ist zum Eckstein geworden: das hat
der Herr vollbracht, vor unseren Augen geschah dieses Wunder."* (Mk 12,11 f.)

Jesus führt anhand dieser Bau-Metapher das mit Hilfe des Gleichnisses der bösen
Winzer dargestellte Thema auf der Inhaltsebene weiter fort. Stellte er anhand des
Gleichnisses von den bösen Winzern sein Schicksal als den von Gott Gesandten
heraus und das derer, welche dem Reich Gottes entgegenstehen, so verdeutlicht
er nun durch das sich anschließende Bild den nachösterlichen Zeitraum. Er, der
wie der Stein von den Bauleuten von den Führern Israels beseitigt wurde, wird
wie der Eckstein in einem Gebäude zum tragenden Element des Reiches Gottes
(Mk 12,11) (Eckey 2008, S. 380). Markus verdeutlicht durch die Verwendung
dieses Psalmzitats, welches sich in seinem Original auf den Tod und die Aufer-
weckung des leidenden Gerechten bezieht, die Bedeutung Jesu und der mit ihm
verbundenen Sendung hin. Diese wird im angeführten Zitat sowohl durch die
hier für Jesus stehende Metapher des *„Eckstein"*, als auch durch die Tatsache,
dass Gott „[...] die Sendung Jesu, seines geliebten Sohnes, nicht an der Verwerfung durch die Prominenz Jerusalems scheitern [lässt]", verdeutlicht (Eckey 2008,
S. 380). Gott macht somit den von den Eliten Israels zum Erhalt ihrer prominenten und machtvollen Rolle in der Gesellschaft erniedrigten und getöteten Jesus
zum zentralen Element des Reiches Gottes (Klaiber 2010, S. 226). Er wird wie
der Eckstein in einem Bauwerk zum Fix- und Orientierungspunkt (Collins 2007,
S. 548). Jesus verdeutlicht den Anwesenden damit sein über den durch die Eliten Israels hervorgerufenen Tod hinaus bestehende Bedeutung und verdeutlicht
hiermit gleichermaßen sein Vertrauen in Gott und den von ihm für Jesus vorgesehenen Weg. Somit ist der durch das Psalmzitat gestaltete Abschluss seiner
Lehre eine an die Mitglieder des Hohen Rates gerichtete „[...] letzte Mahnung,
auf ihre bösen Pläne zu verzichten, Jesus [...] anzuerkennen und in den Lobpreis
über das rettende Handeln Gottes durch ihn dankbar einzustimmen" (Dschulnigg
2007, S. 312).

Jedoch nehmen die Hohenpriester, Schriftgelehrten und Ältesten Jesu Mahnung nicht an und halten an dem infolge der Heilung des Mannes mit der
verdorrten Hand von den Pharisäern und Schriftgelehrten (Mk 3,6) gefassten Entschluss, Jesus zu töten fest (Mk 12,12). Der Grund für diese Reaktion auf das
von Jesus in Gestalt des Gleichnisses Gesagten ist, dass „sie [...] erkannt [haben],
dass Jesus das Gleichnis auf sie hingesprochen hat" (Dschulnigg 2007, S. 313;
siehe auch Ebner 2008b, S. 125).

Dies bedeutete jedoch nicht, dass die Gegner, obwohl sie sich wie von Jesus
beabsichtigt in der im Gleichnis enthaltenen Gruppe der Winzer wiederfinden,
Jesus und seine in Form eines Gleichnisses verkündetet Lehre verstanden haben.

Hierzu fehlt ihnen, wie im Kapitel ‚Jüngerschaft Jesu' herausgearbeitet, die für das Verstehen der Lehre Jesus notwendige Bereitschaft, diese tatsächlich anzunehmen und sie im Sinne dieser Annahme auch dem eigenen Handeln zugrunde zu legen.[5] Dies würde – insbesondere im Fall der Gegner Jesu – bedeuten, gemäß der von Jesus zu Beginn seines öffentlichen Wirkens in Galiläa formulierten Aufforderung umzukehren und an das Evangelium zu glauben (Mk 1,15). Dies tun die Hohenpriester, Schriftgelehrten und Ältesten nicht. Sie halten an ihrer Haltung und dem sich daraus ergebenden Verhalten gegenüber Jesu fest, was schlussendlich zu ihrer Absicht führt, ihn zu töten (Mk 12,12) (Dschulnigg 2007, S. 313). Diese Reaktion der Gegner stellt heraus, dass sie die Absicht, welche Jesus in Bezug auf die Gegner mit dem Gleichnis verbunden hat, erkennen, in dieser jedoch nicht die Aufforderung zur Umkehr sehen, sondern eine Gefahr für sich wahrnehmen. Es zeigt sich an dieser Stelle eindrücklich, was Jesus mit seinen Ausführungen in Folge des Gleichnisses vom Sämann (Mk 4,1–9), in dem er das Verstehen seiner Botschaft und dessen Hindernisse verdeutlicht, aussagen möchte. Die Hohenpriester, Schriftgelehrten und Ältesten „sehen" den mit der Gruppe der Winzer verbundenen Hinweis Jesu auf sich selbst, verstehen aber nicht die sich dahinter befindenden an sie gerichtete Botschaft (vgl. Mk 4,12) (Donahue & Harrington 2002, S. 342). Ihr Streben nach gesellschaftlichem Einfluss und Macht ist so stark ausgeprägt, dass es ihnen die Bereitschaft nimmt, das von Jesus durch das Gleichnis Gesagte im Sinne des von Jesus in Mk 4,1–9 und Mk 4,13–20 verdeutlichten Verstehen anzunehmen und nach diesem zu handeln. Ihre innere Haltung und somit das für sie handlungsweisende Moment ist nicht, wie im Falle des ‚Verstehens' durch die durch die Lehre Jesu verkündete Botschaft vom Reich Gottes geprägt, sondern ist von ihrem Streben nach Macht und deren Erhalt bestimmt und bestätigt somit das von Jesus anhand des Gleichnisses von den bösen Winzern Ausgesagte (Schenke 2005, S. 272).

5.2.2 Jesus und die Eliten Israels vor dem Hintergrund des Gleichnisses von den bösen Winzern

Wie in der vorangegangenen Analyse des Gleichnisses von den bösen Winzern herausgearbeitet, ist die innere Haltung der Hohenpriester, Schriftgelehrten und Ältesten bestimmt von ihrem inneren Streben nach gesellschaftlichem Einfluss und Macht. Dieses Motiv spiegelt sich in der von Markus dargestellten

---

[5] Siehe bzgl. des Verstehens die Ausführungen in *4. Die „Jüngerschaft Jesu'* im Teil II. *Bibelhermeneutische Analyse des Menschenbildes des Markusevangeliums* dieser Arbeit.

Beziehung zwischen Jesus und seinen Gegnern wider. In vielen Erzählungen des Evangeliums, in denen das oftmals von Kontroversen und Streit geprägte Aufeinandertreffen von Jesus und seinen Gegnern dargestellt wird, scheinen Hinweise auf diese innere Triebfeder der Gegner Jesu auf. Dies bezieht sich nicht nur auf die im Gleichnis von den bösen Winzern unmittelbar von Jesus angesprochenen Hohenpriester, Schriftgelehrten und Ältesten, sondern auch auf die Pharisäer. Dies lässt somit die Hypothese zu, dass das in Mk 12,1–12 in Bezug auf die Hohenpriester, Schriftgelehrten und Ältesten dargestellte Streben nach gesellschaftlichem Einfluss und Macht die Gegner Jesus eint und sie somit in Opposition zu Jesus treten lässt. Zur Untersuchung dieser Hypothese wir im nun Folgenden das von Markus dargestellte Verhalten der Gegner gegenüber Jesus und das sich dahinter befindende Motiv der gesellschaftlichen Eliten vor dem Hintergrund der Ergebnisse der Analyse des Gleichnisses von den bösen Winzern (Mk 12,1–12) analysiert. Entscheidend hierfür sind die Erzählungen, in denen ein direktes Aufeinandertreffen von Jesus und seiner Gegnerschaft dargestellt wird. Hierbei gilt es besonders, die stattfindenden Interaktionen und die dazu hinführenden Verhaltensweisen der einzelnen Untergruppen der Großgruppe der ‚Gegnerschaft' zu analysieren. Grundlegend für diesen Analysefokus sind die sich hinter den Interaktionen befindenden Aussagen zur Beziehung zwischen der ‚Gegnerschaft' und Jesus und den daraus zu schließenden inneren Haltungen der Gegner. So weist Jochum-Bortfeld (2008) mit Verweis auf den Kommunikationswissenschaftler Schulz von Thun hin:

> „Schulz von Thun hat darauf aufmerksam gemacht, dass in mündlichen Kommunikationsprozessen die Botschaft oder Nachricht neben dem Sachinhalt auch die Beziehung zwischen Sender und Empfänger der Nachricht thematisiert. [...] Die Feststellung Schulz von Thuns stellt heraus, dass zum Verständnis der Streitgespräche eines wichtig ist: Es muss berücksichtigt werden, was die Erzählungen über das Verhältnis der streitenden Parteien zueinander aussagt. Genau dies macht erst deutlich, warum der Konflikt so heftig geführt wird" (ebd., S.215).

Die Analyse der diesbezüglich im Nachfolgenden im Fokus stehenden Darstellung der gesellschaftlichen Eliten in Bezug auf Jesus orientiert sich an der Komposition des Markusevangeliums und wird die Streitgespräche zwischen den gesellschaftlichen Eliten und Jesus gemäß ihrem chronologischen Auftreten im Markusevangelium in Hinblick auf den beschriebenen Fokus untersucht.

5.2.2.1 Der Grundkonflikt

Markus verdeutlicht bereits zu Beginn des Evangeliums, dass das Verhältnis zwischen Jesus und den religiösen Eliten während des gesamten Evangeliums bestimmende Momentum: „[...] er lehrte sie wie einer, der (göttliche) Vollmacht hat, nicht wie die Schriftgelehrten." (MK 1,22). Dem Adressaten des Evangeliums wird vom Evangelisten durch den Jesus in erster Linie charakterisierenden Hinweis auf Jesu göttliche Vollmacht verdeutlicht, dass diese es ist, welche die religiösen Eliten von Jesus unterscheidet: „[...] die [...] Lehre der Schriftgelehrten ist ohne Legitimation und Kraft" (Schenke 2005, S. 88; siehe auch Collins 2007, S. 164). Diese Unterscheidung wird zum Grundkonflikt zwischen Jesus und den gesellschaftlichen Eliten, welcher im weiteren Verlauf des Markusevangeliums vermehrt zu Konflikten zwischen diesen führen wird.

Markus entfaltet an dem sich aus dieser Unterscheidung zwischen Jesus und den gesellschaftlichen Eliten ergebenden Grundkonflikt im weiteren Verlauf des Evangeliums verschiedene Streitgespräche zwischen Jesus und den gesellschaftlichen Eliten (Mk 2,23–28; 3,1–6; Mk 7,1–5; 8,11–13; 10,1–12; 11,27,33; 12,13–17). Bei der Betrachtung dieser Auseinandersetzungen lässt sich eine mit den jeweiligen Orten der Konfrontation einhergehende Unterscheidung der Konfiktgegenstände vornehmen. Sind die Streitgespräche in Galiläa geprägt von theologischen Diskussionen (Mk 2,23–28; 3,1–6; Mk 7,1–5), so handelt es sich bei den Auseinandersetzungen in Jerusalem vornehmlich um solche, welche sich an Themen der Stadt und dem Leben in dieser (Mk 10,1–12; 12,13–17) sowie an der konkreten Auseinandersetzung mit der Vollmacht Jesu (Mk 8,11–13, 11,27–33) entfalten (Scomaienchi 2016, S. 386). Trotz dieser möglichen inhaltlichen Unterscheidung der Streitgespräche eint diese der Ausgangspunkt im Grundkonflikt zwischen Jesus und den gesellschaftlichen Eliten, der sich an den unterschiedlichen Konfliktgegenständen entfaltet (Scomaienchi 2016, S. 390).

Auch wenn der sich somit darstellende Verlauf der zwischen Jesus und seinen Gegnern in Gestalt der gesellschaftlichen Eliten Israels bestehenden Beziehung sich keineswegs linear entwickelt, so lassen sich dennoch auf die Komposition des Markusevangeliums einzelne die Beziehung verstehende Etappen identifizieren. Zu diesem Zweck werden im Folgenden die Grundzüge der im Markusevangelium dargestellten Beziehung zwischen Jesus und den gesellschaftlichen Eliten herausgearbeitet und die hierzu relevanten Erzählungen mit dem Fokus auf die Interaktion zwischen den gesellschaftlichen Eliten und Jesus analysiert.

5.2.2.2 Irritation

Bedingt durch den von Markus in Mk 1,22 angedeuteten Unterschied zwischen Jesus und den Schriftgelehrten, als Stellvertreter der gesellschaftlichen Eliten, führt die Lehre Jesus zu Beginn des Evangeliums zu ‚Irritationen' bei den gesellschaftlichen Eliten. Dies wird unter anderem an der Reaktion einiger

Schriftgelehrten infolge der Heilung eines Gelähmten in Kafarnaum deutlich (MK 2,1–12).

Die Schriftgelehrten befinden sich – so lässt es die Erzählung vermuten – mit in dem Haus, in dem Jesus lehrt, und werden somit Zeugen wie vier Männer gegen die Widrigkeiten, der durch die Nachricht, dass sich Jesus in diesem Haus in Kafarnaum befindet, gekommenen Menschen einen Gelähmten zu Jesus bringen. Die Anwesenheit der Schriftgelehrten verdeutlicht, dass der im weiteren Verlauf des Evangeliums die Beziehung zwischen Jesus und den gesellschaftlichen Eliten bestimmenden Konflikt zu diesem Zeitpunkt entweder noch nicht entfacht oder noch nicht ausgeprägt ist (France 2002, S. 126). Dies ändert sich mit Jesu Aussage zu dem von vier Männern gegen Widrigkeiten zu Jesus gebrachten Gelähmten *„Mein Sohn, deine Sünden sind dir vergeben."* (Mk 2,5), welche die Schriftgelehrten für vermessen halten (Schenke 2005, S. 88; siehe auch Dschulnigg 2007, S. 93; Ebner 2008b, S. 32; Eckey 2008, S. 116). Anders als die Adressaten des Markusevangeliums, denen sowohl durch die Taufe Jesu im Jordan (Mk 1,10 f.) als auch durch den Verweis auf die göttliche Vollmacht seiner Lehre (Mk 1,22) bereits zu diesem Zeitpunkt die Verbindung zwischen Jesus und Gott bekannt ist, sehen die Schriftgelehrten in Jesu Handeln einen Angriff auf „[...] Gottes alleiniges Vorrecht [...]" (Eckey 2008, S. 116). Daran ändert auch die Tatsache nichts, dass es sich bei Jesu Ausspruch nicht um eine von Jesus ausgehende Vergebung der Sünden handelt, indem er sagt: *„Mein Sohn, deine Sünden sind dir vergeben!"* (Mk 2,5). So „[spricht Jesus indirekt] von Gott als Handelndem [...] in einem passivisch (*Passivum divinum*) formulierten Zuspruch an den Menschen, dem die göttliche Barmherzigkeit gilt. Gottes Erbarmen ist wirksam in der mit ihm versöhnenden Sündenvergebung, die seine Tat ist" (Eckey 2008, S. 115; siehe auch Collins 2007, S. 185; Donahue & Harrington 2002, S. 94; Klaiber 2010, S. 58). Aufgrund ihrer diese Formulierung Jesu nicht berücksichtigenden Einschätzung „[...] nehmen [die Schriftgelehrten] ihr Wächteramt über die rechte Theologie ernst, zumindest durch das Urteil, das sie in ihrem Inneren fällen: Er lästert Gott" (Klaiber 2010, S. 57; siehe auch Eckey 2008, S. 116).

Sie äußern ihr Urteil über das Verhalten Jesu jedoch nicht öffentlich (Mk 2,6), sondern ihr Protest findet in ihrem Inneren, in ihrem Herzen statt (Mk 2,8).

„Die Herzenserwähnung der Schriftweisen sind mit Hinweis auf den einen Gott in Anlehnung an das jüdische Grundbekenntnis, das >>Höre Israel<< (Sch^e^ma' Israel), formuliert (Dtn 6,4–5). Gottes Einzigartigkeit steht für sie mit dem Vorrecht zur Sündenvergebung auf dem Spiel (z.B. Jes 43,25)" (Eckey 2008, S.116).

Gleichzeitig lässt die Verortung ihres Urteils in ihrem Inneren nicht nur den Hinweis auf die im Verlauf des Evangeliums weiter herausgestellte innere Abneigung gegen Jesus zu (Eckey 2008, S. 116; Schenke 2005, S. 88), sie verdeutlicht auch, dass die Schriftgelehrten „[…] voreingenommen und verstockt [sind] […]“ (Schenke 2005, S. 88). Sie erkennen und verstehen Jesus nicht. Sie sehen in ihm lediglich eine Person, welche sich anmaßt, dem Gelähmten die Vergebung seiner Sünden zuzusprechen und somit Gott zu lästern. Jesus bricht somit mit der Vorstellung und den Gesetzen der Schriftgelehrten, was zu ihrer inneren Gegenwehr gegen Jesus und sein Verhalten führt.

Ebenso ist es im Fall des Mahls Jesu mit den Zöllnern und den Sündern (Mk 2,15–17). Nachdem Jesus den Zöllner Levi in seine Nachfolge gerufen hat, geht Jesus in dessen Haus, um dort mit Zöllnern und Sündern zu essen (Mk 2,14 f.). Die Schriftgelehrten, welche Markus an dieser Stelle der Gruppe der Pharisäer zuschreibt (Mk 2,16), fragen Jesu Jünger „[…], in einer Mischung zwischen entrüsteter Feststellung und vorwurfsvoller Anfrage: *„Mit Zöllnern und Sündern isst er!?“* (Mk 2,17) (Klaiber 2010, S. 63). Auch hier handelt Jesus gegen die Vorstellungen und Gesetze der Schriftgelehrten. Sie sehen in Jesu Verhalten die Gefahr, dass „[…] die aufgrund der Tora gebotene Unterscheidungen von Gerechten und Sündern verwischt und die Gefahr von Sünde und vielleicht Unreinheit zu wenig ernst genommen werde“ (Dschulnigg 2007, S. 98).[6] Diese Kontoverse zwischen Jesus und den Schriftgelehrten gewinnt, wenn die von Markus anscheinend beiläufig getätigte Zuordnung der Schriftgelehrten zu den Pharisäern hinzugezogen wird, für das Verhältnis zwischen diesen beiden Parteien an Brisanz. So verdeutlicht Markus durch diese Anmerkung nicht nur die Zugehörigkeit der Schriftgelehrten zur „Richtung der Pharisäer“ (Schenke 2005, S. 92) und führt somit eine weitere Jesus gegenüberstehende Gruppe ein, welche im weiteren Verlauf des Evangeliums an Bedeutung gewinnt, sondern er verdeutlicht dem Adressaten, dass es sich bei den in dieser Erzählung Jesus gegenüberstehenden Schriftgelehrten um die „theologisch-juristische Elite der Gruppe der Pharisäer“ handelt (Eckey 2008, S. 122). Sie sind verantwortlich für die von Jesus hier durch sein Handeln widerlegte Interpretation des richtigen, an Gottes Willen ausgerichteten Umgangs mit Sünde, woraus ihre gegenüber den Jüngern Jesu ausgedrückte Entrüstung resultiert (ebd.).

Hinsichtlich des Grundes, weswegen der Vorwurf der Schriftgelehrten nicht an Jesus gerichtet wird, sondern an seine Jünger, kann, da Markus diesen nicht nennt, nur gemutmaßt werden. So kann es sich in dem sich die Schriftgelehrten

---

[6] Siehe bzgl. Grund für die Gegenwehr auch Collins (2007, S. 192 f.)

mit ihrem Vorwurf an die Jünger Jesu richten um die Darstellung eines gegenwärtig nicht unüblichen Vorgehens handeln, bei dem eine wie in diesem Fall vorgetragene Frage nicht direkt an den Lehrer, sondern an seine Schüler gerichtet wird (Klaiber 2010, S. 63). Ebenso kann aber die Ansprache der Jünger auch ein Hinweis sein, dass entweder die Schriftgelehrten Angst haben, Jesus direkt anzusprechen, oder sie, da sich Jesus im Haus des Levi befindet, nicht an ihn herankommen (France 2002, S. 134). Eine weitere Möglichkeit, welche vor dem Hintergrund, dass Jesus durch sein Handeln das Denkmuster der Schriftgelehrten irritiert und somit sein Handeln auf diese anstößig wirkt, die Wahrscheinlichste ist, ist, dass es sich um das mit dem Vorwurf an die Jünger Richten um eine Aufforderung handelt, sich von Jesus zu distanzieren und sich zur Lehre der Schriftgelehrten zu bekennen (Eckey 2008, S. 123).[7]

Eine weitere Erzählung, in der die Irritation der Eliten bezüglich des Verhaltens Jesu zum Ausdruck kommt, ist die Erzählung vom Abreißen der Ähren am Sabbat (Mk 2,23–28). In dieser steht erstmals die bereits in Mk 2,13–17 erwähnte Gruppe der Pharisäer im Fokus, welche sich im Umfeld Jesu und seiner Begleiter aufhalten. Auch wenn Markus es an dieser Stelle nicht explizit erwähnt, so ist davon auszugehen, dass der Grund für die Anwesenheit der Pharisäer der ist, dass sie Jesus und seine Begleiter vor dem Hintergrund der vergangenen Verstöße gegen die von den gesellschaftlichen Eliten geprägten Sitten (vgl. Mk 2,1–12; Mk 2,13–17) kritisch beobachten (Schenke 2005, S. 95). So sind sie auch Zeugen, wie die Jünger Jesu am Sabbat beim Durchschreiten der Kornfelder Ähren abreißen (Mk 2,23). Auch wenn in der Erzählung kein Hinweis auf den Grund für das Abreißen der Ähren genannt wird, interpretieren die Pharisäer das Verhalten der Jünger als Erntetätigkeit und somit als Verstoß gegen das Sabbatgebot, welches jegliche Arbeit am Sabbat untersagt (France 2002, S. 145). Dementsprechend sind die Pharisäer wegen der erneuten Missachtung ihrer für das gesellschaftliche Miteinander bedeutsamen Gesetze aufgebracht und mahnen die Missachtung gegenüber Jesus an (Mk 2,24) (Donahue & Harrington 2002, S. 113; Eckey 2008, S. 132).[8] Jesus unterbindet jedoch – wie voraussichtlich von den Pharisäern durch ihre Mahnung angestrebt – das Verhalten seiner Jünger nicht. Er nimmt den Vorwurf der Pharisäer auf, dass die Jünger am Sabbat Erntetätigkeiten durchführen und somit das Sabbatgebot missachten (Collins 2007, S. 192 f.), und nimmt dies zum Anlass einer Lehre über „[...] das Verhältnis von rituellen Vorschriften und den konkreten Bedürfnissen von Menschen [...]" (Ebner 2008b, S. 36 f.). Jesus

---

[7] Siehe auch Dschulnigg (2007, S. 98); Dieser sieht in der Aussage der Pharisäer eine an die Jünger Jesu gerichtete Warnung.

[8] Siehe Donahue & Harrington (2002, S. 110) bzgl. der Bedeutung der Sabbatruhe.

zweifelt hierbei das Sabbatgebot nicht an, sondern bezieht sich einzig und alleine auf das sich im Kern des Vorwurfes befindende Verbot, am Sabbat zu arbeiten und somit auch zu ernten (Donahue & Harrington 2002, S. 113). Ohne die Bedeutung des Sabbats zu bezweifeln, verschiebt Jesus durch seine Ausführungen die von seinen Kontrahenten auf Sabbatvorschriften gelegte Priorität auf das von Gott gewollte Wohl der Menschen und stellt hinter diesem die Sabbatvorschriften zurück (France 2002, S. 147). So stellt Jesus heraus, dass das Verhalten der Jünger, dessen Ursprung vermutlich ihr Hunger war (Eckey 2008, S. 132), nicht gegen den Willen Gottes verstößt. Er widerlegt somit die Interpretation der Pharisäer, welche eine strikte Einhaltung des Sabbatgebotes vorsieht.

Neben dieser sich auf einen möglichen Bruch des Sabbatgebotes bei Hunger beziehenden Aussage der Erzählung (Collins 2007, S. 201) stellt Markus – hier in Bezug auf den Sabbat – die besondere Autorität Jesu heraus und schafft somit einen Bogen zum bereits erwähnten Grundkonflikt zwischen Jesus und seinen Gegnern (Collins 2007, S. 205; France 2002, S. 145 & 147 f.). So schließt Markus die Erzählung mit dem Satz *„Deshalb ist der Menschensohn Herr auch über den Sabbat."* (Mk 2,28).

Markus verdeutlicht mit den ersten drei Aufeinandertreffen von Jesus und den Vertretern der als ‚gesellschaftliche Eliten' zusammengefassten Gruppe seiner Gegner die Folge der zum Grundkonflikt führenden und sich auf göttliche Legitimation beziehenden Unterscheidung. Jesu Handeln ist bestimmt vom Willen Gottes. Das unterscheidet sein Handeln von dem der gesellschaftlichen Eliten und ihren Sitten. Dies führt bei den Pharisäern zur Irritation ihrer gewohnten und etablierten Denkmuster und zur Wertung des für sie befremdlichen Handelns Jesu als anstößig und verwerflich.

Gleichzeitig deutet die Irritation der Gegner bereits zu diesem Zeitpunkt auf etwas hin, was im weiteren Verlauf des Evangeliums deutlich hervortreten wird: Das gegenwärtige Handeln und das dem zugrundeliegende Denken der Pharisäer entspricht nicht dem ursprünglichen Willen Gottes. Denn nur auf der Grundlage dieses vom ursprünglichen Willen Gottes abweichenden Denkens und Handelns der Pharisäer entsteht ihre Irritation beim Aufeinandertreffen mit dem durch die Vollmacht Gottes legitimierten Handeln Jesu.

5.2.2.3 Erster Höhepunkt

Ein erster Höhepunkt in der Beziehung zwischen Jesus und den religiösen Eliten (Schriftgelehrte und Pharisäer) stellt die Erzählung von der Heilung des Mannes mit einer verdorrten Hand (Mk 3,1–6) dar (Donahue & Harrington 2002, S. 117).

Ebenso wie in der vorherigen Erzählung vom Abreißen der Ähren am Sabbat (Mk 2,23–28) befinden sich Pharisäer im Umfeld Jesu, als dieser einer Synagoge betritt. Anders jedoch als in der vorherigen Erzählung benennt Markus nach der Nennung des in der Synagoge sitzenden Mannes mit einer verdorrten Hand deren Motiv: *„Und sie gaben acht, ob Jesus ihn am Sabbat heilen werde; sie suchten nämlich einen Grund zu Anklage gegen ihn."* (Mk 3,2) (Collins 2007, S. 208; Dschulnigg 2007, S. 109; Klaiber 2010, S. 69; Schenke 2005, S. 97). Die wiederholte Missachtung geltender gesellschaftlicher Sitten (Mk 2,1–12; Mk 2,13–17; Mk 2,23–28) und der damit einhergehende Angriff Jesu auf die religiösen Eliten und ihre Interpretation (Mk 2,8–10; Mk 2,17; Mk 2,25–28), die zur Empörung der Schriftgelehrten und Pharisäer führten, münden nun in der Absicht der Pharisäer Jesus anzuklagen.

Jesus ist sich der Beobachtung durch die Pharisäer und der sich dahinter befindenden Absicht bewusst (Collins 2007, S. 208) und spricht diese direkt an *„Was ist am Sabbat erlaubt: Gutes zu tun oder Böses, ein Leben zu retten oder es zu vernichten?"* (Mk 3,4). Die Pharisäer lehnen jedoch ein Überdenken ab und halten an ihrer stickten Einhaltung des Sabbatgebotes fest (ebd., S. 209).

Trotz des Vorhabens der Pharisäer heilt Jesus den Mann mit der verdorrten Hand (Mk 3,3). Er verdeutlicht somit durch sein heilendes Handeln am Sabbat seine wie bereits zu Beginn des Evangeliums (Mk 1,22) herausgestellte und ihn von den gesellschaftlichen Eliten unterscheidende göttliche Vollmacht und fordert somit gleichsam die ihn kritisch beobachtenden Pharisäer heraus (Klaiber 2010, S. 72). Diese verstehen Jesus und sein Handeln wie bereits in den vorherigen Erzählungen nicht (vgl. Mk 2,23–28). Sie sehen lediglich einen erneuten Angriff auf die von ihnen befolgten und bewahrten Gesetze und somit auf sich selbst (Dschulnigg 2007, S. 53).

Diese Wahrnehmung einer erneuten Gesetzesmissachtung Jesu führt zu einem Wandel ihrer in Bezug auf Jesus bestehenden Absichten: Führt Markus die Pharisäer noch zu Beginn der Erzählung der Heilung des Mannes mit der verdorrten Hand (Mk 3,1–6) mit dem Motiv ein, Jesus anklagen zu wollen, so schließt die Erzählung mit dem zwischen den Pharisäern und den Anhängern des Herodes *„[...] gefaßten [...] Beschluß, Jesus umzubringen"* (Mk 3,6). Markus verdeutlicht somit mit der Erzählung nicht nur die in Mk 2,28 getroffene Aussage, dass der *„Menschensohn Herr über den Sabbat ist"*, sondern er deutet den sich immer weiter steigernden und im Tod Jesu endenden Konflikt zwischen Jesus und den gesellschaftlichen Eliten an, der im Todesbeschluss der Pharisäer und der Anhänger des Herodes seinen zwischenzeitlichen Höhepunkt hat (Donahue & Harrington 2002, S. 117; France 2002, S. 142).

Die anfängliche Irritation der etablierten Denkmuster und die damit verbundene Empörung der gesellschaftlichen Eliten über Jesus ist vor dem Hintergrund des wiederholten Handelns Jesus gegen das Etablierte das, was zur Manifestation des sich in den Köpfen der Gegner befindenden Bildes eines Aufrührers führt und zu einer tiefen Abneigung heranwächst und im Tötungsbeschluss der Pharisäer und der Anhänger des Herodes ihren Ausdruck findet. Gleichzeitig jedoch verdeutlicht der Entschluss Jesus zu töten auch die Gefahr, welche die gesellschaftlichen Eliten in Jesus sehen, da Jesus durch sein Handeln und seine öffentliche Lehre die Bedeutung dessen wofür die gesellschaftlichen Eliten stehen und somit auch ihre Rolle infrage stellt.

So verdeutlicht der sich an der Sabbatpraxis entfaltende Konflikt zwischen Jesus und seinen Gegnern, wie in der Erzählung vom Ehrenraufen der Jünger (Mk 2,23–28) und der Heilung am Sabbat (Mk 3,1–6), den Kern der Auseinandersetzung in Gestalt der Frage nach der „Definitionsmacht". Jesus und die sich um ihn bildende Gemeinschaft stellen für seine Gegner, insbesondere die Pharisäer und Schriftgelehrten, wie durch die von Markus dargestellten Reaktionen der Menschen auf Jesus verdeutlichten, eine Gefahr für ihre „gesellschaftlich-religiöse Stellung" dar (Jochum-Bortfeld 2008, S. 217). Bedingt durch die die Lehre und das Handeln Jesu von seinen Gegnern unterscheidende göttliche Vollmacht erhält Jesus „[…] eine einflussreiche Position und drängt die Pharisäer und Schriftgelehrten zurück (vgl. den Zulauf durch das Volk und die Anerkennung der Vollmacht Jesu in 1,27.34; 3,7–10)" (Jochum-Bortfeld 2008, S. 217). Dies führt dazu, dass die Gegner versuchen, Jesus zu diskreditieren und ihn gegenüber den Menschen als fern von den jüdischen Glaubensgrundsätzen darzustellen (Jochum-Bortfeld 2008, S. 217). Jedoch gelingt es ihnen nicht, sodass ihnen letztlich nur der durch den Beschluss der Pharisäer und der Anhänger des Herodes Jesus zu töten dargestellte verzweifelte Ausweg bleibt, Jesus zu beseitigen.

Die Grundlage dieses Beschlusses ist jedoch einzig das Unverständnis der Eliten, welche ihre Augen für die Botschaft Jesu verschlossen halten und Jesus für sie zum Gegner macht.[9] Dies wird anhand der Darstellung der Schriftgelehrten (Mk 3,22) im Rahmen der Verteidigungsrede Jesu (Mk 3,22–30) für den Adressaten herausgestellt. Markus führt hierbei die Schriftgelehrten mit der Angabe, dass diese aus Jerusalem gekommen waren (Mk 3,22), als Jesus feindlich gegenüberstehend ein (Donahue & Harrington 2002, S. 129). Waren die Schriftgelehrten und Pharisäer zu Beginn des öffentlichen Wirkens Jesu ein Teil der sich um Jesus befindenden Menge, die sein Handeln und das seiner Jünger als irritierend

---

[9] Siehe bzgl. des Verstehens die Ausführungen in *4. Die ‚Jüngerschaft Jesu‘* im Teil II. *Bibelhermeneutische Analyse des Menschenbildes des Markusevangeliums* dieser Arbeit.

empfand und diese kritisch beobachtete, so hat sich mit Mk 2,2–6 und hierbei insbesondere durch den Entschluss Jesus zu töten (Mk 2,6) ein Wandel vollzogen, so sind die religiösen Eliten nun Jesus als feindlich gesinnte Opposition gegenübergestellt. Ebenso lässt auch der unverzügliche an Jesus gerichtete Vorwurf, mit dem Markus die Schriftgelehrten in die Erzählung einführt, vermuten, dass der Grund, warum diese aus Jerusalem gekommen sind, einzig und allein der ist, Jesus anzugreifen und zu dekreditieren (France 2002, S. 169).

Sie verstehen nicht die sich hinter der Lehre Jesu befindende Botschaft. Für die Schriftgelehrten ist das, „was wie befreiendes Handeln im Auftrag Gottes aussieht, […] in Wirklichkeit nur eine innere Auseinandersetzung im Reich des Bösen" (Klaiber 2010, S. 84). Sie bringen dies mit ihrem zweigeteilten Vorwurf *„Er [Jesus] ist von Beelzebub besessen; mit Hilfe des Anführers der Dämonen treibt er die Dämonen aus"* (Mk 2,22) zum Ausdruck, welcher sowohl Jesus als besessen und somit fremdbestimmt bezeichnet als auch in Verbindung mit dem Bösen bringt (Schenke 2005, S. 120).[10] Der Vorwurf der Schriftgelehrten wird somit zu einem „Fundamentalangriff auf die Sendung Jesu" (Ebner 2008b, S. 45; siehe auch Schenke 2005, S. 120). Dieser verdeutlicht nicht nur die zwischen Jesus und den religiösen Eliten, hier expliziert die Schriftgelehrten, bestehenden Kontroverse, sie stellt durch die gewichtige Aussage, dass Jesus von einer bösen Macht fremdbestimmt ist, das Empfinden der Eliten zum Ausdruck, was zum Entschluss führt, Jesus zu töten.

5.2.2.4 Vorwurf an die gesellschaftlichen Eliten

Nach diesem Wandel im Verhältnis der religiösen Eliten zu Jesus, treten diese erstmals wieder im Rahmen der ‚Streitrede über die pharisäische Überlieferung' (Mk 7,1–13) in Person der Pharisäer und Schriftgelehrten in Erscheinung. Ohne das Motiv dieser zu nennen, berichtet Markus, dass diese aus Jerusalem in die Gegend von Genezareth gekommen waren, in der sich Jesus seit Mk 6,53 befindet. Auch wenn Markus somit die Absicht der Pharisäer und Schriftgelehrten offen lässt, so ist für die Adressaten spätestens mit dem Wissen um den von den Pharisäern und den Anhängern des Herodes gefassten Beschluss Jesus zu töten (Mk 3,6) und dem Vorwurf der Schriftgelehrten, dass Jesu Handeln von bösen Mächten bestimmt ist (Mk 3,23) zu vermuten, dass ihr Motiv ein feindliches ist (Collins 2007, S. 344). Auch Jerusalem, der Ort von dem die Pharisäer und

---

[10] Siehe bzgl. der Bedeutung des „Beelzebub" u. a. Brüning & Vorholt (2018, S. 71).

Schriftgelehrten aus in die Gegend von Genezareth kommen, unterstricht dies als den Ort der Passion Jesu (Donahue & Harrington 2002, S. 219).[11]

Die Schriftgelehrten und Pharisäer werden erneut Zeugen, wie von Jesu Jünger die in der Gesellschaft vorherrschenden und von den religiösen Eliten gewahrten Sitten – hier insbesondere die Reinheitsvorschriften – missachtet werden und stellen Jesus als den für seine Schüler verantwortlichen Lehrer zur Rede „Warum halten sich deine Jünger nicht an die Überlieferung der Alten, [...].“ (Mk 7,5) (Eckey 2008, S. 250; Schenke 2005, S. 182 f.). Im Fokus dieser an Jesus gerichteten Frage steht die in den Augen der Schriftgelehrten und Pharisäer eine zu beobachtende mangelnde Frömmigkeit der Jünger, welche sie – so die religiösen Eliten – durch die Missachtung der Reinheitsgebote zum Ausdruck bringen (Klaiber 2010, S. 136). Jesus entgegnet diesem Vorwurf mit dem an die Pharisäer und Schriftgelehrten gerichteten Zitat des Propheten Jesaja (Jes 29,13) „Dieses Volk ehrt mich mit den Lippen, sein Herz aber ist weg von mir. Es ist sinnlos, wie sie mich verehren; was sie lehren, sind Satzungen von Menschen.“ (Mk 7,6 f.). Markus verdeutlicht durch dieses von Jesus an seine Kontrahenten gerichtete Jesaja-Zitat den bereits zu Beginn des Evangeliums herausgestellten Unterschied zwischen der göttlichen Botschaft Jesu und den Gott fernen, rein menschlichen Geboten, wodurch ihre Verehrung Gottes keine ist, die mit Herz vollzogen wird, sondern einzig mit ihren Lippen (Collins 2007, S. 350; Donahue & Harrington 2002, S. 223). Der Evangelist zeigt somit eindeutig auf, dass der Fokus der Reaktion Jesus auf den Vorwurf der Pharisäer und Schriftgelehrten nicht auf der Thora liegt, sondern einzig und allein auf deren Auslegung durch die Menschen (Donahue & Harrington 2002, S. 222). So bezieht sich Jesu Aussage (Mk 7,6–8) nicht auf den eigentlichen Ausgangspunkt der Händewaschung, sondern auf der von den Pharisäern und Schriftgelehrten an Jesus gerichteten Frage, warum seine Jünger die Überlieferungen der Alten nicht einhalten (Mk 7,5) (Collins 2007, S. 350). So bringt Jesus mit seiner direkten Ansprache der religiösen Eliten, ähnlich wie die Schriftgelehrten im Falle ihres Vorwurfs, dass Jesu Taten mit Hilfe des Anführers der Dämonen Beelzebub austreibt (Mk 3,22), einen über die in dieser Situation in Mk 7,1–12 hinausgehenden generellen Vorwurf bzgl. ihres Umgangs mit dem Gebot Gottes zum Ausdruck (Mk 7,13). Ein Vorwurf dem Markus durch das unmittelbar an die Pharisäer und Schriftgelehrten gerichtete Resümee seiner Entgegnung „Sehr geschickt setzt ihr Gottes Gebot außer Kraft und haltet euch an eure eigene Überlieferung.“ (Mk 7,9) eine besondere Härte

---

[11] Aufgrund des ebenso wie zu Beginn der Verteidigungsrede Jesu (Mk 3,22–30) von Markus gegebenen Hinweis, dass die Gegner Jesu aus Jerusalem angereist sind (Mk 3,22; 7,1), verweist France (2002, S. 280) darauf, dass die Pharisäer und Schriftgelehrten Jesus mit dem Ziel aufgesucht haben „[...] to investigate and/or to dispute with Jesus.“

verleiht. So verdeutlicht diese Aussage, dass die Pharisäer und Schriftgelehrten das Gebot Gottes nicht nur nicht beachten, sie beseitigen es und stellen ihr Gebot an dessen Stelle (ebd., S. 351). Ein Vorwurf, der vor dem Hintergrund ihrer gesellschaftlichen Rolle besonders schwer wiegt.

Auch wenn diese Vorwürfe (Mk 3,22 & Mk 7,8 f.) innerhalb des Gesamtwerkes zwar weit voneinander getrennt sind, so ereignen sie sich im Rahmen des chronologisch aufeinanderfolgenden Aufeinandertreffens Jesus und der religiösen Eliten und verdeutlichen durch ihre dargestellten Aussagen eindrücklich den zwischen diesen beiden Parteien bestehenden Grundkonflikt (vgl. Mk 1,22).

Dieser wird besonders in Folge des von Jesu an die Pharisäer und Schriftgelehrten gerichteten Vorwurfes deutlich und in seiner Dramatik noch einmal verstärkt. So ruft Jesus die anwesende Menschenmenge zusammen und sagt: *„Hört mir alle zu und begreift, was ich sage! Nichts, was von außen in den Menschen hineinkommt, kann ihn unrein machen, sondern was aus dem Menschen herauskommt, das macht ihn unrein"* (Mk 7,14–15). Jesus übernimmt unmittelbar nach seinem Vorwurf, dass die Pharisäer und Schriftgelehrten durch ihre Auslegung den wahren Willen Gottes außeracht lassen, ihre Aufgabe der religiösen Unterweisung und fordert die Menschen durch seine Aufforderung *„Hört mir alle zu und begreift, was ich sage!"* (Mk 7,14) auf, das von ihm Gesagte zu befolgen (Jochum-Bortfeld 2008, S. 220).

„Jesu Auftreten gegenüber den Pharisäern und Schriftgelehrten kann – wie in 2,23–3,6 – als Provokation gedeutet werden" (ebd., S.221).

5.2.2.5 Religiöse Eliten stellen Jesus auf die Probe

Der zwischen Jesus und der Gruppe der Pharisäer und Schriftgelehrten vorherrschende Konflikt veranlasst die religiösen Eliten dazu, den infolge der Heilung des Mannes mit einer verdorrten Hand (Mk 3,1–6) von den Pharisäern und den Anhängern des Herodes gefassten Entschluss Jesus zu töten (Mk 3,6) in die Tat umzusetzen. Hierzu suchen sie wie eingangs der Erzählung von der Heilung des Mannes mit der verdorrten Hand von Markus erwähnt eine Möglichkeit Jesus anzuklagen (Mk 3,1), um somit das Ziel des Todes Jesus zu erreichen.

Nur einige Zeit nach dieser Heilung in Galiläa versuchen die Pharisäer ihr Vorhaben in die Tat umzusetzen. Sie wenden hierzu eine List an und versuchen Jesus in unterschiedlichen Situationen auf die Probe zu stellen, um ihn zu einem Handeln zu verleiten, das es ihnen ermöglicht, Jesus anzuklagen und ihren Plan Jesus zu töten umzusetzen. Markus verdeutlicht dies anhand dreier Erzählungen (Mk 8,11–13; Mk 10,1–12; Mk 12,13–17).

5.2.2.5.1 MK 8,10–13: Zeichenforderung der Pharisäer

Jesus setzt nach der zweiten Brotvermehrung (MK 8,1–10) in Sidon im Gebiet der Dekapolis (vgl. Mk 7,31) gemeinsam mit seinen Jüngern mit dem Boot über den See von Galiläa in das Gebiet von Dalmanuta über (vgl. Mk 8,10). Dort angekommen, kommen Pharisäer zu Jesus und verlangen von ihm im Rahmen eines Streitgesprächs *„[...] ein Zeichen vom Himmel [...]"* (Mk 8,11). Sie fordern von Jesus eine eindeutige Bestätigung in Gestalt eines „Beglaubigungswunders" ein, durch das er sich als den von Gott Gesandten ausweist (Klaiber 2010, S. 146). Eine solche Zeichenforderung ist, wie „die Beispiele aus der alttestamentlichen und rabbinischen Tradition [...] deutlich [machen], [...] eine [im Judentum] verbreitete und keineswegs generell schlechte bzw. verbotene [...] Praxis [...]" (Herrmann 2011, S. 178; siehe auch Donahue & Harrington 2002, S. 249; France 2002, S. 312). Jedoch setzt diese Aufforderung der Pharisäer voraus, dass sie in Jesus einen Hochstapler sehen, der sich – wie in der gegenwärtigen Zeit der Erzählung nicht unüblich – als Wundertäter ausgibt. In ihren Augen sind „[...] seine Wunder [...] nichts anderes als teuflische Zauberkünste, mit denen er leichtgläubige Menschen blenden und verführen will (Mk 3,22)" (Herrmann 2011, S. 177). Wie bereits dargestellt, steht das Handeln Jesu den Auffassungen der Pharisäer gegenüber. Das Resultat bei den Pharisäern ist Irritation und nicht wie im Falle der Jünger Jesu das Erkennen Jesus als den Gesandten Gottes und das Verstehen seiner Botschaft. Dies wird besonders vor dem Hintergrund der Komposition der Zeichenforderung im Evangelium deutlich. Auch wenn Jesu Handeln an verschiedenen Stellen des Evangeliums zur Fehleinschätzung der Identität Jesu geführt hat (ebd., S. 182), steht die Frage der Pharisäer im Kontrast zu den bis zu diesem Zeitpunkt in ihrer Anwesenheit erfolgten Heilungen, Exorzismen und Lehrerzählungen Jesu sowie den jedoch ausschließlich den Jüngern und Adressaten des Evangeliums bewussten Wundererzählungen (Mk 7,24–30; Mk 7,31–37; Mk 8,1–9), welche sich unmittelbar vor der Zeichenforderung ereignen (ebd., S. 177). Das sich hinter der Forderung der Pharisäer verbergende Motiv wird von Markus durch die „erklärende Bemerkung" *„[...], um ihn auf die Probe zu stellen"* (Mk 8,11), welche in enger Anlehnung an den altgriechischen Text auch mit *„sie versuchten ihn"* übersetzt werden kann, für den Adressaten als eine „böswillige Provokation" herausgestellt (ebd., S. 179). Grundlage dieser Charakterisierung ist zweierlei:

1. Die Pharisäer – so macht es die „erklärende Bemerkung" deutlich – zielen mit ihrer Aufforderung nicht darauf ab, ein Zeichen zu erhalten, durch das sie von Jesu Identität als den von Gott Bevollmächtigten überzeugt werden. Der

Grund für ihre Forderung ist „[…] Jesu Anspruch als illegitim zu erweisen" (ebd.).

2. „Schauwunder mit dem Ziel, andere zu beeindrucken, vollbringen, wie er [gem. Jesus], nur Lügenmessiasse (vgl. 13,22). Umgekehrt bedeutet das in der Konsequenz: Wer wirklich von Gott gesandt ist, dem geht es bei den Wundern, die er tut, niemals um die eigene Profilierung und um Selbstdarstellung, sondern einzig und alleine um die Erfüllung des göttlichen Auftrags" (ebd.). Diese zielen – so zeigen es die Heilungserzählungen und Exorzismen – auf „[…] das Wohl der hilfsbedürftigen Menschen […]" ab und dienen nicht der „[…] Legitimierung und Anerkennung seiner selbst. Damit soll nicht bestritten sein, dass die Wundertaten Jesu innerhalb der markinischen Erzählung *auch* Epiphaniecharakter im Hinblick auf seine Person haben; […]. Sie illustrieren und bestätigen seine besondere [Vollmacht] (vgl. 1,27; 2,10)." (Herrmann 2011, S. 179; siehe auch Klaiber 2010, S. 147)

Jesus lässt sich jedoch von den Pharisäern nicht verführen und entgegnet ihnen: „*Was fordert diese Generation ein Zeichen? Amen, das sage ich euch: Dieser Generation wird niemals ein Zeichen gegeben werden.*" *(*Mk 8,12). Jesus wehrt durch diese „vorwurfsvolle Frage", die Zeichenforderung der Pharisäer, ab und verdeutlicht durch die zurückweisende Formulierung seiner Reaktion „[…] als eigentliches Motiv der gegnerischen Forderung einen tiefen Unglauben" (Herrmann 2011, S. 180). Hierbei nimmt die Kennzeichnung der Pharisäer als „*diese Generation*" (Mk 8,12), die Jesus im weiteren Verlauf drei weitere Male verwendet (Mk 8,38; 9,19; 13,30) und hierbei „[…] – […] mit einem anklagenden Unterton verbunden – die jetzt lebende Generation der jüdischen Zeitgenossen Jesu[…]" (Klaiber 2010, S. 258), eine besondere Rolle ein. Jesus bringt hierdurch die „verstockte Grundhaltung" der Pharisäer zum Ausdruck (Herrmann 2011, S. 180). Diese verhindert, dass die Pharisäer das Handeln Jesus als ein Zeichen wahrnehmen, das seine göttliche Vollmacht für sie sichtbar werden lässt.

„[Wunder] setzen vielfach Glauben voraus (6,5;9,23), wollen jedoch umgekehrt auch Glauben und Vertrauen wecken bzw. fördern (8,17–21). Darüber hinaus erweisen und bestätigen sie die Vollmacht des Wundertäters (1,27; 2,10). Die Forderung der Pharisäer ist innerhalb des markinischen Makrotextes gerade deshalb so verwerflich, weil die Gegner damit den durchaus vorhandenen Zeichencharakter der vorangegangenen Wundertaten kategorisch leugnen" (ebd., S.181).

5.2.2.5.2 Mk 10,1–12: Frage wegen der Ehescheidung

Nachdem ihr erster Versuch, Jesus durch die Zeichenforderung (Mk 8,11–13) in eine Falle zu locken, missglückt ist, stellen die Pharisäer Jesus anhand der Frage wegen der Ehescheidung (Mk 10,1–12) erneut auf die Probe.

Markus führt in die Erzählung anhand einer kurz beschriebenen Lehrszene ein. So befindet sich Jesus, nachdem er nach *„Judäa und in das Gebiet jenseits des Jordan"* gekommen ist, inmitten einer sich um ihn scharenden Menschenmenge, die er lehrt (Mk 10,1). Was der Gegenstand seiner Lehre ist, wird vom Evangelisten nicht erwähnt. Vielmehr macht es den Eindruck, als wolle Markus verdeutlichen, dass sich Jesus in der unmittelbaren Umsetzung seines Sendungsauftrages, der Verkündigung des Reich Gottes, befindet, als er dabei von Pharisäern unterbrochen wird. Diese kommen zu ihm und stellen ihm eine Frage.[12] Sie möchten von Jesus wissen, ob „[...] *ein Mann seine Frau aus der Ehe entlassen [darf]"* (Mk 10,2). Dies ist gemäß des Alten Testamentes (Dtn 24,1) und dem geltenden frühjüdischen Recht möglich. Dieses Recht räumt besonders dem Mann die Möglichkeit ein – wie in der Frage der Pharisäer hinterfragt – „[...] *seine Ehefrau aus der Ehe [zu]entlassen"* (Mk 10,2). Fraglich hingegen ist, welcher Grund eine Scheidung rechtfertigt (Herrmann 2011, S. 186) und ob dieses Recht auch für die Ehefrau besteht und wenn, unter welchen Bedingungen (Dschulnigg 2007, S. 268; Eckey 2008, S. 325; Klaiber 2010, S. 183 f.). Durch den sich an die Frage anschließenden Hinweis des Evangelisten, dass es sich hierbei um einen Hinterhalt der Pharisäer handelt, wird deutlich, dass diesen das gegenwärtig vorherrschende Recht bekannt ist (Eckey 2008, S. 325; Schenke 2005, S. 241). Sie gehen davon aus, dass Jesu Haltung zur Scheidung einer Ehe nicht dem vorherrschenden Recht entspricht und erhoffen somit, Jesus – wie von Markus betont – „[...] *eine Falle stellen"* (Mk 10,2) zu können, indem er dem gelten Recht widerspricht (Donahue & Harrington 2002, S. 293; France 2002, S. 390; Herrmann 2011, S. 186; Klaiber 2010, S. 184). Sie hoffen Jesus „[...] als Irrlehrer und Verführer des Volkes entlarven zu können" (Herrmann 2011, S. 186). Grundlage für das Bestreben Jesus eine Falle zu stellen und für die Annahme, dass Jesus dem geltenden Recht widersprechen wird, sind die sich zwischen Jesus und den Pharisäern bis zu diesen Konfliktsituationen, in denen Jesus Haltung in Hinblick auf die Gesetze der Menschen der Auffassung der Pharisäer gegenüberstanden (Mk 2,23–28; 3,1–6; 2,18–22; 7,1–15; 2,13–16).

---

[12] France (2002, S. 390) führt bzgl. der Frage der Pharisäer aus „The intention of the question itself ist not nessessarily hostile since it would be appropriate to seek the view of a visiting ‘rabbi' on matters of current debate, but Mark's use of ... in similar contexts in 8:11 and 12:15 suggests that it was not so innocent (see on 8:11)."

„Ihre bohrenden, vorwurfsvollen Fragen sind Ausdruck einer immer weiter kulminierenden Ablehnung und Distanz (vgl. 2,16.18.24; 7,5). Dass Jesus seine vermeintlichen Irrlehren sogar unters Volk bringt und dabei auch noch großen Zulauf erfährt, macht die Sache für die Pharisäer umso schlimmer. Ihr Entschluss, dass Jesus beseitigt werden muss, steht schon geraume Zeit fest (3,6) und wird zu keinem späteren Zeitpunkt im Evangelium mehr hinterfragt" *(ebd.).*

5.2.2.5.3 Mk 12,13–17: Die Steuerfrage

Die dritte Situation, in der Jesus von seinen Gegnern in Versuchung gebracht wird, schließt an das Gleichnis von den bösen Winzern (Mk 12,1–12) und der diesem vorrausgehenden Vollmachtsfrage der Hohenpriester, Schriftgelehrten und Ältesten (Mk 11,27–33) an, zwei Erzählungen, welche wie im vorangehenden Abschnitt dieser Arbeit verdeutlicht, von besonderer Bedeutung für das Verstehen des Verhältnisses der Gegner zu Jesus ist.

Der Gegenstand, um den herum sich die Situation zwischen Jesus und seinen Gegnern auf der Erzähllebene entfaltet, ist eine an Jesus gerichtete Steuerfrage. Markus führt in die Erzählung mit dem Hinweis ein, dass *„einige Pharisäer und Anhänger des Herodes [...] zu Jesus geschickt [wurden]"* (Mk 12,13). Bereits in der Vergangenheit traten die Pharisäer und Anhänger des Herodes (Herodianer) gemeinsam in Erscheinung und zeichnen sich als Jesus feindlich gegenüberstehend aus. So waren es in der Folge der Heilung des Mannes mit der verdorrten Hand diese beiden Gruppen, die vor dem Hintergrund des Handelns Jesu, durch das er das vorherrschende Sabbatgebot missachtete, gemeinsam den Entschluss fassten, Jesus zu töten (3,6) (Ebner 2008b, S. 125; Eckey 2008, S. 383; France 2002, S. 464; Gnilka 2008, S. 151; Herrmann 2011, S. 190; Klaiber 2010, S. 227; Schenke 2005, S. 274). In der hier im Fokus stehenden Situation kommen sie jedoch nicht aus eigenem Antrieb zu Jesus *„[...], um ihn mit einer Frage in eine Falle zu locken.",* sondern sie *„[...] wurden [...] geschickt"* (Mk 12,13). Markus macht keine Angabe zu denjenigen, welche die Pharisäer und die Anhänger des Herodes zu Jesus geschickt haben. Der Sitz der Erzählung innerhalb des Evangeliums lässt jedoch die Vermutung zu, dass es sich hierbei um die Gruppe der Hohenpriester, der Schriftgelehrten und Ältesten (Mk 11,27) handelt (Collins 2007, S. 556; Donahue & Harrington 2002, S. 343; Dschulnigg 2007, S. 315; Eckey 2008, S. 383; France 2002, S. 464; Gnilka 2008, S. 150). Jesus hatte diese in Folge ihrer Frage nach seiner Vollmacht durch seine an sie gerichteten Gegenfragen mundtot gemacht (Mk 11,27–33) und ihnen ihr Handeln durch das Gleichnis von den bösen Winzern eindrücklich vor Augen geführt (Mk 12,1–12). Diese unmittelbar auf sie ausgerichtete Reaktion Jesu muss auf sie verletzend gewirkt haben (Herrmann 2011, S. 191), was durch ihre Reaktion in Form der Wiederholung des in Mk 3,6 von den Pharisäern und Herodianern gefassten Entschluss Jesus zu töten und ihrem anschließenden Verlassen der Situation in Folge des Gleichnisses bekräftigt wird. Somit ist es vielleicht gerade wegen dieser Bestrebung, gegen Jesus in einer so drastischen Weise vorzugehen, die Koalition bestehend aus Pharisäern und Herodianern, welche zu Jesus geschickt wird. Sie sollen ebenso wie es bereits in Mk 8,11–13 und Mk 10,1–12 von den Pharisäern sowie in Mk 11,27–33 von den Hohenpriestern, Schriftgelehrten und Ältesten versucht wurde, Jesus durch eine Frage zu einer Aussage zu verleiten, welche gegen ihn verwendet werden kann und ihnen zumindest ermöglicht, die nach dem Gleichnis von den bösen Winzern im Stillen geäußerte Absicht, Jesus verhaften zu lassen, umsetzen (Mk 12,12), wenn nicht sogar den beim ersten Auftreten der Gruppe der Pharisäer und Herodianer getroffenen Beschluss Jesus zu töten (Mk 3,6) in die Tat umsetzen (ebd.).

Die Pharisäer und Anhänger des Herodes möchten Jesus in Sicherheit wiegen, indem sie in ihre Frage mit den Worten einführen: *„Meister, wir wissen, daß du immer die Wahrheit sagst und dabei auf niemanden Rücksicht nimmst; denn du siehst nicht auf die Person, sondern lehrst wirklich den Weg Gottes."* (Mk 12,14). Was die Pharisäer und die Anhänger des Herodes zu Jesus sagen, entspricht dem Bild, das die Adressaten des Markusevangeliums bis zu diesem Zeitpunkt des Evangeliums durch die Lehre Jesus in Wort und Tat gewonnen haben (Ebner 2008b, S. 125; Klaiber 2010, S. 228; Schenke 2005, S. 274). Jedoch macht das ebenso bis zu diesem Zeitpunkt von den beiden Gruppen gewonnene Bild und nicht zuletzt der von Markus zur Einführung in die Erzählung gegebene Hinweis, dass die Pharisäer und Anhänger des Herodes den Auftrag haben, Jesus in eine Falle zu locken (Mk 12,13), deutlich, dass sie das, was sie sagen, nicht ernst meinen. Es ist eine Maskerade, durch die sie ihr eigentliches Motiv verbergen möchten und Jesus den Anschein vermitteln, dass von ihnen keine Gefahr ausgeht (Eckey 2008, S. 274; Gnilka 2008, S. 150; Herrmann 2011, S. 191; Klaiber 2010, S. 227 f.; Schenke 2005, S. 274). Diese „captatio benevolentiae" der Pharisäer und Anhänger des Herodes (Eckey 2008, S. 384; siehe auch Dschulnigg 2007, S. 315; Ebner 2008b, S. 125; Herrmann 2011, S. 191) deutet das Versuchungs-Motiv der Erzählung an, dass durch die Brisanz der an Jesus gerichteten Frage auf den Punkt gebracht wird, indem sie Jesus fragen: *„Ist es erlaubt, dem Kaiser Steuern zu zahlen, oder nicht? Sollen wir sie zahlen, oder nicht!"* (Mk 12,15) (Herrmann 2011, S. 191). Der Gegenstand der Falle bezieht sich hier anders als in den vorherigen Situationen, in denen Jesus in Versuchung geführt werden sollte, nicht auf seine „Haltung zur Thora", sondern auf seine „politische Einstellung" (ebd., S. 194). Diese wollen die Pharisäer und Anhänger des Herodes durch ihre Frage, welche nicht auf die Wahrung der Steuerpflicht gegenüber dem Kaiser abzielt, sondern auf die sich hinter diesem Sachverhalt befindende Akzeptanz des Kaisers, auf die Probe stellen (Klaiber 2010, S. 228). So wurde „von einem radikalen Flügel der Pharisäer („vierte Philosophie") [...] die Steuerfrage 6 v.Chr. als Judäa zur römischen Provinz wurde zur Bekenntnisfrage des Monotheismus erklärt: Wem ich Steuern bezahle, den erkenne ich als Herrn über das Land an" (Ebner 2008b, S. 126). Auch wenn für den Adressaten Jesu Antwort auf diese Bekenntnisfrage sicherlich eindeutig ist, so handelt es sich bei der hier von den Pharisäern und Anhängern des Herodes an Jesus gestellte, auf seine politische Einstellung abzielenden Frage um eine für ihn heikle Frage. Jesus steht in Hinblick auf seine Antwort vor einem Dilemma. Sollte er, wie vor dem Hintergrund seiner Lehre vom Reich Gottes zu erwarten, sich gegen die Zahlung einer Steuer aussprechen und somit dem Anspruch des Kaisers widersagen, so würde dies als Rebellion gegen Rom und den Kaiser gewertet werden (Herrmann 2011, S. 192; siehe auch Dschulnigg 2007, S. 315; Eckey 2008, S. 385; Klaiber 2010, S. 228; Schenke 2005, S. 275). Dies würde für ihn bedeuten, dass ihm der Prozess gemacht und er für sein Handeln bestraft würde (Eckey 2008, S. 385; Klaiber 2010, S. 228; Schenke 2005, S. 275). Nicht nur die Adressaten dieser Erzählung werden vermuten, dass Jesus dies in Kauf nimmt und dem Anspruch des Kaisers widersagen, sondern auch die Fragesteller (Eckey 2008, S. 385). Auch die Heuchelei, mit der die Pharisäer und Anhänger des Herodes ihre Frage einführen, verdeutlicht, dass sie diese Antwort anstreben (Klaiber 2010, S. 228). Sie möchten Jesus, indem er ihre Antwort negiert und somit dem Anspruch des Kaisers und somit Roms widerspricht, „[...] mittels einer politischen Anklage an die Römer ausliefern [...]" (Herrmann 2011, S. 190).

Auch die Möglichkeit, den Plan der Pharisäer und der Anhänger des Herodes durch ein Bejahen der Frage zu durchkreuzen, hat ebenso weitreichende Folgen für Jesus:

1. Markus verwendet im Originaltext in der Frage der Pharisäer und der Anhänger des Herodes das Wort Zensus, welches die „Steuererhebung" bezeichnet und auf „[...] die kombinierte Kopf- und Vermögenssteuer, die jeder arbeitsfähige Erwachsene in den Provinzen zu zahlen hatte [,verweist]. Wer steuerpflichtig war und wie viel zu zahlen war, wurde durch eine Steuererhebung, den Zensus, festgestellt" (Klaiber 2010, S. 228; siehe auch Dschulnigg 2007, S. 315; Eckey 2008, S. 385). Insbesondere die erhobene Kopfsteuer führte zu Widerstand der jüdischen Bevölkerung und es kam „[...] zur Bildung der militanten zelotischen Widerstandsbewegung gegen Rom" (Eckey 2008, S. 385).

Diese riefen dazu auf, die von Rom erhobenen Steuern zu missachten „[…],
um nicht den Kaiser anzuerkennen" (Schenke 2005, S. 274).

„In der Zeit des Wirkens Jesu war diese Bewegung [jedoch] noch wenig
präsent (doch vgl. 15,7), aber unterschwellig war die Frage lebendig: Kann ein
Volk, das sich ganz der Herrschaft Gottes unterstellen soll, einem heidnischen
Herrscher Streuen zahlen?" (Klaiber 2010, S.228).

Somit zeigt der von den Zeloten geleistete Widerstand, der in ihrer
Wahrnehmung der Steuern „[...] als ein Symbol von Knechtschaft und Göt-
zendienst" (Dschulnigg 2007, S.315) gründet, welche Bedeutung eine positive
Antwort Jesu auf die Frage der Pharisäer und der Anhänger des Herodes hätte.
So würde er nämlich mit einer solchen Antwort einer Steuerzahlung an den
Kaiser zustimmen und somit den Anspruch des Kaisers und Roms bestätigen.
Dies hätte zur Folge, dass Jesus in den Augen der jüdischen Bevölkerung zu
einem „Römerfreund" würde (Herrmann 2011, S.192; siehe auch Eckey 2008,
S.385). Eine solche Charakterisierung Jesu hätte für ihn weitreichende Folgen.

Vor diesem Hintergrund wäre eine Bestätigung des kaiserlichen und römischen Anspruchs gleichbedeutend mit einem Verlust des Rückhaltes Jesus in
der jüdischen Gesellschaft (Herrmann 2011, S.192; siehe auch Eckey 2008,
S.385; Klaiber 2010, S.228). Es bestünde somit für die Gegner Jesu, welche
in Vergangenheit sich mehrmals aus Angst vor dem Volk in ihrem Handeln
gegen Jesus zurückgehalten hat, die Möglichkeit „[…], die mehrheitlich nicht
eben römerfreundliche Bevölkerung gegen ihn aufzubringen" (Eckey 2008,
S.385).

2. Ebenso würde eine Bestätigung des kaiserlichen und römischen Anspruches
   besonders vor dem Hintergrund der bereits erwähnten „Bekenntnisfrage", dass
   derjenige, der Herr über das Land ist, dem gegenüber ich meine Steuern
   leiste, den Boden für den an Jesus gerichteten Vorwurf eines „Götzendienstes"
   bereiten (Dschulnigg 2007, S. 316).

3. Des Weiteren würde eine positive Antwort auf die Frage der Pharisäer und
   der Anhänger, durch die er den Anspruch des Kaisers als Herr über das Land
   bestätigt, seinen eigenen Anspruch als den von Gott bevollmächtigten Sohn
   Gottes, der das Reich Gottes verkündete, widerlegen (Klaiber 2010, S. 228;
   Schenke 2005, S. 275).

Jesus erkennt die „*Heuchelei*" der Pharisäer und der Anhänger des Herodes (Mk
12,15). Mit den Worten „*Warum stellt ihr mir eine Falle?*" (Mk 12,15) enttarnt er sie und spricht damit entgegen den vorherigen Versuchungserzählungen
(Mk 8,11–13; 10,1–12; 11,27–33) ihre Absicht ihn zu versuchen unmittelbar und
kämpferisch an (Herrmann 2011, S.192 f.).

Jesus verlangt nach einem „*Denar*". Nachdem ihm dieser gebracht wurde, verweist er auf das sich auf der Münze befindende Bild des Kaisers (Mk 12,16) und fährt mit den Worten fort: „*So gebt dem Kaiser, was dem Kaiser gehört, und Gott, was Gott gehört!*" (Mk 12,17). Jesu Antwort geht über die eigentliche Frage der Pharisäer und Anhänger des Herodes hinaus. Bewusst steht hierbei die Loyalitätspflicht gegenüber Gott am Ende der Antwort und wird somit besonders betont (Eckey 2008, S.387; Schenke 2005, S.275). Demnach macht Jesus sich durch seine Aussage nicht angreifbar. Vielmehr verdeutlicht er das „doppelte Loyalitätsverhältnis", in dem sich die Menschen befinden (Herrmann 2011, S.194).

> „Aufschrift und Bild weise die Münze als Eigentum des römischen Kaisers aus. Sie ihm auf Verlangen nicht zurückzugeben, wäre Diebstahl. Gott dagegen muss man zurückgeben, was ihm gehört und zusteht: Frucht aus Glauben, Gebet und Versöhnung (11,20–25)" (Ebner 2008b, S.126; siehe auch Schenke 2005, S.275).

Jesus stimmt somit der Zahlung der Steuer an den Kaiser zu. Gleichzeitig jedoch schränkt er durch seine Antwort und hier insbesondere durch ihren zweiten Teil, welche die Loyalitätspflicht gegenüber Gott herausstellt, den Anspruch und die Autorität des Kaisers ein. Diese werden vom Anspruch und der Autorität Gottes begrenzt (Dschulnigg 2007, S.316; Eckey 2008, S.387; Gnilka 2008, S.153; Herrmann 2011, S.194). Jesus bringt durch seine Antwort eine „eindeutige Hierarchie" innerhalb dieses „doppelten Loyalitätsverhältnisses" (Herrmann 2011, S.194). Er spricht dies jedoch nicht unmittelbar aus. Vielmehr überlässt er es seinen Adressaten seine Aussage zu interpretieren und dies auf ihre unmittelbare Lebenswirklichkeit anzuwenden (Eckey 2008, S.387; Herrmann 2011, S.194).

Jesus stellt daher nicht nur heraus, dass die Loyalität zu Gott nicht gleichbedeutend mit der Ablehnung weltlicher Herrschaft ist, sondern er entgeht auch der ihm von den Pharisäern und Anhängern des Herodes gestellten Falle.[13] Dennoch oder gerade deswegen „[…] stellt [Jesu Antwort] die Fragesteller bloß" (Ebner 2008b, S. 126). Diese, die zu Beginn der Erzählung noch selbstsicher auftraten und versuchten, Jesus in Sicherheit zu wiegen und ihn mit ihrer listigen Frage eine Falle zu stellen (Mk 12,14), sind nun verwundert über die Reaktion Jesu. Anders als in Mk 1,22, in dem Markus berichtet, dass die Menschen in Folge Jesu Lehre verwundert sind, ist hier nicht davon auszugehen, dass die Gegner Jesu von seinem Gesagten beeindruckt sind. Viel eher sind sie sprachlos und

---

[13] France (2002, S. 466 f.); Collins (2007, S. 557) hingegen sieht in der von Markus dargestellten Reaktion Jesu nicht die Absicht, eine ethische Aussage zu treffen, sondern Jesu Austricksen seiner Gegner darzustellen.

wissen ebenso wie in Folge seiner Antwort auf ihre Vollmachtsfrage, welche sie an Jesus gerichtet hatten, nicht, was sie ihm antworten sollen (Eckey 2008, S. 126). Nicht nur wegen diesem Ende der Erzählungen, das die Konfrontation zwischen Jesus und seinen Gegnern zum Ausdruck bringt, sondern auch aufgrund der List, mit der die Pharisäer und die Anhänger des Herodes versuchen, Jesus in eine Falle zu locken und ihn entweder durch eine Bestätigung des Anspruchs der Kaisers und somit Roms gegenüber der römerfeindlichen Gesellschaft zu diskreditieren oder ihn im Falle des Widersagens des Anspruchs an Rom, die ihn als Anstifter eines Aufstandes verurteilen würden, auszuliefern, verdeutlicht diese Erzählung „[...] eine gefährliche Zuspitzung" in der Beziehung zwischen Jesus und den „jüdischen Autoritäten" (Herrmann 2011, S. 194).

Bei der abschließenden Betrachtung der unter der Überschrift ‚Religiöse Eliten stellen Jesus auf die Probe' zusammengefassten Erzählungen (Mk 8,10–13; Mk 10,1–12; Mk 12,13–17) wird in Hinblick auf die hier im Fokus der Analyse stehenden Beziehung zwischen Jesus und seinen Gegnern, hier in Person der Pharisäer, deutlich, dass dem Handeln der Pharisäer ein feindliches Motiv gegenüber Jesus zugrunde liegt. So soll „die Zeichenforderung [...] seine fehlende Legitimation erweisen, die Ehe-Anfrage seine Distanz zur Thora, die Steuerfrage seine politische Unzuverlässigkeit." (ebd., S. 196).

Aufgrund der Bedeutung der Erzählungen, in denen Jesus von den Eliten auf die Probe gestellt wird, für den ‚Weg Jesu' reihen sich diese in die Erzählungen ein, in denen Markus von der Versuchung Jesu berichtet. Ebenso wie die sich unmittelbar an die Taufe Jesu anschließende Versuchung durch den Teufel in der Wüste (Mk 1,12 f.), das Streitgespräch mit Petrus in Folge der ersten Leidensankündigung (Mk 8,32 f.) und den sich im Rahmen der Passion am Ölberg und Golgatha ereignenden Situationen der persönlichen Auseinandersetzung Jesu mit Gott und seinem vorbestimmten Schicksal (Mk 14,32–42; Mk 15,20–41), stellen die Erzählungen, in denen Jesus durch die gesellschaftlichen Eliten auf die Probe gestellt wird, einen Scheideweg dar, an dem Jesus Gefahr läuft, seinen von Gott vorbestimmten Weg zu verlassen (ebd., S. 119 f.).

So liegt im Fall der hier im Fokus der Analyse stehenden drei Erzählungen (Mk 8.10–13; Mk 10,1–12; Mk 12,13–17) das entscheidende Merkmal der ‚Versuchung' in der mit dem Ziel einen Anklagegrund zu erzeugen an Jesus gestellten Fragen. Sie verleiten Jesus dazu, seinen Weg zu verlassen und sich durch die Beantwortung der ihm provokativ gestellten Fragen zu rechtfertigen. Der Gegenstand sowohl dieser provokativen Fragen als auch der damit für Jesus verbundenen Versuchung ist – wie bereits dargestellt – die Jesus von den gesellschaftlichen Eliten unterscheidende göttliche Vollmacht, welche inmitten der drei

Erzählungen von den Hohenpriestern, Schriftgelehrten und Ältesten offen hinterfragt wird (Mk 11,27–33). Bemerkenswert ist jedoch, dass die Pharisäer – anders
als im Falle des Satans in der Wüste (Mk 1,12 f.) – Jesus im Sinne des Ver-
suchungsmotivs unbewusst in Versuchung führen. Zwar wollen sie Jesus dazu
verleiten, sich durch eine falsche Antwort auf ihre Fragen strafbar zu machen,
aber sie versuchen nicht bewusst, ihn zum Verlassen seines Weges und zum
Missbrauch seiner göttlichen Vollmacht zu verleiten. Da sie seine in Wort und
Handlung verkündete Lehre nicht verstehen, verstehen sie auch nicht seinen Weg.
Die Verbindung des Auf-die-Probe-Stellens der Pharisäer und der damit für Jesus
entstehenden Versuchung ist – auch wenn es für die markinische Gesamtdarstellung des ‚Weges Jesu' mit all seinen Hindernissen entscheidend ist – aus der
Sicht der Pharisäer ein zufälliges Resultat. Ihr Motiv zu diesem Zeitpunkt besteht
nicht im Abbringen Jesu von seinem Weg, wie es in der Versuchung durch den
Satan in der Wüste (1,12 f.) der Fall war, sondern im Schaffen einer Situation, in
der Jesus durch sein in ihren Augen falsches und gesetzeswidriges Handeln eine
Grundlage schafft, ihn anzuklagen (ebd., S. 197).

Somit kann auch keine Verbindung hinsichtlich des Ursprungs der hier dargestellten Versuchungen im Bösen, verkörpert durch Satan, gezogen werden.
Vielmehr verdeutlichen die hier im Fokus stehenden Erzählungen ebenso wie
die Versuchung durch Petrus in Folge der ersten Leidensankündigung, dass „[...]
„Versuchung" für Markus *weniger ein satanologisches als ein primär anthropo-
logisches Phänomen* [ist]. Dem entspricht, dass in den Belehrungen Jesu als
Ausgangspunkt und Ursprung der Sünde kein Satan und kein Dämon, sondern
vielmehr das menschliche Herz genannt wird (vgl. Mk 7,21)" (ebd., S. 197 f.).

So zeigt sich in Bezug auf die bis zu diesem Zeitpunkt erfolgte Darstellung der
gesellschaftlichen Eliten im Markusevangelium, dass das literarische Element der
hier im Fokus der Analyse stehenden Erzählungen diese in Bezug auf die Darstellung der gesellschaftlichen Eliten von den vorherigen Erzählungen unterscheidet.
In diesen „[...] begegnen [sie] ihm durchaus mit offenem Visier und ohne Heuchelei; sie stellen ihm keine Falle. Ihre Verstocktheit (3,5) bringt sie allerdings
nach und nach in eine immer tiefere Distanz zu Jesus; diese mündet dann auch
in den Entschluss und entsprechende Überlegungen, ihn zu töten (3,6)" (ebd.,
S. 198). Die Versuchung der Pharisäer ist somit Ausdruck ihrer tiefen Abneigung
und der Furcht, welche sie vor Jesus haben.

5.2.2.6 Höhepunkt: Die Passion Jesu

Nach dem ersten Höhepunkt in Gestalt des durch die Pharisäer und die Anhänger
des Herodes gefassten Entschlusses Jesu zu töten (Mk 3,6) stellt die Passion Jesu
(Mk 14,1–16,20), in welcher der anfängliche Entschluss bestätigt (Mk 14,1) und

in die Tat umgesetzt wird, den entscheidenden Höhepunkt im Markusevangelium und dem in diesem im Zentrum stehenden ‚Weges Jesu‘ dar. Dort erfüllt sich das, was Jesus in Folge des Messiasbekenntnisses des Petrus (Mk 8,27–30) und darauffolgend noch zwei weitere Male in Form der Leidensankündigungen (Mk 8,31; 9,31; 10,33) seinen Jüngern voraussagt.

Der Evangelist führt seine Adressaten mit dem zwei Tage vor dem Paschafest und dem Fest der ungesäuerten Brote gefassten Beschluss der Hohenpriester und der Schriftgelehrten „[...] Jesus [...] in ihre Gewalt zu bringen, um ihn zu töten“ (MK 14,1) in den letzten Abschnitt des Evangeliums ein, der Passion und der Auferstehung Jesu (Mk 14,1–16,20). Markus berichtete bereits in Folge der Tempelreinigung vom Bestreben der Hohenpriester und der Schriftgelehrten Jesus zu töten (Mk 11,18) und ihrer gemeinsam mit den Ältesten gefassten Absicht, ihn festzunehmen (Mk 12,12). In beiden Situationen war es jedoch die Angst vor der Bevölkerung, welche mit Jesus sympathisierte, die sie von ihrem Vorhaben abhielt (Schenke 2005, S. 312). Auch hier – zwei Tage vor dem Paschafest und dem Fest der ungesäuerten Brote – fürchteten sie trotz ihrer gefassten Absicht die Reaktion des Volkes und sahen somit von einer Umsetzung ihres Plans während des Festes ab „[...], damit es im Volk keinen Aufruhr gibt.“ (Mk 14,2) (ebd., S. 313). Die hierbei verwendete Formulierung „[...] nicht am Fest [...]“ (Mk 14,2) lässt sowohl einen zeitlichen als auch örtlichen Rückschluss in Bezug auf die Aussage zu, welche nicht nur die aus Vorsicht getroffene Absicht zum Ausdruck bringt, Jesus nicht während des Festes und auch nicht in der Menge, die sich anlässlich des Festes in Jerusalem versammelte, zu ergreifen, da sie sonst einen Aufstand befürchteten (Eckey 2008, S. 438; Gnilka 2008, S. 220; Klaiber 2010, S. 263).

Markus verdeutlicht durch den Beschluss der Hohenpriester und der Schriftgelehrten nicht nur die bis zu diesem Zeitpunkt immer weiter anwachsende Abneigung der Gegner gegen Jesus sondern auch ihre Ratlosigkeit (Gnilka 2008, S. 220). So beschließen die Hohenpriester und Schriftgelehrten, Jesus nicht nur aus Angst vor einem Aufruhr, sondern auch, da sie keinen belastenden Vorwurf gegen Jesus haben, welcher eine Festnahme und eine anschließende Verurteilung zum Tode begründen würde, ihren Plan, ähnlich wie sie es bereits in Mk 8,11–13 Mk 10,1–12 und Mk 12,13–17 von den Pharisäern sowie in Mk 11,27–33 von den Hohenpriestern, Schriftgelehrten und Ältesten erfolglos versucht wurde, mit einer „List“ (Mk 14,1) umzusetzen (Eckey 2008, S. 438; Schenke 2005, S. 312). Ein Vorgehen, das das Motiv von Jesu Gegner verdeutlicht: Jesus, der in ihren Augen eine Gefahr für ihre innerhalb der Gesellschaft prominente Rolle darstellt, muss beseitigt werden.

Hierbei kommt ihnen das von Judas Iskariot, der Teil des sich um Jesus befindenden Zwölferkreises ist, unterbreitete Angebot, ihnen Jesus auszuliefern, zugute

(Mk 14,10 f.). Anders als die anderen Evangelisten, welche jeweils einen Grund für den Verrat des Judas herausstellen (Mt 26,14–16; Lk 22,3; Joh 12, 4–6), lässt Markus diesen jedoch offen.[14] Auch wenn das Motiv des Judas unklar bleibt, so ist es sein Handeln, da dieses es ist, welches es Jesu Gegnern ermöglicht, ihren listigen Plan in die Tat umzusetzen und er sich aufgrund der Ereignisse im Rahmen der Tempelreinigung (Mk 11,15–18) bewusst sein muss, welche Folgen sein Handeln haben wird (France 2002, S. 556 f.), das ihn als Jesus gegenüber feindselig charakterisieren. Trotz dieser Charakterisierung des Verrates[15] durch Judas ist das Ausbleiben einer näheren Erläuterung durch Markus ein Hinweis darauf, dass es sich bei der Rolle des Judas lediglich um einen Teil des umfangreichen Leidens Jesu handelt (ebd., S. 557). Der Fokus dieses Leidens liegt auf dem, was noch folgen wird, und auf denen, die hierbei zur treibenden Kraft werden also denen Judas – bildlich gesprochen – die Tür geöffnet hat.

Die Hohenpriester reagieren auf das Angebot von Judas mit Freude (Mk 14,11). Eine Reaktion, die nicht nur an die erwähnte Suche der Hohenpriester und Schriftgelehrten nach einer Möglichkeit, um *„Jesus mit einer List in ihre Gewalt zu bringen und um ihn zu töten"* (Mk 14,1), anschließt, welche nun beendet zu sein scheint (Collins 2007, S. 645), sondern auch Ausdruck ihrer Erleichterung ist, sich nach einer Vielzahl von Misserfolgen nun der Gefahr durch Jesus entledigen zu können. Daher nehmen sie das Angebot an, das es ihnen mit Judas Hilfe ermöglicht „[…] Jesus festzunehmen, ohne dadurch Aufsehen zu erregen" (vgl. Mk 14,43–52), auch wenn dies bedeutet, dass sie ihren Plan, Jesus nicht im Zeitraum des Paschafestes festzunehmen, verlassen müssen (Eckey 2008, S. 442).[16] Die Chance, die sich ihnen bietet, ist in Anbetracht ihres langgehegten Vorhabens zu verführerisch.

Markus schafft somit durch Mk 14,1–11 und hier insbesondere durch den Beschluss gegen Jesus (Mk 14,1 f.) sowie den Verrat des Judas (Mk 14,10–11) eine Einführung in die Passion Jesu, welche den Ausgangspunkt für die Konkretisierung der immer wieder vom Evangelisten betonten Absicht der gesellschaftlichen Eliten Jesu zu beseitigen darstellt (Collins 2007, S. 645).

---

[14] Siehe bzgl. der Darstellungen der anderen Evangelisten Collins (2007, S. 644).

[15] Auch wenn der Leser das Handeln des Judas als einen Verrat gegenüber Jesus bezeichnen würde, so verweist Gruber (2004b, S. 165) darauf hin, dass „[d]as NT […] die Tat des Judas nicht als >>Verrat<< (nur Lk 6,16), sondern als >>Auslieferung<< [bezeichnet]. Gott erlöst die Welt duch die Auslieferung seines Sohnes in den Tod, und gleichzeitig ist es die freie Tat eines Menschen, seinen Freund in den Tod zu übergeben." (vgl. Mk 9,31 & 10,33).

[16] Markus verdeutlicht anhand des Durchkreuzens der von den Hohenpriester und Schriftgelehrten gefassten Pläne, dass das Schicksal Jesu nicht von den Menschen bestimmt wird, sondern Gottes Plan diesem zugrunde liegt Gnilka (2008, S. 220).

So nutzen die Hohenpriester, Schriftgelehrten und Ältesten, welche gemeinsam den Hohen Rat bilden, die sich ihnen durch das Angebot des Judas bietende
Chance, trotz der durch die Festnahme Jesu während des Paschafestes und dem
Fest der ungesäuerten Brote bestehenden Gefahr von Aufruhren im Volk und
nehmen Jesus wie von ihnen beabsichtigt ungeachtet der Öffentlichkeit „zur
nächtlichen Stunde" und fernab der sich anlässlich des Festes in Jerusalem befindenden Menge (Eckey 2008, S. 439) fest. Markus verdeutlicht somit nicht nur
durch Verwendung eines Komplizen aus dem Zwölferkreis und hierdurch aus der
unmittelbaren Nähe Jesu, sondern auch durch die Abgeschiedenheit des Ortes der
Festnahme sowie deren Zeitpunkt, die Heimtücke im Handeln des Hohen Rates.

Nach der Festnahme Jesu wird dieser zum Hohenpriester[17] gebracht (Mk
14,53). Der Name des Hohenpriester wird von Markus nicht genannt, wodurch
der Fokus nicht auf die Person, sondern auf die Position des Hohenpriesters gelegt
wird (France 2002, S. 603; Gnilka 2008, S. 278). Der Grund hierfür – so ist zu
vermuten – ist der Inhalt der Erzählung und dessen Bedeutung für den Konflikt
zwischen Jesus und seinen Gegnern. So stellt die Erzählung den Höhepunkt des
sich an der Frage nach Autorität entfaltenden Grundkonflikts zwischen Jesus und
den gesellschaftlichen Eliten dar (France 2002, S. 598).[18]

Neben dem Verweis auf die Überstellung Jesu führt Markus seine Adressaten
mit dem Hinweis „[...] und es versammelten sich alle Hohenpriester und Ältesten und Schriftgelehrten" (Mk14,53) in die Erzählung ein. Der Evangelist betont,
indem alle Mitglieder der drei Fraktionen des Hohen Rates zusammenkommen,
die „gemeinsame Willensbildung" der gesellschaftlichen Eliten und somit die
Opposition, in der diese und ihr Handeln zu Jesus stehen (Klaiber 2010, S. 286).
Da der Hohe Rat aufgrund der römischen Besatzung nicht über das Recht verfügt, ein Urteil zu sprechen und dieses zu vollstrecken, handelt es sich bei der
nun anschließenden Szene, in der Jesus als Gefangener vor dem Hohen Rat steht,
um ein „Verhör" (Eckey 2008, S. 473; siehe auch France 2002, S. 604) oder
eine „Vorverhandlung", deren Ziel es ist „[...], eine Anklage zu finden, mit der
man bei den Römern ein Todesurteil beantragen konnte" (Klaiber 2010, S. 287;
siehe auch Metzer 2008, S. 86 f.). Nachdem den Hohepriestern und Schriftgelehrten ihr Vorhaben „[...] Jesus mit List in ihre Gewalt zu bringen [...]" (Mk
14,1) gelungen ist, steht das Ziel der Vorverhandlung mit ihrem Entschluss „ihn
zu töten" (Mk 14,1) bereits fest und sie beginnen mit der Suche „[...] nach einer

---

[17] Beim Hohenpriester handelt es sich um Kaiphas. Siehe bzgl. der Person des Kaiphas
Metzer (2008, S. 76–84).

[18] Die Aussage der Erzählung geht jedoch über den Gegenstand des reinen Konflikts zwischen Jesus und seinen Gegnern hinaus und setzt ihren Schwerpunkt auf die christologische
Aussage Jesu in Mk 14,62 (France 2002, S. 598 f.).

haltbaren Anklage, um ihn scheinbar legal umzubringen [...]" (Schenke 2005, S. 331). Mit diesem Ziel suchen „*die Hohenpriester und der ganze Hohe Rat [nach] Zeugenaussagen gegen Jesus, um ihn zum Tod verurteilen zu können.*" (Mk 14,55). Das Herausstellen der Hohenpriester aus der Gruppe des Hohen Rates kann auf ihre starke politische Einflussnahme zurückzuführen sein (Gnilka 2008, S. 279). Die gezielte Suche des Hohen Rates nach Zeugen, welche Jesus belasten, stellt einen Verstoß gegen die gegenwärtige Prozessordnung dar. Diese sieht vor, dass vor den Belastungszeugen diejenigen Personen gehört werde, welche einer Entlastung des Angeklagten dienen sollen (Eckey 2008, S. 472; Gnilka 2008, S. 279). Markus unterstreicht somit durch die Abweichung des Hohen Rates von diesem Vorgehen, durch die sie den Fokus ausschließlich auf Belastungszeugen legen, um Jesus zum Tode verurteilen zu können, das sie antreibende und das zu diesem Zeitpunkt von ihnen geleitete Verfahren gegen Jesus bestimmende Motiv (Dschulnigg 2007, S. 382).[19] Auch wenn ihr Plan aufgeht und sie die von ihnen angestrebten Aussagen gegen Jesus, bei denen es sich um Falschaussagen handelt, erhalten, stimmen diese nicht überein (Mk 14,56). Die Zeugen, welche vom Hohen Rat gehört werden, verstoßen somit gegen das Gebot, keine falschen Aussagen zu machen (Ex 20,16; Dtn 19,15), wodurch nicht nur die Unrechtmäßigkeit der Anhörung von Markus weiter unterstrichen wird (Donahue & Harrington 2002, S. 421), sondern auch durch den Bruch der Gebote Gottes die Widergöttlichkeit des Geschehens verdeutlicht wird. Trotz ihres unüblichen Vorgehens bei der Zeugenanhörung hält der Hohen Rat jedoch, indem er anerkennt „[...], daß ein Zeugnis nur dann verwendbar ist, wenn es mit einem anderen völlig übereinstimmt", einige „rechtliche Verfahrensregeln" (vgl. Dtn 17,6; 19,15; Num 35,30) ein (Eckey 2008, S. 472 f.; siehe auch Donahue & Harrington 2002, S. 421; Ebner 2008b, S. 153; Gnilka 2008, S. 279; Schenke 2005, S. 332). Eine der vor dem Hohe Rat getätigten Aussagen wird in Form des „Tempelwortes" von Markus erwähnt, bei dem es sich wie für den Adressaten mit dem Wissen um das was Jesus seinen Jüngern beim Verlassen des Tempels und auf dem Weg zum Ölberg sagte (Mk 13,2), dass es sich auch bei dieser um eine Lüge handelt (Mk 14,58 f.) (Eckey 2008, S. 474).[20] Auch wenn ihr Versuch „eine haltbare Anklage" gegen Jesus zu formulieren misslingt, nutzt der Hohepriester die in Form

---

[19] Entgegen dieser Interpretation, welche in Abweichung einen Ausdruck des Bestrebens der Gegner sieht, Jesus zu verurteilen und zu töten, in der Darstellung des Verhörs Jesu im Markusevangelium eine Abweichung der tatsächlich stattgefundenen Situation sieht und zusätzlich darauf hinweist „[...], dass in den Tagen Jesu ein schärferes Recht herrschte, als es die Mischa bietet" (Kollmann 2014, S. 102).

[20] Siehe Donahue & Harrington (2002, S. 422) und Collins (2007, S. 701) bzgl. der Unterschiede zwischen dem „Tempelwort" Jesu und dem hier geäußerten Vorwurf.

des „Tempelwortes" vorgebrachte Falschaussage, um Jesus eine Falle zu stellen. Der Hohepriester fordert Jesus auf „[...] sich selbst zu den Zeugenaussagen [zu] äußern (vgl. 10,2; 12,13) und dabei vielleicht ein Wort gegen den Tempel auszusprechen, das der Anklage dienen könnte. Es ist ein bewusster Hinterhalt, den der Hohepriester als Vorsitzender des Gerichtsgremiums legt" (Schenke 2005, S. 332). Jesus hingegen schweigt und auch dieser Versuch des Hohen Rates, hier durch dessen Vorsitzenden initiiert, schlägt fehl (Mk 14,61). In Folge dieses Misserfolgs beschreibt Markus ausführlich das Verhalten des Hohenpriesters, der aufsteht, in die Mitte tritt und Jesus unmittelbar anspricht (Mk 14,60), und stellt somit für den Adressaten die Bedeutung des nun Folgenden heraus (Dschulnigg 2007, S. 383; France 2002, S. 608). So steigert die beschriebene Bewegung des Hohenpriesters nicht nur den Spannungsbogen der Erzählung, sie steht auch sinnbildlich für das, was nun geschieht. Motiviert durch das Bestreben des Hohen Rates Jesus „[...] zu töten [...]" (Mk 14,1) und der bereits erfolgreichen Umsetzung des hierzu notwendigen ersten Schritts, durch den sie „[...] Jesus mit List in ihre Gewalt [...] bringen [...]" (Mk 14,1), erhöht der Hohepriester den Druck auf Jesus. Er versucht somit das drohende Scheitern ihres Vorhabens gegen Jesus einen Vorwurf zu formulieren, der als Grundlage eines Todesurteils dient, abzuwenden und hierzu das Geschehen selbst in die Hand zu nehmen (Donahue & Harrington 2002, S. 422).

Nachdem sowohl die Versuche des Hohen Rates, gegen Jesus eine Anklage mittels Falschaussagen Dritter zu finden, gescheitert ist, als auch das Vorhaben, Jesus durch eine Frage in Folge der „Tempelwortes" in eine Falle zu locken, fehlschlug, stellt der Hohepriester eine Frage an Jesus, welche ihn zu einer Antwort provozieren soll. Erneut zeichnet sich das Vorgehen der Gegner Jesu, hier in Gestalt des Hohenpriesters, durch Arglist aus. Der Hohepriester spricht mit der Frage, ob Jesus „[...] der Messias, der Sohn des Hochgelobten" (Mk 14,61) sei, dass aus, was bis zu diesem Zeitpunkt im Verborgenen bleiben sollte (France 2002, S. 609).[21] Auch wenn dies für die Adressaten das logische Resultat des von Markus dargestellten Wirkens Jesu innerhalb des Evangeliums ist (Schenke 2005, S. 333), welches „Jesu Identität und Auftrag" herausstellt (Klaiber 2010, S. 287), so ist dies kein Zeichen für das ‚Verstehen' des Hohepriesters. Vielmehr

---

[21] Zur kombinierten Bezeichnung Jesu: „In any case, what bringst the two titels together in Mark's narrative context is not any preexisting connection between them but the fact that Jesus is understood to have been presenting himself in both these capacities, not necessarily together, but as two aspects of his alleged claims to a special authority. In bringing the two ideas together in a single loaded question the High Priest is neatly sumarising what Jesus is understood to have been implying abaout himself" (France 2002, S. 609 f.).

ist die Frage Ausdruck der tiefen Ablehnung, welche die Gegner für Jesus empfinden und die Intensität, mit der sie versuchen, Jesus zu beseitigen. Die Frage
des Hohenpriesters zielt darauf ab, dass Jesus diese mit „Ja" beantwortet und
er sich somit in den Augen des Hohen Rates der Blasphemie schuldigt macht,
wodurch sie einen Vorwand erhalten, Jesus den römischen Vertretern zu übergeben, die ihn auf der Grundlage des Vorwurfs zum Tode verurteilen werden
(Schenke 2005, S. 333). Daher liegt die Vermutung nahe, dass der Versuch, eine
Grundlage zu schaffen um Jesus der Blasphemie anzuklagen, auf der Absicht
beruht, Jesus, indem er sich selbst als der Messias bezeichnet, als Gefahr für
die römische Herrschaft darzustellen (Dschulnigg 2007, S. 383), um somit eine
Verurteilung Jesu zum Tode, welche wie bereits erwähnt nur von der römischen
Herrschaft gesprochen werden kann, zu erreichen.

Jesu Antwort auf die Frage des Hohenpriesters mit den Worten „*Ich bin es!*"
(Mk 14,62), lehnt sich an die „alttestamentliche Offenbarungsformel" an (vgl.
Ex 3,14; 6,50, 13,6) (Klaiber 2010, S. 288; siehe auch Eckey 2008, S. 475).
Anders als im Falle des Messiasbekenntnisses des Petrus (Mk 8,29), in dessen
Folge Jesus seinen Jünger verboten hatte, Jesu Identität öffentlich auszusprechen
(Mk 8,30), gibt sich Jesus hier öffentlich und im Gegenüber zu seinen Geg-
nern als Messias zu erkennen. Jesus führt die Offenbarung seiner Person jedoch
fort.[22] Im Gegensatz zum bereits erwähnten Messiasbekenntnis des Petrus, in
dessen Folge Jesus zum ersten Mal und in enger Verbindung zu dem sich auf
Jesu Identität beziehenden Bekenntnisses des Petrus sein Leiden ankündigt (Mk
8,29), „[…]" verweist Jesus nicht auf das Leiden, Sterben und Auferstehen des
Menschensohnes (8,31), sondern auf dessen Erhöhung und endzeitliches Kommen zum Gericht" (Mk 14,62) (Dschulnigg 2007, S. 384). Auch wenn Jesus die
ihm vom Hohepriester mit „*List*" gestellte Frage bejaht und der Hohe Rat dies
bereits als Grundlage, um Jesus der Blasphemie zu beschuldigen und der römischen Vertretern zur Verurteilung zu übergeben, interpretieren könnte (Schenke
2005, S. 333), so sind es besonders seine über die reine Antwort hinausgehenden Ausführungen, welche für die Gegner die eigentliche Blasphemie darstellen
(Dschulnigg 2007, S. 384; Eckey 2008, S. 476; Klaiber 2010, S. 288). In diesen
liegen für die Gegner Jesus die „Provokationen" „[…] dass er sich Menschensohn
nennt und behauptet, von Gott zum Richter auch über die eingesetzt zu werden,
die jetzt über ihn zu Gericht sitzen […]", wodurch sich nicht nur der Vorwurf der
Blasphemie für die Gegner Jesu weiter verhärtet (Klaiber 2010, S. 288), sondern
auch die Empfindung der von Jesus für sie ausgehenden Gefahr verstärkt.

---

[22] Siehe bzgl. weiterer Angaben zur Aussage Jesu Klaiber (2010, S. 288).

Jesu Antwort ist weder ein Zeichen dafür, dass der Plan seiner Gegner, ihm eine Falle zu stellen (vgl. Mk 14,1), aufgegangen ist, noch ist es ein Versuch Jesu, seinen Gegner die Augen für das Reich Gottes zu öffnen. Jesus Antwort ist vielmehr der Höhepunkt des *„Evangeliums von Jesus Christus, dem Sohn Gottes"* (Mk 1,1), an dem „Jesu Identität und Auftrag", welcher durch die Leidensankündigung bereits prophezeit wurde, verdeutlicht wird und die Grundlage, dass sich der mit den Ankündigungen vorhergesagte göttliche Plan verwirklicht (ebd., S. 289; siehe auch Eckey 2008, S. 474; Schenke 2005, S. 333). Markus verdeutlicht somit eindrücklich, was für die Mitglieder des Hohen Rates zum Indiz der Blasphemie Jesu wird, für Adressaten des Markusevangeliums jedoch die wahre Identität Jesu ist (Collins 2007, S. 707). So sehen die Gegner, getrieben von ihrem Willen Jesus aus Angst um ihre prominente Rolle zu töten und ihrem somit verstockten Herzen, in der Aussage Jesu lediglich die Chance, ihren Plan umzusetzen (Schenke 2005, S. 333). Es sind nicht die gegen Jesus vorgebrachten Lügen (Mk 14,56–59), welche zu seiner Verurteilung führen, sondern es ist sein Bekenntnis zu seiner eigenen Identität (Gnilka 2008, S. 282).

In Folge der Antwort Jesu zerreißt der Hohepriester sein Gewand (Mk 14,63). Hierbei handelt es sich um eine „ritualisierte Handlung" (vgl. 2Kön 18,37) als Reaktion auf Blasphemie (ebd.; siehe auch Collins 2007, S. 705; Dschulnigg 2007, S. 384; Eckey 2008, S. 476), welche – so verdeutlicht es das Zerreißen des Gewandes – in den Augen des Hohenpriesters in der Antwort Jesu zu sehen ist. Gleichzeitig bereitet Markus durch die eindrückliche Darstellung der Reaktion des Hohenpriesters, dessen nun folgende Frage an die Mitglieder des Hohen Rates vor (Collins 2007, S. 705). Daher stellt er an die Mitglieder des Hohen Rates die Frage, warum sie noch Zeugen benötigen. In seinen Augen besteht für sie keine Zweifel mehr: Jesus hat sich durch seine Aussage dem Vorwurf der Blasphemie schuldig gemacht. Ein Vergehen welches nach Lev 24,16 mit dem Tode bestraft wird (Donahue & Harrington 2002, S. 424; Eckey 2008, S. 476; Klaiber 2010, S. 288).

Bemerkenswert ist jedoch, dass der Jesus zu Last gelegte Vorwurf der Gotteslästerung nach „altjüdischem Recht" nicht haltbar ist, da Jesus – ebenso wie es der Hohepriester in seiner Frage an ihn tat – nicht den Namen Gottes verwendete, wie es bei dem Vorwurf der Blasphemie der Fall sein muss (Eckey 2008, S. 476).[23] Ungeachtet dessen *„[fällen] sie […] einstimmig das Urteil"* gegen

---

[23] Von einigen Exegeten wird der Standpunkt vertreten, dass Markus hier ein weiter gefasstes Verständnis des Vorwurfes der Blasphemie zugrunde legt, durch welches die über die reine Antwort auf die Frage des Hohenpriesters hinausgehenden Ausführungen Jesu zum entscheidenden Gegenstand des Vorwurfs werden (Collins 2007, S. 709; Donahue & Harrington 2002, S. 424).

Jesus (Mk 14,64). Markus verweist mit dem „sie" auf die Mitglieder des Hohen Rates und damit auf den Anfang der Erzählung (Donahue & Harrington 2002, S. 424). Er schafft somit einen Bogen zwischen dem anfänglichen Ziel, gegen Jesus einen Vorwurf zu formulieren, aufgrund dessen er zum Tode verurteilt werden kann, und dem Erreichen des Ziels in Gestalt ihres nun möglichen Urteils auf der Grundlage des Bekenntnisses Jesu zu seiner Identität bzw. der hierdurch in den Augen des Hohen Rates erfolgenden Blasphemie Jesu. Trotz alledem handelt es sich bei dem Urteil des Hohen Rates über Jesus aufgrund dessen, dass – wie bereits erwähnt – die Rechtsprechung einzig dem Vertreter Roms zustand, lediglich um den gefassten Entschluss, Jesus unter Anklage der Blasphemie, welche mit dem Tode zu bestrafen wird, an den Stadthalter namens Pilatus zu übergeben (Dschulnigg 2007, S. 384; Klaiber 2010, S. 288). Markus verdeutlicht somit mit dem vom Hohen Rat gegen Jesus gefassten Vorwurf „[…], dass [die Verhandlung vor dem Hohen Rat] von Anfang bis Ende rechtlich unhaltbar ist" (Eckey 2008, S. 476) und einzig und allein der Absicht dient, „*Jesus mit List in ihre Gewalt zu bringen um ihn zu töten*" (Mk 14,1).

> „Das hier von vornherein feststehende Ziel des Verfahrens ist schließlich auf die Art und Weise erreicht, daß die Richter als solche dastehen, die sich um die Ehre Gottes sorgen und sie gegen Jesus, der einen für sie unerträglichen Anspruch erhebt, gewahrt wissen wollen. Vor Pilatus machen sie Jesu Bekenntnis, der Christus Gottes zu sein, als Grund einer Anklage wegen versuchten Umsturzes der bestehenden Ordnung geltend (15,1.5)" (ebd.).

Die Gegner Jesu korrigieren somit augenscheinlich die von Jesus veränderten Verhältnismäßigkeiten und nehmen ihre von Jesus in Frage gestellte autoritäre Rolle wieder ein. Dies widerspricht jedoch der zu Beginn des Evangeliums dargestellten Verhältnismäßigkeit (Mk 1,22). Ist Jesus doch derjenige, der durch sein Handeln den wahren Willen Gottes verkörpert und die Gegner diejenigen, die fern dem göttlichen Willen sind.

Nach dem Entschluss des Hohen Rats spucken einige Jesus an, verhüllen sein Gesicht, schlagen ihn und fordern ihn auf – ähnlich wie in Mk 8,11 – ein Zeichen zu vollbringen, welches seine Verbindung zu Gott bestätigt (Mk 14,65). Auch wenn Markus lediglich unspezifisch von „*einigen*" spricht, die Jesus anspucken, so ist aufgrund des Kontextes davon auszugehen, dass es sich hierbei um Mitglieder des Hohen Rates handelt (Collins 2007, S. 707; Donahue & Harrington 2002, S. 424; Gnilka 2008, S. 283). Markus unterstreicht hierdurch nicht nur zum Abschluss die mangelnde Objektivität des Jesus anhörenden Hohen Rates (Donahue & Harrington 2002, S. 427), sondern er verdeutlicht durch Anspucken als „Ausdruck tiefster Verachtung (vgl. Num 12,14; Dtn 12,14; Ijob 30,10)" die innere Haltung der Mitglieder des Hohen Rates zu Jesus (Gnilka 2008, S. 283). Ein Verhalten, das zum einen den von den Gegnern an Jesus gestellten Vorwurf widerspiegelt, dass er ein „falscher Prophet und Volksverführer" ist (Klaiber 2010, S. 291; siehe auch Eckey 2008, S. 477)[24], und zum anderen verdeutlicht „[…], daß nicht Tragik und schicksalhafte Verblendung, sondern Bosheit die Ratsmitglieder bei ihrem Urteil bewegte[…]" (Schenke 2005, S. 333). Dieses ist das bestimmende Motiv der Erzählung, welches Markus nicht nur durch das dargestellte Verhalten der Mitglieder des Hohen Rates verdeutlicht, sondern auch auf sprachlicher Ebene durch das betonte Handeln gegen Jesus (MK 14,55.60.64) (Donahue & Harrington 2002, S. 427).

Nach der redaktionell zwischengeschobenen aber jedoch im chronologischen Verlauf der Passion parallel zum Verhör Jesu vor dem Hohen Rat stattfindenden Erzählung von der „*Verleugnung des Petrus*" (Mk 14,66–72) schießt sich unmittelbar die Auslieferung Jesu an Pilatus durch den Hohen Rat an. Der nächste Schritt in der Dramaturgie der Passion Jesu und dem damit verbundenen Höhepunkt der Beziehung zwischen den Gegnern, hier in Person des Hohen Rates, und Jesus (Mk 15,1–15). Markus führt den Adressaten mit den Worten „*Gleich in der Frühe faßten die Hohenpriester, die Ältesten und die Schriftgelehrten, also der ganze hohe Rat, über Jesus einen Beschluß: Sie ließen ihn fesseln und abführen und lieferten ihn Pilatus aus.*" (Mk 15,1) in die Erzählung ein und schließt somit unmittelbar an das Verhör Jesu vor dem Hohen Rat an, welches mit dem Urteil des Hohen Rates über Jesu endete (Mk 14,64). Der Evangelist nennt hierbei, ebenso wie er es bereits im Falle der Einführung in die Erzählung vom Verhör Jesu vor dem Hohen Rat tat, einzeln alle drei Fraktionen des Hohen Rates an und schließt dies mit der Conclusio „*[…], also der ganze Hohe Rat, […]*" (Mk 15,1) ab. Markus betont hierdurch – wie im vorrangegangenen Fall – die gemeinschaftliche Verantwortung des Hohen Rates für den von ihnen gefassten Entschluss und dem, was aus diesem resultiert wird (Klaiber 2010, S. 294).

Der Hohe Rat liefert Jesus an den römischen Stadthalter Pilatus aus, der anlässlich des Paschafestes und des Festes der ungesäuerten Brote (vgl. Mk 14,1) und insbesondere wegen der damit einhergehenden, von der anlässlich des Festes versammelten Menschenmenge ausgehenden Gefahr von Aufständen nach Jerusalem gekommen war (Donahue & Harrington 2002, S. 431; Gnilka 2008,

---

[24] Auch die Art der im weiteren Verlauf des Evangeliums erfolgenden Hinrichtung Jesu besitzt eine symbolische Kraft, welche dies unterstreicht. So weisen Dietrich & Mayordomo (2016, S. 362) darauf hin, dass „ […] die Kreuzigung […] als >>grausamste und abscheulichste Todesstrafe<< (Cic. Verr. II,5,165) die Hinrichtungsform für politische Aufrührer und Sklaven [war]. Vor diesem Hintergrund besitzt das >>Ärgernis des Kreuzes<< […] durchaus politische Brisanz gegenüber den Hegemonialansprüchen des Römischen Imperiums."

S. 299). Dieser fragt Jesus, ob er *„[...] der König der Juden"* (MK 15,2) sei.
Eine Bezeichnung, welche die vom Hohenpriester in seinem Verhör verwendete
Benennung Jesu als *„Messias"* (Mk 14,61) als eine politische Anwartschaft inter-
pretiert (Donahue & Harrington 2002, S. 437; Eckey 2008, S. 485; France 2002,
S. 628; Gnilka 2008, S. 299 & 300; Klaiber 2010, S. 295) und mit der Ansicht
einhergeht, dass „[...] er [...] als von Gott erwählter Befreier die römische Herrschaft über das jüdische Volk beseitigen [wolle] und sich selbst zum König aller
Juden [mache]" (Klaiber 2010, S. 295). Diese sich in der Frage des Pilatus befindenden Interpretation Jesu und seines Handelns lässt die bereits durch das Verhör
Jesu vor dem Hohen Rat angedeutete Vermutung zu, dass die „[...] Repräsentanten der Jerusalemer Oberbehörde Jesus dem Vertreter Roms vorgeführt und
ihn als rebellischen politischen Volksverführer beschuldigt [haben]" (Eckey 2008,
S. 482).[25] Jedoch lässt der weitere Verlauf der Erzählung den Eindruck zu, dass
Pilatus diese sich auf Jesus beziehende Sicht nicht teilt. Vielmehr ist die von ihm
in seiner Frage verwendete Bezeichnung für Jesus Ausdruck seiner Verwunderung, dass dieser ein „[...] demagogischer Aufrührer mit angemaßtem Anspruch
auf die Königswürde [...]" sein soll (ebd., S. 485).

Diese sich in der Frage des Pilatus befindende politische Interpretation der
Person Jesu und seines Handelns ist auch der Grund dafür, dass Jesus anders als
im Falle des Verhörs vor dem Hohen Rat in dem er vom Hohenpriester gefragt
wurde, ob er der *„Messias"* sei (Mk 14,61 f.), die Frage des Pilatus, in der er
ihn fragt, ob er der *„König der Juden"* sei, nicht bejaht (Mk 15,2) (Eckey 2008,
S. 485; Klaiber 2010, S. 295).[26] Er antwortet auf die Frage des Pilatus mit den
Worten *„Du sagst es"*, welche auch als *„Das sagst du"* übersetzt werden kann
(Eckey 2008, S. 481; Klaiber 2010, S. 293). Der Grund für diese Antwort auf
diese Frage des Pilatus ist, dass diese „[...] die Sendung Jesu auf einen politischen Auftrag fest[legt], ein Missverständnis, das Jesus immer vermeiden wollte.
Zugleich aber liegt in dieser Anfrage auch ein Körnchen Wahrheit, die Jesus nicht
einfach leugnen will" (Klaiber 2010, S. 295). Jesus negiert somit die Frage des
Pilatus nicht einfach. Er gibt sie vielmehr – wie es die Übersetzung *„Das sagst
du."* verdeutlicht – an ihn zurück (Eckey 2008, S. 485).

---

[25] France (2002, S. 626) verweist vor dem Hintergrund des Motivs der ‚Gegnerschaft' darauf:
„The Sanhedrin would be aware that such a governor would not easily be persuaded to accede
to theor demand, and Mark's account of their approach to him indicates careful planning."

[26] Ein Bejahen der Frage des Pilatus wäre einem Schuldbekenntnis gleichgekommen und
hätte die sofortige Verurteilung zum Tode zur Folge gehabt. Da dieses im weiteren Verlauf
der Erzählung nicht erfolgt, handelt es sich bei der im Deutschen häufig mit den Worten „Du
sagst es." übersetzten Antwort nicht um eine Zustimmung Jesus auf die ihm gestellte Frage
(Eckey 2008, S. 485).

Aufgrund dessen, dass Jesus die Frage des Pilatus nicht bejaht und sich somit „[…] nicht eindeutig als König bekennt, […]" bringen die Mitglieder des Hohen Rates mit ihrem Ziel vor Augen *viele Anklagen gegen ihn vor*" (Mk 15,3), durch die ihre gegen Jesus angebrachte Anschuldigung unterstrichen werden soll (Dschulnigg 2007, S. 389). Zur Verwunderung des Pilatus schweigt Jesus zu den gegen ihn vom Hohen Rat vorgetragenen Anschuldigungen (Mk 15,5). Ein Verhalten, welches zum einen für einen Angeklagten, insbesondere dem ein solcher Vorwurf, wie er Jesus gemacht wird und der bei Verurteilung mit dem Tode bestraft wird, untypisch ist und zum anderen, welches zur gegenwärtigen Zeit als Schuldeingeständnis gewertet wurde (Eckey 2008, S. 486; Klaiber 2010, S. 295 f.).[27] Pilatus hingegen wundert sich, dass Jesus die von ihm durch das gezielte Nachfragen, ob er sich zu den gegen ihn vorgebrachten Vorwürfen nicht äußern möge, gestellte Aufforderung sich zu verteidigen nicht annimmt. Markus verdeutlicht in der Reaktion des Pilatus, dass dieser bestrebt war, „ein fairer Richter zu sein und dass er nach Gerechtigkeit strebte" („Pilate was trying to be a fair judge and was concerned with justice") (Donahue & Harrington 2002, S. 432). „[…] Pilatus [wird durch die Darstellung seines Verhaltens] um der Belastung der Hohenpriester willen entlastet […]" (Gnilka 2008, S. 300).

Da Pilatus, wie bereits seine eingangs an Jesus gestellte Frage vermuten ließ „[…] in Jesus keine Gefahr für die innere Sicherheit zu sehen [scheint,] sucht [er] die Sache auf eine andere Weise zu erledigen" (Klaiber 2010, S. 296). Markus berichtet von dem gegenwärtigen Brauch, anlässlich des Paschafestes auf Wunsch des Volkes einen Gefangenen freizulassen.[28] Diesen nutzt Pilatus, um der versammelten Volksmengen die Freilassung Jesu anzubieten, und denkt, dass dies dem Willen des Volkes entspräche (Donahue & Harrington 2002, S. 433; Schenke 2005, S. 337).

Die Frage des Pilatus an das anwesende Volk *„Wollt ihr, daß ich den König der Juden freilasse?"* (Mk 15,9) kann vor dem Hintergrund der von Markus gegebenen Anhaltspunkte für das Zweifeln des Pilatus an den Vorwürfen des Hohen Rates als „ironisch" und somit als eine „Spitze" gegen diese verstanden werden

---

[27] France (2002, S. 629) weist in Bezug auf das Schweigen Jesu hin „[…] not fof the first time Jesus fails to take an opportunity to influence the outcome oft he trial and so to avoid the fate which he has accepted al Gethsemane as the Father's will."

[28] „Markus spricht von einem Festbrauch, bei dem Gnade vor Recht ergehen soll und das Volk einen Gefangenen zur Freilassung nominieren darf. Der Rechtsbrauch ist außerhalb der Evangelien nicht nachzuweisen. Festamnestien waren in der Antike verbreitet" (Eckey 2008, S. 488).

(Klaiber 2010, S. 296).[29] Dies unterstreicht auch der Verweis des Evangelisten, dass Pilatus „[…] merkt […], daß die Hohenpriester nur aus Neid Jesus an ihn ausgeliefert hatten." (Mk 5,10). Pilatus hat erkannt, dass der Vorwurf, den die Mitglieder des Hohen Rates gegen Jesus vorbringen, nicht haltbar und nur vorgeschoben ist (Dschulnigg 2007, S. 389 f.; Klaiber 2010, S. 296; Schenke 2005, S. 336). Er versucht somit durch die Zuhilfenahme der Festtagsamnesie und explizit in der unter Verwendung der für Jesus gewählten Bezeichnung „König der Juden" an die Menge gerichteten Frage, Jesus vor dem Plan des Hohen Rates zu bewahren (Donahue & Harrington 2002, S. 433). Markus verdeutlicht das zu diesem Handeln des Pilatus führende Motiv mit dem Verweis auf den für das Handeln des Hohen Rates bestimmenden „Neid" (Mk 15,10), der, wie im Rahmen der Tempelreinigung von Markus bereits erwähnt, in der Wirkung begründet ist, welche Jesus auf die Menschen hat (vgl. 11,18), welche auch bestimmend für die im Rahmen des Beschlusses Jesus zu töten gefasste Absicht war, ihren Plan nicht „[…] am Fest, damit es im Volk keinen Aufruhr gibt" umzusetzen (Mk 14,2) (Eckey 2008, S. 489). Für den Adressaten wird somit durch diesen expliziten Hinweis auf den Neid der Mitglieder des Hohen Rates schlussendlich deutlich, dass „Jesu Unschuld [hiermit] beteuert [ist], nicht so sehr, um Pilatus zu entschuldigen, sondern um die Hohenpriester zu belasten" (Gnilka 2008, S. 302).[30] Das Handeln des Hohen Rates, durch den sie versuchen ihren in Mk 14,1 gefassten Entschluss in die Tat umzusetzen, ist Ausdruck ihrer „Missgunst" und der „tödlichen Feindschaft" gegenüber Jesus (Dschulnigg 2007, S. 390).

Die Hohenpriester – als Mitglieder des Hohen Rates – durchschauen jedoch die Absicht des Pilatus, Jesus durch die Festamnesie zum Paschafest und zum Fest der ungesäuerten Brote der ihm infolge der ihm vorgeworfenen Tat der Blasphemie drohenden Todesstrafe zu entziehen, und „[…] wiegelten die Menge auf, lieber die Freilassung des Barnabas zu fordern." (Mk 15,11) (Dschulnigg 2007, S. 390; Klaiber 2010, S. 297). Dieser wird von Markus bereits im Rahmen der Einführung der Festtagsamnesie als jemand eingeführt, der „[…], zusammen mit anderen Aufrührern, die bei deinem Aufstand einen Mord begangen hatten" im Gefängnis saß (Mk 15,7). Auch wenn unklar bleibt, ob Barabbas den erwähnten Mord selber begangen hat, so wird er als jemand dargestellt, der eine solche Tat begehen würde oder zumindest mit Menschen in Verbindung steht, welche eine

---

[29] Über das hier Dargestellte hinaus, ist es in Hinblick auf die von Pilatus gestellte Frage bemerkenswert, dass, wenn die Menge in Jesus tatsächlich den „König der Juden" sieht, auch die Autorität des Pilatus in Gefahr ist (Collins 2007, S. 720).

[30] Die gleiche Wirkung in Hinblick auf die Unschuld Jesu hat auch die zum Ende der Erzählung von Pilatus an die Menge gerichtete Frage „Was hat er denn für ein Verbrechen begangen?" (Mk 15,14) (France 2002, S. 634).

solche Tat begangen haben (Collins 2007, S. 719). So lässt die Formulierung des Markus vermuten, dass es sich bei Barabbas um den Anführer derer handelt, die mit ihm gemeinsam im Gefängnis sitzen. Dieser Barabbas wird nun durch die Zuspitzung der Festtagsamnesie zu „Jesu Rivalen" (Gnilka 2008, S. 301).[31]

So machen sich die Mitglieder des Hohen Rates „[...] listig die Situation zunutze, die Pilatus durch seinen Vorschlag geschaffen und in der er sich verfangen hat" (Eckey 2008, S. 489). Es gelingt ihnen die Menschenmenge[32] dazu zu bringen, nicht wie von Pilatus vermutet, die Freilassung Jesu zu fordern, sondern seine Hinrichtung. Markus beschreibt hierbei den Versuch des Pilatus, die Menschenmenge von ihrer Forderung abzubringen, auf die die Menge ‚schreiend' die Kreuzigung Jesu verlangt und dies bei wiederholtem Nachfragen des Pilatus durch ‚lautes' Schreien mit Vehemenz wiederholt (Mk 15,13 ff.). Markus verdeutlicht hierdurch ein letztes Mal die Sicht des Pilatus, dass Jesus unschuldig ist (Donahue & Harrington 2002, S. 433). Trotz dieser Ansicht bekräftigt die Vehemenz der Forderung der Menschenmenge die Aussichtslosigkeit des Versuchs des Pilatus, mit der Menge zu diskutieren (Eckey 2008, S. 490; Klaiber 2010, S. 297).

> „Ob Pilatus ein förmliches Todesurteil gesprochen hat, bleibt offen. Mit der Auslieferung Jesu zur Geißelung und Kreuzigung (15b) exekutiert er faktisch das Urteil, das der Hohe Rat über diesen Gefangenen gefällt hatte (14,64)" (Eckey 2008, S.490).[33]

Markus schafft somit ein eindrückliches Gegenüber von Jesus und dem ihm gegenübergestellten Barabbas. Dieser wird trotz seiner Tat freigelassen. Jesus

---

[31] France (2002, S. 630) weist in Bezug auf die Darstellung des Barabbas darauf hin: „In the gospel traditions he appears only in the minor role of foil to jesus of Nazareth in the people's choice, but that is enough to indicate that he was not a common criminal but a well-known man with a popular following."

[32] Auch wenn Gnilka (1978, S. 302) auf die Assoziationen mit der Menschenmenge beim Einzug Jesu in Jerusalem und ihrer Reaktion (Mk 11,9) hinweist, wodurch „[...] der Eindruck der Launenhaftigkeit der Volksmenge" entsteht, so handelt es sich in den beiden Erzählungen nicht um ein und dieselbe Menschenmenge (France 2002, S. 631). Vielmehr entsteht der Eindruck, dass die Menge von den Hohen Priestern herbeigerufen wurde, um Jesu Hinrichtung zu fordern Collins (2007, S. 720). Somit dient die Volksmenge in der Erzählung von Jesus vor Pilatus (Mk 15,1–15) nicht dazu, eine Parallele zum Einzug in Jerusalem zu schaffen, sondern das Handeln des Hohen Rates und insbesondere der hier im Vordergrund stehenden Hohen Priester zu verdeutlichen (siehe hierzu ‚5.3.1. Darstellung der Gegner (Herodias / Hoher Rat)').

[33] Hierbei ist jedoch aus juristischer Perspektive die Hauptverantwortung aufgrund seiner politischen Stellung, welche ausschließlich ihm die Urteilssprüche zugestand, bei Pilatus zu sehen (Alkier 2010, S. 211).

hingegen, dessen Verkündigung als Sohn Gottes zum Konflikt mit den gesellschaftlichen Eliten und ihren Sitten und Gesetzen führte und somit in den Augen der gesellschaftlichen Eliten zum Aufrührer wurde, wird an Stelle des tatsächlichen Aufrührers Barabbas hingerichtet (Gnilka 2008, S. 303).

> „Jesus erfährt nun an sich, daß >> die Großen ihre Amtsgewalt mißbrauchen<< (10,42)" (Eckey 2008, S.490).

5.2.2.7 Ergebnissicherung und -einordnung

Wie in der vorangegangenen Analyse verdeutlicht, kann hinter der Darstellung der ‚Gegnerschaft Jesu' ein prozessualer Verlauf identifiziert werden, der sich am Grundkonflikt zwischen den gesellschaftlichen Eliten und Jesus um die wahre göttliche Legitimation entfaltet (*5.2.2.1 Der Grundkonflikt*). Die Jesus hierbei von seinen Gegnern unterscheidende göttliche Vollmacht, welche seine Lehre und sein Handeln bestimmt, bricht mit den gewohnten und etablierten Denkmustern seiner Gegner. Diese werten die auf sie befremdlich wirkende Lehre Jesu und sein Handeln als anstößig und verwerflich und bringen somit für den Adressaten ihre Gottesferne zum Ausdruck (*5.2.2.2 Irritation*). Diese Irritation wandelt sich durch das immer wiederkehrende Brechen Jesu mit ihrem etablierten und gewohnten Denken. So bestätigt und festigt sich ihr Bild von Jesus als einen Aufrührer und es entsteht in ihnen nicht nur eine tiefe Abneigung gegen Jesus, sondern sie sehen in ihm eine Gefahr für ihre gesellschaftliche Position und ihren damit verbundenen Einfluss, was schlussendlich in ihrem Todesbeschluss mündet (*5.2.2.3 Erster Höhepunkt*). Diese tiefe Abneigung gegen Jesus und ihre tiefsitzende Furcht vor ihm und seiner Wirkung auf die Menschen führt das Markusevangelium eindrücklich durch die Hartnäckigkeit und Arglist der Gegner vor Augen, welche in ihren Versuchen, Jesus auf die Probe zu stellen, um ihn anklagen zu können und ihn zu töten (*5.2.2.5 Auf die Probe stellen*) sowie ihrem Verhalten im Rahmen der Passion Jesu, deutlich wird (*5.2.2.6. Höhepunkt: Die Passion Jesu*).

Der Kern dieser aus der anfänglichen Irritation der Gegner heraus entstehenden Abneigung Jesu und der Angst vor ihm und seiner Wirkung auf die Menschen ist das Streben der gesellschaftlichen Eliten nach Macht und deren Erhalt. Hier zeigt sich eindrücklich, dass sich hinter der Gesamtdarstellung der ‚Gegnerschaft Jesu' befindende Bild der bösen Winzer, welches durch das Gleichnis von den bösen Winzern (Mk 12,1–12) gezeichnet wird. Ebenso wie die Winzer, welche den Weinberg des Mannes für sich haben wollen und die Boten sowie den geliebten Sohn des Weinbergbesitzers töteten, so halten auch die gesellschaftlichen Eliten an ihren prominenten Positionen und ihrer damit verbundenen Macht sowie ihrem Einfluss fest. Jesus stellt durch sein gottbevollmächtigtes Handeln das Handeln der

gesellschaftlichen Eliten infrage und somit auch ihre gesellschaftliche Rolle als
die Ausleger des vermeintlichen göttlichen Willens und die Wahrung dessen.[34]
Jesus wird somit zur Gefahr ihrer prominenten und einflussreichen gesellschaftlichen Position und wird in Analogie zum „geliebten Sohn des Weinbergbesitzers"
von ihnen beseitigt.

Um jedoch die Bedeutung dessen für die Aussage des Markusevangeliums
und damit verbunden für die Anthropologie des Markusevangeliums zu verstehen, muss die Darstellung der ‚Gegnerschaft Jesu' in die Bedeutung der im
Markusevangelium für Jesus verwendeten alttestamentlichen Bilder eingeordnet
werden.

Im Zentrum dieser im Markusevangelium aufgegriffenen Vorstellung steht
die auf Dan 7,13 ff. zurückzuführende Vorstellung des „Menschensohnes".
Auch wenn es „[…] z.Zt. Jesu wahrscheinlich verschiedene Ausprägungen der
Menschensohn-Vorstellung gab, die eher eine Funktion als eine feste Person
bezeichnete", so handelt es sich hierbei im Kern der Vorstellungen „[…] um eine
himmlische, menschlichen ähnliche Gestalt mit Richter-, Herrscher- und Retter-
funktion [...]" (Schnelle 2014, S. 131). In der Übertragung dieses Bildes auf die
Person Jesu wird verdeutlicht „[…], dass mit dem Titel [Menschensohn] Jesu
Vollmacht ausgesagt werden soll und in seinem Handeln das Reich Gottes durchgesetzt wird [...]." (Jochum-Bortfeld 2008, S. 264) So greift Jesus das Bild des
„Menschensohnes" an mehreren Stellen des Evangeliums selber auf (Mk 2,10;
2,28; 8,31; 8,38; 9,31; 10,33; 10,45), ohne jedoch seine Person eindeutig mit dieser Bezeichnung und der damit verbundenen alttestamentlichen Vorstellung des
„Menschensohnes" in Verbindung zu setzen. Vielmehr betont Jesus mit der Verbindung der alttestamentlichen Vorstellung des „Menschensohnes" das, was dem
Adressaten des Markusevangelium bereits seit Beginn des Evangeliums bewusst
ist: Jesus ist der Sohn Gottes (Mk 1,11), der die Botschaft des Reich Gottes verkündet (Mk 1,15) und hierbei über göttliche Vollmacht verfügt (Mk 1,22).[35] Es
ist somit nicht der Mensch Jesus, der die Menschen von dem befreit, was sie in
ihrem Leben belastet (Mk 2,10; 2,28) und der unter den Mächtigen leiden wird
(Mk 8,31; 8,38; 9,31; 10,33; 10,45), sondern es ist der von Gott Bevollmächtigte,
der das Reich Gottes verkündet.

Jochum-Bortfeld (2008) verweist jedoch darauf, dass zur Klärung der Frage
„[…] warum gerade dieser Ausdruck geeignet war, Jesus und sein Werk zu

---

[34] Siehe bzgl. der Zusammensetzung der Gruppe der ‚Gegnerschaft Jesu' *5.1. Einführung
in die Gruppe der gegener im Markusevangelium* im Teil II. *Bibelhermeneutische Analyse
des Menschenbildes des Markusevangeliums* dieser Arbeit.

[35] Siehe Reinmuth (2006, S. 78), insbesondere bzgl. der Ausführungen zur Bedeutung der
‚Menschensohn'-Vorstellung in Mk 2,10 & 2,28.

umschreiben", die Frage „[…] nach dem konkreten Profil der Menschensoh-
nerwartung in Dan 7" zu beantworten ist (ebd., S. 264 f.). Dieses ist geprägt
von der Gegenüberstellung weltlicher Herrschaft, die von den Mächtigen mit
Gewalt ausgeübt wird, und der durch den Menschensohn umgesetzten humane
Herrschaft des Reich Gottes. Diese Gegenüberstellung mündet in der mit dem
„Menschensohn" verbundenen „Verheißung" „[…], dass Menschen nicht mehr
unter unmenschlicher Herrschaft leiden müssen" (ebd., S. 266).

Es wird somit in Bezug auf die Verwendung des „Menschensohnes" aus Dan
7,13 ff. im Markusevangelium deutlich, dass „die Bezeichnung […] nicht als
Titel, sondern als Vergleich [dient]. Einem ‚Menschen' wird in dieser Vision
die Herrschaft Gottes für immer übergeben und die unmenschliche Gewalt
der Raubtierreiche beendet" (Reinmuth 2006, S. 81). Diese Vorstellung greift
das Markusevangelium mit der Verwendung der Bezeichnung Jesu als „Menschensohn" auf, um somit „[…] Erfahrungen mit fremder Gewaltherrschaft
theologisch zu deuten. Die Vorstellung vom Menschensohn im Mk ist, wie
Dan7, von der scharfen Gegenüberstellung der unmenschlichen Herrschaft dieser Welt und des zutiefst humanen Handelns des Menschensohnes geprägt.
Der menschengestaltige – Jesus von Nazareth – steht im Kontrast zur erfahre-
nen unmenschlichen Wirklichkeit" (Jochum-Bortfeld 2008, S. 266).[36] So wird
den Mitgliedern der frühchristlichen Gemeinde aufgrund ihres Glaubens tiefe
Ablehnung entgegengebracht und sie werden zu politisch Verfolgten.

Somit haben die im Markusevangelium aufgegriffenen Themen, wie das
Gegenüber zu den Mächtigen, die Unterschiede innerhalb der Nachfolge, Verfolgung und Verrat, eine besondere Bedeutung für die frühe christliche Gemeinde,
die im Namen Jesu viel ertragen muss und noch wird (Donahue & Harrington 2002, S. 43). Das Markusevangelium ist eine Ermutigung und Anregung,
das eigene Leben im Lichte der Jesusgeschichte zu reflektieren. Aufgrund dieser
besonderen Charakteristik des Evangeliums ist dieses auch ein „Fenster", welches den Blick auf die Zeit und deren Umstände, in denen es geschrieben wurde,
ermöglicht (ebd., S. 42).

Diese ist – wie dargestellt – geprägt von Leid für die Mitglieder der frühen
christlichen Gemeinden. Das findet auch Berücksichtigung in der Anwendung
der ‚Menschensohn'-Vorstellung im Markusevangelium. Dabei kann zwischen
der Darstellung des „gegenwärtig wirkenden Menschensohnes", des „kommenden Menschensohn" sowie dem „leidenden Menschensohn" unterschieden werden

---

[36] Siehe bzgl. des Kontrasts Jesu zur Lebenswirklichkeit der Menschen auch Reinmuth
(2006, S. 78).

(Schnelle 2014, S. 132 ff.).[37] Hierbei ist es besonders das Bild des „leidenden Menschensohnes", welche die Situation der Adressaten unmittelbar aufgreift. Jedoch wirkt dieses im Markusevangelium geschaffene Bild eines leidenden ‚Menschensohnes' vor dem Hintergrund des Wissens um die alttestamentliche Vorstellung des ‚Menschensohnes', als der von Gott Gesandte und Bevollmächtigte, der sich dem Unrecht, welches den Menschen widerfährt, gegenüberstellt, paradox. Er wendet nicht die ihm von Gott verliehene Macht an, um die unmenschliche Herrschaft der Menschen zu beenden, sondern er setzt sich dieser Gewalt aus und wird zum ‚leidenden Menschensohn'. Markus greift hierbei eine weitere alttestamentliche Vorstellung in Form des ‚leidenden Gerechten' auf und verschmilzt diese im Bild des ‚leidenden Menschensohnes' mit der des ‚Menschensohnes'.

Das so entstehende Bild des „leidenden Menschensohnes" bietet für die Adressaten des Markusevangeliums nicht nur – wie bereits dargestellt – eine mit der Vorstellung des ‚Menschensohnes' einhergehende Möglichkeit, „[…] Erfahrungen mit fremder Gewaltherrschaft theologisch zu deuten", die auf die Hoffnung auf Befreiung von unmenschlicher Herrschaft ausgerichtet ist (Jochum-Bortfeld 2008, S. 266). Es greift auch in der alttestamentlichen Vorstellung des „leidenden Gerechten" als „[…] literarische Figur, mit der unschuldiges Leiden theologisch gedeutet wird" (ebd., S. 269), das Leid der Menschen, welches sie unter der fremden Gewaltherrschaft zu erleiden haben, auf. Mit dieser Vorstellung geht die im Alten Testament (Ps 22;32;34;37;69;140 & Jes 52,13–53,12; Makk 18,6–19; Weish 2,12–20; 5,1–7) hervortretende „Hoffnung" einher, dass „der ungerechtfertigt Leidende […] von Gott wieder ins Recht gesetzt [wird]" (ebd., S. 270).[38]

Hier unterscheidet sich das Bild des „leidenden Gerechten" von dem mit diesem eng verbundenen Bild des Propheten. Auch dieses ist im Markusevangelium an verschiedenen Stellen wiederzufinden (Mk 6,1–6; 12,1–12). Hier liegt jedoch der Fokus auf dem Leiden derer, die von Gott zur Verkündigung des Reichen Gotts gesandt wurden (ebd.). Ein Bild, das besonders im Gleichnis der bösen Winzer offenbar wird und das verdeutlicht, was im Verlauf des Evangeliums in unterschiedlicher Form und mit dem Höhepunkt der Passion herausgestellt wird: „Jesus muss leiden, weil es Gruppen in Israel gibt, die seine Botschaft vom Reich

---

[37] Siehe bzgl. der thematischen Aufteilung der Verwendung des „Menschensohn"-Bildes Reinmuth (2006, S. 72).

[38] Diese Hoffnung spiegelt sich auch in den Leidensankündigungen (Mk 8,1–33; 9,30–32; 10,32–34) wider. Jesus geht mit der Zuversicht auf die Auferstehung, seinen Weg durch das Leid und die Erniedrigung, ohne den Versuch seinem Schicksal zu entgehen. Jochum-Bortfeld (2008, S. 271).

Gottes nicht hören und sie aus der Welt schaffen wollen. Das Leiden Jesu ist eine Reaktion der Mächtigen auf seine Botschaft" (ebd., S. 270 f.).

Dies wird besonders innerhalb des Markusevangeliums im Kontext der Streitgespräche deutlich. In diesen „[...] schildert [der Evangelist] zwei Parteien, die um die Definitionsmacht in Bezug auf identitätsstiftende Merkmale streiten: die Schriftgelehrten/Pharisäer und Jesus (d. h. diejenigen, die sich zu Jesus als Christus bekennen und ihn deswegen als die entscheidende Autorität anführen) (ebd., S. 214). Im Kern dieser Streitgespräche zwischen Jesus und den Eliten steht der Konflikt um Autorität und damit verbunden die Frage nach der wahren Identität Jesu und deren Anerkennung (ebd.).[39]

Diese Streitgespräche weisen den Blick des Adressaten durch das Evangelium hindurch auf die Kreuzigung Jesu, in der das Leiden Jesu seinen Höhepunkt findet (Scomaienchi 2016, S. 390). Anhand seines hierdurch geprägten Schicksals „[wird] ihre Herrschaft [...] so als Ursache von Leid und Unterdrückung entlarvt und damit indirekt als unmenschlich angeklagt. Das Schicksal des Menschensohnes deckt die Machtverhältnisse in der Welt auf" (Jochum-Bortfeld 2008, S. 271).

> „Anhand der Kreuzestheologie kann das Gegenüber von Menschensohn und Welt deutlich herausgearbeitet werden: Der Menschensohn leidet unter den Mächtigen dieser Welt, seine Klage an Gott wird zur Anklage. Das Ergehen des Menschensohnes entlarvt die Herrschaft der Römer und der jüdischen Aristokratie als unmenschlich" (ebd., S.272).

Hierdurch bekommt das im Markusevangelium entwickelte Verständnis des Menschensohnes und insbesondere des ‚leidenden Menschensohnes', indem er „[dazu] dient [...], menschliches Leid zu thematisieren und die Gewalt der herrschenden Mächte als Ursache herausstellen", eine besondere theologische Bedeutung. So verdeutlicht sie nicht nur „[...], von welcher Qualität menschliche Herrschaft ist", sie bildet auch gleichzeitig eine „[...] Identifikationsmöglichkeit für die Menschen in den Gemeinden" (ebd., S. 275 f.). An dieser theologischen Bedeutung schließt sich auch die anthropologische Aussage hinter diesem die Beziehung zwischen Jesus und seinen Kontrahenten bestimmenden ‚Menschensohn'-Verständnis an.

So verdeutlicht diese nicht nur, dass das Leben der Menschen geprägt ist von Leid, sondern auch, dass dieses seinen Ursprung in den Menschen hat. Das hierbei für die Entstehung menschlichen Leids bestimmende Motiv ist, wie zu Beginn der Analyse in Form der geäußerten Hypothese vermutet, das Streben

---

[39] Siehe hierzu auch Scomaienchi (2016, S. 390).

nach Macht und Einfluss sowie deren Erhalt. Dies führt – wie es die Darstellung der ‚Gegnerschaft Jesu' eindrücklich herausstellt, nicht nur zum leidvollen Handeln der Menschen für Andere, sondern auch zum ‚Nicht-Verstehen' und somit zur Unfähigkeit zur Umkehr (vgl. Mk 1,15).

Jedoch besitzt die Darstellung der Beziehung zwischen der ‚Gegnerschaft Jesu' und Jesus nicht nur eine Verständnisfunktion, sondern sie hat auch eine ethische Bedeutung für diejenigen, die Jesus nachfolgen.

Hierbei ist nicht nur die Lehre Jesu und sein daran anschließendes Handeln von Bedeutung, das sich auf die Auseinandersetzung mit menschlicher Herrschaft und menschlichem Leid bezieht, sondern auch auf das die Menschen und ihre Bedürfnisse in den Blick nehmende Handeln.[40] So bieten die sich darauf beziehende Lehre Jesu und sein daran anschließendes Handeln die Möglichkeit für die Nachfolger Jesu „[…] eigenes Denken und Tun im Sinne der Imitation am Vorbild Jesu als dem „ethical role model" aus[zu]richten; und sie können lernen, sich und ihr eigenes Ergehen von diesem Modell her zu deuten und zu verstehen. Insofern bietet das Evangelium so etwas wie einen pragmatischen Basistext für das Leben der christlichen Gemeinde des 1. Jahrhunderts" (Herrmann 2011, S. 301).

5.2.3 Instrumentalisierung Dritter zum Erreichen persönlicher Ziele

Markus hat die Erzählung von der Enthauptung des Johannes (Mk 6,17–29), der Jesus zu Beginn des Evangeliums im Jordan taufte (Mk 1,9) – so lassen die historischen Ungenauigkeiten der Erzählung vermuten (Klaiber 2010, S. 123; Schenke 2005, S. 162) – bewusst konstruiert, um seinen Adressaten bereits an dieser Stelle des Evangeliums eine Hinweis auf das zu geben, was Jesus auf seinen Weg nach Jerusalem und schlussendlich am Ende dessen erleiden wird (vgl. 15,1–15) (Donahue & Harrington 2002, S. 201 & 202; Eckey 2008, S. 232).[41] Der Evangelist gestaltet hierzu die Erzählung von der Enthauptung des Johannes (Mk 6,17–29) und der Erzählung von Jesus vor Pilatus (Mk 15,1–15) auf der narrativen Ebene nahezu identisch.

---

[40] Siehe hierzu *5.3 Der Umgang mit dem Gesetz* im Teil II. *Bibelhermeneutische Analyse des Menschenbildes des Markusevangeliums* dieser Arbeit.

[41] Seifert (2019, S. 219 ff.) spricht vor diesem Hintergrund von „Vorbereitungssequenzen", welche „[…] auf Ereignisse verweisen, die noch Teil der Erzählung sind." Dies bezüglich verweist Seifert (2019, S. 222 ff.) auf Mk 1.3–13; 6,14–29; 8,27–9,13; 9,30–32; 10,32–34; 13,1–37; 14,27–31, 16,1–8.

Ebenso wie Herodias aufgrund der Mahnung des Johannes, dass ihre Ehe mit Herodes, aufgrund dessen, dass sie die Frau seines Bruders war, unrechtmäßig sei, den Tod des Johannes forderte (Mk 6,18 f.), so strebt auch der Hohe Rat aufgrund der Lehre Jesu, welche ihrer eigenen Lehre und ihrem gesellschaftlichen Machtanspruch entgegensteht, nach Jesu Leben (Mk 14,1), was sowohl zur Festnahme des Johannes als auch der von Jesus führt (Mk 6,19 f. & Mk 14,46). Vergleichbar mit dem leichtsinnigen Verhalten des Herodes, der betört vom Tanz der Tochter der Herodias ihr einen Wunsch freigibt (Mk 6,22), so ist es im Fall der Erzählung Jesus vor Pilatus der Versuch des Pilatus, seine missliche Lage, in der er sich vor dem Hintergrund der vom Hohen Rat vorgetragenen Forderung Jesus zum Tode zu verurteilen und seiner Einschätzung, dass Jesus keine Gefahr darstellt, befindet, durch einen Volksentscheid zu lösen (Mk 15,9), welche die Möglichkeit für die Gegner schafft, ihren Plan umzusetzen. So nutzt Herodias, ähnlich wie der Hohe Rat, der das Volk aufwiegelt, den Tod Jesu von Pilatus zu fordern (Mk 15,11), die Situation aus und fordert ihre Tochter auf, sich von Herodes den Tod des Johannes zu wünschen (Mk 6,24), was in beiden Fällen zum Erfolg führt und zum Tod des Kontrahenten (vgl. Eckey 2008, S. 232 f.).

Markus verdeutlicht durch die beiden anhand ihres Inhaltes verbundenen Erzählungen nicht nur, dass der Anstoß für die Gegenwehr der Gegner (Herodias und der Hohe Rat) die jeweilige Lehre des Kontrahenten (Johannes und Jesus) ist (Ebner 2008b, S. 68), sondern, dass die von dieser Lehre für sie ausgehenden empfundenen Gefahr für sich selbst und den eigenen Einfluss dazu führt, dass „[…],die Mächtigen [, wie für die Adressaten durch die Erzählung von der Enthauptung des Johannes bereits vor der Passion Jesu angedeutet,] sich gegen Gott auflehnen, indem sie den Gerechten (vgl. 6,20) mit Hass und List töten" (Schenke 2005, S. 162).

Die beiden Erzählungen geben somit den Adressaten über die anderen Erzählungen des Gegenübers von Jesus und seinen Gegnern hinausgehende Eindrücke über das Vorgehen derer, die in Jesus und seiner Lehre eine Gefahr sehen (5.3.1) und dem Verhalten von Menschen, die als Dritte, entgegen ihren eigenen Ansichten, Teil des Plans der Gegner werden (5.3.2). Diese beiden Aspekte der Erzählung von der Enthauptung des Johannes (Mk 6,17–29) und Jesus vor Pilatus (Mk 15,1–15) werden im Folgenden weiter analysiert.

5.2.3.1 Darstellung der Gegner (Herodias / Hoher Rat)

Bereits im Rahmen der Analyse des Verhaltens der Gegner Jesu wurde deutlich, dass diese, motiviert durch den Erhalt ihres gesellschaftlichen Einflusses, mit List und Heimtücke versuchen, Jesus durch von ihnen gestellte Fallen zu einem ihn belastenden Verhalten zu verleiten, welches es ihnen ermöglicht, Jesus zu töten.

Ein Verhalten der Gegner, welches in Mk 8,11–13 vom Evangelisten erstmalig dargestellt wird und somit erst infolge der Erzählung von der Enthauptung des Johannes (Mk 6,17–29) und dem damit verbundenen Wissen der Adressaten ersichtlich wird. Der Höhepunkt des listigen und heimtückischen Vorgehens der Gegner Jesu erfolgt in Jerusalem durch das Handeln des Hohen Rates, der seinen Plan, Jesus „[...] mit List in ihre Gewalt zu bringen, um ihn zu töten" (Mk 14,1), durch die mit Hilfe des Judas Iskariot erfolgten Festnahme (Mk 14,44 ff.) und ihr aufrührerisches Verhalten gegenüber dem Volk (Mk 15,11), welches schlussendlich zum Tod Jesus führt, in die Tat umsetzt.

Ebenso wie die Gegner Jesu und insbesondere der Hohe Rat, welcher in der sowohl durch Taten und Worte verkündeten Lehre Jesu und ihrer Wirkung auf die Menschen eine Gefahr für ihren gesellschaftlichen Einfluss sehen, so ist es auch die Lehre des Johannes, die ihn die Ehe zwischen Herodes und Herodias anmahnen lässt, welche zur „Feindschaft der Herodias" führt (Klaiber 2010, S. 124; siehe auch Donahue & Harrington 2002, S. 197).[42] Herodias war vor ihrer Eheschließung mit dem Halbbruder des Herodes verheiratet (Klaiber 2010, S. 123; Schenke 2005, S. 162).[43] Auch wenn die genauen Hintergründe der vorherigen Ehe der Herodias, der Familienverhältnisse zwischen Herodes, Herodias und der im Laufe der Erzählung in Erscheinung tretenden Tochter der Herodias unklar bleiben (Collins 2007, S. 307; Eckey 2008, S. 231)[44], so verweist die Mahnung des Johannes auf Lev 18,16 und Lev 20,21 hin, durch die eine Eheschließung zwischen einem Mann und der Ehefrau seines Bruders nur rechtmäßig ist, wenn diese verwitwet und kinderlos ist. Dies war bei Herodias nicht der Fall (Dschulnigg 2007, S. 181; Eckey 2008, S. 231; Klaiber 2010, S. 124; Schenke 2005, S. 162). Die somit auf der Grundlage von Lev 18,16 und Lev 20,21 getätigte öffentliche Mahnung des Johannes zweifelt die Rechtmäßigkeit der Ehe zwischen Herodes und Herodias an und ist somit eine Gefahr für Herodias, welche durch eine Annullierung ihrer Ehe mit Herodes „[...] viel zu verlieren hat" (Schenke

---

[42] Auf der Inhaltsebene der Erzählung lässt sich ein realer Konflikt wiederfinden, welcher zwischen Herodes und Juden bestand. So weist Alkier (2010, S. 227) darauf hin, dass „[t]rotz seines über sein eigenes Herrschaftsgebiet hinausreichenden Eintretens für die Juden, [...] es ihm nicht [gelang], die Sympathien der Mehrheit der Juden zu gewinnen. Als er sich von seiner nabatäischen Frau scheiden ließ, zog das nicht nur einen Krieg nach sich, sondern auch große Empörung bei den Juden, weil er nun Herodias, die Frau seines Halbbruders, heiratete". Dennoch liegt jedoch der Fokus der Erzählung nicht auf der Scheidung des Herodes von seiner ersten Frau, sondern auf der der Eheschließung der Herodes mit der Ehefrau seines lebenden Bruders stattfindenden Missachtung von Lev 18,16; 20,21) (France 2002, S. 256).

[43] Siehe bzgl. der Person der Herodias Metzer (2008, S. 36 f.)

[44] Siehe Collins (2007, S. 305 ff.) bzgl. des Hintergrundes „The Hosorical Context" zu Mk 6,6b–30.

2005, S. 163).[45] Die Folge dessen ist die Absicht von Herodias, die Gefahr, welche für sie in Person des Johannes besteht, durch die Tötung des Kontrahenten zu beseitigen (Klaiber 2010, S. 124). Jedoch wird das Vorhaben der Herodias durch die von Herodes infolge des Konflikts veranlasste Festnahme des Johannes erschwert (Mk 6,17) (ebd.).

Ähnliches widerfährt den Gegnern Jesu, deren Versuche, Jesus durch eine Falle dazu zu verleiten, ihnen einen Grund zu geben, ihn festzunehmen und zum Tode zu verurteilen, misslingen. Sie sind deswegen und insbesondere wegen des zunehmenden Anklangs, welchen Jesu Lehre bei den Menschen findet, ebenso wie Herodias dazu gezwungen, ihren Plan mit einer List zu verwirklichen. Hierzu bieten sich den Mitgliedern des Hohen Rates, ähnlich wie im Fall der Herodias durch den von Herodes der Tochter der Herodias gewährten Wunsch, unterschiedliche Chancen, um die sich ihrem Vorhaben *„[...] Jesus [...] in ihre Gewalt zu bringen, um ihn zu töten"* (Mk 14,1) entgegenstehenden Hindernisse zu umgehen. War es den Gegnern nicht gelungen, Jesus durch das Stellen von Fallen, durch die er dazu verleitet werden sollte, sich selbst zu belasten und somit eine Anklage gegen ihn zu begründen, festzunehmen, so ist es Judas Iskariot, der den Hohenpriestern durch sein Angebot ihnen Jesus auszuliefern (Mk 15,10) es ermöglicht, Jesus in ihre Gewalt zu bringen (Mk 14,46 i. V. m. Mk 14,53). Auch beim nächsten Schritt ihres Planes sind sie auf die ungewollte Hilfe anderer angewiesen. So bemerken sie, dass Pilatus Zweifel an der gegen Jesus erhobenen Anklage des Hohen Rates hat und versucht, da er davon ausgeht, dass das Volk die Freilassung Jesus verlangen wird, die Freilassung Jesu durch einen Volksentscheid zu erreichen (Mk 15,9) (Donahue & Harrington 2002, S. 437). Die Mitglieder des Hohen Rates nutzen jedoch gerade dieses von Pilatus zur Lösung seines Dilemmas genutzte Instrument und wiegeln die Volksmenge gegen Jesus auf, so dass diese mit Vehemenz und unbeeindruckt von den Versuchen des Pilatus, sie zur

---

[45] Das Streben nach Status der Herodias wird ebenso in den Ausführungen von Josephus deutlich, der berichtet, dass Herodias, als ihr Bruder Agrippa von König Gaius (Caligua) der Titel eines Königs verliehen wurde und eine Statue von sich errichten ließ, die größer war als die der Herodes, diesen aus Neid antrieb, König Gaius ebenfalls um den Status eines König zu bitten.; Collins (2007, S. 307 f.) interpretiert den in V.20 getätigten Hinweis zur Beziehung zwischen Herodes und Johannes als Hinweis, dass Herodes sich von Herodias hat scheiden lassen und dies der Grund für deren Feindschaft gegenüber Johannes ist. Metzer (2008, S. 41) weist bzgl. der Erzählung darauf hin, dass „die Erzählung [...] die kritische Bewertung des herodianischen Fürstenhauses in der Sicht frommer Kreise [teilt]. Dort musste man das Verhalten des Herodes Antipas missbilligen, weil es gegen das jüdische Gesetz verstieß, das es untersagte, die Frau des Bruders zu heiraten, solange er noch lebte (vgl. Lev. 18,16; 20,21)." Siehe Collins (2007, S. 306 f.), Donahue & Harrington (2002, S. 197) bzgl. der Rechtsgrundlage.

Freilassung Jesu zu bewegen, den Tod Jesu fordert (Mk 15,11 ff.). Markus verdeutlicht somit, dass es die Mitglieder des Hohen Rates und allen voran die Hohenpriester sind, welche hinter der Forderung, die mit Nachdruck geäußert wird, stehen (France 2002, S. 626 & 631).[46]

Ein ähnliches Phänomen in Bezug auf die Vehemenz der Forderung und dessen Ursprung lässt sich auch im Falle der Enthauptung des Johannes beobachten. So nutzt die Johannes verachtende Herodias den Wunsch ihrer Tochter, den sie von Herodes leichtfertig erhalten hat, ihren Kontrahenten zu beseitigten. Sie fordert ihre Tochter auf, den ihr von Herodes gewährten Wunsch dazu zu verwenden, sich von Herodes den Tod des Johannes zu wünschen, wodurch Markus seinen Adressaten verdeutlicht, dass diese im Auftrag ihrer Mutter Herodias handelt und die Tochter zum verlängerten Arm der Herodias wird (Collins 2007, S. 313; France 2002, S. 258). Die Tochter folgt der Anweisung ihrer Mutter, indem sie den Kopf des Johannes auf einem Tablet fordert (Mk 6,25), in einer „grausigen Weise" (Donahue & Harrington 2002, S. 201). Ebenso wie die auf die Frage des Pilatus mit zunehmender Schärfe bis hin zur Forderung der Kreuzigung Jesu reagierende Volksmenge, so verdeutlicht die durch das Bild eines auf einem Tablett servierten abgetrennten Kopfes, welche den „grotesken Charakter" der von Herodias ausgehenden Bitte des Mädchens widerspiegelt (Collins 2007, S. 314), die gegen den jeweiligen Kontrahenten gerichtete Brutalität und Gewalt. Diese ist Ausdruck der von den jeweiligen Gegnern ausgehenden und durch die Volksmenge bzw. die Tochter der Herodias zu Tage tretenden inneren Abneigung der Gegner gegenüber ihren jeweiligen Kontrahenten.

Markus unterstreicht somit nicht nur, dass es ungewolltes und unbedachtes Handeln von Dritten in Gestalt des Herodes und des Pilatus ist, welches den Weg zur Hinrichtung des Johannes und insbesondere von Jesu ermöglicht (siehe hierzu Abschnitt 5.3.2.), sondern dass die Abneigung der Gegner von Johannes und Jesus eine so tief sitzende ist, dass sie zum Erreichen ihres Ziels die Fehler anderer ohne Bedenken ausnutzen und Personen wie in Gestalt von Judas und der Menschenmenge sowie der Tochter der Herodias für ihre eigenen Zwecke instrumentalisieren.

---

[46] Collins (2007, S. 720) weist sogar in Bezug auf die Menschenmenge darauf hin: „It may even be implied that the chief priests organized the crowd so that they would als for Barabbas." Hierzu gibt es jedoch in der Erzählung keine weiterführenden Hinweise.

5.2.3.2 Darstellung der Dritten (Herodes / Pilatus)

Neben der Gruppe derer, die getrieben von der Angst ihren gesellschaftlichen Einfluss zu verlieren, die Gefahr in Person ihrer Kontrahenten durch die Instrumentalisierung Dritter beseitigen, öffnet die Erzählung von der Enthauptung des Johannes (Mk 6,17–29) und die von Jesus vor Pilatus (Mk 15,1–15) den Blick auf eine weitere Gruppe. Diese, bestehend aus Herodes[47] und Pilatus[48], ist es, die den Weg für die Umsetzung des Plans der Herodias und des Hohen Rates erst freigemacht haben.

Ausgangspunkt der Erzählung in Blick auf diese ist ihr in Bezug auf ihren Standpunkt zu Johannes und Jesus wahrzunehmender Gegenpol zu denen, die den beiden feindlich gegenüberstehen. Dies wird besonders im Fall des Herodes deutlich (Donahue & Harrington 2002, S. 198). So führt Markus seine Adressaten mit dem Hinweis in die Erzählung von der Enthauptung des Johannes (Mk 6,27–29) ein, dass Herodes Johannes festnehmen ließ, da Herodias ihm wegen seinem Standpunkt zu ihrer Ehe mit Herodes gegenüber feindlich gesinnt war (Mk 6,17–19). Der Befehl des Herodes zur Festnahme des Johannes erfolgt nicht, da Herodes ebenso wie Herodias einen Feind oder einen Aufrührer in Johannes sehen, sondern da er – wie im weiteren Verlauf der Erzählung mit dem Hinweis, dass Herodes während der Gefangenschaft die Nähe zu Johannes sucht, um ihm zuzuhören (Mk 6,20) verdeutlicht – Sympathie und Ehrfurcht für Johannes und das von ihm Gesagte empfindet und somit Johannes vor Herodias schützen möchte (Collins 2007, S. 313; Ebner 2008b, S. 68; Eckey 2008, S. 231; Klaiber 2010, S. 124; Schenke 2005, S. 163).[49] Herodes unterbindet, indem er zu Johannes geht und ihm zuhört, somit nicht seine Lehre, die durch den Zweifel an der Rechtmäßigkeit der Ehe zwischen Herodes und Herodias zum Anstoß der Herodias führt, sondern fördert diese aktiv durch seine Besuche (Klaiber 2010, S. 124). Dies bringt vordergründig nicht zum Ausdruck, dass Herodes die Meinung des Johannes hinsichtlich seiner Ehe mit Herodias teilt, sondern dass er Johannes „achtete" und dass „er wusste […], dass Johannes ein gerechter und heiliger Mann war […]" (Klaiber 2010, S. 124). Trotz dieser Einsicht des Herodes bzgl. Johannes lebt er nicht nach der Lehre des Johannes. Es zeigt sich

---

[47] Siehe bzgl. der Person des Herodes Metzer (2008).

[48] Siehe bzgl. der Person der Pilatus Metzer (2008, S. 96 f.) siehe bzgl. der Darstellung des Pilatus im Markusevangelium auch Meiser (2019, S. 173 f.)

[49] Dem gegenüber steht die Sicht von Metzer (2008, S. 42) So weist dieser bzgl. der Festnahme des Johannes darauf hin, dass „die Gefangennahme des Täufers […] nach Markus zwar auf Anweisung des Tetrarchen (Mk 6,17a) erfolgte, doch macht die Notiz in Mk 6,17b „wegen Herodias" deutlich, daß letztlich die Herodäerin hinter dieser Aktion steht, für die Herodes Antipas den Täufer in Ketten legen ließ."

bereits an dieser Stelle, was sich im weiteren Verlauf der Erzählung auf dramatische Weise bestätigen wird: Herodes hat einen „schwachen Charakter" (Schenke 2005, S. 163).[50]

Auch wenn im Falle der Beziehung zwischen Pilatus und Jesus keine Hinweise auf Sympathie gibt, so wird in der Erzählung von Jesus vor Pilatus (Mk 15,1–15) deutlich, dass Pilatus Jesus nicht feindlich gegenübersteht. Der Grund für diese Bewertung ist die zu Beginn des Verhörs von Pilatus an Jesus gerichtete Frage *„Bist du der König der Juden?"* (Mk 15,2). Pilatus legt hierbei die vom Hohenpriester verwendete und von Jesus bejahte Bezeichnung „Messias" politisch aus, wodurch der Eindruck entsteht, dass Pilatus bereits zu Beginn des Verhörs Zweifel an den gegen Jesus vom Hohen Rat erhobenen Vorwurf hat (Eckey 2008, S. 485). Dieser anfängliche Eindruck wird durch das Verhalten des Pilatus im weiteren Verlauf der Erzählung bestätigt. So fällt Pilatus kein Urteil über Jesu, als dieser auf die Eingangsfrage des Pilatus nicht antwortet, was nach gegenwärtigem „römischen Prozessrecht" einem Geständnis gleichkommt (Schenke 2005, S. 337; siehe auch Eckey 2008, S. 486; Klaiber 2010, S. 296). Pilatus sieht in Jesus nicht die Gefahr für das römische Reich, welche die Mitglieder ihn glauben machen wollen (Klaiber 2010, S. 296; Schenke 2005, S. 336). Aus diesem Grund wiederholt Pilatus seine Frage an Jesus (Mk 15,4). Als Jesus diese erneut nicht beantwortet und somit eine Verurteilung aufgrund des vermeintlichen Geständnisses unvermeidbar scheint, steht Pilatus vor dem Hintergrund, dass er sich bewusst ist, dass der Grund für den gegen Jesus vorgebrachten Vorwurf der Mitglieder des Hohen Rates ihr Neid ist (Dschulnigg 2007, S. 390; Klaiber 2010, S. 296; Schenke 2005, S. 336), vor der Herausforderung eine Verurteilung Jesu zu verhindern, ohne das Ansehen des Hohen Rates zu beschädigen (Klaiber 2010, S. 296) und mit diesen in einen Konflikt zu geraten (Eckey 2008, S. 489). Vor diesem Hintergrund und aufgrund dessen, dass Pilatus Jesus – wie bereits erwähnt und durch die im weiteren Verlauf der Erzählung von ihm an die den Tod Jesu fordernde Menschenmenge gerichtete Frage *„Was hat er den für ein Verbrechen begangen?"* (Mk 15,14) zusätzlich verdeutlicht – für unschuldig hält (Donahue &

---

[50] So weist Metzer (2008, S. 42 f.) darauf hin, dass „nicht nur für heutige Leser […] das […] einen unhaltbaren Zustand andeuten wird: ein König, der wider besseres Wissen einen Unschuldigen gefangen hält, mit ihm gelegentlich plaudernd, entspricht sicher auch damals nicht dem Idealbild eines Herrschers, zumal wenn die ‚böse Frau' im Hintergrund […] steht."; Auch Schramm (2019, S. 129) betont im Rahmen seiner Analyse zur Herrschaftsligitimation Jesu die Negativzeichnung des Herodes, indem er betont, dass „Herodes […] nicht nur ein ungerechtes Todesurteil [fällt], sondern er verurteilt einen *gerechten* und *heiligen* Mann – ausdrücklich gegen besseres eigenes Wissen. Damit disqualifiziert sich Herodes als König fundamental und lässt nicht nur *iustitia* als einer der zentralen Herrschertugenden vermissen." (Die kursiven Hervorhebungen entstammen dem Original.)

Harrington 2002, S. 437), einen Ausweg aus einem Dilemma. Pilatus nutzt hierzu, da er sich der Zustimmung des Volkes gewiss zu sein scheint (Schenke 2005, S. 337), die Möglichkeit der „Passahamnestie", durch die dem Volk das Recht zufällt, die Freilassung eines Gefangenen zu fordern (Klaiber 2010, S. 296), um sein Dilemma aufzulösen (Donahue & Harrington 2002, S. 437; Eckey 2008, S. 489; Metzer 2008, S. 129).

Sowohl Herodes als auch Pilatus zeichnen sich somit – so lässt es sich ihrem anfänglichen Auftreten in den Erzählungen entnehmen – durch eine neutrale bzw. im Falle des Herodes sogar durch eine wohlwollende Haltung gegenüber Johannes bzw. Jesus aus. Sowohl die Haltung des Herodes als auch die des Pilatus führen dazu, dass sie gegen das Streben derjenigen handeln, welche Johannes bzw. Jesus feindlich gegenüberstehen und somit – wenn auch in Form der Schutzhaft und dem Instrument der „Passahamnestie" in einer eher verdeckten Form – Partei für diese ergreifen.[51]

Trotz dieses anfänglich fürsorglichen Handelns öffnen sowohl Herodes als auch Pilatus unabsichtlich die Tür für die Gegner von Johannes und Jesus, so dass diese die Möglichkeit erhalten, ihren heimtückischen Plan in die Tat umzusetzen. So ist im Falle der Erzählung von Jesus vor Pilatus (Mk 15,1–15) die „Passahamnestie", welche Pilatus gewählt hatte, um seinem Dilemma zu entfliehen und Jesus vor einer Verurteilung zu bewahren, welche die Mitglieder des Hohen Rates zu ihren Zwecken nutzen und das Volk – anders als von Pilatus erwartet – gegen Jesus aufbringen, so dass dieses schlussendlich die Hinrichtung Jesu mit Vehemenz einforderte (Mk 15,11–14) (Eckey 2008, S. 489). Pilatus hat sich durch die Abgabe der Urteilsfindung über Jesus an das Volk von diesem abhängig gemacht und bekommt nun, obwohl er Jesus für denjenigen hält, der freigelassen werden sollte, das Todesurteil über Jesus von der durch die Mitglieder des Hohen Rates aufgewiegelten Menschenmenge diktiert (ebd., S. 490). Pilatus verstrickt sich somit in seiner eigenen Taktik, durch die er unter Wahrung des Ansehens des Hohen Rates und ohne mit diesem in einen Konflikt zu geraten, die Verurteilung Jesu verhindern wollte, und nun das Gegenteil eintritt (Schenke 2005, S. 337). Pilatus – so verdeutlicht es die Reaktion der Menschenmenge auf seine verzweifelten Versuche sie umzustimmen (Mk 15,14), die darauf mit noch lauteren Rufen antwortet – hat die Kontrolle über das Geschehen verloren(Donahue & Harrington 2002, S. 434).

Ähnliches geschieht auch im Falle des Herodes. Dieser verspricht der Tochter aus erster Ehe der Herodias (Collins 2007, S. 308), die bei einem Festmahl des Herodes für die Anwesenden tanzt, angeregt von ihrer Darbietung unter Eid ihr

---

[51] Siehe bzgl. des zögernden Verhaltens des Pilatus Metzer (2008, S. 129).

einen Wunsch zu erfüllen (Collins 2007, S. 308; Klaiber 2010, S. 125; Schenke 2005, S. 163).[52] Herodias, die von ihrer Tochter gefragt wird, für was sie den von Herodes freigegebenen Wunsch nutzen soll, fordert diese auf, sich den Tod des im Gefängnis des Herodes in Schutzhaft sitzenden Johannes zu wünschen. Als sich die Tochter dies von Herodes im Beisein der Festgemeinde wünscht, ist Herodes seinem Eid verpflichtet, den er der Tochter Herodes angesichts ihres betörenden Tanzes geleistet hat, und gewährt ihr ihren Wunsch. Unklar bleibt in der Erzählung, was die Tochter der Herodias zum Tanz veranlasst hat. Ungeachtet der Möglichkeit, dass Herodias ihre Tochter mit dem Wissen um ihre Wirkung auf Herodes und der Voraussicht, dass dieser ihrer Tochter einen Wunsch freigeben wird, zum Tanz animiert (Collins 2007, S. 308), so ist es das Verhalten des Herodes, welches von negativer Bedeutung ist (Donahue & Harrington 2002, S. 199). Er lässt sich ebenso wie Pilatus von der Situation überwältigen. Sowohl im Falle des Herodes als auch des Pilatus zeigt sich somit, dass ihr zurückhaltendes und daher nicht offenkundiges Einstehen für Johannes bzw. Jesus und ihr leichtsinniges Handeln, ohne die damit einhergehenden Folgen abzusehen, dazu geführt hat, dass sie zu Statisten des Geschehens werden. Dieses Geschehen, welches beide übermannte, verdeutlicht sowohl im Falle des Herodes als auch des Pilatus den bereits in Bezug auf Herodes durch seine nicht ausgelebte Sympathie für Johannes zum Ausdruck gebrachten „schwachen Charakter" der beiden (ebd., S. 433).[53] Dieser wird darüber hinaus verdeutlicht, indem der Wandel, den die Ereignisse durch das Handeln des Herodes und des Pilatus nehmen, so zeigt das Entsetzen des Herodes in Folge des Wunsches der Tochter der Herodias (Donahue & Harrington 2002, S. 199; Dschulnigg 2007, S. 182; Schenke 2005, S. 163) und im Falle des Pilatus seine nahezu verzweifelten Versuche durch Nachfragen an das Volk, dieses vom Todesurteil über Jesus abzubringen (Donahue & Harrington 2002, S. 433; Klaiber 2010, S. 297), für Herodes und Pilatus ungewollt ist. Erst das leichtsinnige und fahrlässige Vorgehen ermöglicht es sowohl der Herodias als auch den Mitgliedern des Hohen Rates, ihren mörderischen Plan umzusetzen.

---

[52] Ob es sich bei dem dargebotenen Tanz um einen sexuell aufgeladenen Tanz handelte, wird unter Exegeten kontrovers diskutiert. siehe hierzu u. a. Donahue & Harrington (2002, S. 198 f.)

[53] Weiter gehen die Ausführungen von Schramm (2019, S. 131) Dieser verdeulticht in seiner Analyse des Darstellung Jesu als König und wahren Herrscher in der die Darstellung des König Herodes der Jesus gegenüberstellt, dass Herodes „[m]it der Wunschgewährung [...] seine königliche Vollmacht in untragbarer Weise auf eine andere Person [überträgt] und manövriert sich selbst in eine Sackgasse hinein. Vor diesem Hintergrund tut das penetrante Sprechen vom >>König<< besonders in den Versen 22–28 in den Ohren weh."

Jedoch verdeutlichen die beiden Erzählungen am Beispiel des Herodes und des Pilatus, welche Folgen ein leichtsinniges und fahrlässiges Handeln haben kann. Sie zeigen auch auf, was Menschen – erneut im Fall des Herodes und Pilatus – davon abhält, gegen eine solche durch ihr Handeln begünstigte Entwicklung einzutreten. So ist es im Fall des Herodes sein der Tochter der Herodias gegenüber öffentlich geleisteter Eid (Dschulnigg 2007, S. 182; Eckey 2008, S. 232), der dazu führt, dass er um sein Ansehen vor den anwesenden Gästen seines Mahls, bei denen er sich um die „Oberklasse einer hellenistischen Stadt" handelt (Donahue & Harrington 2002, S. 198), nicht zu verlieren, der Bitte der Tochter der Herodias, wissend um die sich dahinter befindende und von ihm nicht geteilte Abneigung der Herodias handelt, stattgibt (Collins 2007, S. 313 f.; Donahue & Harrington 2002, S. 202; Dschulnigg 2007, S. 182; Ebner 2008b, S. 69; Schenke 2005, S. 163; Schramm 2019, S. 133).

Markus verdeutlicht am Beispiel des Herodes die Bedeutung des im Gleichnis vom Sämann (Mk 4,1–9 i. V. m. Mk 4,13–20) dargestellten Bildes der auf steinigen Boden fallenden, sofort aufkeimenden und dann doch aufgrund der nicht tiefreichenden Wurzeln zugrunde gehenden Saat (Mk 4,5 f. i. V. m. Mk 4,16 f.) (Donahue & Harrington 2002 f.). Obwohl Herodes von der Lehre des Johannes gebannt ist und erkannte „[…], daß dieser ein gerechter und heiliger Mann war" (Mk 6,20), lebt er nicht nur nicht nach dessen Lehre, sondern steht auch aus Angst vor persönlichen Folgen nicht für Johannes ein und verhindert nicht seine Hinrichtung.

Anders als im Fall des Herodes ist es im Falle des Pilatus. Auch dieser hatte bereits inmitten der Erzählung Angst um die Folgen, die ein öffentliches Einstehen haben könnte. So hatte er trotz seiner Zweifel an der Rechtmäßigkeit der gegen Jesus vom Hohen Rat vorgebrachten Vorwürfe nicht das ihm als „Präfekt" zustehende Gnadenrecht, das er einem Angeklagten vor seiner Verurteilung zuteilwerden lassen kann (Eckey 2008, S. 488), angewendet und nutzt stattdessen das Instrument der „Passahamnestie". Das sich hinter dem Vorgehen des Pilatus befindende Motiv ist jedoch nicht wie im Fall des Herodes auf sein öffentliches Ansehen ausgerichtet, sondern auf das Verhindern eines Konfliktes mit den Mitgliedern des Hohen Rates, den sein aktives Einschreiten zur Folge hätte (ebd., S. 489). Dieses Motiv, welches in Bezug auf sein Verhalten gegenüber dem Hohen Rat handlungsweisend war, ist es auch, welches ihn vor dem Hintergrund eines potentiellen Aufstandes in der Bevölkerung davon abhält, der Forderung des Volkes nicht zu widersprechen und somit seinen fahrlässigen Fehler zu beheben und aktiv für Jesus einzustehen.

Markus zeichnet somit vor dem Hintergrund, dass Pilatus, der die Vorwürfe gegen Jesus für haltlos hält und das wahre Motiv der Mitglieder des Hohen Rates als Neid identifiziert hat, mit dem vom Hohen Rat über Jesus ausgesprochenen und vom Volk geforderten Todesurteil ein „negatives Bild" des Pilatus (Schenke 2005, S. 336). Pilatus gewichtet die von ihm wahrgenommene persönliche Gefahr höher als den Tod eines zu Unrecht angeklagten und verurteilten Jesu (Eckey 2008, S. 490). Das Bild, das Markus von Pilatus zeichnet, ist geprägt von der Ambivalenz zwischen der verkörperten Autorität als die Pilatus zu Beginn der Erzählung auftritt und dem vor der aufgebrachten Menge zurückschreckenden Menschen, der sich in seiner eigenen List verstrickt (Donahue & Harrington 2002, S. 439). Die Adressaten des Markus erhalten somit ein Bild des Pilatus, das geprägt ist von Schwäche und mangelnder Entscheidungsfreudigkeit. Der Evangelist unterstreicht somit durch diese Parallelen zur Darstellung des Herodes die enge Verbindung der Erzählung von Jesus vor Pilatus und der Enthauptung des Johannes (ebd.).

Auch wenn die Motive des Pilatus und des Herodes, die dazu geführt haben, dass sie entgegen ihres eigenen Willens Johannes und Jesus haben töten lassen, zum einen mit dem Fokus auf das öffentliche Prestige und der Scheu vor Konflikten unterschiedlich geartet sind, so liegt hinter beiden die gleiche Angst: Der Verlust des gesellschaftlichen Status und die damit einhergehende Angst vor schwindender Macht und Einfluss. Dies führte dazu, dass sowohl Herodes als auch Pilatus leichtsinnig und fahrlässig handelten, ohne die Folgen ihres Handelns abzusehen und nicht einlenkten, um ihren Fehler zu beheben. Dieses Handeln des Herodes und des Pilatus ist es, welches Markus durch die Formulierung „[...] die Mächtigen ihre Macht über die Menschen mißbrauchen" (Mk 10,42) aufgreift und sein Dienermodell gegenüberstellt (Mk 10,43). (ebd., S. 202).[54]

Markus vermindert durch diese Darstellung des Herodes und des Pilatus nicht deren Verantwortung am Tod von Johannes und Jesus. So wird insbesondere am Beispiel der Erzählung von Jesus vor Pilatus deutlich, dass Markus auf der einen Seite zwischen der Verantwortung des Hohen Priesters und der jüdischen Eliten sowie auf der anderen Seite der Verantwortung des Pilatus, der durch seine Rolle als römischer Präfekt die „rechtliche Verantwortung" besitzt, unterscheidet (ebd., S. 439). Pilatus, der Jesus für unschuldig hielt, trägt trotz seines Versuches durch die „Passahamnestie" Jesu Freilassung zu erreichen nicht die Verantwortung für seinen Tod, sondern gerade wegen diesem nicht aktiven und ausdrücklichen Einstehen für Jesus. Ein Sachverhalt der auch in Bezug auf Herodes zu beobachten ist.

Der Evangelist verdeutlicht somit durch die beiden miteinander verbundenen Erzählungen und hierbei insbesondere durch die Erzählung von der Enthauptung

---

[54] Siehe bzgl. der Darstellung des Herodes auch Schramm (2019, S. 169).

des Johannes, welche vom Evangelisten in Hinblick auf die Komposition des Evangeliums bewusst von der Entsendung der „Zwölf" und deren Wiederkehr umschlossen wird, was „prophetische Persönlichkeiten wie Johannes und Jesus zu erwarten haben [...]": „[...] Leid und sogar Tod durch die Hände solcher Herrscher, welche die Macht über andere missbrauchen und ihre eigene Ehre und Ansehen über die Wahrheit und Rechtschaffenheit stellen" (ebd., S. 202).

5.2.3.3 Ergebnissicherung

Die Erzählung von der Hinrichtung des Johannes (Mk 6,17–29) und der damit inhaltlich eng verbundenen Erzählung Jesus vor Pilatus (Mk 15,1–15) eröffnet den Adressaten in Hinblick auf die unterschiedlich dargestellten Personen zwei verschiedene Perspektiven auf das menschliche Verhalten:

1. So zeigt sich am Beispiel der Herodias und der Hohen Priester, dass die tiefe Abneigung und die Angst, die eigene prominente Rolle sowie den damit verbundenen Einfluss zu verlieren, dazu führen, dass sie nicht scheuen, andere zum Erhalt ihrer prominenten Rolle und Macht ohne Bedenken auszunutzen sowie diese Personen für ihre eigenen Zwecke zu instrumentalisieren. (*5.2.3.1. Darstellung der Gegner*)
2. Gleichzeitig zeigt sich am Beispiel des Herodes und des Pilatus, dass die Angst vor dem Verlust des gesellschaftlichen Ansehens und somit unter Umständen auch des gesellschaftlichen Status nicht nur zu leichtsinnigem und fahrlässigem Handeln führt, ohne dass die Folgen des eigenen Handelns abgesehen werden, sondern auch dass diese Angst so groß ist, dass beim Bemerken des eigenen leichtsinnigen und fahrlässigen Fehlers kein Einlenken stattfindet.

5.2.4 Ergebnissicherung

Das Markusevangelium verdeutlicht anhand der Darstellung der ‚Gegnerschaft Jesu' in der Opposition zu der vom Bild des ‚leidenden Gerechten' geprägten Darstellung Jesu den Ursprung menschlichen Leids.

So es nicht eine abstrakte Größe wie ‚Herrschaft' oder pauschale Gruppen wie ‚die Pharisäer', die Schriftgelehrten' oder ‚der Hohe Rat', welche das Leid der Menschen verursachen, sondern es ist ‚der Mensch'. Das hierfür maßgebende Moment ist das Streben des einzelnen Menschen nach Macht, Einfluss und damit verbundenem sozialem Status sowie dessen Erhalt. Dieses Grundmotiv des Menschen kann eine solche Ausprägung erreichen, dass das weitreichende Folgen hat. So kann dieses Grundmotiv nicht nur bedeuten, dass Gefahren für das Erreichen und den Erhalt von Macht, Einfluss und sozialem Status – wie am Beispiel der gesellschaftlichen Eliten im Markusevangelium verdeutlicht – durch List oder durch unmittelbares Handeln beseitigt werden, sondern auch dass in Hinblick auf das Ziel des Erreichens und des Erhaltens von Macht, Einfluss und gesellschaftlichem Status, andere Menschen – so zeigt es Markus anhand der Erzählung von der Hinrichtung des Täufers (Mk 6,17–29) und Jesus vor Pilatus (Mk 15,1–15) – ausgenutzt und für den eigenen Zweck instrumentalisiert werden. Gleichzeitig zeigt das Markusevangelium auch, dass dieses Grundmotiv dazu führen kann, dass es zu einer Einschränkung des eigenen Fokus oder gar zu einer vollkommenen Blindheit kommen kann. Die Folge ist ein auf das Erreichen und den Erhalt von Macht, Einfluss und sozialem Status ausgerichtetes Handeln, welches alles andere außer Acht lässt und somit – wie am Beispiel des Herodes und des Pilatus verdeutlicht – zu einem Handeln führen kann, welches nicht dem eigentlich Gewollten entspricht.

Dieses Streben macht den Menschen zum Objekt. Es bestimmt das Handeln und engt den Menschen gleichzeitig in diesem ein, indem die das Handeln bestimmende Reflexionsgröße – wie im Falle des Herodes und des Pilatus die Angst vor einer Schwächung ihres öffentlichen Ansehens und ihrer gesellschaftlichen Stellung – die Frage nach den Folgen für den eigenen sozialen Status und der damit verbundenen Macht und Einfluss ist.

5.3   Der Umgang der Gegner mit dem Gesetz

Das Neue Testament greift durch die verschiedenen Darstellungen des Umgangs der Menschen mit dem Gesetz und der damit verbundenen Reaktion Jesu „[…] die urkirchliche Diskussion um das [Gesetz] und seine Geltung […]" auf (Zmijewski 1991, S. 827). Die hierbei immer wieder auftretende Bezeichnung ‚Gesetz' kann als „[…] Terminus technicus für das mosaische [Gesetz]" verstanden werden und somit als Sammelbegriff für die sich in diesem befindenden Gebote (ebd., S. 826).

Auch das Markusevangelium nimmt diese Diskussion auf. Markus stellt hierzu sowohl eine positive Haltung Jesu gegenüber einigen Geboten dar, durch welche die Bedeutung des Gesetzes gestärkt wird (im Kontext der Lehre Jesu: Mk 12,29 ff. & Mk 10,6 ff.; Anwendung der Gesetze: Mk 14,12–16; Aufforderung zur Gesetzestreue: Mk 1,44; 10,19), als auch eine auf den ersten Blick eher kritische Haltung (ebd., S. 827). Jedoch ist der Gegenstand dieser Kritik nicht „[…]

die Autorität des [Gesetzes] (als Hl. Schrift bzw. Ausdruck des Willen Gottes)
als solche, sondern setzt im Wesentlichen an zwei Punkten an: [...]" (ebd.)

1. „[...] an dem, was die Menschen mißbräuchlich (durch falsche Interpretation
   oder durch Gottes Willen verdunkelnde Zutaten) aus dem [Gesetz] gemacht
   haben, [...]" (ebd.)
2. „[...] sowie an einer heilsgeschichtlichen -soteriologischen Verabsolutierung
   des G.es die dem durch das Christusgeschehene geschaffene neue Verhältnis
   zw. Gott und Menschen nicht gerecht wird." (ebd.).

Vor diesem Hintergrund auf den von Markus in den Fokus der Kritik Jesu
gestellten Umgang mit dem Gesetz bzw. den einzelnen Geboten, werden im nun
Folgenden Erzählungen in den Fokus der Analyse gestellt, welche sich auf die
unmittelbare Glaubens- und Lebenspraxis der in den Erzählungen dargestellten
Menschen beziehen und an denen sich Streitgespräche zwischen Jesus und seinen
Gegnern entfalten[55]. Hierbei wird zwischen zwei unterschiedlichen Phänome-
nen in der Gesamtbetrachtung dieser Erzählungen unterschieden: ‚Festhalten am
Gesetz' und ‚Anpassung des Gesetzes'.

5.3.1 Festhalten am Gesetz

Bei der Gesamtbetrachtung der Erzählungen mit dem besonderen Fokus auf die
Anwendung des Gesetzes durch die Gegner Jesu ist ein auffallendes Merkmal
das seitens der Gegner zu beobachtende ‚Festhalten am Gesetz'. Dieses wird
insbesondere in der Erzählung des Abreißens der Ähren am Sabbat (Mk 2,23–
28), der Heilung des Mannes mit einer verdorrten Hand (Mk 3,1–6) sowie im
Rahmen der Streitrede über die pharisäische Überlieferung (Mk 7,1–13) deutlich, die im Folgenden hinsichtlich des Hintergrundes des ‚Festhalten am Gesetz'
und der damit verbundenen anthropologischen Aussage des Markus nacheinander
analysiert werden.

---

[55] Aufgrund dieses Fokus der Analyse werden folgende Erzählungen in der nachfolgenden
Erzählung nicht berücksichtigt: Mk 2,18–22; Grund: Es erfolgt keine direkte Konfrontation
mit Jesus. Die Adressaten der Pharisäer sind die Jünger, die von Jesu Weg abgebracht werden sollen. Mk 12,13–17 & Mk 12,18–27; Grund: Das Hauptmotiv der Erzählung liegt nicht
auf der Gesetzesinterpretation und der Glaubenspraxis, sondern auf der Absicht der Gegner Jesus zu ‚Versuchen'. siehe hierzu *5.2 Das Streben der Gegnerschaft Jesu* im Teil II.
Bibelhermeneutische Analyse des Menschenbildes des Markusevangeliums in dieser Arbeit

5.3.1.1 Analyse

5.3.1.1.1 Mk 2,23–28 Das Abreißen der Ähren am Sabbat

Jesus befindet sich seit der Berufung des Levi und der sich anschließenden Auseinandersetzung mit den Pharisäern über sein Mahl mit den Sündern (Mk 2,13–17) mit seinen Jüngern in der Gegend um den See von Galiläa. Dort geht Jesus am Sabbat gemeinsam mit ihnen durch ein Kornfeld, als diese beginnen, die Ähren des auf dem Kornfeld stehenden Getreides abzureißen (MK 2,23). Auch wenn diese Handlung vom Evangelisten hinsichtlich des sich dahinter befindenden Motivs der Jünger nicht weiter erläutert wird, so lässt der Gesamtkontext der Erzählung (Mk 2,23–28) vermuten, dass sie dies tun, um ihren Hunger zu stillen (Klaiber 2010, S. 68; Schenke 2005, S. 95).

Das Abreißen der Ähren wird von den Pharisäern beobachtet, die sich vermutlich seit ihrer ersten Nennung im Markusevangelium im Kontext der Rückkehr Jesu nach Kafarnaum (Mk 2,1) und seiner dortigen Heilung des Gelähmten (Mk 2,1–12) in seinem Umfeld aufhalten (vgl. Mk 2,16). Auch sie folgen Jesus nach, jedoch anders als die Jünger nicht als Nachfolger, sondern als „Verfolger", die in Jesu Handeln sowohl eine Lästerung Gottes (Mk 2,7) als auch einen Verstoß gegen geltende gesellschaftliche Sitten (Mk 2,16) sehen und somit ihn und seine Begleiter kritisch beobachten (Schenke 2005, S. 95).

Die Pharisäer sind aufgebracht über das Verhalten der Jünger und weisen Jesus mit den Worten *„Sieh dir an, was sie tun!"* (Mk 2,24) auf dieses hin (Donahue & Harrington 2002, S. 113; Eckey 2008, S. 132). Markus verdeutlicht durch diese Reaktion der Pharisäer auf das nahezu beiläufig erwähnte Ährenraufen der Jünger auf dem Weg durch die Kornfelder die Charakteristik des nun Folgenden als ein Streitgespräch zwischen dem angesprochenen Jesus und den Pharisäern. Der Gegenstand der Auseinandersetzung ist „[…] das Verhältnis von rituellen Vorschriften und den konkreten Bedürfnissen von Menschen […]", das sich am Ährenraufen der Jünger entfaltet (Ebner 2008b, S. 36 f.). So stellt das Handeln der Jünger, das zwar gemäß Dtn 23,26 erlaubt ist, um den eigenen Hunger zu stillen, in den Augen der Pharisäer – da es am Sabbat geschieht – einen Verstoß gegen die am Sabbat für Juden geltende Arbeitsruhe dar. Der Grund für diesen Vorwurf ist die Wahrnehmung der Pharisäer, dass es sich bei dem Ährenraufen der Jünger um eine Erntetätigkeit handelt, welche im Sinne der vorgeschriebenen Arbeitsruhe am Sabbat zu unterlassen ist (Collins 2007, S. 201; Dschulnigg 2007, S. 104; Eckey 2008, S. 132; France 2002, S. 145; Klaiber 2010, S. 68; Schenke 2005, S. 95; Stolle 2015, S. 81). Der Grund für diese Besonderheit am Sabbat ist die mit dem Sabbat für das Judentum zum Ausdruck gebrachte Gottesbeziehung in Gestalt des „Bundes Gottes mit seinem Volk", die sich im besonderen Maße durch die Arbeitsruhe, die zu Ehre Gottes von den Juden gehalten wird, widerspiegelt

(Dtn 5,12–15; Ex 20,8–11) (Donahue & Harrington 2002, S. 110 f.; Dschulnigg 2007, S. 105). Aufgrund dieser besonderen Bedeutung der Arbeitsruhe am Sabbat nimmt das dazu verpflichtende Gebot, wie es an der häufigen Erwähnung der Arbeitsruhe am Sabbat in der Thora und der auf die Missachtung dieses Gebotes folgenden Bestrafung mit dem Tode verdeutlicht wird, einen besonderen Stellenwert im Judentum ein (vgl. Ex 16,22–26.29–30; 20,8–11; 23,12; 31,12–17; 34,21; 35,2–3; Lev 23,3; Num 15,32–36; Dtn 5,12–15) (Eckey 2008, S. 132).

Markus verdeutlicht somit mit dem durch den Hinweis auf das Verhalten der Jünger einhergehenden Vorwurf (Mk 2,24), dass die Pharisäer sowohl den Jüngern als auch Jesus selbst ihre Vorstellung vom richtigen Verhalten am Sabbat auferlegen, welche für sie die einzig richtige ist (Collins 2007, S. 202).

Jesus reagiert auf den Vorwurf der Missachtung des am Sabbat vorgeschriebenen Arbeitsverbotes, welche die Jünger in den Augen der Pharisäer durch ihr Ährenraufen begehen, mit einer dreigliedrigen Antwort: (vgl. Ebner 2008b, S. 37; Schenke 2005, S. 95)

1. Im ersten Schritt seiner Antwort auf den Vorwurf der Pharisäer zieht Jesus eine Parallele zwischen der von Markus hier beschriebenen Situation auf den Kornfeldern und der Daviderzählung aus 1 Sam 21,2–7 (Mk 2,25). Jesus führt hierzu in einer zu 1 Sam 21,2–7 abgewandelten Version an, dass David und seine Begleiter ebenso wie die Jünger von ihrem Hunger getrieben waren und im Tempel die *„heiligen Brote"* (Mk 2,26), welche als Opfergaben dienten und ausschließlich den Hohen Priestern vorbehalten waren, aßen (Mk 2,25 f.) (Eckey 2008, S. 132 f.). Jesus verweist durch die angeführte Daviderzählung auf seine bereits im Rahmen der Heilung des Gelähmten (Mk 2,1–12) sowohl in der Heilung selbst zum Ausdruck gebrachten als auch von Jesus verkündeten göttlichen Vollmacht, an der die Pharisäer Anstoß nahmen. Auch er besitzt ebenso wie David die Vollmacht seinen Begleitern in Gestalt seiner Jünger das zuzugestehen, was sie benötigen, hier in Gestalt von Nahrung zur Stillung ihres Hungers. Dies gilt auch, wenn rituale Vorschriften dem gegenüberstehen, wie es hier im Fall der Pflicht zur Arbeitsruhe am Sabbat der Fall ist (Klaiber 2010, S. 69).[56] Jesus setzt somit durch den Bezug seines angeführten Beispiels auf die sich hier zeigende Situation das Gebot mit dem Ziel der Hungerstillung außer Kraft. Das tut er – ebenso wie David es tat – mit Vollmacht (Ebner 2008b, S. 37; Klaiber 2010, S. 69). Dies ist jedoch die Besonderheit der im Vergleich zur Daviderzählung hier im Markusevangelium vorliegenden Situation. Wurde das Verhalten Davids unter anderem von Rabbinern damit

---

[56] Siehe bzgl. des Verweises auf König David auch Wright (2019, S. 45 f.)

entschuldigt „[...] daß [sic] er sich auf der Flucht vor Saul in Lebensgefahr befand, die den Sabbat verdrängt", so besteht diese Gefahr für das Leben im Falle der Jünger jedoch nicht (Eckey 2008, S. 133). Dies unterstreicht nicht nur das sich hinter der Anführung des Beispiels verborgenen Motivs die Vollmacht Jesu herauszustellen, es stellt auch die zum Umgang mit rituellen Verpflichtungen getätigte Aussage heraus. Jesus verdeutlicht somit, dass das menschliche Wohl – ungeachtet der Gefahr für das Leben – mehr wiegt als die Pflicht zur Einhaltung bestehender ritueller Vorschriften. Ein Gesetz kann somit bei bestehender Not zur Befriedigung der mit der Not einhergehenden menschlichen Bedürfnisse außer Kraft gesetzt werden (Ebner 2008b, S. 37; Klaiber 2010, S. 69; Schenke 2005, S. 95). Somit verdeutlicht Jesus durch das von ihm angefügte Beispiel, dass er weder das Gott-Geweiht-Sein des Sabbats noch den Sabbat selbst in Frage stellt. Er verdeutlicht lediglich, dass dies nicht als absolut angesehen werden darf, wenn es um das Wohl des Menschen geht (Collins 2007, S. 202 f.; Donahue & Harrington 2002, S. 113).

2. Der zweite Schritt der Antwort Jesu auf den Vorwurf der Pharisäer baut auf das von ihm im Vorangegangenen angeführten Beispiel auf. Nutzt er dieses noch, um den Pharisäern indirekt sowohl seine Vollmacht zu verdeutlichen als auch die Verhältnismäßigkeit von menschlichen Bedürfnissen und rituellen Vorschriften herauszustellen, so bringt er im nun Folgenden seine Aussage unmittelbar zum Ausdruck: *„Der Sabbat ist für den Menschen da, nicht der Mensch für den Sabbat."* (Mk 2,27). Jesus stellt gegenüber seinen Gegnern nicht nur heraus, dass die von ihnen vorgenommene Gewichtung nicht zutreffend ist, sondern auch, dass die von ihm herausgestellte Verhältnismäßigkeit, welche das Wohl des Menschen über den rituellen Vorschriften ansiedelt, der eigentliche Fokus der Sabbatgesetzgebung ist (vgl. Ex 23,12) (Dschulnigg 2007, S. 105; Ebner 2008b, S. 37; Klaiber 2010, S. 69; Schenke 2005, S. 95). Jesu Ausspruch, welche den Sabbat dem Menschen zuschreibt und nicht umgekehrt, bezieht sich auf die „Schöpfungsordnung" (vgl. Gen 2,1 ff.). Der Sabbat ist von Gott zum Wohl der Menschen und nicht zur Einschränkung ihres Lebens geschaffen (Schenke 2005, S. 96; siehe auch Collins 2007, S. 203; Donahue & Harrington 2002, S. 112). Jesus befreit somit die Menschen mit der Herausstellung des ursprünglichen Sinns der Sabbatgesetzgebung von der sie in ihrer Freiheit einschränkenden pharisäischen Interpretation und stellt den „Sabbat als Schöpfergabe an den Menschen" heraus (Eckey 2008, S. 133).

3. Jesus schließt seine Antwort auf den Vorwurf der Pharisäer mit der Aussage ab, dass „[...] der Menschensohn Herr auch über den Sabbat [ist]" (Mk 2,28). Jesus ergänzt hiermit nicht nur – wie bereits dargestellt – die von ihm zum

Ausdruck gebrachte Vollmacht zur Sündenvergebung (Mk 2,10), sondern er verdeutlicht auch die Qualität seiner im Vorangegangenen getätigten Aussage zum Sabbat und dessen Verhältnismäßigkeit zum Menschen. So besitzt nicht nur die Person Jesus die Vollmacht über den Sabbat, sondern durch seine göttliche Vollmacht, die ihn zum Herrn über den Sabbat macht, wird das von ihm Gesagte zum Ausdruck des Willen Gottes (Ebner 2008b, S. 37; Schenke 2005, S. 96).

Bei der abschließenden Betrachtung der Reaktion Jesu fällt auf, dass Jesus den Vorwurf der Pharisäer, dass die Jünger die Arbeitsruhe am Sabbat nicht eingehalten haben, nicht widerlegt (Collins 2007, S. 202). Vielmehr verdeutlicht Jesus durch seine dreischrittige Antwort auf den Vorwurf der Pharisäer den ursprünglichen Sinn des Sabbatgebotes, das wie religiöse Vorschriften im Allgemeinen, zum Wohle des Menschen dienen soll und nur so dem Willen Gottes entspricht (Ebner 2008b, S. 37).

Diese Antwort Jesu auf den Hinweis der Pharisäer zeigt „[...] seine wahrhafte Menschlichkeit [...] und [deckt] so die Unmenschlichkeit der Welt [auf]" (Jochum-Bortfeld 2008, S. 273). Er legt den Fokus auf das Wohl der Menschen und klagt damit gesellschaftliche Prozesse und Strukturen an, wodurch die Menschen, hier in Gestalt der hungernden Jünger, „[...] Befreiung und [neue] Handlungsperspektiven erlangen" (ebd., S. 274). Jesus greift hiermit jedoch nicht die im Judentum geltende Sabbat-Praxis an, sondern verdeutlicht ihren ursprünglichen Sinn, der durch pharisäische Interpretation verloren gegangen ist und den Blick auf den Menschen und sein Wohl verdeckt (Collins 2007, S. 203; Donahue & Harrington 2002, S. 112).

5.3.1.1.2 Mk 3,1–6 Heilung des Mannes mit der verdorrten Hand

Eine weitere Erzählung, in der Markus das Verhältnis von Gesetzestreue und Menschlichkeit thematisiert, ist die sich unmittelbar an die Erzählung vom Abreißen der Ähren am Sabbat (Mk 2,23–28) anschließende Heilung des Mannes mit einer verdorrten Hand (Mk 3,1–6). Auch diese Erzählung findet am Sabbat statt, wodurch sich erneut die im Fokus stehende Thematik der Verhältnismäßigkeit von Gesetzestreue und Menschlichkeit am Beispiel des Sabbatgebotes entfaltet und dem Verständnis der Pharisäer gegenübergestellt wird (Donahue & Harrington 2002, S. 117). Anders als im Falle der Erzählung vom Abreißen der Ähren handelt es sich hier beim Ort des Geschehens um eine Synagoge, in die Jesus gegangen ist, und in der ein Mann mit einer „*verdorrten*" Hand sitzt (Mk 3,1). Jesus ist mit dem Mann jedoch nicht allein. Markus verweist den Adressaten

nach der ersten Einführung in die Szenerie auf die Anwesenheit weiterer Perso-
nen, von denen er berichtet, dass „[…] sie […] acht [gaben], ob Jesus ihn [sic. der
Mann mit der verdorrten Hand] heilen werde;" (Mk 3,2). Auch wenn eine genaue
Bezeichnung der Anwesenden nicht erfolgt, so ist aufgrund der Beschreibung der
Personen und der zum Ende der Erzählung erwähnten Pharisäer (Mk 3,6) davon
auszugehen, dass es sich bei diesen um die bereits in der vorherigen Erzählung
anwesende Gruppe der Pharisäer handelt (vgl. Mk 2,24), die sehen möchte, ob
Jesus sich erneut über das Sabbatgebot hinwegsetzt und den Mann mit der verdorrten Hand heilen wird (Dschulnigg 2007, S. 109; France 2002, S. 148; Klaiber
2010, S. 69; Schenke 2005, S. 97). Dies wird auch durch die im ursprünglichen
Text verwendete Formulierung, die in der hier zugrundeliegenden Übersetzung
mit den Worten „[…] sie gaben acht" (Mk 3,2) wiedergegeben wird, deutlich, die
auf eine „strikte religiöse Beobachtung" verweist (Donahue & Harrington 2002,
S. 115). So ist nämlich nach rabbinischer Lehre auch das Heilen von Krankheiten, mit der Ausnahme des Bestehens einer Gefahr für das Leben, ebenso wie
das in der vorherigen Erzählung thematisierte Arbeiten zum Zweck des Lebensunterhalts am Sabbat verboten (Collins 2007, S. 207; Dschulnigg 2007, S. 109;
Klaiber 2010, S. 69). Markus stellt die Pharisäer jedoch nicht nur anhand ihres
Handelns in Form des Beobachtens Jesus vor, sondern er legt auch das dem
Handeln zugrunde liegende Motiv dar. So suchen die Pharisäer nach den vorangegangenen Konflikten mit Jesus einen Grund, ihn anklagen zu können (Mk 3,2)
(Collins 2007, S. 207; Klaiber 2010, S. 69; Schenke 2005, S. 97).

Dennoch wendet sich Jesus dem Mann mit der verdorrten Hand zu und fordert ihn auf aufzustehen und in die Mitte zu treten (Mk 3,3). Besonders die
Aufforderung zum Aufstehen zeigt die nun folgende Heilung an (vgl. Mk 1,31;
2,9; 2,11 f.; 5,41; 10, 49) (Donahue & Harrington 2002, S. 115). Jesus tut dies,
ohne dass er weder von dem Mann selbst noch von jemand anderem, wie es
im Fall des Gelähmten in Kafarnaum der Fall war (Mk 2,3), dazu aufgefordert
wurde, wodurch sein Handeln vor dem Hintergrund der Einführung der Pharisäer
etwas „Demonstratives" und gleichermaßen „Provokatives" besitzt (Klaiber 2010,
S. 72). Es geschieht das, was die Pharisäer erwartet haben und in dessen Erwartung sie Jesus in die Synagoge gefolgt sind: Obwohl Sabbat ist, heilt Jesus den
Mann. Jesus tut dies, wie es in Folge seines zum Ende der Erzählung von Markus
berichteten Aufforderung an den Mann zur Austrecken der Hand beschriebenen
Resultates der Wiederherstellung der Funktionstüchtigkeit der Hand (Mk 3,5)
deutlich wird, durch die dem Vorangegangenen und zu Beginn der Erzählung
erfolgenden Ansprache des Mannes und die Aufforderung an ihn in die Mitte zu
treten (Mk 3,3). Durch die hierdurch zum Ausdruck kommende Wahrnehmung
des Mannes und die von Jesus initiierte Bewegung wird „[…] diesem Mann,

der ein soziales Randdasein führt, zentrale Geltung innerhalb der Gottesgemein-
schaft verschafft" (Ebner 2008b, S. 39). Jesus heilt den Mann somit von seiner
Krankheit, die ihn in seinem Leben einschränkte, und er wird von Jesus aus seiner krankheitsbedingten „Anonymität" befreit (Dschulnigg 2007, S. 109 f.). So
war der Mann durch seine verdorrte Hand nicht in der Lage, seinen Lebensunterhalt selbständig zu erwirtschaften, so dass er – so lässt es seine sitzende
Position, mit der er in der Erzählung eingeführt wird (Mk 3,1) vermuten – zum
Betteln gezwungen war (Eckey 2008, S. 137; Schenke 2005, S. 97). Er befand
sich somit nicht nur in der Abhängigkeit von anderen, sondern er wurde aufgrund
seines Bettelns auch gesellschaftlich ausgegrenzt. Jedoch handelt es sich hierbei
in Form der „verdorrten Hand" nicht um ein Leiden, welches eine Gefahr für das
Leben des Mannes darstellte und somit Jesus Handeln im Sinne der pharisäischen
Auslegung des Sabbatgebotes legitimiert hätte (Dschulnigg 2007, S. 109; Eckey
2008, S. 137; Klaiber 2010, S. 73).[57] Daran ändert auch die Tatsache nichts,
dass Jesus den Mann bei der Heilung nicht einmal berührt. Das in den Augen
der Pharisäer gemäß der „spätere[n] rabbinische[n] Gesetzgebung […]" Entscheidende ist das Motiv, das hinter Jesu Handeln steckt. Er möchte den Mann von
seinem Leiden heilen und tut dies durch „[…] seine persönliche Zuwendung und
sein Wort […]" (Klaiber 2010, S. 74). Jesus setzt sich somit erneut über die pharisäische Interpretation des Sabbatgebotes hinweg und ergänzt dies mit der Frage
„*Was ist am Sabbat erlaubt: Gutes zu tun oder Böses, ein Leben zu retten oder es
zu vernichten?*" (Mk 3,4). Markus verweist darauf, dass Jesus sich beim Stellen
dieser Frage vom Mann mit der verdorrten Hand weg hin „*[…] zu den anderen
[…]*" (Mk 3,4) wendet, welche vermutlich aufgrund des Kontextes der Frage ein
Hinweis auf den Adressatenkreis der Pharisäer ist. Diese Vermutung lässt auch
einen Rückschluss auf den Inhalt der von Jesus gestellten rhetorischen Frage zu.
So liegt der Fokus der Frage auf dem, was am Sabbat erlaubt ist, und greift somit
den in Folge des Ährenraufens der Jünger geäußerten Vorwurf, dass dies nicht
erlaubt sei, erneut auf. (Mk 2,24) (Donahue & Harrington 2002, S. 115). Jesus
verdeutlicht mit Blick auf die Pharisäer, was es heißt, gemäß dem Willen Gottes am Sabbat zu handeln, und unterstreicht mit seiner rhetorischen Frage, die
er an die in der Synagoge um ihn und den Mann mit der verdorrten Hand stehenden Menschen richtet, den eigentlichen Sinn des Sabbats. Am Sabbat ist von
den Menschen „*Gutes zu tun*" (Mk 3,4), was im biblischen Sinne bedeutet, „[…]
das [zu] tun, was dem Leben dient" (Klaiber 2010, S. 72). Jesus verdeutlicht
sowohl durch sein Handeln als auch durch seine rhetorische Frage, dass aufgrund
dessen „[…] der Sabbat Raum für Gott im Leben der Menschen schaffen will,

---

[57] Siehe im Gegensatz hierzu France (2002, S. 149), Stolle (2015, S. 84).

[…] er Menschen dienen und der Heilung und Wiederherstellung ihres Lebens [soll]." (ebd., S. 73). Gutes zu tun ist daher auch am Sabbat alternativlos. Dieses zu verhindern bedeutet „Böses" zu tun, sich gegen das Heil der Menschen und somit gegen den Willen Gottes zu stellen (Dschulnigg 2007, S. 110; Schenke 2005, S. 97). Der Mann mit der verdorrten Hand erhält durch das „Gutes tun" Jesu, durch das er von seiner nicht lebensgefährlichen aber ihn in seinem Leben einschränkenden Krankheit geheilt wird, Freiheit und Handlungsfähigkeit (Eckey 2008, S. 140; vgl. Jochum-Bortfeld 2008, S. 252 f.). Jesus verdeutlicht, dass das dem Menschen „Gutes tun" den Kern der von Gott gewollten Sabbatpraxis darstellt (Klaiber 2010, S. 72). So richtet sich Jesu „[…] Heilung [...] an den Bedürfnissen des Mannes mit der verdorrten Hand aus. Dabei nimmt Jesus den Mann als konkretes Individuum wahr. In seinem Handeln zeigt sich seine [- so Gerhard Dautzenberg -] „unbedingte Hinwendung [...] zur Eigenart und Würde des von Gott geschaffenen Menschen" (Jochum-Bortfeld 2008, S. 254 f.). Jesus Ausführungen zum Verhalten am Sabbat stellen daher keine neue Auslegung des Sabbatgebotes dar, sondern sie betonen den eigentlichen Sinn des Sabbats, der durch die Interpretation der Pharisäer, welche eine Heilung des Mannes am Sabbat nicht zulassen würde, aus dem Blick geraten ist (Dschulnigg 2007, S. 110; Klaiber 2010, S. 74).[58] Das am Sabbat geltende Ruhegebot wird bei bestehender Not eines Menschen – wie hier im Falle des Mannes mit der verdorrten Hand – außer Kraft gesetzt, um diesem in seiner Situation helfen zu können (Collins 2007, S. 209). Jesus stellt ein Verständnis des Sabbats heraus, das sich von der Schöpfung her entwickelt, welche das Wohl des Menschen in den Blick nimmt. Dies macht er an den Beispielen der Hungerstillung der Jünger sowie der Heilung des Mannes mit der verdorrten Hand und seiner Befreiung aus sozialer Isolation deutlich (Jochum-Bortfeld 2008, S. 291).

Entgegen dem von Jesus zum Ausdruck gebrachten von Gott gewollten Sinn des Sabbats, der das Wohl des Menschen in den Fokus nimmt, „[…] liegt [es den Pharisäern] an der Heilung des Schabbats, die sich gerade in der strikten

---

[58] Wright (2019, S. 49) weist hinsichtlich der gegenwärtigen Sicht der Pharisäer auf den Sabbat darauf hin, dass "[d]er Sabbat [...] zu einem Zeichen der Verpflichtung seiner jüdischen Landsleute auf einen erbitterten und exklusiven Nationalismus geworden [war]. Neben anderen Merkmalen und Flaggen sprach der Sabbat nicht mehr von Israel als Licht der Welt, sondern von Israel als den Kindern des Lichts und dem Rest der Welt in bleibender Finsternis. Und diese Haltung – wie es so oft geschieht, wenn Religion und Nationalismus eng verbunden werden – wurde sogar auf andere jüdische Landsleute übertragen. Für viele Gruppen reichte es nicht, ein loyaler Jude zu sein; man musste ein besserer loyaler Jude als die große Masse sein. In dieser Situation, in der niemand etwas gewinnt, hatte man den eigentlichen Punkt des Sabbatgebots völlig aus den Augen verloren, nämlich die Feier der Schöpfung und Erlösung Gottes in Vergangenheit, Gegenwart und Zukunft."

Einhaltung des biblischen Ruhegebots verwirklicht" (Dschulnigg 2007, S. 110). So schweigen sie in Folge der von Jesus gestellten rhetorischen Frage, welches seitens Jesu zu „Zorn" und „Trauer" wegen ihres „verstockten Herzens" führt. Markus stellt Jesus innere Verfasstheit an dieser Stelle anhand intensiver Emotionen dar, die nicht nur das negative Verhalten der Pharisäer herausstellt, sondern aufgrund der im Originaltext verwendeten Formulierung an den im Alten Testament dargestellten Zorn Gottes erinnert, den dieser infolge des menschlichen Bösen empfindet (vgl. Dtn 9,7; 8,22; Isa 60,10; Ps 6,1; 38,1), wodurch seitens des Evangelisten „christologische" und „eschatologische" Einflüsse in der Erzählung geschaffen werden (Donahue & Harrington 2002, S. 116). Ebenso wie im Fall des Ährenraufens gewichten die Pharisäer das Ruhegebot höher als die Bedürfnisse des Menschen ungeachtet des menschlichen Wohls. Demnach hat sich der Mensch in den Augen der Pharisäer, so wird es durch ihre Interpretation des Sabbatgebotes deutlich, am Sabbat, dem Tag der Gottesbeziehung, unterzuordnen. Jesus löst diese Interpretation der Pharisäer, der er bereits im Kontext der Erzählung vom Abreißen der Ähren am Sabbat (Mk 2,23–28) mit dem Ausspruch *„Der Sabbat ist für den Menschen da, nicht der Mensch für den Sabbat"* (Mk 2,27) widersprochen hat, durch sein heilendes Handeln auf.

Die Pharisäer zeichnen sich durch ihre Gebotstreue aus, durch die sie den Sabbat und hierdurch Gott ehren möchten, sie aber den Menschen, deren Wohl im Kern des Sabbatgebotes steht, aus dem Blick verlieren. Sie handeln somit nicht im Sinne Gottes und unterlassen das geforderte „Gutes tun" und tun, indem sie entgegen dem Wohl des Menschen handeln, „Böses" (Schenke 2005, S. 98).

Der zwischen Jesus und den Pharisäern deutlich werdende Unterschied in der Interpretation des Sabbatgebotes und dem damit verbundenen Umsetzen des Willen Gottes verdeutlicht die Unumgänglichkeit des zwischen Jesus und den Pharisäern bestehenden Konfliktes, der am Ende der Erzählung zu der Absicht der Pharisäer und der hinzugekommenen Herodianer Jesus zu töten führt (Mk 3,6) (Klaiber 2010, S. 74). Sie handeln somit – wie Jesus rhetorische Frage verdeutlicht – entgegen dem eigentlichen Sinn. Durch ihre am Sabbat beschlossene Absicht Jesus zu töten, tun sie *„Böses"* und beschließen ein *„Leben [...] zu vernichten"* (Mk 3,4) (Donahue & Harrington 2002, S. 117).

Die Pharisäer lassen sich nicht auf Gott und die Auseinandersetzung mit ihm ein, die ihnen den wahren Sinn des Sabbats eröffnen würde. Stattdessen halten sie an den Gesetzen fest, ohne die sich im Kern der Gesetze befindende Absicht zu hinterfragen. Dies ändert sich auch nicht durch Jesus und sein Handeln. Die Pharisäer nehmen dies nicht zum Anlass, ihre eigene Interpretation zu reflektieren, sondern halten an ihrer Auffassung wie in Mk 2, 23–28 vor dem Hintergrund der unmittelbar vorher stattgefundenen Auseinandersetzung um das Abreißen der

Ähren am Sabbat stattgefundenen Konflikt fest. Sie haben eine „*verstocktes Herz*"
(Mk 3,5), da sie sich auf Gott und seinen wahren Willen nicht einlassen können
(Donahue & Harrington 2002, S. 116; Klaiber 2010, S. 73).[59] Das Herz ist hier-
bei nicht der Sitz von Emotionen, sondern „[...] von Verstand, Erkenntnis und
Wille, die [im Falle der Verstockung] nicht mehr offen und empfänglich sind für
Gottes Einfluss" (Dschulnigg 2007, S. 110). Da die Pharisäer sich nicht auf Jesus
und den von ihm verkündeten Willen in Bezug auf das Verhalten am Sabbat ein-
lassen können, erfassen sie die Bedeutung des Sabbats nicht und halten an ihrer
Interpretation fest, durch die sie das Gebot über den Menschen stellen.

5.3.1.1.3 Mk 7,1–13 Streitrede über die pharisäische Überlieferung

Eine weitere Erzählung, in der das Verhältnis zwischen der Gesetzesinterpretation
der Pharisäer und dem Willen Gottes deutlich wird, ist die ,Streitrede über die
pharisäische Überlieferung' (Mk 7,1–13).

Jesus befindet sich gemeinsam mit seinen Jüngern, die im Vorangegangenen
Zeugen seiner ersten Brotvermehrung (Mk 6,30–44) und seines Gehens über das
Wasser (Mk 6,45–52) wurden, erneut in der Gegend um Genezareth, in der die
Menschen Kranke zu ihm brachten und er diese heilte (vgl. Mk 6,53–56) (Eckey
2008, S. 250). Ebenso wie in den beiden im Vorherigen analysierten Erzählungen
(Mk 2,23–28 & Mk 3,1–6) verdeutlicht Markus, dass es sich bei der Jesus folgenden Gruppe von Menschen nicht nur um solche handelt, die ihm nach-folgen,
sondern auch um solche, die ihm feindlich gegenüberstehen und ihn somit verfolgen. Der Evangelist verdeutlicht dies direkt zu Beginn der Erzählung durch die
Einführung in die Erzählung mittels des Verweises auf die Anwesenheit der Jesus
feindlich gesinnten Schriftgelehrten und Pharisäer (Mk 7,1), die im Anschluss an
die Heilung des Mannes mit der verdorrten Hand gemeinsam mit den Anhängern des Herodes den Entschluss fassten, Jesus zu töten (Mk 3,6). Somit wird
für den Adressaten bereits zu Beginn der Erzählung deutlich, dass es sich bei
der nun folgenden Erzählung erneut um ein Streitgespräch zwischen Jesus und
seinen Gegnern handeln wird. Der Ausgangspunkt dieser Auseinandersetzung, an
dem sich der hier im Fokus der Analyse stehende Gegenstand der Interpretation
des wahren göttlichen Willens entfaltet, ist die Unterscheidung in den Kategorien
rein/unrein. Bei dieser Differenzierung handelt es um „[...] das die Gesellschaft
Israels konstituierende symbolische System" (Dschulnigg 2007, S. 200). Bezogen sich die Reinheitsvorschriften anfänglich nur auf den Tempelkult und die
Priesterschaft, so wurden diese im Pharisäismus, einer „Strömung im Frühju-
dentums", zunehmend auf den Alltag der Menschen übertragen (ebd.). Markus

---

[59] Siehe Collins (2007, S. 209 f.) bzgl. der Formulierung „verhärtetes Herz"

greift somit mit dieser Erzählung ein relevantes Thema des gegenwärtigen Lebens seiner Adressaten auf.

Ausgang der dieses Thema behandelnden Auseinandersetzung zwischen den Pharisäern und den Schriftgelehrten auf der einen und Jesus auf der anderen Seite ist das von Jesu Gegnern beobachtete Essen einiger Jünger „*[...] mit unreinen, das heißt mit ungewaschenen Händen [...]*" (Mk 7,2). Arkus verweist darauf, dass „einige seiner Jünger mit unreinen [...] Händen aßen". Diese Einschränkung verdeutlicht zugleich, dass Unterschiede innerhalb der Jüngerschaft in Hinblick auf die Einhaltung der Reinheitsgebote bestanden, die jedoch vom Evangelisten nicht weiter thematisiert werden (Donahue & Harrington 2002, S. 219).[60] Das hier im Fokus der Pharisäer und Schriftgelehrten und somit im Fokus der sich anschließenden Auseinandersetzung Stehende, ist der Vorwurf des nicht Einhaltens der bestehenden Vorschriften.

Um sicherzustellen, dass auch diejenigen Adressaten des Evangeliums, denen die „[...] jüdischen, speziell pharisäischen Sitten [...] nicht bekannt sind, den in den Augen der Gegner Jesu problematischen Sachverhalten verstehen, fährt Markus mit einer das Handeln der Jünger einordnenden Erläuterung fort (Mk 7,3 f.) (Eckey 2008, S. 251; siehe auch Donahue & Harrington 2002, S. 220). Markus verdeutlicht seinen Adressaten hierbei das praktische Anwenden dieser Sitten, insbesondere in Bezug auf die Händewaschung (Mk 7,3 f.). Auch wenn es sich hierbei auf den ersten Blick lediglich um Reinigungstätigkeiten handelt, so ist der Grund für diese Waschung nicht ausschließlich ein hygienischer, sondern vor allem ein ritueller. So bestand durch die alltäglich verrichteten Tätigkeiten, welche zumeist mit den Händen ausgeführt werden (Schenke 2005, S. 181), und dem nicht auszuschließenden Kontakt zu Heiden oder Gegenständen, welche diese berührt haben (Eckey 2008, S. 251), die generelle Ansicht, dass die Hände unrein sind. Um diese rituell rein zu machen, mussten diese mit Wasser gesäubert werden, um so nicht nur möglichen Schmutz zu beseitigen, sondern um diese auch von Unreinheit zu befreit (ebd., S. 250). Dieses Befreien von Unreinheit ist eine Vorbereitung auf die „Begegnung mit Gott" und somit gleichermaßen ein Ausdruck des Verhältnisses des Menschen zu diesem (Klaiber 2010, S. 136). Diese Sitten sind jedoch im Gegensatz zu dem von Markus an dieser Stelle vermittelten Eindruck zur gegenwärtigen Zeit nicht als typisch jüdisch anzusehen (Donahue &

---

[60] France (2002, S. 281) weist darauf hin, dass es sich bei rituellen Händewaschung voraussichtlich weniger um eine in der Gesellschaft typische Sitte handelt, sondern es sich hierbei um einen Brauch handelt, der eher in Kreisen der Pharisäer zu verorten ist. Siehe hierzu die Verbindung zum Grundanliegen der Pharisäer, welches in *5.1.1 Die Pharisäer* im Teil II. *Bibelhermeneutische Analyse des Menschenbildes des Markusevangeliums* dieser Arbeit dargestellt wird.

Harrington 2002, S. 220; Dschulnigg 2007, S. 204; Eckey 2008, S. 251; Schenke 2005, S. 182). Der Grund für diese hier vorgenommene Pauschalisierung wird vom Evangelisten nicht näher erläutert. Am ehesten ist zu vermuten, dass hierdurch das sich von diesen Sitten unterscheidende Verhalten Jesu und der Jünger verdeutlicht werden soll. So handeln Jesus und seine Jünger nicht wie es „alle Juden" tun entsprechend der „Überlieferung der Alten" (Mk 7,3) (Schenke 2005, S. 182). Markus verweist hiermit auf die „Tradition der Gesetzesauslegung durch Schriftweise", deren Ziel es war, die Thora „[…] von einem Schriftgelehrten zum anderen kontinuierlich zu überliefern und auszulegen" (Eckey 2008, S. 252). Die „Überlieferung der Alten" zielte darauf ab, Überschreitungen der Thora zu vermeiden, und war gleichermaßen eine „hermeneutischer Schlüssel", der nach der „rabbinischen Lehre" zum Verstehen der Thora hinzuzuziehen war (ebd.). Dies unterscheidet Jesus und seine Jünger von den Pharisäern und den Schriftgelehrten, die sich an die „Überlieferung der Alten" halten. Somit kommt es zum Vorwurf der Pharisäer und Schriftgelehrten bzgl. des Verhaltens der Jünger, den sie jedoch nicht an sie selbst richten, sondern an Jesus, der als ihr Lehrer für sie und ihr Handeln verantwortlich ist (Eckey 2008, S. 250; Schenke 2005, S. 182 f.). So fragen sie Jesus „Warum halten sich deine Jünger nicht an die Überlieferung der Alten, sondern essen ihr Brot mit unreinen Händen?" (Mk 7,5). Diese Frage stellt nicht das Handeln der Jünger als solches in Frage, sondern ihre für die Pharisäer und Schriftgelehrten durch die Missachtung der „Überlieferung der Alten" zum Ausdruck kommenden mangelnden Frömmigkeit (Klaiber 2010, S. 136). Jesus führt in seine Reaktion auf diesen Vorwurf mit einem Zitat des Propheten Jesaja (Mk 7,6 f. vgl. Jes 29,13) ein und wendet somit den kritischen Blick weg von den Jüngern hin auf das Verhalten der Pharisäer und Schriftgelehrten. Jesus leitet dieses Zitat mit der Anrede seiner Gegner als „Heuchler" (Mk 7,6) ein und bringt somit bereits in der Einführung seiner Reaktion die Intensität der Auseinandersetzung zum Ausdruck, deren Gegenstand durch das verwendete Jesaja-Zitat näher verdeutlicht wird (Dschulnigg 2007, S. 204; Eckey 2008, S. 253). So steht hierbei nicht die zum Anstoß der Auseinandersetzung führende nicht stattgefundene Händewaschung der Jünger vor dem Essen im Fokus, sondern die „Überlieferung der Alten", die als normative Grundlage der Pflicht zur Händewaschung übergeordnet ist (Eckey 2008, S. 253; Schenke 2005, S. 183).

„Dieses Volk ehrt mich mit den Lippen, sein Herz aber ist weit weg von mir. Es ist sinnlos, wie sie mich verehren; was sie lehren, sind Satzungen von Menschen." (Mk 7,6 f. vgl. Jes 29,13)

Jesus spricht die Pharisäer und Schriftgelehrten mit diesem Zitat unmittelbar durch die in dieser verwendeten Formulierung „dieses Volk" an, mit dem im ursprünglichen Zitat das von Jahwe angesprochene Volk Israel bezeichnet wird (Eckey 2008, S. 253). Ebenso wie das von Jahwe angesprochenen Volk, so ehren auch die Pharisäer und Schriftgelehrten Gott nur *„[…] mit den Lippen, [ihr] Herz ist […]weit weg von [ihm]."* (Mk 7,6). Sie halten an den *„Vorschriften der Alten"* fest, um ihren Glauben an Gott und ihre Treue zu ihm zu verdeutlichen. Dies ist jedoch nur äußerlich, in ihrem „Herzen", dem für den Glauben und die Treue zu Gott entscheidenden Ort des Verstehens und Ausgangspunkt des sich anschließenden praktischen Lebens des Willen Gottes, sind sie Gott fern (Mk 7,6) (Stolle 2015, S. 170). Das worauf sie sich beziehen und an dem sie festhalten, so wie sie es in Bezug auf die Reinheitsvorschriften machen, deren Missachtung sie im Falle der Jünger anmahnen, sind *„Satzungen von Menschen"*. Diese entsprechen nicht dem Willen Gottes. So „[…] gibt [es] kein Gottesgebot der Schrift, das durch die Sitte rituellen Händewaschens vor und während des Mahlzeit außer Kraft gesetzt würde" (Eckey 2008, S. 253). So konkretisiert Jesus nach der Anführung des Jesaja-Zitates und dieses somit gleichermaßen erläuternd den an die Pharisäer und Schriftgelehrten gerichteten Vorwurf, dass die Gebote an denen sie festhalten, nicht die Gebote Gottes sind, sondern es sind einzig und allein Gebote, die von Menschen gemacht wurden und durch die der eigentliche Wille Gottes verloren geht (Mk 7,8). Somit ist die bereits erwähnte Bezeichnung der Pharisäer und Schriftgelehrten als „Heuchler (Mk 7,6) nicht nur Hinweis auf den zwischen Jesus und seinen Gegnern bestehenden Disput, er ist auch gleichzeitig Fingerzeig für den Vorwurf, den Jesus den Pharisäern und Schriftgelehrten macht. Sie möchten augenscheinlich Gott ehren und halten jedoch an den Geboten der Menschen fest (Stolle 2015, S. 170). Jesus schafft somit durch die Anführung des Jesaja-Zitates als Reaktion auf den Vorwurf seiner Gegner eine klare Abgrenzung des „Gebot Gottes" von der „Überlieferung der Alten", welche er als eine „Überlieferung von Menschen" bezeichnet (ebd., S. 169). Er verweist zur Untermauerung seines Vorwurfs gegenüber den Pharisäern und Schriftgelehrten darauf, dass seine Gegner *„[…] Gottes Gebot außer Kraft [setzen] und [sich] an [ihre eigene] Überlieferung [halten]"* (Mk 7,9), auf den Umgang der Pharisäer und Schriftgelehrten mit dem im Dekalog festgeschriebenen Gebot zur Ehrung der Eltern.

„Ehre deinen Vater und deine Mutter, und: Wer Vater oder Mutter verflucht, soll mit dem Tod bestraft werden." (Mk 7,10)

Ein Gebot, das in der „rabbinischen Tradition", da mit ihm nicht nur die Pflicht verbunden ist, sich um den Unterhalt der Eltern zu kümmern, sondern auch „[…]

ihnen zu gehorchen und nicht zu widersprechen", als nur schwerlich einzuhalten
gilt (Eckey 2008, S. 254; siehe auch Stolle 2015, S. 170). Die Pharisäer und
Schriftgelehrten hingegen lehren, dass diese Pflicht gegenüber den Eltern mit der
„Korbán-Formel", die „[…] etwas dem ursprünglich vorgesehenen Gebrauch entziehen und dem Tempelschatz zuführen [kann]", außer Kraft gesetzt werden kann
(Eckey 2008, S. 254). Hierbei handelt es sich – so Eckey – bei dem hier angeführten Beispiel um einen „anfechtbaren Grenzfall". So haben die Rabbiner, um
eine fälschliche Anwendung der Korban-Formel zu verhindern, die Möglichkeiten
des Wiederrufens oder der Einschränkung geschaffen. Dies wird jedoch an dieser
Stelle nicht thematisiert. Jesus nutzt somit das hier angeführte Beispiel, um zu
verdeutlichen, dass die Pharisäer und Schriftgelehrten, die ihr Leben gemäß der
„Überlieferung der Alten" leben, gegen den Willen Gottes handeln (ebd.). Jesus
mahnt dies nicht nur mit der Anführung des Beispiels in diesem Zusammenhang
an, er verdeutlicht auch die Verhältnismäßigkeit zwischen der Pflicht gegenüber
Gott und gegenüber seinen Mitmenschen, hier gegenüber den Eltern.

> „Für Jesus […] konnte es keinen Widerspruch geben zwischen Gottes Gebot, für Alte
> und Bedürftige zu sorgen, und Gottes Anspruch auf das, was ihm geweiht war. So
> wurden in der Diskussion zwischen christlichen Gemeinden und jüdischen Schriftge-
> lehrsamkeit die Korban-Bestimmung zu einem Musterbeispiel dafür, wie menschliche
> Überlieferung Gottes Wort und Gebot außer Kraft setzt, und zwar gerade auch dort,
> wo man sich formell an den Vorrang der Sache Gottes gebunden sieht" (Klaiber 2010,
> S. 136 f.; siehe auch Stolle 2015, S. 171).

Sie stellen die vom Menschen gemachte „Überlieferung der Alten" an die Stelle
des Gebotes Gottes und „[…] schaffen es [somit] ab" (Schenke 2005, S. 183;
siehe auch Stolle 2015, S. 169). Nachdem Jesus diese durch die Pharisäer und
Schriftgelehrten vorgenommene Verschiebung anhand des Beispiels der Verwendung der Korban-Formel verdeutlicht hat, bestärkt Jesus den bereits zum
Abschluss des Jesaja-Zitates geäußerten Vorwurf an die Pharisäer und Schriftgelehrten: „So setzt ihr durch eure eigene Überlieferung Gottes Wort außer Kraft."
(Mk 7,13 vgl. Mk 7,8). Jesus rahmt somit das von ihm angeführte Beispiel
und schließt die Auseinandersetzung mit seinen Gegnern mit der Betonung des
Gegenstandes der Auseinandersetzung, der sich an der Unterscheidung rein/
unrein entfacht hat, ab. So richtet sich der Blick im nun Folgenden wieder
auf den konkreten Gegenstand der rituellen Reinheit und ihrer Unterscheidung
rein /unrein. Hierzu erweitert sich der Kreis der Zuhörer um die von Jesus hin-
zugerufene „Volksmenge" (Mk 7,14), wodurch auch ein Wechsel des Charakters
der Erzählung weg vom Streitgespräch hin zu einem „Lehrspruch" verdeutlicht
wird (Eckey 2008, S. 255). Jesus unterstreicht nun durch seine Ausführungen

das wahre Gebot Gottes. Er stellt dieses dem Verständnis der Pharisäer und der Schriftgelehrten, das geprägt ist von der *„Überlieferung der Alten"* (Mk 7,3) und von Jesus als *„Überlieferung der Menschen"* (Mk 7,8) qualifiziert wurde, gegenüber.

Jesus stellt für seinen Zuhörern heraus, dass rituelle Unreinheit im Sinne eines „Nicht-bereit-Seins" für die Begegnung mit Gott und somit ein „Fern sein" von ihm nicht durch äußere Einflüsse erzeugt wird, sondern aus dem Inneren des Menschen kommt. Jesus bringt dies nach seiner öffentlichen Lehre gegenüber seinen Jüngern, mit denen er sich erneut in ein Haus als Ort der Unterweisung seiner Schüler und der Gemeinschaft mit ihnen zurückzieht, auf den Punkt, indem er sagt: *„[...] das, was von außen in den Menschen hineinkommt, [kann] ihn nicht unrein machen [...]. Denn es gelangt ja nicht in sein Herz, sondern in den Magen und wird wieder ausgeschieden."* (Mk 7,18 f.). Jesus widerspricht durch seine Darstellung dem – wie bereits erwähnt – vorherrschenden gesellschaftlichen Denken, welches geprägt ist von der Unterscheidung rein/ unrein, die sich vor allem auf Speisevorschriften bezieht (ebd.). Die jesuanische Grenze zwischen Reinheit und Unreinheit ist anders gesetzt als durch rituelle Vorschriften (Ebner 2008b, S. 77). Er löst das durch die „Überlieferung der Alten" geprägte Verständnis auf und verdeutlicht, dass es der Menschen selbst ist, der über Rein- oder Unreinheit bestimmt. Im Sinne des *„Herzens"*, das Jesus als Ursprung der Reinheit herausstellt, wird deutlich, dass die Haltung des Menschen entscheidend ist für die Begegnung mit Gott und somit für die Beziehung des Menschen zu Gott. Jesus stellt somit heraus, was bereits mit der Verwendung des Jesaja-Zitates (Mk 7,6 f.) angedeutet wurde. Das für die Beziehung zu Gott Entscheidende sind nicht äußerliche Glaubensbekenntnisse im Sinne von reinen Lippenbekenntnissen, sondern es ist das Herz des Menschen als Ort des Verstehens und der inneren Haltung zu Gott und seiner durch Jesus verkündeten Botschaft (ebd., S. 76).

5.3.1.2 Ergebnissicherung und -einordnung

Wie eingangs des Abschnittes dargestellt, werden von Markus nicht nur Erzählungen angeführt, in denen Jesus die Autorität des Gesetzes uneingeschränkt anerkennt und somit die Bedeutung des Gesetzes innerhalb der Gemeinde stärkt, sondern auch solche, in denen eine kritische Haltung Jesu deutlich wird, wie in den hier im Fokus der Analyse stehenden Erzählungen. Grund für diese kritische Haltung Jesu ist – wie sowohl die Analyse gezeigt hat als auch die Erzählungen, in denen Jesus sich in seiner Lehre auf das Gesetz bezieht oder dieses in seinem Handeln befolgt – keine generelle Ablehnung des Gesetzes. Das für ihn Entscheidende und seine Haltung Bestimmende ist, dass die einzelnen Gebote und insbesondere die Anwendung dieser im alltäglichen Leben durch die Menschen, dem Willen Gottes und somit der von Jesus, den Willen Gottes widerspiegelnden Lehre vom Reich Gottes, entsprechen (Zmijewski 1991, S. 827).

Anders als von den Pharisäern, die mit dem Ziel Gott zu ehren blind an den Geboten festhalten, beabsichtigt, wird das „Verhältnis der Menschen zu Gott" nicht durch das strickte Einhalten von Geboten bestimmt, sondern von der Annahme des Reiches Gottes (Basilea) und einem damit verbundenen den Willen Gottes widerspiegelnden Handeln (ebd.). So fordern die Pharisäer sowohl im Fall des Abreißens der Ähren am Sabbat (Mk 2,23–28) durch die Jünger und der Heilung des Mannes mit einer verdorrten Hand (Mk 3,1–6) eine strikte Einhaltung des Sabbatgebotes. Jesus verdeutlicht jedoch in beiden Fällen durch seine Reaktion, dass das Wohl des Menschen höher als das Sabbatgebot zu werten ist. Markus unterstreicht hierbei durch den Verweis Jesu, dass dies auf den Menschen und seine Bedürfnisse und Bedarfe gerichtetes Handeln dem Schöpferwillen Gottes entspricht, den Vorrang des menschlichen Wohls über das Gesetz und dessen Gebote. Markus stellt somit heraus, dass „[…] das [Gesetz] seine soteriologische Mittlerrolle verloren [hat], und es […] insofern Freiheit vom [Gesetz besteht]." (Zmijewski 1991, S. 827) Dies setzt jedoch das Gesetz weder außer Kraft, noch widerlegt es die Bedeutung dieses für das alltägliche Handeln der Menschen. Markus betont vielmehr, dass das Gesetz und die dem inbegriffenen Geboten nicht blind angewendet werden sollen, sondern dass das Gesetz „[…] als Verhaltensnorm […] nur noch in jener auf die Basilea hin interpretierten Form in Frage [kommt]" (ebd., S. 827 f.). Dies spiegelt sich auch in dem im Rahmen der Streitrede über die pharisäischen Überlieferungen (Mk 7,1–13) dargestellten und auf Jes 29,13 zurückgehenden Vorwurf Jesu an die Pharisäer wider: „*Dieses Volk ehrt mich mit den Lippen, sein Herz aber ist weit weg von mir. Es ist sinnlos, wie sie mich verehren; was sie lehren, sind Satzungen von Menschen.*" (Mk 7,6 f.). Markus verdeutlicht hierdurch, dass die Menschen, wie es am Beispiel der Pharisäer ersichtlich wird, durch das blinde Festhalten an den Geboten und durch die von Menschen zur Einhaltung und Wahrung dieser gefassten „*Überlieferungen der Alten*", sich vom eigentlichen Willen Gottes entfernen und sich einzig an ihre Interpretation des Gesetzes halten. Sie suchen in der Wahrung der Gesetze die Sicherheit „[…] die Beziehung zu Gott gestalten zu können […]" und stellen „[…] sich auslegend, sichernd, defensiv dem unmittelbaren Willen Gottes entgegen, statt sich ihm rückhaltlos auszuliefern" (Reinmuth 2006, S. 98).

Somit handelt es sich hierbei nicht um eine, wie von Jesus geforderte „[…] auf die Basilea hin interpretierten Form […]" (ebd., S. 828), welche den Fokus auf das Wohl des Menschen legt, sondern um eine rein auf die Wahrung des Gesetzes gerichtete Form, welche – so zeigen es die Erzählungen vom Abreißen der Ähren am Sabbat (Mk 2,23–28) und der Heilung des Mannes mit einer verdorrten Hand (Mk 3,1–6) – das Wohl des Menschen außer Acht lässt. Somit kommt in der von Markus in den Erzählungen vom Abreißen der Ähren am Sabbat (Mk 2,23–28) und der Heilung des Mannes mit einer verdorrten Hand (Mk 3,1–6), besonders die bereits dargestellte alttestamentliche Vorstellung des Menschensohnes zum Tragen, welche in Jesus Aussage *„Deshalb ist der Menschensohn Herr auch über den Sabbat"* (Mk 2,28) besonders zum Ausdruck kommt.[61] So stellt Jochum-Bortfeld (2008) unter Verweis auf Gnilka heraus, dass in Hinblick auf die Erzählung vom Abreißen der Ähren am Sabbat (Mk 2,23–28) nicht nur die mit der Menschensohn-Vorstellung verbundene „eschatologische Vollmacht Jesu" betont wird, sondern dass Jesu Kritik an der Sabbatpraxis der Pharisäer den Menschen gemäß des Willen Gottes in den Fokus stellt (ebd., S. 216). Die Kritik Jesu macht den Sabbat nicht nur zu einem „[…] Ort, an dem Einzelne mit ihren Bedürfnissen in den Blick kommen", sie führt dazu, dass „[…] gesellschaftliche Prozesse und Strukturen angeklagt [werden], die Menschen versklaven und sie nicht zur Ruhe kommen lassen" (ebd., S. 274).

> „In beiden Geschichten geht es um Befreiungserfahrungen: Befreiung von Hunger, sozialer Unsicherheit und Abhängigkeit. Der Sabbat wird hier als positive Schöpfung Gottes verstanden, die für die Menschen Freiheit bedeutet" (ebd., S.291).

Hierdurch erliegt die Sabbatpraxis nicht einer „menschlichen Willkür". Vielmehr stellt die Kritik Jesu an der gegenwärtigen von den Pharisäern gepflegten und eingeforderten Sabbatpraxis, den Menschen und seine Bedürfnisse in den Kern des Sabbatgebotes (Kim 2010, S. 16). So verdeutlichen die hier im Fokus der Analyse stehenden Erzählungen (Mk 3,1–6; 2,23–28; 7,1–13), dass „es […] beim Sabbat nicht mehr darum [geht], was am Sabbat erlaubt oder nicht erlaubt ist, sondern darum, wie man den Sabbat zugunsten der Menschen hält und praktiziert" (ebd., S. 116).

---

[61] Siehe bzgl. der Bedeutung des Menschensohnes im Kapitel 5. *Die ‚Gegnerschaft Jesu'* das Unterkapitel *5.2.2.7 Ergebnissicherung und -einordnung* im Teil II. *Bibelhermeneutische Analyse des Menschenbildes des Markusevangeliums* in dieser Arbeit.

5.3.2 Anpassung des Gesetzes

5.3.2.1 Analyse

Eine weitere Erzählung im Markusevangelium, in der die von den Gegnern Jesus vorgenommenen und in Form von Gesetzen gelebte Interpretation der Gebote Gottes deutlich wird, ist die Frage wegen der Ehescheidung (Mk 10,1–12).

Wie bereits in Abschnitt ‚*5.2.2.5. Religiöse Eliten stellen Jesus auf die Probe*' in Bezug auf die Erzählung von der Frage wegen der Ehescheidung dargestellt, unterbrechen die Pharisäer Jesus, während dieser eine Menschenmenge lehrt. Sie stellen ihm eine Frage mit dem Ziel, ihn in eine Falle zu locken. Die Pharisäer fragen Jesus, ob „*[…] ein Mann seine Frau aus der Ehe entlassen [darf]*" (Mk 10,2). Dies ist gemäß dem Alten Testament und dem geltenden frühjüdischen Recht möglich. Fraglich hingegen ist, ob dieses Recht auch für die Ehefrau besteht und wenn, unter welchen Bedingungen (Dschulnigg 2007, S. 268; Eckey 2008, S. 325; Klaiber 2010, S. 183 f.). Dies wird jedoch von den Pharisäern nicht thematisiert. Vielmehr wissen sie um die bestehenden Möglichkeiten des Mannes und wollen Jesus auf der Grundlage der Erfahrungen aus den im Vorangegangenen analysierten Erzählungen beschriebenen Situationen, in denen Jesu Haltung in Hinblick auf die Gesetze der Menschen der Auffassung der Pharisäer gegenüberstand, zu einer Antwort verleiten, die es ihnen ermöglicht, ihn anzuklagen (Eckey 2008, S. 325; Klaiber 2010, S. 184; Schenke 2005, S. 241).

Jesus reagiert auf die Frage der Pharisäer mit einer Gegenfrage: „*Was hat euch Mose vorgeschrieben?*" (Mk 10,3) und entgeht somit der von den Pharisäern gestellten Falle (Schenke 2005, S. 241). Er tritt daher mit seiner Reaktion, auf die ihm von den Pharisäern gestellten provokanten Frage, in unmittelbare Opposition zu diesen und zwingt diese nun zu einer Reaktion (Eckey 2008, S. 325).

Im Gegensatz zu den Pharisäern, die Jesus fragten, ob es erlaubt sei, seine Frau aus der Ehe zu erlassen, und so mit ihrer Frage auf geltende Vorschriften abzielen, bezieht Jesus seine Reaktion auf das, was von Mose vorgeschrieben ist (Mk 10,3). Jesus nimmt somit in seiner Gegenfrage nicht die Vorschriften als Maß des richtigen Handelns, sondern das von Mose in Bezug auf die Ehe Vorgeschriebene, dessen Grundlage der Wille Gottes ist (Dschulnigg 2007, S. 268; Eckey 2008, S. 325; Klaiber 2010, S. 184). Somit entwickelt sich durch die mit der Frage der Pharisäer unternommene Hinterlist ein Streitgespräch zwischen Jesus und seinen Gegnern. Die Pharisäer gehen unmittelbar auf die Frage Jesu ein und antworten ihm: „*Mose hat erlaubt, eine Scheidungsurkunde auszustellen und (die Frau) aus der Ehe zu entlassen.*" (Mk 10,4). Sie verweisen somit auf Dtn 24,1–4 und stellen hierbei die Praxis der „Scheideurkunde" heraus, welche die Ehefrau nach der Scheidung von ihrem Ehemann erhält und ihr die Möglichkeit gibt, eine neue Ehe einzugehen (Ebner 2008b, S. 106; Eckey 2008, S. 325 f.; Klaiber 2010, S. 184). Jesu Reaktion auf die Antwort der Pharisäer bezieht sich auf das sich hinter dem moseanischen Gebot befindende Motiv. So erlaubt das Gebot nicht die Scheidung von Mann und Frau, sondern regelt diese lediglich, indem es die Ausstellung einer *„Scheideurkunde"* vorsieht. Dies impliziert nicht eine Legitimation der Scheidung, sondern sie zeigt die Schlechtigkeit des Menschen an. Der Grund für das moseanische Gebot, das die Ausstellung einer *„Scheidungsurkunde"* vorsieht, ist, dass Ehepartner aufgrund ihrer „Hartherzigkeit" sich voneinander trennen. Um die Resultate dieser Hartherzigkeit für die Menschen einzudämmen, hat Mose die Scheidung durch die Möglichkeit der *„Scheidungsurkunde"* ordnend in gewisse Bahnen gelenkt, die insbesondere die Folgen für die aus der Ehe entlassene Ehefrau verringern (Schenke 2005, S. 241; siehe auch France 2002, S. 391). Somit handelt es sich bei diesem Gebot des Mose nicht um den Willen Gottes, sondern um die Reaktion des Moses auf das menschliche Verhalten, dass zum Bruch von Ehen führt (Ebner 2008b, S. 106; Klaiber 2010, S. 184; Schenke 2005, S. 241).

> „Diese Bestimmung ist nur im Blick auf die >>Hartherzigkeit<<, also wegen des hartnäckigen Ungehorsams der Pharisäer und ihrer Klienten veranlaßt. Sie soll deren Verstocktheit offenbar machen (vgl. 7,21–22). [...] Der anfängliche Schöpferwille ist ein anderer" (Eckey 2008, S.326).

Daher verdeutlicht Jesus durch seine Reaktion auf die Antwort der Pharisäer, dass auch hier, erneut der Wille Gottes den von den Menschen, da sie dem Willen Gottes nicht entsprechen, gemachten „Menschengeboten" (siehe Mk 7,8–13) gegenüber (Ebner 2008b, S. 106). Jesus führt somit im Folgenden den wahren göttlichen Willen aus. Er bezieht sich hierbei auf den bereits erwähnten „anfänglichen Schöpferwillen" und führt hierzu eine Komposition, bestehend aus Stellen der Schöpfungserzählungen an (Gen 1,27; 2,24) (Eckey 2008, S. 326 f.; siehe auch Dschulnigg 2007, S. 269; Ebner 2008b, S. 106; France 2002, S. 392). Jesus verdeutlicht durch das Anführen dieser Zitate, durch welche die Ehe als eine Verbindung dargestellt wird, die sich aus Mann und Frau als individuell von Gott geschaffene Wesen zu einem Ganzen zusammensetzt (Mk 10,6–8), zwei sich auf die Ehe beziehende Aussagen:

1. Jesus stellt durch seine Zitation „die Vereinigung von Mann und Frau als Ziel göttlichen Schöpferhandelns heraus" (Mk 10,8) (Klaiber 2010, S. 185). So ist es nicht der Mensch, der diese Verbindung schafft, sondern Ursprung ist einzig

und allein Gott. Dies ist auch der Grund dafür, weswegen Jesus seine Ausführungen gegenüber den Pharisäern mit den Worten abschließt: *„Was aber Gott verbunden hat, das darf der Mensch nicht trennen."* (Mk 10,9). Das von Gott Geschaffene und seinem Willen Entsprechende darf von den Menschen nicht vernichtet werden (Klaiber 2010, S. 185; Schenke 2005, S. 241 f.).

2. Der zweite Aspekt, den Jesus durch seine Ausführungen hervorhebt, ist das durch die Ehe zwischen Mann und Frau entstehende „Ineinander des Lebens beider", wodurch aus Mann und Frau „ein Paar" wird, welches untrennbar miteinander verbunden ist (Klaiber 2010, S. 185; siehe auch France 2002, S. 392). Jesus verdeutlicht das Ergebnis des sich aus zwei Individuen in Gestalt von Mann und Frau zusammensetzende „vollkommenen Ganzen" mit den Worten *„[…] die zwei [sic. Mann und Frau] werden ein Fleisch sein."* (Mk 10,8) (Schenke 2005, S. 241). Dies bezieht sich nicht nur – bildlich gesprochen – auf die Verbindung zweier unterschiedlicher und sich gegenseitig ergänzender Teile, wie es in Bezug auf die Geschlechtlichkeit von Mann und Frau der Fall ist, sondern vielmehr auf „[…] ihre ganze menschlich-personale Bindung […]" (Dschulnigg 2007, S. 269). Hierzu müssen sie sich gemäß dem göttlichen Willen aufeinander einlassen und sich zu einem *„Fleisch"* verbinden. Dies bedeutet auch gewohnte familiäre Bindung aufzulösen und eine neue unauflösliche Verbindung miteinander einzugehen (Mk 10,7 f.) (Schenke 2005, S. 241).

So schließt Jesus die angeführten alttestamentlichen Zitate nahezu resümierend mit der Aussage *„Sie sind als nicht mehr zwei, sondern eins"* (Mk 10,8) ab und unterstreicht somit die von Gott gewollte neue Einheit aus Mann und Frau. Jesus verdeutlicht – wie bereits erwähnt -, dass diese von Gott geschaffene Verbindung vom Menschen nicht getrennt werden kann (Mk 10,9). Die hierbei verwendete Formulierung *„Was Gott aber verbunden hat, […]."* (Mk 10,9), stellt heraus, was diese Verdingung bedeutet. So lässt sich das in der zugrunde gelegten Übersetzung mit „verbunden" wiedergegebene griechische Wort ebenso mit den Worten *„zusammen ins Joch spannen"* übersetzen (Klaiber 2010, S. 185), wodurch Markus durch das hier von Jesus gezeichnete Bild einen Gegensatz zu der eingangs von den Pharisäern an Jesus gestellten Frage schafft, welche nach der Möglichkeit fragte, ob ein Mann seine Frau aus der Ehe entlassen könne (Mk 10,2). Diese auf der gegenwärtigen gesellschaftlichen Sicht aufbauende Praxis, durch welche „[…] die Frau als Besitz des Mannes galt […]" und somit die „[…] Initiative und Durchführung im Fall einer Ehescheidung beim Mann [lagen]", objektiviert die Frau und verwehrt ihr ihre Selbstbestimmung (Gnilka 2008, S. 76). So besteht die Möglichkeit, dass wenn „[…] einem Ehemann seine Frau nicht

mehr [gefällt], weil er an ihr etwas abstoßend findet, […] er sie durch die Aus-
fertigung und Aushändigung einer Scheideurkunde aus seinem Haus entlassen
[kann]. Eine Einwilligung der Frau in die Scheidung ist nicht erforderlich" (Eckey
2008, S. 325 f.). Das Ziel des ausgestellten Scheidebriefes, auf den die Schriftgelehrten auf Jesus Frage nach dem was Mose vorgeschrieben hat, verweisen (Mk
10,3 f.), ist es „[…], die Frau freizugeben und sie bei Wiederverheiratung vor
dem Vorwurf des Ehebruchs zu bewahren" (Gnilka 2008, S. 76). Jesus löst die
in der Ehe und sich insbesondere in deren hier thematisierten Auflösung bestehende Ungleichheit zwischen Mann und Frau auf, welche dem Mann eine aktive
und der Frau eine passive Rolle zuschreibt. Er verdeutlicht anhand der Formulierung „*zusammen ins Joch spannen*", die hierauf das Wort „*verbunden*" reduziert
wurde, dass Mann und Frau „[…] für eine Aufgabe miteinander verbunden […]"
und „[…] eine gemeinsame Verantwortung [tragen], der sie sich nicht entziehen
können" (Klaiber 2010, S. 185). Diese Gleichstellung von Mann und Frau stellt
Jesus auch in der sich anschließenden ohne die Pharisäer im „Haus" stattfindenden Jüngerbelehrung heraus (Mk 10,10–12). So betont Jesus gegenüber seinen
Jüngern nicht nur, dass es sich bei einer Wiederheirat eines Geschiedenen, aufgrund dessen, dass die von Gott geschaffene Verbindung vom Menschen aufgelöst
wird, um Ehebruch handelt, sondern auch dass dies sowohl für den Mann als auch
für die Frau gilt. So verdeutlicht die Jüngerbelehrung, dass „eine Privilegierung
des Mannes gegenüber der Frau, wie sie das altjüdische Eherecht kennt, […]
bei Markus nicht statt[findet]" (Eckey 2008, S. 327). Markus greift mit der hier
von Jesus dargestellten Scheidung der Frau von ihrem Mann ein Vorgehen auf,
welches „[…] nach römischen Recht möglich, im jüdischen Eherecht aber unge-
wöhnlich und umstritten" ist (Klaiber 2010, S. 186). Der Evangelist schafft jedoch
anhand der Jüngerbelehrung nicht nur eine Aufwertung der Frau, die „in dieser
Frage dem Mann gleichgestellt [wird]" (Dschulnigg 2007, S. 270), er verdeutlicht auch, wie bereits durch die Ausführungen Jesu gegenüber den Pharisäern
zum Ausdruck gebracht (Mk 10,9), dass „[…] der Mensch nicht trennen darf,
was Gott verbunden hat" (Schenke 2005, S. 242). Der Lenker dieses Wagens, vor
dem Mann und Frau zusammen unter einem Joch gespannt sind (siehe wörtli-
che Übersetzung „*verbunden*"), ist einzig und allein Gott. Er hat sie vor diesen
Wagen gespannt und er ist der Einzige, der sie von diesem loslösen und sie somit
voneinander trennen kann. Sie sind gleichermaßen „Zugtiere Gottes" und dienen
Gott und seinem Reich, dem Reich Gottes. Markus greift daher mit dem Bild
des gemeinsamen Jochs, welches an „Zugtiere" erinnern lässt, die als Hilfsmittel
in der Landwirtschaft verwendet werden und sich hierzu unter ein Joch spannen
lassen, an das im Markusevangelium prominente Bild der Dienerschaft. Mann
und Frau werden Diener, die im Sinne des Reiches Gottes gemeinsam und somit

als eine untrennbare Einheit einer gemeinsamen Aufgabe verschrieben sind und eine gemeinsame Verantwortung übernehmen (Ebner 2008b, S. 107).

5.3.2.2 Ergebnissicherung und -einordnung

Markus verdeutlicht auch im Rahmen der Erzählung von der Frage wegen der Ehescheidung (MK 10,1–12), dass das, was im alltäglichen Leben der Menschen Anwendung findet, nicht dem Willen Gottes entspricht. Anders jedoch als die das Sabbatgebot in den Fokus nehmenden Erzählungen (Mk 2,23–28 & Mk 3,1–6) und die Erzählung über die Streitenden über die pharisäische Überlieferung (Mk 7,1–13), in denen sich die Menschen – hier am Beispiel der Pharisäer – blind an das Gesetz halten und somit die Menschen eng an dieses binden, erfolgt im Fall der Frage nach der Ehescheidung (Mk 10,1–12) eine Aufweichung des göttlichen Willens.

Auch wenn in der Erzählung darauf hingewiesen wird, dass Moses es ist, der durch die Erlaubnis „[...] *eine Scheideurkunde auszustellen und (die Frau) aus der Ehe zu entlassen"* (Mk 10,4) den sich auf die in der Ehe bestehende unauslösliche Verbindung zwischen Mann und Frau beziehenden Willen Gottes relativiert, so zeigt der Hinweis auf den Grund für dieses Handeln des Moses und die sich in der Erzählung an dessen Nennung anschließende Lehrsequenz Jesu das eigentliche Problem. So reagiert Moses durch seine Erlaubnis – wie in der Analyse dargestellt – auf die Schwäche der Menschen, welche sich nicht an den Willen Gottes halten, der im sechsten Gebot „*Du sollst nicht die Ehe brechen."* (Ex 20,14) deutlich wird, und die von Gott gewollte Verbindung zwischen Mann und Frau (vgl. Mk 10,6 ff.) auflösen.

Erneut handelt es sich bei der Auslegung des Gesetzes nicht um eine „[...] auf die Basilea hin interpretierte Form [...]" (Zmijewski 1991, S. 828), sondern um eine, welche es den Menschen ermöglicht, ihre Abweichung vom Willen Gottes zu regeln. Diese widerspricht – so wie es bereits im Unterkapitel *5.2.1* deutlich wurde – dem mit der Basilea verbundenen Fokus auf den Menschen, seine Individualität und sein Wohl. Die von Moses den Menschen gegebene Regelung der Ehescheidung anhand des Scheidebriefes, wie sie in der altjüdischen Gesellschaft Anwendung fand, gesteht dem Mann Rechte ein und lässt die Frau aus dem Blick. Markus verdeutlicht durch die Lehrsequenzen Jesu gegenüber den Pharisäern und darauffolgend gegenüber seinen Jüngern, dass diese Ungleichheit dem mit der ehelichen Verbindung zwischen Mann und Frau verbundenen Willen Gottes widerspricht. Diese sind von Gott und für das Werk im Sinne des Reiches Gottes (Basilea) gemeinsam und als gleiche Teile verbunden.

So „[...] kritisiert [Jesus] hier nicht einfach eine jüdische Scheidungspraxis, sondern insgesamt ein patriarchales Verständnis von Ehe" (Jochum-Bortfeld

2008, S. 287). Die Ausführungen Jesu zur Ehescheidung im Markusevangelium verdeutlichen die Gleichwertigkeit von Mann und Frau „[…] in Bezug auf ihre Verantwortlichkeit und Handlungsfähigkeit […]" und stellt die Ehe als „[…] ein gleichberechtigtes Miteinander, das nicht von Herrschaft geprägt wird", dar (ebd., S. 292). Markus entwickelt somit vor dem Hintergrund von Gen 1,27 f. mit der Erzählung von der Streitrede über die pharisäische Überlieferung (Mk 7,1–13), „[…] ein Menschenbild, für das Herrschaft nicht kennzeichnend ist." (Jochum-Bortfeld 2008, S. 292) Der hier von Jesus herausgestellte Wille Gottes eines „gleichberechtigten Miteinanders" innerhalb der Ehe löst den unterschiedlichen innerehelichen Status von Mann und Frau auf und macht die Frau zum handlungsfähigen und verantwortlichen Subjekt (ebd., S. 297).[62]

5.3.3 Ergebnissicherung

Markus verdeutlicht in den hier im Fokus der Analyse stehenden Erzählungen, dass es sich bei der durch die Auslegung und Anwendung der Menschen zutage tretenden Entfernung vom eigentlichen Willen Gottes nicht um einen bewussten Prozess handelt.

Im Fall des starren und gleichzeitig blinden Festhaltens an den Geboten zeigt sich, wie es Markus am Beispiel der Pharisäer darstellt, dass ihre Anwendung und Auslegung bestimmt ist von der Vorstellung, durch die strikte Einhaltung der Gebote, Gott zu ehren und so ihre Beziehung zu Gott zu stärken (*5.3.1.*). Sie verdeutlichen somit eine „an einer heilsgeschichtlichen-soteriologischen Verabsolutierung des [Gesetzes], die dem durch das Christusgeschehene geschaffenen neuen Verhältnis zw. Gott und Menschen nicht gerecht wird" (Zmijewski 1991, S. 827). Ähnlich ist es auch im Fall der Anpassung der Gebote, wie sie am Beispiel der Frage der Ehescheidung von Markus dargestellt wird. Das hier durch die mittels des Scheidungsbriefes in den Fokus gestellte Auflösung der Ehe dargestellte Verhalten der Menschen, durch das sie die von Gott gewollte Ehe auflösen, dadurch bedingt, sind sie die Ehe nicht aufrecht halten können oder wollen (*5.3.2.*). Die Menschen missbrauchen somit das Gesetz, um den Willen Gottes zu umgehen und ihr, wie am Beispiel der Ehescheidung dargestellt, vom Menschen gemachtes Problem zu lösen (ebd.).

---

[62] In dieser, die aus der Ehe entlassene Frau als Subjekt darstellenden Aussage des Markusevangeliums unterscheidet sich das Markusevangelium von den passiven Darstellungen der Frau in Mt 5,32b und Lk 16,18b (Kim 2010, S. 62).

In beiden Fällen führt das Handeln der Menschen gegen den Willen Gottes dazu, dass der einzelne Mensch und seine individuellen Bedürfnisse und Bedarfe, so wie die der hungernden Jünger, des Mannes mit der verdorrten Hand oder die von ihrem Mann mit einem Scheidebrief entlassenen Frau aus dem Blick geraten. Das Handeln der Menschen und die von diesen wahrgenommenen Legitimität ihres Handelns wird durch ihre unterschiedlich motivierte Interpretation der Gebote bestimmt. Die Analyse der hier im Fokus stehenden Erzählungen zeigt jedoch, dass nicht die Orientierung an Geboten entscheidend für das Handeln ist, sondern die Reflexion des eigenen Handelns vor dem Hintergrund des Reiches Gottes (Basilea) und somit der diese verkündenden Lehre Jesu. Der Evangelist verdeutlicht durch die Reaktionen Jesu in den analysierten Erzählungen, was im Sinne des Reiches Gottes die entscheidende handlungsweisende Prämisse ist: das von individuellen Bedürfnissen und Bedarfen bestimmte Wohl des Menschen. So weist France (2002) in Bezug auf die in Mk 7 und in der Erzählung von der Ehescheidung (Mk 10,1–12) dargestellten Kontroversen zwischen Jesus und den Pharisäern hin:

> „In beiden Kontroversen ist es Jesu Ziel aufzudecken was wichtig ist, um zu leben wie Gott es wünscht, um von allgemeinen Vorschriften zu ethischen Prinzipien zu gelangen." (ebd., S.387; übersetzt von C.J. Voß)

Ein Grundsatz, der auch in anderen Kontexten wie den Heilungs- und Exorzismuserzählungen oder dem im weiteren Verlauf dieses Kapitels dargestellten Dienermodells zum Tragen kommt.

5.4   Der Gegenentwurf Jesu

5.4.1   Das ‚Dienermodell'

An zwei Stellen des Evangeliums stellt Markus im Rahmen von Unterweisungen der Jünger durch Jesus das ‚Dienermodell' dar. Beide Unterweisungen haben ihren Ursprung im ‚Nicht-Verstehen' der Jünger, die – wie im Rahmen der Analyse der Darstellungen der Jüngerschaft und hier insbesondere des ‚Nicht-Verstehens' verdeutlicht – im vorherrschenden gesellschaftlichen Denken gefangen sind. So liegt der Ausgangspunkt in beiden Situationen in der Vorstellung der Jünger, dass der Gemeinschaft um Jesus ein sowohl während seines irdischen Wirkens (Mk 9,34) als auch nach seiner Auferstehung (Mk 10,37) eine Rangordnung zugrunde liegt, welche zwischen den Jüngern unterscheidet. Dieses

Denken führt dazu, innerhalb einer solchen Rangordnung aufsteigen zu wollen, um sich in seinem innergemeinschaftlichen Status von den anderen Jüngern zu unterscheiden (Donahue & Harrington 2002, S. 284). Eine solche Vorstellung, wie sie in den Gesprächen der Jünger auf dem Weg durch Galiläa (Mk 9,33 f.) und dem Wunsch der Zebedäussöhne (Mk 10,35–37) dargestellt wird, spiegelt das gegenwärtige gesellschaftliche Denken und die davon bestimmte Lebenswirklichkeit der Adressaten des Markusevangeliums wider. Der Evangelist reagiert mit dem Dienermodell auf dieses gesellschaftliche Denken und schafft einen Gegenentwurf hierzu, mit dem er eine innere Haltung der Menschen einfordert, die frei von einem auf Status ausgerichteten Streben nach Macht und Einfluss sowie dem damit verbundenen Ausgrenzen und Unterdrücken von Menschen ein gesellschaftliches Miteinander ermöglicht (Ebner 2008b, S. 100; Klaiber 2010, S. 176).

Markus schafft mit dem in seinem gesellschaftlichen Gegenmodell inbegriffenen Bild des ‚Dieners' einen eindeutigen Gegenpol zu seiner Darstellung der gegenwärtigen gesellschaftlichen Eliten, anhand derer er das gegenwärtig vorherrschende Streben nach Status und dessen Erhalt veranschaulicht. So ist ein Diener an dem den gesellschaftlichen Eliten entgegengesetzten Ende der gesellschaftlichen Rangordnung anzusiedeln und nimmt den „gesellschaftlich letzten Rang" ein (Schenke 2005, S. 235). Gerade dies zeigt die programmatische Aussage der Antwort Jesu, die er im Rahmen seiner Lehre seinen Jünger als Reaktion auf deren Wunsch erwidert, Ehrenplätze in der gegenwärtigen und nachösterlichen Gemeinschaft mit ihm einzunehmen. Jesus mahnt das sich in diesem Wunsch der Jünger widerspiegelnde gesellschaftliche und sich ausschließlich auf sich selbst bezogene Streben nach einem mit Ruhm, Macht und Einfluss einhergehenden Statusgewinn an, welcher davon zehrt, sich von anderen abzuheben, und stellt diesem die Aufforderung gegenüber: „*Wer der erste sein will, soll der Letzte von allen sein und der Diener aller sein.*" (Mk 9,35; vgl. Mk 10,43).

Dieses in einem Satz zusammengefasste Gegenmodell zu der in der Gesellschaft vorherrschenden auf sich selbstbezogenen Haltung und somit Handelns ist keine Aufforderung zur Selbstgeißelung und -erniedrigung mit dem Ziel, so zu wahrer Größe zu gelangen. Dies verdeutlicht die im weiteren Verlauf des Evangeliums dargestellte Erzählung von der Bitte der Zebedäussöhne, welche die Frage Jesu, ob sie sein Leid auf sich nehmen können, die er als Reaktion auf ihre Bitte um nachösterliche Ehrenplätze an sie richtet, selbstbewusst bejahen (Mk 10,36–40). Ihr Ziel ist es, „[...] den Weg in die Niedrigkeit bis hin zum Martyrium um himmlischer Ehre und Überlegenheit willen [zu] instrumentalisieren" (Reinmuth 2006, S. 78). Jesu Antwort auf die Bitte der Zebedäussöhne zeigt, dass diese von ihnen angewendete Logik nicht der Logik des Reich Gottes entspricht (Mk 10,39 f.). Ein solches Verständnis der Selbsterniedrigung mit dem Ziel der – bildlich gesprochen – Erhöhung würde auf das gesellschaftliche Denken aufbauen, welches das ‚Dienermodell' ersetzen möchte. So ist das Dienermodell vielmehr die Aufforderung, einen Perspektivwechsel vorzunehmen, der – wie bereits erwähnt – zum Wandel der inneren Haltung der Menschen führt (Ebner 2008b, S. 100; Klaiber 2010, S. 176).[63]

Jesus verdeutlicht diese Haltung im unmittelbaren Anschluss an die erste Erwähnung des ‚Dienermodells' (Mk 9,33–37), indem er ein Kind, das sich ebenso wie die aus den Jüngern bestehende Lehrgemeinschaft, welche unmittelbar zuvor die direkten Adressaten der Lehre Jesu waren, in die Mitte eben dieser Gemeinschaft stellt. Er handelt nach seiner eigenen Aufforderung, die er an seine Nachfolger richtet (Eckey 2008, S. 317; Klaiber 2010, S. 177; Schenke 2005, S. 235 f.). Von besonderer Bedeutung ist die Person, welche er in die Mitte stellt, das Kind. Kinder gehören innerhalb der antiken Gesellschaft dem untersten Rang an (Donahue & Harrington 2002, S. 285; Ebner 2008b, S. 101; Klaiber 2010, S. 177). Auf diese gesellschaftliche Stellung – so verdeutlicht es das von Markus hier verwendete griechische Wort für das Kind (teknon), welche das Kind im gesellschaftlichen Kontext bezeichnet (Ebner 2008b, S. 101) – wird von Markus der Fokus gelegt. Jesus stellt dieses Kind, bei dem es sich – so lässt es der Ort der Szenerie „im Haus" (Mk 9,33) vermuten – wohl, wie in der Antike nicht unüblich um ein „Tischsklavenkind" handelt, welches von seinen Eltern als Einnahmequelle „vermietet" wurde, von dem durch das gesellschaftliche Denken ihm zugedachten Platz am Rande der Gesellschaft in die Mitte der anwesenden Gemeinschaft (Ebner 2008b, S. 101). Er vollzieht hiermit jedoch keine reine Symbolhandlung, durch die er das an seine Jünger Gesagte lediglich unterstreicht. Er nimmt das in die Mitte der Gemeinschaft gestellte Kind, welches im gesellschaftlichen Denken – unter Verwendung des Bildes in Mk 9,35b – zu den „Letzten" gehört, in die Arme, nimmt es so öffentlich wahr und „identifiziert" sich mit ihm (Klaiber 2010, S. 177). Jesus stellt somit nicht nur die Annahme des

---

[63] Lau (2019, S. 607) betont den Fokus auf die Haltung der markinische Hemeinde infolge seiner Untersuchung und mit Blick auf „Die mk Triumphzugallusionen in funktionaler Perspektive", wenn er betont: „Adressat all dieser mk Kritik ist nun allerdings nicht der Kaiser oder die römische Elite. Der mk Text richtet sich erkennbar nicht an sie. Angesprochen ist die mk Gemeinde. Im Blick auf sie soll die Kritik ihre Wirkung entfalten. Und das kann doch letztlich nur bedeuten, dass die Mitglieder der mk Gemeinde ihre Haltung zum Triumphspektakel ändern und sich die Mechanismen des Triumphzuges bewusst machen sollen. Denn diese Mechanismen passen einfach nicht zum Lebensprogramm Jesu und zur Jesusnachfolge." Diese, so führt Lau vorab aus, sind geprägt von dem was Jesus durch das Dienermodell zum Ausdruck bringt.

Kindes heraus, er verdeutlicht auch, dass es sich bei diesem am Rande stehenden Kind um einen Menschen handelt, der es wert ist, respektiert und umsorgt zu werden (Donahue & Harrington 2002, S. 285). Er verdeutlicht somit die „Vollwertigkeit" des Kindes „im persönlichen Verhältnis zu ihm" und macht es zu einem Teil der Gemeinschaft (Stolle 2015, S. 227). Jesus, so verdeutlicht es Markus am Beispiel des Kindes, „[wandelt] die vorherrschenden sozio-kulturellen und rechtlichen Normen zum Wohle der Menschen um [...]" (Spitaler 2009, S. 441; übersetzt von C.J. Voß) Er unterstreicht dies, indem er im Anschluss seines Handelns sagt: „*Wer ein solches Kind um meinetwillen aufnimmt, der nimmt mich auf.*" (Mk 9,37). Ebner (2008b) weist in Bezug auf das hier verwendete Wort „*aufnimmt*" (Mk 9,37) auf eine „gastliche Aufnahme in die Tischgemeinschaft" hin (ebd., S. 101). Dieses Verständnis fügt sich in die Gesamtszenerie der sich innerhalb des Hauses befindenden Gemeinschaft ein, in deren Mitte Jesus das Kind stellt. Hierdurch verdeutlicht Jesus nicht nur die Bewegung des sich am Rande befindenden Kindes in die Mitte der Gemeinschaft, sondern auch, dass das Kind in dieser „Tischgemeinschaft" „den gleichen Platz wie alle anderen" erhält (ebd.).

> „Kriterium für die Jesus-Tischgemeinschaft ist, ob die gesellschaftlich etablierten Bewertungs- und Verhaltensmuster [...] in der Jesus-Tischrunde zugunsten der sozial Schwachen durchbrochen werden und das alternative Modell der Diakoniepyramide praktiziert wird" (Ebner 2008c, S.167).[64]

Jesus wendet somit das ‚Dienermodell' unmittelbar auf die Gemeinschaft der Jünger an. Das in Bezug auf das gesellschaftliche Ansehen auf dem untersten Rang stehende Kind, das als „Tischsklavenkind" der sich im Haus befindenden Gemeinschaft um Jesus dient und auch im Sinne der Szenerie „im Haus" außerhalb der zusammensitzenden und der Lehre Jesu folgenden Gemeinschaft befindet, wird durch das Handeln Jesu ausdrücklich zu einem Teil der Gemeinschaft um und mit ihm. Jesus steht somit für dieses Kind ein und wird durch sein auf die „Bedürfnisse und Bedarfe" des Kindes abzielende Handeln zum ‚Diener' des Kindes. Er löst somit das gegenwärtige gesellschaftliche Denken, welches die Triebfeder für die Ausgangsdiskussion der Jünger war, auf und stellt an dessen Stelle eine auf den eigenen Status verzichtende und auf das Wohl der anderen hin orientierten inneren Haltung, welche sich insbesondere in der Hinwendung zu denjenigen zeigt, welche durch das gegenwärtige gesellschaftliche Denken an den Rand gedrängt und somit ausgegrenzt werden.

---

[64] Ebner verweist diesbezüglich in seinem Aufsatz u. a. auf das Gegenüber der Tischgemeinschaft des Herodes (Mk 6,21) und der Jesu hin. (ebd., S. 168)

Aufgrund der Bedeutung dieser sich hinter dem ‚Dienermodell' befindenden Haltung für das Markusevangelium wiederholt Markus das ‚Dienermodell' in Folge der dritten Leidensankündigung (Dschulnigg 2007, S. 260; Eckey 2008, S. 316; Klaiber 2010, S. 176 & 200) und „verschärft" diese in ihrer Darstellung (Stolle 2015, S. 253). Erneut ist es hierbei die Projektion des gesellschaftlichen Denkens auf die Jüngerschaft Jesu, hier auf den Zeitraum nach dessen Auferstehung gerichtet, die durch das Streben der Zebedäussöhne nach Prestige und Einfluss verdeutlicht wird und den Ausgangspunkt für die Darstellung der sich hinter dem ‚Dienermodell' befinden Haltung einnimmt. Jesus wiederholt als Reaktion auf den Wunsch der Zebedäussöhne seine bereits in Mk 9,35 getätigte Aufforderung zum Dienen und führt diese mit dem Verweis auf die durch Unterdrückung und Machtmissbrauch gekennzeichnete weltliche Herrschaft (Mk 10,42) weiter aus. Er stellt somit das Bild des Dienens den Erfahrungen seiner christlichen Adressaten durch ihre Lebenswirklichkeit gegenüber (Dschulnigg 2007, S. 285; Eckey 2008, S. 344; Klaiber 2010, S. 202; Schenke 2005, S. 252). Diese ist – wie an anderer Stelle bereits erwähnt – für die frühen christlichen Gemeinden insbesondere infolge des großen Feuers 64 n.Chr. in Rom ausgehend von Kaiser Nero geprägt von Leid, Unterdrückung, Verfolgung und Verrat (Donahue & Harrington 2002, S. 43). Zur Verdeutlichung der diesen Erfahrungen von Herrschaft und ihren Folgen entgegenstehende durch das Dienermodell verdeutlichten Haltung verwendet Markus das Bild des ‚Sklaven'. Ein Sklave, der als Ware gehandelt wird und somit erworben werden kann, handelt nicht im eigenen Willen. Er steht im Dienst seines Besitzers und ist von diesem in seinem Handeln bestimmt (Eckey 2008, S. 344 f.). Wird dieses Verständnis nun auf die Nachfolge projiziert, wird zweierlei sichtbar: zum einen die Entsprechung des Willen Gottes durch das Befolgen der Aufforderung Jesu zum Dienen und zum anderen das Dienen der Menschen im Namen Gottes. Deren Sklave soll derjenige sein, welcher der Erste sein will. Wenn er dem Menschen als sein Sklave, das heißt gemäß seinem Willen, welcher sich an den Bedürfnissen und Bedarfen des Menschen orientiert, handelt, handelt er gemäß dem Willen Gottes (Collins 2007, S. 499; Eckey 2008, S. 345). Er, der Erste, der „zum Sklaven aller" wird, besitzt sich nicht mehr selbst und richtet nicht all sein Tun auf sich aus. Sein Fokus ist nicht auf sich gerichtet, sondern auf andere Menschen, an denen er sein Handeln ausrichtet (Klaiber 2010, S. 203). Jesus selbst führt sich und seinen Weg hierfür als Beispiel an. „*Denn auch der Menschensohn ist nicht gekommen, sich dienen zu lassen, sondern um zu dienen und sein Leben hinzugeben als Lösegeld für viele.*" (Mk 10,45). Markus greift hierzu erneut die auf Dan 7,1–14 zurückzuführende „[…] Vorstellung des Menschensohnes […]" auf, welche „[…] wie

Dan7, von der scharfen Gegenüberstellung der unmenschlichen Herrschaft dieser Welt und des zutiefst humanen Handelns des Menschensohnes geprägt [ist]. Der Menschengestaltige – Jesus von Nazareth – steht im Kontrast zur unmenschlichen Wirklichkeit" (Jochum-Bortfeld 2008, S. 266). Mit der Perspektive auf diese Unterscheidung lenkt Markus den Blick der Adressaten über die Erzählung hinaus auf den Weg Jesu und stellt hierbei die durch das „Dienermodell" pointierte innere Haltung heraus, die in diesem zu Tage tritt.

So verdeutlicht Markus bereits durch die Einführung seiner Adressaten in das Evangelium mit den Worten „Anfang des Evangeliums von Jesus Christus, dem Sohn eines Gottes", welches durch die Verwendung der im römischen Kulturraum einem König vorbehaltenden Attribute „Christus" (= Gesalbter) und „Sohn eines Gottes" (Ebner 2008b, S. 8) und den Assoziationen mit Kaiser Vespasians, die durch die Entstehung des Evangeliums in Zeiten des Herrschaftsantritts Vespasians erzeugt werden, den Charakter des Evangeliums als eine Gegenerzählung zu den mit weltlicher Herrschaft verbundenen Erfahrungen der Menschen, insbesondere – wie dargestellt – der erste Christen (ebd.; siehe auch Lau 2019, S. 601 f.; Schmidt 2010, S. 522). Der Evangelist „spielt" vor dem Hintergrund seiner Absicht in Gestalt seines Evangeliums, einen Gegenentwurf zu den Erfahrungen seiner Adressaten zu setzen, bewusst mit „Parallelisierung und Kontrastierung" in Bezug auf den Herrschaftsantritt des Kaisers Vespasian (Ebner 2008a, S. 175; siehe auch Winn 2014a, S. 599 f.).[65] Das Bild, das Markus hierbei in seinem Evangelium von Jesus und seinem Weg zeichnet, ist vor dem Hintergrund der durch die Einführung des Evangeliums und im Verlauf dessen bewusst hervorgerufene Assoziation mit dem Herrschaftsantritt Kaiser Vespasians ein „paradoxer Königsweg" (Ebner 2008a, S. 180)[66], der geprägt ist von Anfeindungen, Erniedrigung und Leid und somit der gegenwärtigen römischen und jüdischen Vorstellung eines Königs widerspricht (Ebner 2008b, S. 8).

So führt sowohl der Weg Jesu als auch Vespasians hin zu deren jeweiligen Akklamation nach Jerusalem. Anders jedoch als Vespasian, dessen Weg

---

[65] Georgia (2013, S. 30) weist darauf hin, dass „Markus 11 und 15 [...] die praktische Logik des römischen Triumphs entwickelt, um Jesus in jedem Text auf polysemische Weise als Sieger und Opfer darzustellen." (übersetzt von C.J.Voß); siehe bzgl. des Gegenübers von Jesus und seiner Botschaft (Dienermodell) auf der einen und des kaiserlichen Triumphators und der Riten des römischen Reiches in der Darstellung des Markusevangeliums auch die Analyseergebnisse von Lau (2019, S. 601 ff.) unter der Überschrift „Die mk Triumphzugsparodie im Gefüge einer antiimperalen, herrschafts- und romkritischen Lektüre des MkEv".

[66] Siehe Scomaienchi (2016, S. 392 ff.) bzgl. der Diskussion über die Verbindung der Darstellung Jesu mit der des Kaisers Vespasian und der damit verbundenen Aussage bzgl. der römischen Herrschaft.

durch „[…] die Niederschlagung des jüdischen Aufstands (ab 66n.Chr.) und die anschließende Zerstörung Jerusalems, die von seinem Sohn Titus zu Ende gebracht wurde", von Zerstörung und Unterwerfung gezeichnet ist, heilt Jesus die Heilungsbedürftigen, verkündet die Lehre des Reiches Gottes und ergibt sich am Ende seines Weges seinem Schicksal und lässt sich kreuzigen (Ebner 2008a, S. 175). Markus stellt mit dieser Kontrastierung des Weges Jesu mit dem des Kaisers Vespasian, die in Mk 10,42–45 auf den Punkt gebracht wird, die Blaupause einer „Kontrastgesellschaft" dar.[67] Anders als im Falle der Lebenswirklichkeit der Adressaten, die geprägt ist von einer Gesellschaft, an deren Spitze sich der über ein Machtmonopol verfügende Kaiser befindet, der als „Erster" den Seinen Vollmacht verleiht, um seine Macht im ganzen Reich auszuüben und seinen Status als „Erster" zu wahren, ist diese „Kontrastgesellschaft" frei von Status. Sie ist nicht auf den „Ersten", den Kaiser und seine Macht, sondern auf den Einzelnen ausgerichtet. So verleiht Jesus seinen Jüngern nicht wie im Falle des Kaisers Vespasian Vollmacht um zu herrschen, sondern zum Wohl der Menschen (Mk 3,15; 6,6–13). Die sich dahinter befindende Logik ist nicht wie in Bezug auf Vespasian, Macht durch das Ausüben von Macht zu erhalten und somit den eigenen Status zu wahren, sondern sich von selbstbezogenem, auf den eigenen Status beschränktem Handeln zu befreien und den Menschen mit Blick auf ihr Wohl Dienst zu leisten (ebd., S. 177).[68]

Diese Gegensätzlichkeit gewinnt durch die Darstellung des Kreuzweges am Ende des Evangeliums und somit des Weges Jesu von Galiläa nach Jerusalem ihren Höhepunkt. Indem Markus hierbei erneut durch das Gegenüber des Kreuzweges zu den Triumphzügen siegreicher römischer Feldherren bzw. Kaiser, wie der Vespasians (ebd., S. 178), die Bedeutung der durch das Dienermodell aufgeforderten inneren Haltung in aller Radikalität unterstreicht. Er verdeutlicht somit die sich hinter der von Jesus in Folge der zweiten Nennung des Dienermodells getätigten Aussage *„Denn auch der Menschensohn ist nicht gekommen, sich dienen zu lassen, sondern um zu dienen und sein Leben hinzugeben als Lösegeld für*

---

[67] Auch wenn Kollmann (2014, S. 343) darauf hinweist, dass „[d]as Neue Testament […] keine neue Staatstheorie [entwickelt], […] sondern das Verhalten gegenüber den Trägern politischer Herrschaft [thematisiert], […]" so kann aufgrund der ethischen Dimension der mit dem ‚Dienermodell' verbundenen Aussage, die auf die Menschen und das menschliche Zusammenleben abhebt, vor dem Hintergrund der Erfahrungen der Adressaten von der Darstellung einer „Kontrastgesellschaft" gesprochen werden. Diese Bezeichnung soll keine Hinweise auf politische Verhältnismäßigkeiten geben, sondern sich einzig auf das, die Gesellschaft bestimmende Miteinander beziehen.

[68] Siehe hierzu auch die Ausführungen von Lau (2019, S. 604) zur „Logik des Triumphs" welche durch das Dienermodell im Gegenüber zum römischen Reich dargestellt wird.

viele" (Mk 10,45) befindenden Bedeutung. Nicht der Status einer Person und die damit einhergehende Macht ist das Triumphale, sondern der Verzicht auf den eigenen Status und die Ausrichtung des eigenen Fokus auf andere. Markus wertet hierdurch die mit Dan 7,14 verbundene Vorstellung um „[…], dass alle Menschen dem Menschensohn dienen werden und seine Herrschaft nicht vergeht noch zerstört wird […] und spricht ausdrücklich von seinem Dienen und seiner Lebenshingabe für alle Menschen" (Reinmuth 2006, S. 79). Hierzu verwendet Markus die in der alttestamentlich-jüdischen Tradition verankerte Formulierung „[…] *sein Leben hinzugeben als Lösegeld für viele*" (10,45). In dieser bezieht sich „*Lösegeld*" im Sinn von Lev 25,24.26.51.52 auf „[…] den Loskauf eines ver- armten Israeliten aus der Schuldsklaverei bei einem Nichtisraeliten (25,51.52) und den Loskauf von Grund und Boden, den ein Israelit infolge von Verar- mung verkaufen musste" (Jochum-Bortfeld 2008, S. 268). Dieser Loskauf „[…] ist eine Rechtsinstitution in Israel, die auf solidarischen Bindungen zwischen Angehörigen einer Verwandtschaftsgruppe basiert. Die Verwandten sollen hier für den Verarmten einstehen. Aus den verwandtschaftlichen Bindungen erwach- sen Verpflichtungen, den in Not Geratenen unter die Arme zu greifen" (ebd.). In der „Religionsgeschichte Israels" bedeutet das „Motiv der Lösung aus der Schuldknechtschaft", dass „Gott […] zum Verwandten [wird], der aus der Schuld- knechtschaft befreit" (ebd.). Im Markusevangelium und insbesondere in Mk 10,45 wird dieses Motiv auf Jesus bezogen, der als Gesandter Gottes die Menschen „[…] aus den Strukturen der menschlichen Herrschaft" befreit und somit – unter Aufgreifen der alttestamentlich-jüdischen Tradition des ‚Loskaufens' – „[…] wie ein solidarischer Verwandter", frei von jeglichem Selbstbezug auf die Menschen und deren Bedürfnisse hin ausgerichtet handelt (ebd., S. 268 f.). Auch wenn die- ses solidarische Handeln seinen Höhepunkt in Jesu Tod am Kreuz, auf den die Aussage „[…] *sein Leben hinzugeben als Lösegeld für viele*" hinweist, findet, so zeigt es sich auf dem gesamten Weg Jesu hin nach Jerusalem (ebd., S. 269). Jesus strebt nicht wie die gesellschaftlichen Eliten nach Macht sowie gesellschaftlichem Einfluss und grenzt sich nicht von anderen mit dem Ziel der Überlegenheit ab, sondern er richtet sein Leben ganz an den Menschen aus. So zeigt sich sein „Dienst am Menschen" im besonderen Maße in seinen in Vollmacht vollbrachten Wunder, Heilungen und Exorzismen sowie sein Leiden am Kreuz (Klaiber 2010, S. 203).

Markus stellt jedoch durch diese Jesus-Darstellung in seinem Evangelium nicht das Bild eines ‚Anti-König' dar, sondern das einer anderen Art König und eine damit verbundene andere Art gesellschaftlichen Denkens (Ebner 2008b,

S. 8).[69] Der Evangelist verdeutlicht dies durch die „Akklamation des Hauptmanns". Dieser spricht nicht nur durch die Worte „*Wahrhaftig, dieser Menschen war Gottes Sohn*" (Mk 15,39) die am Weg Jesu deutlich gewordene Identität Jesu als den von Gott Gesandten aus und verwendet hierbei erneut die für Kaiser übliche Formulierung „*Gottes Sohn*", durch die Markus den erzählerischen Bogen zurück an den Anfang des Evangeliums schlägt, sondern er resümiert mit seinem Ausspruch den Weg Jesu, der ihn an das Kreuz führte (Ebner 2008a, S. 179 f.). Markus verdeutlicht hierdurch:

> „Nicht der Titel an sich ist das Entscheidende, sondern die mit dem Titel vollzogene Wertung. Jesus als Gekreuzigter, der auf der untersten Stufe der gesellschaftlichen Leiter steht, wird als der „Erste" bekannt" (ebd., S.180).

---

[69] Siehe bzgl. der Darstellung Jesu als König im Markusevangelium die Arbeit von Schramm (2019, S. 107–205) (Insbesondere als Ergebnisübersicht die Zusammenfassung ebd., S. 192 f.). So verdeutlicht Schramm nicht nur, dass druch die gegenübergestellte Darstellung Jesu mit König Herodes dem Leser mit Fortlauf des Evangeliums das Bild Jesu als wahrer König geschaffen wird, welches sich in Jesu Handeln immer weiter festigt (ebd., S. 108–159), sondern auch, dass zum Ende des Evangeliums druch die zunehmende Bezeichnung Jesu als König sowie durch die „Triumphzuganspielungen" in der Passion Jesu, Jesus als wahrer und guter Herrscher ersichtlich wird (ebd., 160–186), der den Erfahrungen der Adressaten des Markusevangelium gegenübersteht (ebd., 202–205). Das Markusevangelium schafft somit ein anderes Bild eines Königs und zeichnet dennoch Tugenden auf, welche einem guten König gebühren. So stellt Schramm hinsichtlich des Todes Jesu am Kreuz daraufhin heraus: „Am Ende stirbt Jesus, der Hirte des Volkes, nach vollbrachten Taten sowie nach aussagekräftigem Anti-Triumphzug als >>König der Juden<< am Kreuz. Damit erfüllt Jesus sein Kontrast-Regierungsprogramm (Mk 10,41–45), das antik betrachtet durchaus als ideal anzusehen ist. Auf diesen Schlussakt bereitet das MkEv mehrfach vor und integriert den Tod somit als letzte Tat des Königs Jesus in die aretalogisch-charismatische Gesamtstrategie." (ebd., 193); Ebenso stellt Blatz (2016) in seiner Analyse der Wundererzählungen und der in diesen zutagetretenden Macht Jesu im Gegenüber zu der Macht der gegenwärtig Herrschenden heraus, dass „[d]ie Nachfolge Jesu [...] sich im Kontrast zur Nachfolge des Kaisers anders ausgerichtet [zeigt]: Diese herrscht nicht von oben herunter (Mk 10,42–44), sondern nimmt die Hilfsbedürftigen in den Blick und stellt sie auf eine neue Stufe (Mk 10,46–52)." (ebd. S. 315) Diese Kontrasierung der "helfenden Macht" Jesu (ebd. S. 316) und der gegenwärtigen Machterfahrungen der Adressaten, zeigt sich besonders druch Anspielungen auf die Herrschaft Vespasians (ebd. S. 137, 319 f., 329). Bätz betont auf der Grundlage seiner gegenüberstellenden Analyse, dass "[i]m Markusevangelium [...] sich Macht als Dienst an den Menschen [zeigt], was im Wirken Jesu deutlich wird." Eine Dartellung, welche "[...] der römischen Kaiserideologie entgegensteht." (ebd., S. 330). Das Markusevangelium schafft somit einen Gegenentwurf (ebd., S. 331), welcher für die Adressaten des Evangeliums zu einer identitätsstiftenden "Gegenideologie" werden soll (ebd., S. 332).

Markus verdeutlicht somit, dass „der Hauptmann am Kreuz [...] mit seinem Bekenntnis die gesellschaftliche Umwertung vollzogen [hat], die den Kernpunkt der Lehre Jesu auf dem Weg ausmacht" (ebd., S. 175).

Markus schließt sein Evangelium mit der Apotheose Jesu, mit der nicht nur erneut eine Parallele zu gegenwärtigen gesellschaftlichen Vorstellungen, in der sich der Kaiser zum Gott erhebt, geschaffen wird, sondern insbesondere durch die die Umwertung Jesu noch einmal betont wird, sondern auch das von den Gegnern Jesu angefeindete und von den Jüngern unverstandene Handeln Jesu, indem sein Entwurf einer „Kontrastgesellschaft", die auf der inneren Haltung des Dienermodells fußt, als göttlicher Plan final gewertet wird (Ebner 2008b, S. 8).

Die Darstellung Jesu, die geprägt ist von der Parallelität seiner göttlichen Vollmacht und seines Leidens, schafft nicht nur das Bild eines für die Adressaten des Markusevangeliums durch ihre gegenwärtigen Erfahrungen idealen Anführers (Winn 2014b, S. 348), sondern sie macht „[...] Dienst und persönliche Hingabe [...]", welche ausgerichtet sind auf das Wohl des Menschen, zum „[...] Grundprinzip christlicher Existenz" (Herrmann 2011, S. 302).

5.4.2 Unterscheidung trotz Gleichheit

Auch wenn Jesus durch seine unmittelbare Anwendung des „Dienermodells", welches er als Reaktion auf das Verhalten seiner Jünger darlegt, die auf Statusverzicht fußende Gleichheit in der Gemeinschaft der Jünger verdeutlicht und ausgehend hiervon zu einem solidarischen Handeln animiert, zeigt er ebenso durch sein Handeln auf, dass es trotzdem Unterschiede in der Gemeinschaft gibt. So ist an mehreren Stellen des Evangeliums von unterschiedlichen Untergruppen der Großgruppe der Jünger die Rede, welche von Jesus selbst eingesetzt werden. Die hierbei am häufigsten in Erscheinung tretende Gruppe ist die der „*Zwölf*" (vgl. Mk 3,14; 4,10; 6,7; 6,12; 14,17; 14,43), die Jesus aussendet, um seine Lehre vom Reich Gottes, die er ihnen in Lehrunterweisungen und durch sein Handeln vermittelt, zu verkünden und ihnen die Vollmacht verleiht, Dämonen auszutreiben (Mk 3,13–19). Sie nehmen – trotz oder gerade wegen ihres Scheiterns am Ende des Weges Jesu (Mk 14,50) – durch ihre von Jesus verliehene Vollmacht und ihren Handlungsauftrag eine entscheidende Rolle für die Verkündigung des Reich Gottes ein. Jesus schafft jedoch noch eine weitere Untergruppe innerhalb des Zwölferkreises, indem er Petrus, Jakobus und Johannes sowohl zu Zeugen seiner Verklärung macht (Mk 9,2–10) als auch zu seinen Begleitern, als er vor der Festnahme auf dem Ölberg beten ging (Mk 14,32–42). Auch sie und insbesondere Petrus, der durch sein Messiasbekenntnis (Mk 8,29) sowie durch sein

Nachfolgen Jesu bis in den Hof des hohepriesterlichen Palastes (Mk 14,54) und seine Verleugnung Jesu (Mk 14,66–72) heraussticht, eine prominente Rolle im Markusevangelium ein.

Auch wenn das Markusevangelium hierdurch eine Rangfolge innerhalb der Gemeinschaft um sich zu schaffen scheint, die eine Engführung ausgehend von der Großgruppe der Jünger über den Kreis der „Zwölf" bis schlussendlich zur Dreiergruppe von Petrus, Jakobus und Johannes beobachten lässt, so soll dies nicht das ‚Dienermodell' relativieren. Es bleibt die Grundprämisse für das Miteinander in der Gemeinschaft der Jünger und für das Reich Gottes. Jedoch bedarf es in der Umsetzung des von Jesus ausgehenden Auftrages „der Verkündigung des Reich Gottes" unterschiedlicher „Funktionen". Gärtner (2012) spricht hierbei davon, dass trotz des Statusverzichts und dem damit verbundenen Grundgedanken der Gleichwertigkeit der Menschen innerhalb der Gemeinschaft sowie dem solidarischen Miteinander, eine sich auf Tätigkeitsfelder und Verantwortung beziehende „Funktionsdifferenzierung" besteht (ebd., S. 9).

Das Markusevangelium greift somit thematisch das unter Menschen vorherrschende Denken, in dem die gesellschaftliche Funktion eines Menschen mit dessen persönlichem Wert gleichgestellt wird, auf. Dieses soll von den Adressaten des Evangeliums, mit dem Wissen um die Aussage des ‚Dienermodells' und den negativen Erfahrungen ihrer Lebenswirklichkeit, mit dem Ziel eine Unterscheidung zwischen Person und der auf sie entfallenden Funktion vorzunehmen, abgelegt werden.

5.5   Ergebnissicherung der Analyse der ‚Gegnerschaft Jesu'

Die Darstellung der ‚Gegnerschaft Jesu' verdeutlicht ein Motiv des durch das Markusevangelium dargestellten Menschenbildes, welches bereits aus der Analyse der ‚Jüngerschaft Jesu' bekannt ist. Die Menschen, hier in Gestalt der ‚Gegnerschaft Jesu', sind gefangen in ihren gewohnten Logiken und verstehen Jesu Identität und die durch ihn verkündete Lehre vom Reich Gottes nicht. Ähnlich der Darstellung der ‚Jüngerschaft Jesu' sind es auch im Falle der ‚Gegnerschaft Jesu' etablierte Denkfiguren, welche sie nicht nur die Identität Jesu und seine Lehre vom Reich Gottes nicht verstehen lassen, sondern auch darüber hinaus weitreichende Folgen für ihr Handeln haben.

So bricht Jesus nicht nur durch seine Lehre und sein Handeln mit den Vorstellungen seiner Gegner, wodurch diese ihn als befremdlich empfinden und sein Handeln als anstößig und verwerflich bewerten, sondern er stellt auch durch sein

Auftreten und Handeln in den Augen seinen Gegner eine Gefahr für sie dar. Jesus wird durch sein Handeln und die Wirkung, die er auf die Menschen hat, zur Gefahr für die prominente gesellschaftliche Position und für die Macht und den Einfluss über den die Vertreter der Personengruppe der „Gegnerschaft Jesu" verfügen. Eine Empfindung, die durch das anhaltende Handeln Jesu im Verlauf des Evangeliums an Intensität gewinnt und zu einer tiefen Abneigung und Furcht vor Jesus anwächst, welche schlussendlich zum Tod Jesu führt.

Die prozessual verlaufende Darstellung der ‚Gegnerschaft Jesu' im Gegenüber zu Jesus verdeutlicht den Grundkonflikt, der sich am Umgang mit Macht, Einfluss und sozialem Status entfaltet. Das hierbei im Fokus stehende Handlungsmotiv der ‚Gegnerschaft Jesu' ist das Streben danach, ihre gesellschaftlich prominente Position, ihre Macht und ihren Einfluss zu erhalten.

Das Markusevangelium verdeutlicht hierbei nicht nur, dass dieses Grundmotiv der Gegner zur grundlegenden Handlungsorientierung dieser wird, sondern auch welche Bedeutung ein auf diese Weise motiviertes Handeln für diejenigen hat, die mit Menschen in Kontakt kommen, welche durch diese Denkweise geleitet werden. Die Schwachen, die nicht über Macht, Einfluss und gesellschaftlich prominente Positionen verfügen und die, da sie den Gegenpol zu den Starken der Gesellschaft bilden, immanent für dieses Grundmotiv sind.

Hierbei bietet das Markusevangelium durch das Aufgreifen verschiedener alttestamentlicher Bilder, die in Jesus miteinander verschmelzen, für die Menschen, insbesondere die Mitglieder der unter Verfolgung und Unterdrückungen leidenden frühen Gemeinden, eine Identifikationsmöglichkeit. Sie verdeutlichen nicht nur, dass es sich bei Jesus um den von Gott Bevollmächtigten handelt (Vorstellung des ‚Menschensohns') und dass es die von Gott beauftragte Verkündigung des Reiches Gottes ist, die zu seinem Leiden führt (Vorstellung der ‚Propheten'), sondern auch dass es sich hierbei um ein unschuldiges Leiden handelt und er von Gott wieder ins Recht gesetzt wird (Vorstellung des ‚leidenden Gerechten').[70]

---

[70] Die Darstellungen Jesu sprechen, wie an anderer Stelle weiter ausgeführt, somit besonders diejenigen an, welche unter Verfolgung und Unterdrückung leiden. Ähnliches wird auch ersichtlich, wenn Meiser (2019, S. 178) zum Abschluss seiner Analyse betont, dass „[p]olitische und wirtschaftliche Eliten […] Teil der Textwelt (Pontius Pilatus muss nicht eigens vorgestellt werden) [sind], werden jedoch zumeist (Ausnahme: Joseph von Arimathia) aus einer Perspektive „von unten" betrachtet. Statthalter und Klientenkönige erscheinen nur als Gegner des Täufers (Mk 6,14–29), Jesu (Mk 15,1–15) und der Anhänger Jesu (Mk 13,9); eine Bemerkung über die Überzeugungskraft des Christentums auch für Höhergestellte (das ist die Textpragmatik von Apg 26,28) ist im Markusevangelium (noch) nicht im Blick." Dennoch richten die Darstellungen des Markusevangeliums, besonders des heutigen Lesers, auch eine Perspektive auf die andere Seite, die der Gegnerschaft. Eine Perspektive, welche auch in dieser Analyse bereits eingenommen wurde und weiter eingenommen wird, ohne jedoch

Eine besondere Bedeutung nimmt hierbei die Kombination der Vorstellung des ‚Menschensohns' und des ‚leidenden Gerechten' zum Motiv des ‚leidenden Menschensohns' ein, die neben der Identifikationsmöglichkeit für die Adressaten, insbesondere die vom Evangelisten in den Blick genommen ursprünglichen Adressaten betreffend, auch eine Aussicht auf Hoffnung bietet. Indem dieses sich in Jesus widerspiegelnde Motiv der Darstellung der ‚Gegnerschaft Jesu' gegenübergestellt wird, verdeutlicht der Evangelist den Ursprung menschlichen Leids, der nicht in abstrakten Größen wie ‚Herrschaft' oder in pauschalen Gruppen wie ‚die Pharisäer', ‚die Schriftgelehrten' oder ‚der Hohe Rat' besteht. Dieser ist vielmehr im ‚Menschen' und seinem Streben nach Macht, Einfluss und damit verbundenem Status zu suchen. Dieses Grundmotiv hat im Falle der ‚Gegnerschaft Jesu' unterschiedliche Folgen:

1. Das Streben nach Macht, Einfluss und damit verbundenem Status und dessen Erhalten nimmt einen solchen Besitz von den Gegnern Jesu ein, dass diese nicht davor zurückschrecken, sollte ihre Macht, ihr Einfluss und ihr gesellschaftlicher Status, wie im Falle der Gegner, durch Jesus in Gefahr sein, eine List einzusetzen oder durch unmittelbare feindselige Interventionen zu handeln.
2. Hierbei nutzen die Gegner Jesu, wenn nötig, andere Menschen aus und instrumentalisieren diese zum Erreichen ihres Ziels, ihre Macht, ihren Einfluss und ihren gesellschaftlichen Status zu sichern.
3. Das Streben nach Macht, Einfluss und gesellschaftlichem Status nimmt Besitz von den Gegnern Jesu ein, wodurch diese zum Objekt werden. Dies zeigt sich in unterschiedlichen Formen. Zum einem in dem die Fokussierung auf Macht, Einfluss und gesellschaftlichen Status dazu führen kann, dass andere Dinge außeracht gelassen werden. Eine solche Prioritätensetzung führt nicht nur zu einer Blindheit, sondern auch zu der Gefahr, dass durch dieses Streben ein Handeln entsteht, welches nicht dem entspricht, was vom Menschen anfänglich gewollt war. Zum anderen führt das Streben nach Macht, Einfluss und gesellschaftlichem Status zur wiederkehrenden Frage, welche Folge eine Handlung für den Gewinn und den Erhalt der eigenen Macht, dem eigenen Einfluss und dem eigenen gesellschaftlichen Status haben kann, und zur

---

die Seite derer, die unter Verfolgung und Unterdrückung leiden, und welche besonders vom Markusevangelium angesprochen werden.

entscheidenden Reflexionsgröße wird, die somit die Handlungsmöglichkeiten begrenzt. (*5.2 Das Streben der Gegnerschaft Jesu*)

Das Markusevangelium mahnt durch diese Darstellung der ‚Gegnerschaft Jesu' nicht nur das in der gegenwärtigen Gesellschaft vorherrschende Grundmotiv des Strebens nach Macht, Einfluss und einem gesellschaftlich prominenten Status an, sondern auch die damit einhergehende egozentrische Haltung der Menschen, die darauf ausgerichtet ist, das größtmögliche Maß an persönlichem Wohl zu erreichen, wenn nötig auch auf Kosten anderer. An deren Stelle soll eine andere Haltung treten. Dies wird unter anderem in der Reaktion Jesu auf den Umgang der Gegner mit den Gesetzen ersichtlich.

So halten die Gegner Jesu an den Gesetzen fest, ohne den eigentlichen Willen Gottes in den Blick zu nehmen oder weichen diesen durch ihre Interpretationen der Gesetze auf, um so ihre Abweichungen vom Willen Gottes, dem sie nicht in der Lage sind zu folgen, zu regeln. Beides geschieht für die Gegner unbewusst. Für sie stellen die Gesetze und ihre Interpretationen, indem sie an ihnen festhalten und ihnen entsprechen, vielmehr eine Sicherheit für den Erhalt und die Festigung ihrer Beziehung mit Gott dar. Gerade durch diese Anwendung der Regeln und ihrer Interpretation verlieren die Gegner, wie Jesus es ihnen durch seine Lehre und sein Handeln vor Augen führt, den eigentlichen Willen Gottes aus den Augen. So ist nicht die Orientierung an Geboten entscheidend für das menschliche Handeln, sondern die Reflexion des eigenen Handelns vor dem Hintergrund des Reiches Gottes und der damit verbundenen Lehre Jesu. Somit wird das von individuellen Bedürfnissen und Bedarfen bestimmte Wohl des Menschen zur entscheidenden Handlungsprämisse. (*5.3 Der Umgang der Gegner mit dem Gesetzt*)

Dieses spiegelt sich insbesondere in dem den Jüngern von Jesus verkündeten ‚Dienermodell' wider, dass zum Gegenentwurf zu der durch die ‚Gegnerschaft Jesu' dargestellten Lebenswirklichkeit der gegenwärtigen Adressaten des Markusevangeliums wird. Dieses fordert die Menschen zu einer inneren Haltung auf, welche frei ist von einem auf Status ausgerichteten Streben nach Macht und Einfluss sowie einer damit verbundenen Ausgrenzung und Unterdrückung von Menschen. An die Stelle der gewohnten Grundmotivation rückt der Fokus auf ein gesellschaftliches Miteinander ohne ein selbstbezogenes Streben, in dem die Bedürfnisse und Bedarfe der Menschen in den Blick genommen werden und dementsprechend gehandelt wird. Nicht das eigene Wohl, die Macht, der Einfluss und der soziale Status, die davon zehren sich von anderen abzuheben, soll der handlungsweisende Antrieb sein, sondern eine innere Erhaltung, die auf die anderen ausgerichtet ist, wie es sich insbesondere in der Hinwendung zu denjenigen zeigt, die durch das gesellschaftliche Denken an den Rand gedrängt sind. Mit dieser durch das ‚Dienermodell' dargestellten Handlungsprämisse ist auch eine gesellschaftliche Grundlogik verbunden. An die Stelle der etablierten gesellschaftlichen Ordnungskriterien von Macht, Einfluss und damit verbundenem Status rückt der Verzicht gerade dieser Kriterien mit einer Ausrichtung des eigenen Fokus weg von sich und hin zu anderen.

Auch wenn das Markusevangelium der dem gesellschaftlichen Denken zugrundliegenden Grundannahme einer auf Status fußenden Unterscheidung innerhalb der Gesellschaft widerspricht, so zeigt es auch, dass es dennoch Unterschiede geben kann. So besteht trotz des Statusverzichts und dem damit verbundenen Grundgedanken der Gleichwertigkeit der Menschen innerhalb der Gemeinschaft sowie dem solidarischen Miteinander, eine sich auf Tätigkeiten und Verantwortung beziehende „Funktionsdifferenzierung" (Gärtner 2012, S. 9). (*5.4. Der Gegenentwurf Jesu*)

Die ‚kranken und besessenen Menschen'

6

6.1 Einführung in die Analyse der ‚kranken und besessenen Menschen'

Bei der Betrachtung der Erzählungen von Heilungen und Exorzismen im Markusevangelium fällt in den meisten Fällen ein paralleler Aufbau der Erzählungen in Form der „Darstellung der Not der Kranken, [dem] Auftreten Jesu und [der] Bitten der Kranken oder der Angehörigen sowie [der] Zuwendung Jesu [...]" auf (Rupprecht 2014b, S. 1209). Besonders diese „Zuwendung Jesu" zu den sich in Not befindenden Menschen ist Ausdruck seiner göttlichen Sendung und der damit verbundenen Lehre vom Reich Gottes (Mk 1,3). Die Adressaten dieser Sendung und Lehre, so verdeutlichen es sowohl das Markusevangelium als auch das Matthäusevangelium, sind sowohl Juden als auch Nichtjuden (vgl. Mk 7,24–30; Mt 15,21–28) (Andreas Ruwe & Starnitzke 2009b, S. 319). Aber nicht nur die Offenheit des heilenden Handelns Jesu ist in Hinblick auf die Erzählungen von Heilung und Exorzismen bemerkenswert, sondern auch der Fokus auf chronisch kranke Menschen.[1] Markus nimmt somit Erzählungen in den Blick, in denen

---

[1] Ruwe & Starnitzke (2009b, S. 41) weisen darauf hin „[...], dass Jesus nach den Traditionen der Evangelien sich größtenteils längerfristig behinderten Menschen zuwendet, die also [durch eine körperliche Normalabweichung] bleibend geprägt sind, so z. B. Taubstumme (Mk 7,31 ff.), Blinde (Mk 8,22 ff.), Gelähmte (Mk 2,1 ff. par. Joh 5,2 ff.) usw." Ebenso weist Bendmann (2010a, S. 44) in Bezug auf das Markusevangelium darauf hin, dass „[...] chronische Leiden [dominieren], die in der älteren Medizin nicht systematisch aktiv traktiert wurden, sofern sie als nicht therapierbar galten."

© Der/die Autor(en), exklusiv lizenziert an Springer Fachmedien Wiesbaden GmbH, ein Teil von Springer Nature 2023
C. J. Voß, *Die ‚dienende' Pflege*, Vallendarer Schriften der Pflegewissenschaft 13, https://doi.org/10.1007/978-3-658-41595-2_6

„[…] Krankheit oft nicht als punktuelles Ereignis akuter Erkrankung, sondern als das Leben bestimmende Grundbefindlichkeit" in Erscheinung tritt (ebd.)[2]

Für das in diesen Erzählungen zum Ausdruck kommende Verständnis von Krankheit, welches sich nicht nur auf das Markusevangelium, sondern auf das gesamte Neue Testament beziehen lässt, „[…] ist […] nicht die (relativ beliebig austauschbare) medizinische Diagnose [von Bedeutung], sondern die persönlich erlebte Ohnmacht bzw. Kraftlosigkeit sowie die religiöse Einordnung in den endzeitlichen Machtkampf zwischen Gott und dem Teufel bzw. seinen Dämonen […]" (Heckel 2014, S. 1212). Krankheit kann somit in den Evangelien als „[…] Zeichen der Erlösungsbedürftigkeit der Menschen verstanden […]" werden „[…], ihre Überwindung ist Zeichen des hereingebrochenen Heils (Mt 8,16; Lk 7,21)" (Frevel 2016e, S. 304).[3] Diese im Rahmen des Markusevangeliums dargestellte „Erlösungsbedürftigkeit der Menschen" wird nicht nur innerhalb der Erzählungen von Heilungen und Exorzismen im Konkreten, sondern auch in den Summarien im Allgemeinen (Mk 1,32–34; Mk 3,7–12; Mk 6,53–56) deutlich und somit zu einem bestimmenden Thema des Evangeliums. Markus verdeutlicht somit die Hilfebedürftigkeit der Menschen. Diese darf jedoch nicht als Wesensmerkmal des Menschen falsch verstanden werden, sondern als Ausdruck der Herausforderungen, welche für diesen mit Krankheit und Besessenheit einhergeht. Krankheit und Besessenheit sind krisenhafte Situationen mit weitreichenden Folgen für die Betroffenen.

---

[2] So weist auch Bendmann (2010a, S. 40) in Bezug auf das „therapeutische Konzept des MkEv" darauf hin, dass „[…] nicht nur zu berücksichtigen [ist], dass Jesus heilt und in welchen literarischen Formen dies dargestellt wird, sondern auch welche Krankheiten er heilt und welche Rolle dieser spezifischen Krankheiten im Gerüstbau der Erzählung zukommt […]."; Kostka (2000, S. 211) weist in Hinblick auf die gesamte Bibel darauf hin, dass „„Krankheit und Heilung" des Menschen […] auf einer anthropologischen, somatischen, individuellen, sozialen und religiösen Ebene dargestellt [werden], ohne daß eine Trennung zwischen diesen Ebenen unternommen wird." Siehe ebenso Kostka (2000, S. 416).

[3] Bzgl. der „Überwindung [der Krankheit als] Zeichen des hereingebrochenen Heils […]" im Markusevangelium, nimmt Mk 2,17 eine besondere Bedeutung ein. (ebd.); Bendmann (2010b, S. 176 f.) weist darauf hin, dass der Fokus des Markusevangeliums nicht auf der Krankheit als solcher liegt, sondern auf der Heilung und dem Heiltäter. So weist Klein (2013, S. 66) in Bezug auf die im Markusevangelium dargestellten Wunder, zu denen er die Heilungserzählungen und Exorzismen zählt, sowohl darauf hin, dass diese „[…] die Vollmacht Jesu auf[zeigen], die bis zur Erkenntnis führen kann, dass er der Christus ist.", als auch dass „die Wunder […] den Einbruch der Welt Gottes in die irdischen Verhältnisse deutlich [machen]." So weist Kostka (2000, S. 418) darauf hin, dass „Heilung […] nach biblischem Verständnis eine Befreiung zum Leben durch eine göttliche Kraft- und Lebensgabe [bedeutet]."

Im Rahmen der auf dieser Grundlage aufbauenden und nun anschließenden Analyse der Erzählungen von Heilungen und Exorzismen und ihrer Bedeutung für die Darstellung des Menschen im Markusevangelium werden drei unterschiedliche Schwerpunkte gesetzt. So wird in einem ersten Schritt die gesellschaftliche Bedeutung der Heilungen und Exorzismen analysiert sowie die in diesem Zusammenhang dargestellte Selbstbestimmung der Menschen. Daran anschließend wird die Bedeutung der Exorzismen für das Verständnis des Menschen im Markusevangelium beleuchtet.

6.2 Die gesellschaftliche Bedeutung der Heilungserzählungen und Exorzismen für den Menschen

6.2.1 Bedeutung von Krankheit und Besessenheit im Markusevangelium

Im biblischen Verständnis von Krankheit und Besessenheit, welches den Erzählungen von Heilung und Exorzismen zugrunde liegt, lässt sich die Qualität eines Leidens nicht anhand der durch diese bestehenden Gefahr für das Leben bemessen, wie es unter Umständen ein modernes Verständnis tun würde. Vielmehr lässt sich die Bedeutung von Krankheit für den Menschen und die davon abgeleitete Schwere der Erkrankung durch die Bedeutung des in der Bibel vermittelten Verständnisses von Leben ermitteln. So bedeutet „>>Leben<<" im biblischen Sinne „>>in Beziehung stehen<<, vornehmlich zur mitmenschlichen Welt, besonders aber zu Gott" (Gruber & Michel 2009d, S. 339). Vor diesem Hintergrund ist für die Schwere einer Krankheit bedeutsam, inwiefern sie den Menschen daran hindert, sich in die Beziehung zu anderen und zu Gott zu begeben. Daraus folgend „[wird] die Unterbrechung sozialer und religiöser Beziehungen, also der soziale oder kultische >>Tod<<, [...] oft mit dem physisch-biologischen Tod gleichgesetzt" (ebd.).[4]

---

[4] So stellt auch Kostka (2000, S. 193) heraus, dass „[d]er Kranke [...] ein Fremder der Gemeinschaft [wird], gerät also in die soziale Isolation. Außerdem ist die Krankheit eine Erscheinung des Todes, der Kranke ist „vom Tode gezeichnet" und befindet sich in einer Situation existenzieller Sinnlosigkeit, da er vom Leben ausgeschlossen ist und sich nicht mehr als Geschöpf Gottes entfalten kann. Sein Dasein droht im Nichts und in der Beziehungslosigkeit zu versinken."

Diese soziale Dimension von Krankheit wird auch in Bezug auf den von Erkrankungen heimgesuchten Körper deutlich (vgl. Mk 1,29–34; 1,40–45; 2,1–12; 3,1–6; 5,24–34; 7,31–37; 8,22–26; 10,46–52).

„Während der heutige Blick auf den Körper eher individualistisch geprägt ist, ist biblisch die kollektive Perspektive entscheidend, die den einzelnen Körper vornehmlich als Vertreter einer sozialen Rolle im Rahmen verschiedener Oppositionsbildungen (wie: Einzelner / Sippe, männlich/ weiblich, alt/ jung etc.) wahrnimmt. Im synthetischen biblischen Denken werden Lebewesen zudem als psychosomatische Ganzheiten verstanden. Leben vollzieht sich im Körper und bezogen auf den Körper, der seinerseits eine Vielfalt von Beziehungen ermöglicht" (Gruber & Michel 2009c, S. 307).

Somit treten die körperlichen Leiden selbst, bei denen 201e[…] es sich [vornehmlich] um Blindheit, Störungen des Bewegungsapparates, mangelndes Sprachvermögen in Folge von Taubheit (u. a. Mk 10,46); Hautkrankheiten (u. a. Mk 1,40) und verschiedenen Formen von Geisteskrankheit (u. a. Mk 5,2; 7,25) [handelt]" (Frevel 2016d, S. 304), hinter den „[…] rel[igiösen], sozialen und biogr[aphischen] Aspekten zurück" (Frevel 2016e, S. 301).[5]

Der Fokus der Erzählungen von Heilungen und Exorzismen in der Bibel im Allgemeinen und im Markusevangelium im Konkreten bezieht sich nicht auf die Krankheit, sondern auf den Kranken im gesellschaftlichen Kontext. So werden im Markusevangelium bei der Darstellung von „[…] Behinderungen […] die sozialgesellschaftlichen Fragestellungen mit in den Blick genommen. Menschen mit seelisch-geistiger Behinderung werden als Einsame dargestellt (vgl. Mk 5,1 ff.), Gelähmte als in ihrer Bewegungslosigkeit Hilflose (vgl. Ml 2,1 ff. […]), Aussätzige als von der Gemeinschaft Ausgeschlossene [(vgl. Mk 1,40 ff.; Mk 5,1 ff.)]" (Andreas Ruwe & Starnitzke 2009a, S. 40 f.).[6]

Aufbauend auf dieses Grundverständnis der Bedeutung von Krankheit und Besessenheit im Markusevangelium wird im nun Folgenden die Bedeutung der

---

[5] Ruwe & Starnitzke (2009b, S. 315) stellen ebenso in Bezug auf die Auseinandersetzung mit Krankheit und Heilung heraus, dass „neben medizinischen und theologischen […] auch soziale und institutionelle Aspekte zu berücksichtigen [sind]."

[6] So weist Bendmann (2010a, S. 40 f.) darauf hin, dass „schon der terminologische Befund […] darauf hin [weist]: Krankheit konstituiert sich als ein durch verschiedene Wahrnehmungen und Grundgegebenheiten bestimmtes Gefüge. Jede Identifikation eines Leidens basiert auf dem komplexen Verbund einer physisch, sozial und religiös präfigurierten Wirklichkeitsdeutung." Diesbezüglich führt er weiter aus: „Die Interpretation von Krankheit in der frühchristlichen Literatur hat mit dem gravierenden Problem umzugehen, dass von einem „ontologischen", d. h. objektiven (im Sinn von zeit- und kulturunabhängigen) Krankheitsbegriff nicht ausgegangen werden darf."

Heilungserzählungen und Exorzismen für das Verständnis des Menschen im Markusevangelium analysiert. Im Fokus dieser Analyse steht neben den Folgen von Krankheit und Besessenheit für die kultische Reinheit (6.2.1.1.) die in den Erzählungen körperliche Versehrtheit auf die Lebensführung der Menschen (6.2.1.2.). In dem sich anschließenden Fokus wird aufbauend auf die Analyseergebnisse die Selbstbestimmung der Menschen in den Erzählungen von Heilungen und Exorzismen analysiert (6.2.2.).

6.2.1.1 Folgen von Krankheit und Besessenheit für die kultische Reinheit

6.2.1.1.1 Einführung in die Bedeutung von ,Reinheit/ Unreinheit' in Bezug auf Krankheit und Besessenheit

In Hinblick auf das Verstehen der gesellschaftlichen Dimension der Heilung eines Aussätzigen (Mk 1,40–45), der Heilung der blutflüssigen Frau (Mk 5,24–34) und der Heilung des Besessenen von Gerasa (Mk 5,1–20) ist die Unterscheidung ,Reinheit/ Unreinheit' von besonderer Bedeutung. Hierbei handelt es sich bei den „[...] Begriffe[n] >>Reinheit/ Unreinheit<< [um] Ordnungskategorien, die Grenzen ziehen, zuerst im kultischen Rahmen, davon abgeleitet dann in ethischer, sozialer und moralischer Hinsicht" (Erbele-Küster & Tönges 2009, S. 471). In Bezug auf diese Unterscheidung stellt die „Reinheit" den „[...] angestrebten Zustand, die Vollkommenheit, [...]" dar (ebd.).

   Bezüglich der Gründe für ,Unreinheit' wird zwischen „[...] natürlichen Verunreinigungen [und] solche[n], die aus Vergehen resultieren", unterschieden (ebd., S. 472). Die Besonderheit der „[...] Verunreinigungen, die aufgrund externer Gründe [...] entstehen, [...]" ist, dass diese „[...] ihre verunreinigende Kraft auf Dritte weitergeben [können], sie strahlen sozusagen aus. Bestimmte Maßnahmen sollen deshalb getroffen werden, um einer Verunreinigung des heiligen Bezirks zuvorzukommen. Diese kultische Unreinheit, d. h. Kultunfähigkeit, kann an Dritte weitergegeben werden [...]" (ebd.). In Abhängigkeit von der Art der Verunreinigung „[...] lässt sie sich auch mit Hilfe von Reinigungsritualen wie dem Abwarten einer bestimmten Zeitperiode oder dem Waschen des Körpers aufheben" (ebd.).

6.2.1.1.2 Bedeutung von ,Reinheit / Unreinheit' in den Erzählungen von Heilungen und Exorzismen im Markusevangelium

Das in der Erzählung von der Heilung des Aussätzigen (Mk 1,40–45) dargestellte Leiden des Mannes in Form des Aussatzes deutet auf eine Hauterkrankung hin.

Der hier verwendete Begriff „*Aussatz*" ist ein Oberbegriff, unter dem unterschiedliche Hauterkrankungen zusammengefasst werden (Ebner 2008b, S. 29; siehe auch Donahue & Harrington 2002, S. 88; Dschulnigg 2007, S. 88 f.; France 2002, S. 116). Bei diesen handelt es sich sowohl um „[...] solche, die nach heutiger medizinischer Auffassung weder ansteckend noch gefährlich sind" (Schenke 2005, S. 78; siehe auch Ebner 2008b, S. 29), als auch um solche, die unheilbar sind (Ebner 2008b, S. 29)[7], sowie um Erkrankungen in Form von „eiternden und nässenden Hautausschlägen [...]", welche den Erkrankten unrein machten (Schenke 2005, S. 78; siehe auch Ebner 2008b, S. 29). In einem solchen Fall war der Erkrankte dazu verpflichtet „nach Lev 13,45 [...] >>zerrissene Kleidung und das Haar lose und den Bart verhüllt [zu]tragen und [zu]rufen: Unrein, unrein!<< und allein >> außerhalb des Lagers<< [zu]wohnen" (Klaiber 2010, S. 52; siehe auch Donahue & Harrington 2002, S. 88; Eckey 2008, S. 116; Peter Müller 2013, S. 226). Der Grund hierfür war, dass nach der vorherrschenden gesellschaftlichen Vorstellung der Kontakt mit einem Erkrankten den Berührenden ebenfalls unrein machte (Donahue & Harrington 2002, S. 88; Schenke 2005, S. 78). Die Folge dessen war eine strikte Isolation der Betroffenen von der Gesellschaft (Donahue & Harrington 2002, S. 88; Ebner 2008b, S. 29; Klaiber 2010, S. 52; Peter Müller 2013, S. 227; Schenke 2005, S. 78). Dies, so lässt es die Beschreibung des Evangelisten vermuten, gilt auch im Falle des zu Jesus kommenden Mannes (France 2002, S. 116). So handelt es sich bei der an dieser Stelle erwähnten Erkrankung des Mannes in Form von Aussatz um eine schwere Erkrankung, die aufgrund ihrer Folgen für den Menschen und sein soziales Leben gleichbedeutet mit dem Tod ist (Donahue & Harrington 2002, S. 88; Schenke 2005, S. 78). Aufgrund dessen „[...] wurde eine Heilung von Aussatz als wunderhaft sowie als Erwachung von den Toten betrachtet" (Donahue & Harrington 2002, S. 88; übersetzt von C.J. Voß). So ist der Aussatz „die meist gefürchtete aller Erkrankungen, da sie Menschen von ihrer Familie und der Gesellschaft trennt und somit ein Leben im Tod darstellte" (Donahue & Harrington 2002, S. 91; übersetzt von C.J. Voß).

Daher zielt die an Jesus gerichtete Aufforderung des Mannes „*Wenn du willst, kannst du machen, daß ich rein werde*" (Mk 1,40) nicht nur auf die Heilung des physischen Leidens, sondern insbesondere die Aufhebung der sozialen Isolation des Mannes ab (Eckey 2008, S. 108).[8] Die unmittelbar auf die Aufforderung des

---

[7] Dschulnigg (2007, S. 88 f.) verweist darauf, dass es sich bei den mit ‚Aussatz' bezeichneten Erkrankungen zumeist um unheilbare Erkrankungen handelt.

[8] Klaiber (2010, S. 53) weist in Bezug auf die Aufforderung des Mannes daraufhin: „Gesund werden hieß für ihn rein werden und wieder gemeinschaftsfähig sein." Siehe hierzu auch Collins (2007, S. 179), France (2002, S. 117).

Mannes erfolgende Reaktion Jesu begründet Markus mit dem Hinweis „*Jesus hatte Mitleid mit ihm*" (Mk 1,41). Markus verdeutlicht, dass der Grund, auch wenn er ihn nicht unmittelbar nennt, sowohl in der physischen als auch sozialen Dimension der Erkrankung zu suchen ist: Der aussätzige Mann berührt Jesus emotional (France 2002, S. 117).

Jesus berührt den Mann ungeachtet der Folgen, welche eine Berührung des Mannes sowohl in Bezug auf seine Gesundheit als auch auf seine kultische Reinheit hat (ebd., S. 118). Markus beschreibt in der Erzählung von der Heilung des Aussätzigen einen gegensätzlichen Verlauf. Die Berührung des Aussätzigen durch Jesus führt nicht zu einer Ausbreitung der Krankheit und der mit ihr verbundenen Unreinheit.

> „Im Gegensatz, Jesus berührt den Aussätzigen und überbrückt so die Lücke zwischen heilig und unrein" (Donahue & Harrington 2002, S. 89; übersetzt von C.J. Voß).

Jesus hebt somit das den Mann von der Gesellschaft Trennende auf und nimmt ihn, wie im Bild der ausgestreckten Hand (Mk 1,41) sinnbildlich verdeutlicht, wieder auf in die Gesellschaft.

Eine weitere in diesem Kontext zu nennende Erzählung ist die von der blutflüssigen Frau (Mk 5,21–43). Auch wenn in dieser das Thema ‚Reinheit/ Unreinheit' nicht explizit von Markus erwähnt wird, ist sie für den Adressaten des Markusevangeliums aufgrund seines Erfahrungswissens in Hinblick auf das Leiden der Frau präsent (Collins 2007, S. 284). Aufgrund dessen führt Markus die Frau als „*seiend im Fluß (des) Blutes zwölf Jahre [...]*" (Mk 5,25) in die Erzählung ein und verdeutlicht somit nicht nur ihr Leiden auf der Individualebene, sondern auch auf der Gesellschaftsebene. Es gilt zum Verstehen des krankheitsbedingten Leidens der Frau, die sich auf die Erkrankung beziehende gesellschaftliche Perspektive zu betrachten. Ein entscheidender Hinweis diesbezüglich ist die bereits erwähnte Bezeichnung „*seiend im Fluß (des) Blutes [...]*" (Mk 5,25). Diese erinnert an die in Lev 15,19.25 aufgeführten Reinheitsvorschriften, die sich auf das Verhalten der Frauen im Zeitraum der Menstruation und darüber hinaus gehenden Blutungen sowie den Umgang mit ihnen bezieht (Donahue & Harrington 2002, S. 174; Eckey 2008, S. 205; Klaiber 2010, S. 111). So geht vom Blut eine „[...] verunreinigende Kraft [aus]. Diese gilt nicht nur für das unschuldig vergossene B[lut] [...], sondern auch für das Menstruationsblut oder das bei der Geburt austretende B[lut], dass die Frau ohne Zutun unrein, d. h. kultunfähig werden lässt (Lev 12,7; 15,19)" (Frevel 2016b, S. 125).[9] Dennoch „[lässt sich]

---

[9] Siehe bzgl. der „verunreinigenden Kraft" auch Gruber & Michel (2009a, S. 60).

die oft wiederholte Behauptung, die >>Blutflüssige<<, die an einer dauernden Genitalblutung litt, habe Jesus durch ihre Berührung in den Status kultischer Unreinheit versetzt, [...] anhand der Quellen aus frühjüdischer Zeit nicht eindeutig belegen (Metternich). Nach der Kontaktaufnahme mit verunreinigendem Blut sind Reinigungsriten vorgeschrieben" (Gruber & Michel 2009a, S. 61). Ebenso ist eine Isolation der Frau aufgrund bestehender Unreinheit umstritten. So weisen Erbele-Küster und Tönges (2009) darauf hin, dass „[...] die Geschichte der blutflüssigen Frau (Mk 5,25–34 par) [...] nicht durch jüdische Menstruationsvorschriften zu erklären [ist], denn die Menstruation führte nie zum Ausschluss der Frau aus ihrem häuslichen Umfeld oder sozialen Ächtung. [...] Jesus hat [somit] die blutflüssige Frau also weder aus ihrer Isolation noch aus der sozialen Ächtung befreit" (ebd., S. 474). Andere Exegeten sehen dies anders, wodurch die Heilung der Frau nicht nur die Befreiung von körperlichen Leiden bedeutet, sondern auch aus sozialer Isolation (siehe u. a. Eckey 2008, S. 205). So weist Klaiber (2010) darauf hin, dass „nach Lev 19 [...] Frauen nicht nur sieben Tage nach der Menstruation unrein [sind], sondern während der ganzen Zeit, in der ungewöhnliche Blutungen andauern" (ebd., S. 111; siehe auch Donahue & Harrington 2002, S. 174). Dies bedeutet, bezogen auf die Frau, deren Leiden bereits 12 Jahre andauert, dass diese Unreinheit und somit Kultunfähigkeit über einen langen Zeitraum, ohne das von Markus auf Unterbrechungen verwiesen wird, anhält.

Aber nicht nur die Art des Leidens ist für das Verständnis der gesellschaftlichen Dimension der Erkrankung von Bedeutung, sondern auch die mit dem Leiden verbundenen Folgen für die Fruchtbarkeit der Frau. So geht die von Markus hier beschriebene Erkrankung der Frau mit Unfruchtbarkeit einher, wodurch ihr Leiden und die mit diesen einhergehenden Folgen für die blutflüssige Frau weiter hervorgehoben werden. Eine kinderlose Ehe gilt als Schande, für welche die Frauen verantwortlich gemacht werden, und es demnach dem Mann gestattet, sich von seiner Frau zu trennen (Donahue & Harrington 2002, S. 180). Somit „[ist] Kinderlosigkeit [...] wirtschaftlich und sozial gesehen eine Katastrophe und führt für Frauen oft zu gesellschaftlicher Diskriminierung [...]" (Maier & Lehmeier 2009, S. 293).

Demnach wird deutlich, dass das Leiden an einer 12 Jahre andauernden und somit chronischen Blutung für die Frau auf der Gesellschaftsebene eine unüberwindbare Isolation bedeutet, wie durch die Darstellung ihrer vergeblichen Bemühungen um Heilung zeigt.

Auch der Besessene von Gerasa (Mk 5,1–20) wird von Markus isoliert von der Gesellschaft dargestellt. Anders jedoch als in den im Vorherigen erwähnten Erzählungen ist der Grund hierfür, auch wenn Markus als Grund für die

Besessenheit des Mannes einen „unreinen Geist" benennt, nicht die kultische Unreinheit des Mannes. So „[spielt] die Bezeichnung „unreiner Geist" [...] in v. 2 nicht zwangsläufig auf kultische Unreinheit an, [...]. [...] Eher ist dieser wegen seines Ursprungs unrein" (Collins 2007, S. 267; übersetzt von C.J. Voß). Dementsprechend ist die Isolation weniger durch ‚Reinheit/ Unreinheit' zu erklären als vielmehr durch die Folgen, welche die Besessenheit für die Interaktion des Mannes mit seinen Mitmenschen hat. So beschreibt Markus nicht nur, dass der Mann sich aufgrund seiner Besessenheit selbst verletzt, sondern dass er auch eine Gefahr für andere darstellt, weswegen versucht wurde, ihn zu fesseln (Mk 5,4 f.) (vgl. Schenke 2005, S. 141). Sein krankheitsbedingtes Verhalten ist der Grund für seine Isolation. Demnach wird der Besessene durch die Befreiung vom „unreinen Geist" „[...] wieder sozial integrierbar [...]" (Eckey 2008, S. 198). Daher endet die Erzählung vom Besessenen von Gerasa mit der Aufforderung Jesu, dass der vom unreinen Geist befreite Mann zurück zu seiner Familie gehen und das Geschehene verkünden soll. Dies tut der Mann in der gesamten Dekapolis (Mk 5,19 f.). Der Mann, der separiert von der Gesellschaft in den Gräbern lebte (Mk 5,2), tritt, indem er von seiner Befreiung vom unreinen Geist berichtet, wieder in Interaktion mit seinen Mitmenschen. Somit „[ist] die Wiedereingliederung und Integration in Familie und Gesellschaft [...] eine wichtige letzte Phase der Heilung und Befreiung, die bewältigt werden muss" (Klaiber 2010, S. 108).

6.2.1.2 Folgen körperlicher Versehrtheit auf die Lebensführung der Menschen

Neben den mit den gesellschaftlichen Kategorien ‚Reinheit / Unreinheit' einhergehenden Folgen für Menschen, die unter Krankheit leiden, haben insbesondere Krankheiten weitere Folge für die Lebensführung der Menschen. So weist Markus in der Erzählung von der Heilung eines Mannes am Sabbat (MK 3,1–6) sowie in der von der Heilung eines Blinden bei Jericho (Mk 10,46–52) darauf hin, dass Menschen durch ihre Erkrankungen nicht mehr in der Lage sind, ihren Lebensunterhalt eigenständig zu erwirtschaften und somit durch ihr Leiden in eine passive und von anderen Menschen abhängige Situation gedrängt wurden.

Markus verdeutlicht dies insbesondere am Beispiel des in der Synagoge sitzenden Mannes mit der verdorrten Hand (Mk 3,1). Die Beschreibung des Mannes weist darauf hin, dass er neben seiner „Kommunikationsfähigkeit", insbesondere „[...] in seiner Arbeits- und Erwerbsfähigkeit stark beeinträchtigt [ist]" (Eckey 2008, S. 137). So ist für ein solches Leiden charakteristisch, dass es sich „[...] v. a. in der erheblichen Minderung eigener Erwerbstätigkeit niederschlägt. Denn eine Erkrankung, die den uneingeschränkten Gebrauch der Hände unmöglich machte, zog meist die Angewiesenheit auf Hilfe und Almosen, oft auch Armut nach sich" (Michael Becker 2013, S. 288).[10] Es handelt sich um einen Mann „[…], der seinen Lebensunterhalt nicht durch Arbeit erwirtschaften kann" und somit, so lässt es die von Markus beschriebene Szenerie des in der Synagoge sitzenden Mannes vor dem Hintergrund der Krankheitsbeschreibung vermuten, zur Sicherung seiner Existenz bettelt (Schenke 2005, S. 97).

Ein ähnliches Schicksal ereilte den am Wegesrand nach Jericho sitzenden blinden Bettler namens Bartimäus (Mk 10,56). Dieser war ebenso, „so [wie] viele Blinde auf Bettelei angewiesen […]" (Dormeyer 2013, S. 363) und wurde aufgrund seines Leidens, wie durch sein Sitzen am Wegesrand bildlich von Markus dargestellt, „[…] gesellschaftlich an den Rand gedrängt […]" (Eckey 2008, S. 350). Er sitzt, wie es wohl auch andere Menschen mit einem ähnlichen Schicksal tun, am Wegesrand und erhofft, „von den Pilgern, die nach Jerusalem zogen, […] Almosen […]" (Klaiber 2010, S. 206).

Aufgrund der sowohl für den am Wegesrand sitzenden blinden Bettler (Mk 10,46) als auch für den in der Synagoge sitzenden Mannes mit der verdorrten Hand (Mk 3,1) geltenden gesellschaftlichen Außenseiterrolle und ihrer Abhängigkeit in ihrer Lebenserhaltung verdeutlicht Jesu am Beispiel der Heilung des Mannes in der Synagoge (Mk 3,1–6), dass „[…] der durch seine verkrüppelte Hand in seinen Möglichkeiten zu kommunizieren und zu arbeiten strakt behindert ist, […] in die Mitte [gehört]" (Klaiber 2010, S. 72). So „[…] verschafft [Jesus] diesem Mann, der ein soziales Randdasein führt, zentrale Geltung innerhalb der Gottesdienstgemeinschaft" (Ebner 2008b, S. 39).

Jesus durchbricht somit die innerhalb der gegenwärtigen Gesellschaft zu beobachtenden Verbindung von chronischem Leiden, wie im Fall des Mannes mit der verdorrten Hand und dem Blinden, und Armut, welche sie zum Betteln zwang (Kessler & Omerzu 2009b, S. 535). Eine Armut, die sie nicht nur an den gesellschaftlichen Rand drängt, sondern oftmals zu einer „bitteren Armut" führte (Schäfer-Lichtenberger & Schottroff 2009, S. 51).

6.2.1.3 Ergebnissicherung

Markus zeigt seinen Adressaten innerhalb der Erzählungen von Heilungen und Exorzismen die Bedeutung des Leidens der Menschen auf, welches sie in Bezug auf ihre gesellschaftliche Verortung ertragen müssen. Dieses ist sowohl in Hinblick auf die mit ‚Reinheit / Unreinheit' verbundenen gesellschaftlichen Vorstellungen als auch in Bezug auf die mit körperlichen Leiden verbundene

---

[10] Becker weist darauf hin, dass „eine Verkrüppelung […] zudem den Ausschluss von Kult bzw. von Tätigkeiten, die kultische Reinheit voraussetzten, bedeuten [konnte] (Lev 21,18; vgl. 1Qsa 2,3–9; CD15,16; 1 QM 7,4)."

Abhängigkeit in ihrer Lebenserhaltung von Ausgrenzung und Isolation geprägt. Jesus löst diese gesellschaftliche Verortung der Kranken durch „die faktische Aufhebung der Grenzen zwischen rein und unrein in den Wunderheilungen [...]", bei der er „[...] den einzelnen Menschen [...]" in den Blick nimmt (Kratz 2016, S. 375) sowie durch das bewusste in die Mitte Stellen sowohl des Mannes mit der verdorrten Hand (Mk 3,3) als auch des blinden Bettlers (Mk 10,49)[11], auf. Auch wenn Frevel (2016d) darauf hinweist, dass „insgesamt [...] die Körperlichkeit des Menschen für theol[ogische] Aussagen des [Neuen Testamentes] keine gewichtige Rolle [spielt]" (ebd., S. 300)[12], so ist bemerkenswert, dass Markus in Bezug auf die Beschreibung des heilenden Handelns Jesu eine enge Beziehung zwischen den „[...] Heilungen Jesu [...] mit bestimmten Gesten [...]" herstellt (Berührung durch Jesus: Mk 1,41;7,33; 8,22; Berührung von Kranken: Mk 3,10; 5,34) (Andreas Ruwe & Starnitzke 2009b, S. 318). Die von Jesus ausgehende Berührung der körperlich kranken Menschen ist besonders vor „[...] dem Hintergrund der [vorherrschenden] kultischen Vorschriften des alten Israels [...] auffallend [...]" (Rupprecht 2014a, S. 1198). Aufgrund dieses Verhaltens Jesu gegenüber den körperlich kranken Menschen, welcher bewusst entgegen kultischer Vorschriften die körperliche Nähe zu diesen sucht, „[...] bricht die Isolation der Kranken auf und ermöglicht die Reintegration in Gesellschaft" (Frevel 2016d, S. 300). Die bewusste Körperlichkeit in den Heilungserzählungen wird somit zum Ausdruck der „Aufhebung der Grenzen", welche den kranken Menschen isolieren, und zur bildlichen Zuwendung zum einzelnen Menschen (vgl. Kratz 2016, S. 375).[13]

---

[11] Siehe bzgl. des Mannes mit der verdorrten Hand Klaiber (2010, S. 72).

[12] Frevel (2016d, S. 300) weist daraufhin, dass „lediglich bei Paulus und den Deuteropaulinen wird in theol. Kontext über Leiblichkeit reflektiert."

[13] Dies besitzt besondere Bedeutung vor dem Hintergrund dessen, was Kostka (2000, S. 194) in Hinblick auf die „Aussätzigenerzählungen" herausstellt: „Das Fremdsein, die Situation der Nichtzugehörigkeit zum Leben, zur Gottes- und Heilsgemeinschaft ist der Kern des Krankheitsverständnisses, das in den verschiedenen Texten entwickelt wird." Des Weiteren betont Kostka (2000, S. 195), dass „[a]lle Aussätzigen, die in den biblischen Texten beschrieben werden, [...] als Fremde dargestellt [werden]. Sie stehen am Rande der Gesellschaft, weil sie aussätzig sind und/weil sie von vornherein Fremde waren."

6.2.2   Die Selbstbestimmung des Menschen in der Darstellung von Heilungen und Exorzismen

In den Heilungserzählungen des Markusevangeliums wird nicht nur die vor dem Hintergrund gegenwärtiger gesellschaftlicher Vorstellung mit Krankheit einhergehende Abhängigkeit, Ausgrenzung und soziale Isolation der Erkrankten Leiden deutlich. Ebenso zeichnet Markus in einigen Heilungserzählungen auf, wie Kranke sich selbst aus diesem Leiden befreien und durch andere Menschen befreit werden.

Dieses Motiv des Markusevangeliums wird insbesondere von Jochum-Bortfeld (2008) in seiner Analyse der Figuren des Markusevangeliums deutlich, welche ihre gesellschaftliche Randexistenz verlassen und nicht nur durch Jesus als Person anerkannt werden, sondern durch ihr Handeln aus den Rändern der Gesellschaft zurück in diese ihre Handlungsfähigkeit wiedererlangen (Mk 5,21–34; 7,24–30; 10,46–52; 14,3–9) (ebd., S. 197). Im Fokus stehen hierbei Vertreter „[…] gesellschaftlicher Gruppen, die nach den Wertemaßstäben der hellenistisch-römischen Gesellschaft und Teil der jüdischen Kultur als minderwertig eingestuft worden sind, […]" (ebd., S. 195). Aufbauend auf diese Arbeit von Jochum-Bortfeld (2008) werden aufgrund des hier vorgenommenen Fokus auf die Heilungserzählungen im Markusevangelium besonders die Erzählung von der Heilung einer kranken Frau (Mk 5,21–34), Heilung einer Tochter einer Syrophönizierin (Mk 7,42–30) sowie die Heilung eines Blinden bei Jericho (Mk 10,46–52) ergänzt durch die Erzählung von der Heilung eines Gelähmten (Mk 2,1–12) in Bezug auf die in diesen inne wohnenden, sich auf die „Handlungsfähigkeit" beziehenden Dynamiken analysiert.

Zur Strukturierung der nachfolgenden Analyse wird eine Unterteilung der Erzählungen nach den jeweils die Initiative ergreifenden Personen vorgenommen, durch welche die Handlungsfähigkeit der sich am Rande der Gesellschaft befindenden Kranken wieder- hergestellt wird.

6.2.2.1   Kranke Menschen ergreifen die Initiative

Eine der Erzählungen anhand derer Jochum-Bortfeld (2008) die von ihm beschriebene Handlungs- und Kommunikationsfähigkeit darstellt, ist die sich inmitten der Erzählung von der Heilung der Tochter des Jairus entfaltete Erzählung von der Heilung der blutflüssigen Frau. Diese befindet sich zu Beginn der Erzählung in der Menschenmenge, welche Jesus und Jairus auf ihrem Weg zur Tochter des Jairus umgibt. Entgegen der Einführung des Jairus in Mk 5,21, der dem Adressaten nicht nur anhand seines gesellschaftlichen Standes als Synagogenvorsteher, sondern auch mit seinem Namen vorgestellt wird, bleibt der Name der Frau in der

Erzählung unerwähnt. Somit bleibt auch die Möglichkeit aus, die Frau anhand ihres Namens bezüglich ihrer Herkunft oder Abstammung weiter einzuordnen. Dadurch ist es die Beschreibung der Frau als „seiend *im* Fluß (des) Blutes zwölf Jahre [...]" (Mk 5,26), welche das Bild der Frau für den Adressaten maßgeblich kreiert. Dabei sind zwei unterschiedliche Ebenen zu berücksichtigen.

Die erste Ebene, welche die Erzählung in den Versen 25 f. unmittelbar in den Blick nimmt, ist die Individualebene, die das persönliche Erleben der Krankheit und deren Folgen für die Frau in den Fokus setzt. So bedeutet der Blutfluss für die Frau eine körperliche Beeinträchtigung. Diese wird besonders durch die Erwähnung der zeitlichen Dauer von 12 Jahren herausgestellt, die entgegen häufig angeführter Meinungen keine symbolische Aussage besitzt oder eine Verbindung zur zwölfjährigen Tochter des Jairus darstellt (Collins 2007, S. 280), sondern welche den Blutfluss der Frau sowohl als eine schwere als auch chronische Erkrankung darstellt und als auch das persönliche Leid, auch wenn von Markus nicht explizit erwähnt, für den Adressaten ersichtlich macht (France 2002, S. 236; Gnilka 1978, S. 214). Markus bringt „mit dieser Umschreibung [...] zum Ausdruck [...], dass der Blutfluss nicht ein zu separierender Aspekt der Frau wäre, sondern sie befindet sich im Blutfluss, d. h. in einem größeren Geschehen, das sie nicht kontrollieren kann und das Lebensverlust bedeutet, denn das Leben wird im Blut lokalisiert (Lev 17,11)" (Kahl 2013, S. 288). Dieses die Frau in die Erzählung einführende Leiden wird in dem darauffolgenden Vers 26 hinsichtlich dessen, was die Frau in den 12 Jahren erleiden musste, weiter dargestellt. In dieser langen Zeit der Krankheit hat die Frau nicht nur unter dem Blutfluss als Krankheit gelitten, sondern auch unter den ärztlichen Versuchen diese zu behandeln. So heißt es in V. 26: „vieles gelitten habend von vielen Ärzten". Auch wenn der Grund für dieses Leiden unter den Ärzten von Markus nicht weiter erläutert wird, so kann jedoch vermutet werden, dass für diese Empfindung der Frau die mangelnden Möglichkeiten und Fähigkeiten der Ärzte zu dieser Zeit, aber auch das Handeln männlicher Ärzte an der kranken Frau ursächlich waren (Trummler 1991, S. 91). Aber diese Versuche der Frau durch ärztliche Hilfe Besserung zu erfahren, welche nicht nur erfolglos waren, sondern ihr Leiden sogar noch verschlimmert hatten, führte zum Verlust ihres gesamten Vermögens, welches ihr einst die Möglichkeit gab, die Hilfe der Ärzte in Anspruch zu nehmen (Gnilka 1978, S. 215). Die Krankheit wird somit nicht nur als unheilbar dargestellt, sondern auch als ihre Existenz bedrohend (Eckey 2008, S. 206). Jedoch wird neben dieser explizit von Markus angeführten Beschreibung des Leidensweges der Frau in den letzten 12 Jahren und dem damit vermittelten Eindruck bezüglich der Lage der Frau auch noch Weiteres hinsichtlich ihres persönlichen Erlebens der Erkrankung auf der Individualebene deutlich. So wird durch die langandauernde Erkrankung der Frau am Blutfluss, anhand derer sie vorgestellt wird, besonders für den jüdischen Adressaten ersichtlich, in welcher bedrohlichen Situation sich die Frau befindet (V.25). „Da [nämlich] das Blut als Lebensträger und Sitz der Seele gilt (vgl. z. B. Gen 9,4; Lev 17,11.14 Dtn 12,23), bedeutet dauernder Blutfluß fortgesetzten Lebensverlust" (Eckey 2008, S. 206). Somit wird für den Adressaten, welcher um das jüdische Verständnis des Blutes und des chronischen Blutflusses weiß, bereits mit der Einführung der Frau in Vers 25 deutlich, dass sie sich in großer Not befindet. Es kommt somit zu einer Unterstreichung des ohnehin bei der andauernden Erkrankung zu vermutenden körperlichen Leidens, welches durch die Beschreibung dessen, was die Frau in den letzten Jahren durchleben musste, weiter verdeutlicht wird. Aufgrund dieser anhand von expliziten und impliziten Aussagen zu erfassenden augenblicklichen Situation, welche neben der körperlichen Versehrtheit auch auf das Erlebte der Vergangenheit begründet ist, kann vermutet werden, dass die Frau neben einem körperlichen auch ein großes Maß an seelischem Leid verspürt. Jedoch ist zur Erfassung ihrer Gesamtsituation, in welcher sich die Frau zu Beginn der Erzählung befindet und somit ihren Ausgangspunkt für ihr sich anschließendes Handeln darstellt, auch die Gesellschaftsebene in den Blick zu nehmen. Hierbei gilt es die gesellschaftliche Perspektive auf die Erkrankung und der an dieser leidenden Frau zu betrachten.

Diese gesellschaftliche Ebene ist ähnlich wie das jüdische Verständnis bezüglich des Blutflusses als Lebensverlust nicht explizit in der Erzählung erwähnt. Jedoch schwingt sie für die Adressaten des Markusevangeliums bei der Darstellung des Leidens der Frau mit. So bedeutet die anhaltende vaginale Blutung vor dem Hintergrund gegenwärtiger gesellschaftlicher Vorstellungen von ‚Reinheit / Unreinheit' nicht nur eine soziale Isolation der Frau, sondern auch infolge der durch ihr Leiden bestehenden Unfruchtbarkeit und somit Kinderlosigkeit, dass sie gesellschaftlich geächtet ist und sich ihre gesellschaftliche Ausgrenzung weiter verschärft. Die Frau wird somit in Bezug auf ihre durch das gesellschaftliche Denken geschaffene Stellung – laut Jochum-Bortfeld (2008) – zum Objekt. Diese Sicht auf die Frau ist nicht nur durch die Art und Dauer der Erkrankung begründet, sondern besonders durch die Leiden der ärztlichen Behandlung und dem damit einhergehenden Verlust ihres Vermögens (ebd., S. 174).[14] So hat die Frau, die vor ihrer Erkrankung über ein Vermögen verfügte, welches sie durch die Behandlungsversuche verlor, – nach Jochum-Bortfeld – nicht nur ihre Selbstständigkeit und somit Subjektivität in Folge der Erkrankung verloren, sondern auch die Basis für diese (ebd.).

---

[14] Siehe Jochum-Bortfeld (2008, S. 174) bzgl. der getroffenen Wortwahl.

Diese Betrachtung der Gesellschaftsebene schafft in Ergänzung mit den auf der Individualebene gewonnenen Erkenntnissen nicht nur einen Eindruck bezüglich der Ausgangssituation der blutflüssigen Frau, sondern sie führt auch dazu, dass der Adressat der Erzählung mit ihr mitfühlt, auch wenn die gesellschaftliche Situation der Ausgrenzung aufgrund des Blutflusses der Frau und der damit für sie bestehenden rituellen Unreinheit für den jüdischen Adressaten nachvollziehbar ist (France 2002, S. 236). Ihre Situation ist geprägt von körperlichem und seelischem Leid sowie von sozialer Desintegration und sie befindet sich somit in großer Not. In dieser Situation hört die Frau von Jesus und drängt durch die Menschenmenge hindurch zu ihm, mit dem Ziel durch die Berührung seines Gewandes geheilt zu werden.[15] Dies tut sie nicht offenkundig. Es macht den Eindruck, als würde sie heimlich durch die Menschenmenge hindurch das Gewand Jesu berühren wollen, ohne dass sie bemerkt wird. Dieser Eindruck verhärtet sich bei der Gegenüberstellung des Verhaltens der Frau zu den Hilfesuchenden in Mk 1,32–34, Mk 2,2–4 und in der Erzählung von der Heilung der Tochter des Jairus (Mk 5,21–24. 35–43). In diesen Erzählungen wird eine Nachfrage nach der heilenden Hilfe Jesu beschrieben, welche durch direkte Nachfrage (Mk 5,22) oder offenkundige Handlung (Mk 1,32; 2,3 f.) dargestellt wird (ebd., S. 236 f.; siehe auch Gnilka 1978, S. 215). Die Frau hingegen tut dies nicht. Sie möchte im Verborgenen bleiben, gegebenenfalls aufgrund ihrer im gesellschaftlichen Verständnis bestehenden Unreinheit (Kahl 2013, S. 288), welche zu ihrer Ausgrenzung geführt hat, oder wegen der Scham über das, was sie in den 12 Jahren ihres Leidens durchlebt hat. Aber trotz dessen, dass die Frau aus welchem Grund auch immer heimlich handeln möchte, wird ihre Bewegung hin zu Jesus ohne das Vorausgehen von Zweifeln oder Unsicherheit dargestellt (Donahue & Harrington 2002, S. 180; Dschulnigg 2007, S. 163; Eckey 2008, S. 207). Eher ist es so, dass das Gegenteil der Fall ist. Das, was die kranke Frau von Jesus gehört hat, nämlich dass er Macht besitzt, Menschen von Krankheit zu heilen (vgl. Mk 1,29–31; 1,32–34; 1,40–45; 2,1–12; 3,1–6), veranlasst sie in einer direkten Bewegung, das sie von ihm Trennende, die Menschenmenge, zu durchbrechen (Donahue & Harrington 2002, S. 174; Eckey 2008, S. 207).

Dieses Handeln und die sich dahinter befindende Dynamik erfährt besondere Bedeutung, wenn man sich die Umstände dieser Bewegung vor Augen führt. So wird zu Beginn der Erzählung erwähnt, dass sich zwischen der Frau und Jesus eine Menschenmenge befindet, die in V.25 hinsichtlich ihres zahlenmäßigen Umfangs und ebenso wie in V.31 bezüglich ihres Verhaltens charakterisiert

---

[15] Siehe bzgl. der Bedeutung der Berührung Donahue & Harrington (2002, S. 175), Gnilka (1978, S. 215).

wird. Das sich somit ergebende Bild einer Gruppe aus „vielen Menschen", die sich um Jesus drängen, macht das mechanische Hindernis deutlich, welches es für die Frau auf ihrem Weg hin zu Jesus zu überwinden gilt. Gleichzeitig ist dies auch ein Indiz für ihre bereits erwähnte gesellschaftliche Stellung, welche sie außerhalb der Gesellschaft verortet. Beides zeigt jedoch an, welche Herausforderungen sich dem Handeln der ohnehin körperlich und seelisch leidenden Frau entgegenstellen (Donahue & Harrington 2002, S. 173; Eckey 2008, S. 207). Jedoch ist diese komplexe Situation der Frau, welche durch Leiden in körperlicher, seelischer und gesellschaftlicher Dimension geprägt ist, nicht nur Hindernis für ihre Bewegung hin zu Jesus, sondern auch der Anlass für diese und ihr damit verbundenes Ausbrechen aus ihrer Situation. So sagt Dschulnigg (2007): „Die Verzweiflung der Frau in ihrer Notlage schlägt in großes Vertrauen in den Wundertäter Jesus um, was am Schluss von V.28 in direkter Rede nachgetragen wird: Sie vertraut darauf, dass sie selbst durch bloße Berührung der Kleidung Jesu gerettet werde" (ebd., S. 163; siehe auch Collins 2007, S. 281). Dieses Vertrauen in Jesus ist das entscheidende Motiv, das die blutflüssige Frau dazu veranlasst, sich den Herausforderungen ihrer Krankheit und der sich ihr stellenden Situation des Gedränges um Jesus herum zu stellen (Gnilka 1978, S. 215). Somit überwindet sie die Widrigkeiten ihres körperlichen und seelischen Leidens sowie ihre soziale Ausgrenzung und drängt durch die sie trennende Menschenmenge hin zu Jesus mit dem Ziel, durch die Berührung seines Gewandes Heilung zu erlangen (Jochum-Bortfeld 2008, S. 175).[16] „Wo sie bislang die Ärzte an sich herantreten ließ und womöglich noch bloßgestellt und *be*-handelt wurde, so *handelt* sie jetzt selber […]" (Trummler 1991, S. 94). Diese Initiative der Frau in Gestalt ihrer Bewegung durch die sich ihr in unterschiedlicher Hinsicht stellenden Hindernisse führt zur Heilung von ihrem Leiden.

Auch diese findet in Bezug auf die Mehrdimensionalität ihrer krankheitsbedingten Situation in zwei Schritten statt. In einem ersten Schritt erfolgt aufgrund der Berührung des Gewandes ein unmittelbares Stoppen des seit 12 Jahren andauernden Blutflusses. Es kommt somit entgegen den vergeblichen Versuchen ärztlicher Behandlung durch die von Jesus ausgehende heilende Kraft zur Heilung des körperlichen Leidens, welches auf der Individualebene der Frau zu beobachten war (Eckey 2008, S. 207). Jedoch wird die Frau trotz dieses ersehnten Erfolgs ängstlich dargestellt, als Jesus fragte, wer ihn berührte, nachdem er merkte, wie die heilende Kraft aus ihm herausströmte (V.33). Entgegen verschiedener exegetischer Meinungen, welche in dieser Reaktion der Frau ein Zeichen für die Epiphanie sehen (siehe u. a. Kahl 2013, S. 289; Trummler 1991, S. 98), deutet

---

[16] Siehe Donahue & Harrington (2002, S. 175) bzgl. der Heilung durch Berührung.

Jochum-Bortfeld (2008) dieses Bild im Kontext der sozialen Ausgrenzung der Frau. Diese ist zwar durch die Berührung von ihrem körperlichen Leiden geheilt worden, hat aber jedoch aufgrund ihrer bereits erwähnten gesellschaftlichen Ausgrenzung und der damit verbundenen Objektivierung Angst vor dem „sozialen Erkannt- Werden", welches sich im Zittern vor Furcht (V.33) widerspiegelt (ebd., S. 176). Diese Angst, welche sich auf die, auf der Gesellschaftsebene stattfindenden Ausgrenzung bezieht, durchbricht Jesus mit der direkten Anrede der Frau und ihrer Bezeichnung als „meine Tochter" (V. 34). Er legitimiert damit nicht nur ihr Handeln, welches, auch wenn in der Erzählung nicht explizit erwähnt, der gesellschaftlichen Reinheitsvorstellung und dem damit verbundenen Verhalten widerspricht (vgl. Donahue & Harrington 2002, S. 176; Dschulnigg 2007, S. 164; Eckey 2008, S. 209), sondern er befreit sie vor allem von der sozialen Nichtbeachtung. Er vollendet die Heilung der Frau durch ihren kommunikativen Einbezug und erkennt sie somit als „handlungs- und kommunikationsfähiges Subjekt" an (Jochum-Bortfeld 2008, S. 177). Er zwingt sie durch die in den Augen der Jünger und dem zu gewinnenden Eindruck eines um Jesus stattfindenden Gedränges unnötigen Nachfrage ihre „Anonymität" zu verlassen (Stolle 2015, S. 129). Durch dieses Handeln findet eine „gesellschaftliche Re-Integration" der anfänglich als ausgegrenzt und objektiviert dargestellten Frau statt. Die ursprünglich einst als allein dargestellte Frau wird in die Gemeinschaft der familia dei aufgenommen (Jochum-Bortfeld 2008, S. 177; siehe auch Donahue & Harrington 2002, S. 176; Eckey 2008, S. 209; Klaiber 2010, S. 112). Das für ihren Situationswandel Maßgebliche ist ihr als Glaube hervorgehobenes Vertrauen darin, dass Jesus ihr trotz ihrer ausweglos scheinenden Lage helfen kann, welches durch die Reaktion Jesu auf ihr Handeln (France 2002, S. 237) und durch die Bestätigung Jesu herausgestellt wird. Dieser Glaube ist es, „[...] der ihr den Weg zur Heilung und Heil geöffnet hat." Dies bedeutet nicht, dass die blutflüssige Frau sich selber durch ihren Glauben in Form von Vertrauen auf Jesus geheilt hat, sondern dass es dieser Glaube ist, der sie zu ihrem Handeln bewegt hat und der „[...] die Tür ist, durch die Gottes Kraft wirken konnte" (Klaiber 2010, S. 112 f.). Es ist somit auch nicht die Berührung des Gewandes Jesu, welche die Frau geheilt hat, sondern es war ihr Glaube, der ihrem Handeln zugrunde lag (France 2002, S. 237). Dieser ist es in den Augen von Jochum-Bortfeld (2008), welcher der Türöffner ist, der die Frau motiviert hat, aktiv zu werden und die Initiative zu ergreifen, den Weg hin zu Jesus zu suchen und somit aus ihrer Passivität auszubrechen.[17]

---

[17] Kahl (2013, S. 289) hingegen wertet vor dem Hintergrund von Lk 7,50, die Heilung der Frau als eine „[...] Wiederherstellung einer intakten Gottesbeziehung als Voraussetzung intakter zwischenmenschlicher Beziehungen". In seinen Augen „[...] gilt [eben dies] auch

Eine vergleichbare Dynamik in der Geschichte einer Person wie in Mk 5, 21–43 wird in der Erzählung von der Heilung des Blinden bei Jericho (Mk 10,46–52) sichtbar. Zu Beginn dieser Erzählung wird berichtet, dass Jesus gemeinsam mit seinen Jüngern und einer ihm folgenden großen Menschenmenge die Stadt Jericho verlässt und sich auf den Weg nach Jerusalem macht.[18] Außerhalb der Stadt sitzt am Straßenrand ein blinder Bettler namens Bartimäus, welcher dem Leser weiterhin als Sohn des Timäus vorgestellt wird. Diese namentliche Einführung lässt den Mann trotz seines aramäischen Namens Bar-timäus, welcher ihn bereits als Sohn des Timäus identifiziert, als Mann jüdischer Herkunft wahrnehmen (Dormeyer 2013, S. 258; Eckey 2008, S. 350; France 2002, S. 423). Grundlegend dafür ist die zweite, auf seinen aramäischen Namen folgende Angabe, welche ihn unter Verwendung des griechischen Wortes für „Sohn" ein zweites Mal als den „Sohn des Timäus" darstellt (Eckey 2008, S. 350; France 2002, S. 423; Stolle 2015, S. 258). Jedoch bestehen bezüglich der Bedeutung des Namens unterschiedliche exegetische Meinungen[19], die unter anderem eine nähere symbolische Bedeutung, welche sich auf die Namensnennung des Vaters des Blinden beziehen könnte, als unwahrscheinlich bezeichnen (Gnilka 2008, S. 110). Eher ist es die generelle Namensnennung des Bettlers, welche bemerkenswert ist. So fällt bei Betrachtung des gesamten Markusevangeliums auf, dass dem Adressaten neben den Jüngern nur wenige Personen mittels Namen vorgestellt werden (Collins 2007, S. 508; Donahue & Harrington 2002, S. 317; Klaiber 2010, S. 206). Somit scheint es, als ob die in dieser Perikope stattfindende namentliche Vorstellung und deren Wiederholung bereits auf die Bedeutung des Mannes für die Handlung der

---

für die Erzählung von der Frau mit dem Blutfluss: Die vorher aufgrund ihrer Krankheit kultisch und in ihren sozialen Kontakten zumindest eingeschränkte, von den Ärzten als hoffnungsloser Fall aufgegebene, verarmte Frau ist durch die in sie fahrende Wunderkraft im allumfassenden Sinne wiederhergestellt: 1., sie ist körperlich geheilt und ihr Leben ist gerettet; 2., sie steht in einer heilsamen Gottesbeziehung, die zumindest in Zweifel stand; und 3., sie ist in zwischenmenschliche Beziehungen re-integriert. Ihre intentionale Berührung Jesu nimmt alle drei Aspekte vorweg und aktiviert sie zugleich: Dadurch aktiviert sie die in Jesus innewohnende Wunderkraft, die dynamis; und der Gottes- und Menschensohn lässt sich von der ausgegrenzten unreinen Frau berühren und bekennt sich zu ihr unter Bezugnahme auf Familienmethaphorik."

[18] Die Bedeutung der Ortsangabe in der Komposition des Evangeliums wird im Kontext der Bilder des Menschen „Sehen", „Verstehen", „Jünger" und „Nachfolge" weiter herausgearbeitet (für die Bedeutung des Sehens, des Glaubens und der Nachfolge ist diese Angabe bereits zentrale und wird in diesem Kontext auch noch einmal aufgegriffen; Grund ist der Weg nach Jerusalem, der Ort der Anklage, Leidens und Auferstehung Jesu).

[19] Siehe hierzu die angeführte Diskussion in Collins (2007, S. 508 f.)

Erzählung und deren Aussage vorbereiten soll und daher den Blick des Adressaten an den blinden Bartimäus bindet (Dschulnigg 2007, S. 289; Schenke 2005, S. 253). Aber nicht nur die Namensnennung ist für die Wahrnehmung des Blinden von Bedeutung, sondern auch sein am Rande des Weges Sitzen. So bedeutet die fehlende Sehfähigkeit des Mannes nicht nur, dass die Wiederherstellung dieser „>> [...] nur als Wunderheilung oder aber überhaupt nicht vorstellbar<<" war (Schrage 1969, S. 73 zitiert in Dormeyer 2013, S. 363), sondern auch in Bezug auf die gesellschaftlichen Folgen, welche die Erkrankung für den Mann hat. Der Mann ist in Bezug auf die Erwirtschaftung seines Lebensunterhalts von anderen abhängig. Er ist zum Betteln verurteilt und befindet sich somit, wie durch Markus durch die Positionierung des Mannes am Rande des Weges verdeutlicht, am Rande der Gesellschaft. Dieses für sein Überleben notwendige Betteln ist es jedoch auch das, was seine gesellschaftliche Situation weiter verschärft. So ist in der römisch-hellenistischen Gesellschaft diese Form der Erwirtschaftung des Lebensunterhalts unabhängig von dem zugrundeliegenden Grund geringgeschätzt. Demzufolge ist das Leben des Bartimäus dadurch geprägt, dass er hinsichtlich seines Überlebens von der Gesellschaft abhängig ist, diese es aber auch ist, in welcher der zum Betteln verurteilte Blinde als nicht gleichwertig angesehen wird. In den Augen von Jochum-Bortfeld (2008) macht dies ihn ebenso wie die blutflüssige Frau (Mk 5,21–43) hinsichtlich der gesellschaftlichen Einbindung zum Objekt (ebd., S. 184). So erfährt er nicht wie der Blinde in Betsaida (Mk 8,22–26), welcher von anderen zu Jesus mit der Bitte um Heilung gebracht wird, Anteil an der Gemeinschaft, sondern er bleibt am Rand des Weges sitzen, über den die Menschen an ihm vorbei nach Jerusalem pilgern. Daher ist der blinde Bartimäus auf sich allein gestellt und macht selbst auf sich aufmerksam (Eckey 2008, S. 350; Schenke 2005, S. 253). So beginnt er nämlich, als er von Jesus, der sich ebenso auf dem Weg nach Jerusalem befindet, hört, zu „schreien" (V.47) und verlässt somit seine Position am gesellschaftlichen Rand (Stolle 2015, S. 258). Der Grund für diese Reaktion ist, dass der blinde Bettler den auf dem Weg schreitenden Jesus als „den Sohn Davids" (V.47), den gemäß der Verheißung (2Sam 7,12–12; Jes 9,1–6; 11,1–11) zu erwartenden [20], erkennt. Diesen fordert er mit den Worten „hab Erbarmen mit mir" (V.47) auf, ihn von seinem Leiden zu heilen.

---

[20] Siehe Eckey (2008, S. 350 f.), Klaiber (2010, S. 206 f.) bzgl. „Davidsohnschaft Jesu";
France (2002, S. 237) weist daraufhin, dass mit der Anrede Jesu als den „Sohn Davids" ein neuer Abschnitt in der markinischen Darstellung Jesu, der in Verbindung mit seinem Weg hin nach Jerusalem gesehen wird und seine Messianität weiter offenlegt, darstellt. siehe hierzu auch die Bewertung der Geschichte als Brücke hin zum öffentlichen Handeln Jesu in Donahue & Harrington (2002, S. 319).

Er unterstreicht damit sein bereits mit dem Ausruf „Sohn Davids" zutage tretenden Erwartung, die er in Jesus als den von Gott gesandten Retter setzt und stellt
somit sein Vertrauen in Jesus, der die Macht besitzt, ihn von seiner Blindheit zu
heilen, heraus (Eckey 2008, S. 351; siehe auch Collins 2007, S. 510; Dschulnigg
2007, S. 289; Gnilka 2008, S. 110; Jochum-Bortfeld 2008, S. 185). Er durchbricht somit seine krankheitsbedingte Passivität, die ihn an den Rand gedrängt
hat, und sucht die Aufmerksamkeit und Hilfe Jesu. So weist Jochum-Bortfeld
(2008) darauf hin, dass Bartimäus in seinem Ausruf seine „subjektive Verfasstheit" zum Ausdruck bringt und verdeutlicht dadurch „[…] seine Verzweiflung
und die Hoffnung, dass Jesus sein Leid wenden kann" (ebd., S. 185). So ist
er es selber, der ohne die Hilfe anderer auf sich aufmerksam macht (Klaiber
2010, S. 207). Jedoch löst der rufende Bettler bei „vielen" Unmut aus und sie
gebieten ihm zu schweigen (V. 48). Das Motiv hinter dieser Reaktion ist nach Joa-
chim Gnilka weniger vom markinischen Messiasgeheimnis (vgl. Dormeyer 2013,
S. 367; Eckey 2008, S. 351) her zu verstehen, sondern in dem Versuch der Menschen, die lästigen Rufe des Bettlers zu unterbinden, wodurch „dessen Glaube auf
die Probe gestellt" wird (Gnilka 2008, S. 110). Jochum-Bortfeld (2008) hingegen
sieht in der Reaktion der Menschenmenge den Versuch, den blinden Bettler „[…]
in seine Passivität am Straßenrand zurück[zu]drängen" und ihn somit wieder auf
seinen Platz am Rande des Geschehens zu verweisen (ebd., S. 185). Unabhängig vom Grund, welcher die Jünger dazu veranlasst, das Schreien des Bettlers zu
unterbinden, führt die Darstellung eines sich zwischen Bartimäus und Jesus aufbauenden Hindernisses, welches von Markus in Gestalt der abweisenden Jünger
dargestellt wird, zu einem erneuten Schreien des Mannes (Collins 2007, S. 510;
Donahue & Harrington 2002, S. 424). Hierdurch entsteht sowohl in Bezug auf die
Erzählung als auch in der Darstellung des blinden Bettlers eine Dynamik, welche
das Handeln des Mannes und das dem zugrundliegende Vertrauen in Jesus herausstellt (Donahue & Harrington 2002, S. 318). Dieses Verständnis wird auch von
Dschulnigg (2007) geteilt, wenn er darlegt, dass sich im beharrlichen Rufen des
Bettlers, welches auf die Reaktion der Menschenmenge folgt, sein „durch Ablehnung erprobter Glauben" zeigt (ebd., S. 289; siehe auch Stolle 2015, S. 258). So
weist Jochum-Bortfeld (2008) darauf hin, dass Bartimäus an seinem Geltungs-
anspruch festhält und als Reaktion auf den Versuch ihn von Jesus fernzuhalten,
seine Versuche verstärkt werden, von Jesus beachtet zu werden und von ihm Hilfe
zu erlangen (ebd., S. 185). Jesus erhört Bartimäus und lässt ihn zu sich rufen.

Dieser macht sich trotz seiner Blindheit selbstständig und zielstrebig auf den
Weg zu Jesus (Stolle 2015, S. 259). Jedoch handelt es sich bei dieser Bewegung
nicht einfach um ein schlichtes Hingehen zu Jesus, sondern er wirft als nahezu
impulsive Reaktion auf den Aufruf Jesu und somit noch vor dem eigentlichen

Hingehen zu ihm seinen Mantel weg (V. 50). Bezüglich der Aussage dieser Handlung gibt es unter den Exegeten unterschiedliche Auffassungen. Die einen sehen in diesem Befreien vom Mantel ein „Hintersichlassen" von dem, was ihn behindert, besonders in der Bewegung hin zu Jesus (Eckey 2008, S. 251; siehe auch Collins 2007, S. 511; Donahue & Harrington 2002, S. 318; Klaiber 2010, S. 206). So wird „in der frühchristlichen Bekehrungssprache [...] mit dem Zurücklassen des alten Gewandes die Abkehr von der Vergangenheit ausgedrückt (vgl. Kol 3,8–9)" (Eckey 2008, S. 351). Dieses bewusste Zurücklassen des Mantels wird auch von Dormeyer (2013) wahrgenommen, der jedoch im Mantel kein Hindernis für die Bewegung hin zu Jesus sieht, sondern den Mantel des Bettlers als „Sammelstelle für Münzen und andere Almosen" wahrnimmt. Somit lässt der blinde Bartimäus das zurück, was er nach der Heilung, die er von Jesus erwartet, nicht mehr brauchen wird. Daher ist es – so Dormeyer – weniger das Zurücklassen des Alten was im Wegwerfen des Mantels deutlich wird, sondern das Vertrauen in Jesus und seine heilende Kraft (ebd., S. 363). Andere sehen hingegen in dem nahezu impulsiven Wegwerfen des Mantels weniger eine implizierte Aussage als eher ein zum Ausdruckbringen der inneren Bewegtheit des Bettlers, durch welche die Erzählung an Dynamik gewinnt. Diese Wahrnehmung der Handlung des Bartimäus wird durch die Darstellung der auf das Wegwerfen weiterhin erfolgenden Reaktion verstärkt. So heißt es in der Erzählung: „Da warf er seinen Mantel weg, sprang auf und lief auf Jesus zu" (V.50) (Collins 2007, S. 510; Donahue & Harrington 2002, S. 318; Gnilka 2008, S. 110). Auch Jochum-Bortfeld (2008) nimmt die in dieser Bewegung innewohnende Dynamik wahr. Er wertet – ähnlich wie Donahue und Harrington (2002, S. 424) – dieses Aufstehen als Zeichen für die Aktivität des anfänglich passiv am Wegesrand sitzenden blinden Bettlers (Jochum-Bortfeld 2008, S. 186).

Nach dieser Reaktion des Bettlers fragt Jesus ihn, was er möchte, das er, Jesus, ihm tue (V.51). Diese Frage Jesu, welche aufgrund der bereits erwähnten Bedeutung des anfänglichen Ausrufes des Bettlers „hab Erbarmen mit mir" (V. 47) überflüssig zu sein scheint, dient vor allen Dingen zum kommunikativen Einbezug des Blinden (Klaiber 2010, S. 207). Jesus nimmt den Bettler, der auf die Hilfe anderer angewiesen ist, ähnlich wie die blutflüssige Frau (Mk 5,21–43) als „handlungsfähigen Menschen" wahr. Er widerspricht der gesellschaftlichen Vorstellung, welche Bartimäus aufgrund seiner Erkrankung und dem sich ihm damit darbietenden Zwang zu betteln, objektiviert. Jesus handelt nicht einfach an ihm und heilt ihn, sondern gibt ihm durch seine Frage die Möglichkeit, das, was er möchte, selbstständig auszusprechen (Jochum-Bortfeld 2008, S. 186). Bartimäus nimmt diese Möglichkeit an und antwortet Jesu „Rabbuni, ich möchte wieder sehen können" (V.51). Durch die in der Antwort verwendete Anrede Jesu als

„Rabbuni" („mein Herr"), welche in den synoptischen Evangelien einmalig ist, drückt der Bettler im Gegenüber zum sonst verwendeten „Rabbi" nicht nur seine Ehrerbietung gegenüber Jesus aus (Collins 2007, S. 511; Donahue & Harrington 2002, S. 318), sondern er bringt auch sein in Jesus gesetztes Vertrauen zum Ausdruck (Dschulnigg 2007, S. 290).

An diese Bitte, ihn von seinem Leid zu befreien, schließt jedoch keine Heilung an. Jesus antwortet auf diese Frage lediglich mit den Worten „Geh! Dein Glaube hat dir geholfen." Diese Reaktion Jesu erinnert an die Heilung der blutflüssigen Frau aus Mk 5,21–43 (Donahue & Harrington 2002, S. 318). Auch dort war es das Vertrauen auf Jesus und seine Macht sowie das daraus gewachsene aktive Handeln, das von Jesus als Glaube klassifiziert wurde, der nicht aufzuhalten ist. Jesus kann auch hier lediglich auf die bereits stattgefundene Heilung des Blinden hinweisen und diese somit bestätigen, da das Heilende nicht eine durch Jesus durchgeführte Handlung ist, sondern der Glaube des blinden Bettlers (Ebner 2008b, S. 115). So ist „das Tätigwerden des Bartimäus [...] das zentrale Element der Erzählung" (Jochum-Bortfeld 2008, S. 186). Er durchbricht die gesellschaftlichen Vorstellungen und die ihn damit einschränkenden Fesseln, indem er durch sein Vertrauen – wie die blutflüssige Frau – die Initiative ergreift und sich über das Hindernis der Gesellschaft – hier die Menschenmenge – hinweg auf den Weg zu Jesus macht. Dieser nimmt ihn als handlungsfähigen Menschen wahr und Bartimäus wird von seinem körperlichen, aber auch sozialen Leid befreit. „Dass die Heilung – wie Lohmeyer feststellt – „völlig dialogisiert" ist, zeigt deutlich, wie es zur Wertschätzung des Bartimäus durch Jesus kommt: durch Kommunikation. Indem Jesus die kommunikative Absicht des Bettlers akzeptiert, erkennt er ihn als handlungsfähigen Menschen an – entgegen allen gesellschaftlichen Bewertungen" (ebd., S. 187). Somit wird der zu Beginn der Erzählung am Rande des Weges Jesu sitzende blinde Bettler durch sein in seinem Glauben gründendes Handeln zu einem Nachfolger Jesu, der ihn nun auf dem Weg nach Jerusalem begleitet (Donahue & Harrington 2002, S. 318 & 320).[21]

6.2.2.2 Menschen ergreifen für Kranke die Initiative

Bei der Betrachtung der Heilungserzählungen des Markusevangeliums insbesondere in Hinblick auf die gesellschaftlichen Dimensionen von Krankheit und der damit verbundenen gesellschaftlichen Rolle der Kranken fällt auf, dass es

---

[21] France (2002, S. 422) sieht in der ausführlichen namentlichen Einführung des Mannes ein Zeichen dafür, dass der gesundete Mann ein Teil der Jüngerschaft Jesu wird.

nicht nur Kranke sind, welche ihre Rolle verlassen und Initiative ergreifen, sondern auch andere Menschen es sind, welche für Kranke einstehen und somit bestehende gesellschaftliche Denkmuster überwinden.

Eine dieser Erzählungen ist die Erzählung von der Heilung der Tochter einer Syrophönizierin. Markus führt in diese Erzählung mit einer Ortsveränderung ein. So erfährt der Adressat, dass Jesu Galiläa verlassen hat und offensichtlich ohne seine Jünger in das „Gebiet von Tyrus" (V.24) geht. In dieser kurzen geographischen Einführung in den Weg Jesu wird bereits ein für das Verständnis der Erzählung zentraler Aspekt dargestellt. Jesus verlässt das vornehmlich von Juden bewohnte Galiläa und betritt ein Gebiet, in dem Juden nicht nur eine Minderheit waren, sondern der Großteil der Bevölkerung aus Phöniziern bestand, die nach der Eroberung durch Alexander den Großen hellenistisch geworden waren (Eckey 2008, S. 259; Klaiber 2010, S. 139). Diese beiden Bevölkerungsgruppen standen sich feindlich gegenüber, was für die sich in diesem Gebiet von Tyrus lebenden Juden eine besondere Bedrohung bedeutete (Donahue & Harrington 2002, S. 232; France 2002, S. 297; Klaiber 2010, S. 139). Neben dieser geographischen Einordung der Erzählung wird im ersten Vers weiterhin berichtet, dass Jesus ein Haus betritt. Der Besitzer dieses Hauses wird von Markus nicht erwähnt, jedoch lassen die bereits gesammelten Informationen zum Ort des Geschehens und der weitere Verlauf der Erzählung die Vermutung zu, dass es sich bei diesem um einen sogenannten Diasporajuden handelt. Diese Vermutung wird darüberhinaus auch durch den Sachverhalt gestärkt, dass Jesus, insofern er sich im Haus eines Nicht-Juden und somit Heiden befände, wie es bei einem hellenistischen Phönizier nach jüdischer Auffassung der Fall wäre, nicht gemäß der jüdischen Reinheitsvorschriften handeln würde (Eckey 2008, S. 259; Klaiber 2010, S. 139). Das Ziel, welches für Jesus jedoch hinter dem Betreten des Hauses steht, ist laut der Erzählung die Absicht, nicht erkannt zu werden. Jedoch hat das Haus, das hier gewissermaßen als Schutz dient, im Markusevangelium eine besondere Bedeutung und wird daher in der Parallelstelle im Matthäusevangelium nicht erwähnt (Mt 15,21). So ist das Haus der Ort der Gemeinschaft mit Jesus, an dem er heilt, lehrt, predigt und mit den Jüngern diskutiert und gar streitet (vgl. Mk 1,29; 2,1; 2,15; 3,20; 3,32 f. 5,38; 7,17; 9,33) (Donahue & Harrington 2002, S. 232).[22] Jedoch besteht auch die Auffassung, dass durch das Betreten des Hauses und dem damit verbundenen Aufenthalt im abgeschlossenen und von der Umwelt getrennten Raum betont werden soll, dass Jesus auf seinem Weg die Juden im Blick hat und nicht die sich außerhalb des Hauses befindenden Nicht-Juden, die Heiden (Dschulnigg

---

[22] Das Haus, welches im Markusevangelium symbolischen Charakter besitzt, wird in Mt 15,21 nicht erwähnt. Dort bleibt es bei der groben Ortsangabe.

2007, S. 210; Eckey 2008, S. 259).[23] Somit wird durch diese geographische Verortung Jesu das nach jüdischem Denken geltende Reinheitsgebot, das eine strikte
Trennung von Juden und Heiden vorsieht, unterstrichen. Diese Trennung – so
kann man es mit dem Wissen um die besondere Symbolik des Hauses bei Markus verstehen – wird bzgl. der Bedeutung des sich im Haus Befindens weiter
verstärkt. So sind diejenigen, die sich mit Jesus im Haus befinden, nicht nur
jüdisch und somit rein, sondern sie befinden sich auch aufgrund ihrer kultischen
Zugehörigkeit in einer Gemeinschaft mit ihm, in der er sie lehrt, sie heilt, zu
ihnen predigt und sie auch maßregelt. Aber Jesu Aufenthalt konnte nicht, wie
es von ihm gewollt war, geheim gehalten werde. So werden die Grenze und die
damit einhergehende Unterscheidung innerhalb der Gesellschaft, welche anscheinend in der Einführung in die Erzählung auch von Jesus vorgenommen wird,
von einer Frau, deren Tochter von einem unreinen Geist besessen ist, in doppel-
ter Hinsicht durchbrochen. So vollzieht sich bereits in der Angabe, dass es sich
um eine Frau handelt, die zu Jesus ins Haus kommt, ein erster Bruch mit dem
gesellschaftlichen Denken. Der Grund hierfür ist, dass es nicht üblich ist, dass
eine Frau den Kontakt zu einem jüdischen Gelehrten, wie Jesus es ist, hat (France
2002, S. 297). Der zweite Bruch mit gesellschaftlichen Vorstellungen bezieht sich
auf die Herkunft der Frau. Dieser ist es auch, welcher bei Betrachtung des weiteren Erzählverlaufs im Fokus der Handlung steht. So handelt es sich bei der Frau
nicht nur aufgrund der erzählerischen Darstellung um eine außerhalb des Hauses
und dessen Gemeinschaft Stehende, sondern ihre Bezeichnung als Syrophönizierin (V.26) verweist auf ihre griechische Herkunft, welche sie als Nicht-Jüdin
identifiziert (Donahue & Harrington 2002, S. 233; France 2002, S. 297; Schenke
2005, S. 188).

Somit befindet sich zwischen Jesus und ihr nicht nur eine kultische Barriere,
sondern auch eine gewissermaßen politische. Sie gehört aufgrund ihrer Herkunft
der Bevölkerungsgruppe an, welche wie bereits dargestellt, den Juden feindlich
gegenübersteht (Donahue & Harrington 2002, S. 232; Eckey 2008, S. 259). Diese
von Jesus und dem Inneren des Hauses getrennte Frau sucht den Kontakt zu
Jesus. Ebenso wie in den Erzählungen in Mk 5,21–43 wird auch hier deutlich,
dass ihrem Weg zu Jesus das Hören von ihm und seinen Taten vorausgegangen
ist. So lässt sich auch hier vermuten, dass es sich bei der Grundlage für ihr Handeln ebenso wie in Mk 5,21–43 und Mk 10,46–52 um die Hoffnung und das
Vertrauen auf Jesus und die mit ihm verbundene Heilung der Tochter handelt.
Dies spiegelt sich auch im Niederfallen der Frau vor Jesus wider (V. 25). So
drückt dieses ‚zu Füßen fallen' ihre „[…] innere Notlage und ihre Verzweiflung

---

[23] Siehe auch Brüning & Vorholt (2018, S. 92) bzgl. des Adressatenkreises.

aus" und unterstreicht somit ihre mündlich vorgetragene Bitte der Heilung ihrer Tochter. Gleichzeitig spiegelt diese Geste aber auch die Anerkennung Jesu seitens der Frau wider, die durch ihr Handeln das Vertrauen ausdrückt, dass Jesus ihre Tochter von dem unreinen Geist befreien kann (Jochum-Bortfeld 2008, S. 181; siehe auchFrance 2002, S. 297). Jedoch kommt es in dieser Erzählung zu einer Besonderheit. So führt Jesus als Antwort auf die Bitte ein Bildwort an, mit dem er durch die Darstellung des Verhältnisses zwischen dem Volk Israel – den Juden – und den Heiden – den Nichtjuden – den Vorrang der Juden vor den Nichtjuden unterstreicht und somit der Syrophönizieren – als Nichtjüdin – die Heilung ihrer Tochter widersagt. Die dazu verwendeten Metaphern für die jeweiligen Gruppen spiegeln eine gewisse Wertung wider. So verwendet er für das Volk Israel die Bezeichnung „Kinder", welches auf die Söhne und Töchter Jahwes hinweisen. Die Heiden hingegen bezeichnet er als „Hündchen", was als ein Verweis auf die Unreinheit dieser Gruppe verstanden werden kann und als eine darüber hinaus sehr negativ behaftete Bezeichnung gilt (Collins 2007, S. 366 f.; Donahue & Harrington 2002, S. 234).[24] Diese Verwendung des Hundes, beziehungsweise des in diesem Fall als Verweis auf einen Haushund im Gegenüber zu einem im Freien lebenden Hund verwendete „Hündchen" (France 2002, S. 298), geht im biblischen Kontext mit einer Ablehnung einher, welche die Verwendung dieser Metapher in der jüdischen Gesellschaft für Nichtjuden aufgreift (vgl. u. a. Mt 5,21–43) (Gnilka 1978, S. 293; Klaiber 2010, S. 140). Diese Abwertung wird auch nicht durch den bei der Metapher des Hundes verwendeten Diminutiv, durch welchen die Nichtjuden nicht als Hunde, sondern sogar lediglich als „Hündchen" bezeichnet werden, verringert oder gar aufgehoben (France 2002, S. 298). Eher ist es so, dass die Bezeichnung der Nichtjuden als „Hündchen" im Kontext des von Jesus verwendeten Bildes der Tischszene zu verstehen ist, in der die Juden am Tisch essen während sich die Hunde unter dem Tisch befinden. So soll die verwendete Bezeichnung den Adressaten an Haushunde erinnern, welche im Gegensatz zu Hofhunden oder gar wilden Hunden, mit im Haus lebten (Collins 2007, S. 367; Donahue & Harrington 2002, S. 234; Eckey 2008, S. 260; France 2002, S. 298; Gnilka 1978, S. 293; Stolle 2015, S. 176). Das „Bort", bei dessen Verteilung im dargestellten Bildwort eine zeitliche als auch statusbezogene Rangfolge besteht, steht als Metapher für das Heil Gottes. Dieses gilt nicht den „Hünchden", den Nichtjuden, sondern dem Volk Israel. Ihnen gilt bis zu diesem Zeitpunkt die Jeus Sendung. Somit werden die beiden Gruppen, die Juden und die Nichtjuden", durch das von Jesus verwendete Bildwort „ins Verhältnis

---

[24] Siehe bzgl. der Vernwendung der Methapher Eckey (2008, S. 260 f.), France (2002, S. 298), Stolle (2015, S. 176).

gesetzt" und er selbst stellt eine Rangfolge zwischen diesen beiden Gruppen heraus, welche die Juden als Volk Israel den Heiden überordnet und gleichzeitig vorzieht (Eckey 2008, S. 260; Klaiber 2010, S. 140). Somit wird auch ersichtlich, dass das in Bezug auf die Bitte der Frau entscheidende Moment nicht die Tatsache ist, dass sie eine Frau ist, sondern dass es sich bei ihr um eine Heidin handelt. So weist Jochum-Bortfeld (2008) mit Hilfe von Gnilka darauf hin, dass Jesus mit dieser Aussage verdeutlicht, dass er zum Volk Israel gesandt worden ist, um dieses mit Heil zu erfüllen und es zu retten (ebd., S. 181).

Jedoch lässt sich die Frau von dieser im Vergleich zu vorherigen Heilungserzählungen im Markusevangelium unerwarteten Reaktion Jesu nicht abhalten und antwortet Jesus. Sie nimmt dabei das von ihm verwendete Bild auf und wandelt dabei das Nacheinander von Kindern und Hunden als Methapern für Juden und Heiden in ein Nebeneinander um, ohne die Rangfolge zwischen den beiden Gruppen zu bestreiten (Collins 2007, S. 367 f.; Dschulnigg 2007, S. 211; Ebner 2008b, S. 78; France 2002, S. 298). Durch dieses Widersprechen zeigt die Frau Jesus gegenüber auf „[…], dass es bei Gott […] auch noch für die das Nötigste gibt, die nicht an erster Stelle stehen" (Klaiber 2010, S. 140). Die Frau gibt Jesus als Mann entgegen dem gesellschaftlichen Denken über angemessenes Handeln Widerworte und fordert ihn somit heraus. Jesus gibt der Frau aber Recht in dem was sie ihm entgegnet und sagt zu ihr: „Geh nach Hause, der Dämon hat deine Tochter verlasen." Er nimmt sie – so Jochum-Bortfeld (2008) – als ein kommunikationsfähiges Wesen in der Auseinandersetzung wahr und bezieht sie in diese mit ein. Sowohl er als auch die Frau durchbrechen damit die Barriere, die zu Beginn der Erzählung zwischen ihnen bestand und lösen sie somit auf. Das, was die Frau zum Handeln veranlasst hat, ist ihr Vertrauen auf ihn und seine Macht. Dieses Vertrauen wird jedoch von Jesus im Gegensatz zu Mk 5,21–43 und Mk 10,46–52 nicht als Glaube bezeichnet. Es lassen die Parallelen zwischen den bereits dargestellten Erzählungen des Markusevangeliums und den dort handelnden Personen die Klassifikation ihres Vertrauens als Glauben zu. Diese Wahrnehmung wird auch durch die Parallelstelle im Matthäusevangelium (Mt 15,21–28) bestärkt, in der Jesus der Frau antwortet: „Frau, dein Glaube ist groß. Was du willst soll geschehen" (Mt 15,28) (ebd., S. 182). Somit ist dieser Glaube der Frau im Markusevangelium, auch wenn er nicht ausgesprochen wird, nicht nur Grundlage ihrer Initiative und des sich den Hindernissen stellen, sondern es ist auch grundlegend für die Beharrlichkeit und der damit verbundenen Heilung ihrer Tochter (Donahue & Harrington 2002, S. 234). Der Fokus dieser Erzählung liegt nicht auf der Heilung der Tochter der Syrophönizierin, sondern in ihrem Dialog mit Jesus (France 2002, S. 299).

Eine weitere Erzählung, die Rückschlüsse auf die Überwindung bestehender gesellschaftlicher Denkmuster durch Menschen, die stellvertretend für kranke Menschen handeln, ermöglicht, ist die Erzählung von der Heilung eines Gelähmten (Mk 2,1–12). In dieser wird von einem Gelähmten berichtet, über den der Adressat der Erzählung lediglich erfährt, dass er aufgrund seines Leidens nicht in der Lage ist, sich selber fortzubewegen und deswegen von vier Männern getragen wird (Eckey 2008, S. 114). Auch wenn dies die einzige von Markus direkt geäußerte Information über den Gelähmten ist, lässt seine Wortwahl – so Donahue und Harrington (2002) – an zwei Stellen der Erzählung eine weitere Charakterisierung des Gelähmten zu. So wird in Vers 4 beschrieben, dass der gelähmte Mann auf einer „Tragbahre" liegt. Das dazu im Urtext verwendete griechische Wort verweist auf ein „All-Zweck-Bett eines armen Mannes", das unter anderem auch Bettlern als Unterlage diente (ebd., S. 94). Somit scheint es so, als ob der gelähmte Mann ebenso ist wie der blinde Bettler Bartimäus (Mk 10,46–52) nicht nur aufgrund seines körperlichen Leidens auf Hilfe angewiesen ist, sondern auch wegen seiner anscheinenden Armut, welche auf seine behinderungsbedingte Erwerbsunfähigkeit zurückzuführen ist. Daher ist die Situation des gelähmten Mannes ebenso wie die des blinden Bettlers aber auch die der blutflüssigen Frau und die der syrophönizischen Frau durch Passivität geprägt. Dieser Eindruck wird bei der Betrachtung des zweiten für die Beschreibung des Mannes interessanten Begriffs weiter verstärkt. So zeigen Donahue und Harrington (2002) anhand des Vergleiches des für die Erkrankung des Mannes verwendeten Wortes mit dessen Auftreten im Alten Testament (Lev 21,18) und in den Qumran-Rollen auf, dass dieses Leiden des Mannes dazu führt, dass er im Sinne eines kultischen Denkens unrein ist und er sich somit am Rande der Gesellschaft befindet (ebd., S. 93).

Aufgrund des Leidens und der damit vermutlich einhergehenden Situation suchen der Gelähmte und seine Träger die Nähe Jesu. Bei diesem Vorhaben stellt sich ihnen jedoch das Problem, dass infolge des Wiederkehrens Jesu nach Kafarnaum und seiner Verkündigung vom Reich Gottes (Eckey 2008, S. 113) sich die Menschen um ihn drängen, so dass sie sich sogar vor dem Haus[25] befinden, in dem sich Jesus nach seiner Rückkehr aufhält (V. 1 f.). Diese Menschenmenge versperrt den Trägern bei ihrem Vorhaben, den Gelähmten zu Jesus zu bringen, damit er ihn heilen kann, den Weg. Jedoch ist ihr Vertrauen, dass Jesus dem Gelähmten helfen kann und wird ebenso wie in Mk 5,21–43 so groß, dass sie sich von dem sich ihnen stellenden Hindernis nicht aufhalten lassen (Dschulnigg 2007, S. 93; Eckey 2008, S. 115). Sie decken das Dach des Hauses, in dem sich Jesus befindet, ab und lassen den Gelähmten durch die Decke zu Jesus in

---

[25] Siehe Eckey (2008, S. 113) bzgl. der Bedeutung des Hauses.

das Haus hinunter (V.4). Markus beschreibt in der Erzählung, dass Jesus dieses
Handeln als Glauben klassifiziert. So sagt Eckey (2008) zu Vers 5:

> „[Jesus] beurteilt das Handeln und Verhalten der kleinen Gruppe, die in der vorgefun-
> denen Situation einen ungewöhnlichen Weg einschlugen, um den Gelähmten vor ihn
> zu bringen, als >>Glaube << [...]."

weiter fährt er fort:

> „Sein Urteil bezieht sich nicht nur auf die Träger. Der Gelähmte, den sie auf der
> Pritsche oder Trage zu ihm abseilen, ist in die Bewertung einbegriffen. Er ist nur
> körperlich bewegungsunfähig" (ebd., S. 115).

Dies wird besonders in der Anrede des gelähmten Mannes seitens Jesus deutlich,
der ihn als „Mein Sohn" (V.5) bezeichnet. Er unterstreicht damit seinen im Handeln der Gruppe sichtbar gewordenen Glauben und stellt seine Mitgliedschaft in
der familia dei heraus (Dschulnigg 2007, S. 93; Eckey 2008, S. 115). Er löst somit
die mit dem Leiden des Mannes zu vermutende Ausgrenzung aus der Gesellschaft auf und zeigt auch hier durch die Kommunikation mit dem Gelähmten
seine Wertschätzung.

Infolge dieses Glaubens kommt es jedoch nicht zu einem Heilungsakt, welcher
den Mann von seinem Leiden befreit, sondern Jesus spricht ihm die Vergebung
seiner Sünden durch Gott zu. Diese Besonderheit führt hinsichtlich der von Markus angestrebten Aussage zu Irritationen. So kann sich hinter der an Stelle einer
Heilung stattfindenden Sündenvergebung zum einen ein Aufgreifen des jüdischen
Verständnisses von der Verbindung von körperlichem Leid und Sünde befinden
(Eckey 2008, S. 115 & 118; Klaiber 2010, S. 57). Zum anderen vermutet Klaiber
unter Berücksichtigung nachträglich vorgenommener Veränderungen am Urtext,
dass "für die Überlieferung, die Markus kannte, [...] es offensichtlich von Anfang
an wichtig [war], berichten zu können, dass Jesus an einer Stelle seines Wirkens
einem nach Heilung Suchenden die Vergebung der Sünden zugesprochen hat. So
wurde deutlich, wie Jesus den ganzen Menschen heilt" (Klaiber 2010, S. 57). Es
kommt in Folge dieses Zuspruches Jesus gegenüber dem Mann (V. 11) zur offenkundigen Bestätigung der mit der Sündenvergebung einhergehenden Heilung des
Mannes. Auch hier wird deutlich, dass ein als Glaube bezeichnetes Vertrauen, der
Ausgang für eine Handlung war, über Hindernisse hinweg zur Heilung geführt
hat. Der gelähmte Mann wird durch das aktive Handeln der Männer als Zeichen eines „solidarischen Glaubens" (Klaiber 2010, S. 57), welche ihn zu Jesus
bringen, selbst zu einem aktiven Menschen.

6.2.2.3 Ergebnissicherung

Die Gemeinsamkeit in den vorangegangenen Erzählungen ist die Befreiung von Menschen, die durch körperliches Leiden und gesellschaftliches Denken ihrer Subjektivität beraubt wurden. Das Bemerkenswerte dabei ist, dass dies nicht durch das aktive Handeln Jesu geschieht, der sie als der Gesandte Gottes von ihrem Leiden befreit, sondern dass sie es selbst oder andere Menschen, die stellvertretend für sie handeln, sind, welche die durch Krankheit bestimmte Passivität durchbrechen und aktiv werden.

Was die Menschen zu diesem Wandlungsprozess veranlasst, ist ihr Vertrauen in Jesus als denjenigen, der von Leiden befreit (Mk 2,1–12; 5,21–34; 7,24–30; 10,46–52) und die Anerkennung und Ehre gebührt (Mk 14,3–9). Sie durchbrechen die krankheits- und gesellschaftsbedingten Fesseln, welche aufgrund von Krankheit einschränken, und beginnen zu handeln. Sie machen sich auf den Weg zu Jesus (Mk 2,1–12; 5,21–34; 10,46–52), suchen den Kontakt mit ihm (Mk 7,24–30) und zeigen somit in ihrem Vertrauen zu Jesus und durch ihr aktives Handeln ihren Glauben (Jochum-Bortfeld 2008, S. 195).[26] Dabei lassen sie sich auch nicht von Hindernissen abbringen, welche ihnen bei ihrem Handeln gegenüberstehen. Eher ist es so, dass diese es sind, durch welche ihr Vertrauen sowie ihr Handeln und somit auch ihr Glaube an Intensität gewinnt (vgl. Mk 5,21–34; 7,24–30; 10,46–52). Daher stellt Jochum-Bortfeld (2008) heraus, dass die in den Erzählungen einst passiven Menschen durch den eigenen Glauben oder den derer, welche für die Kranken einstehen, handlungsfähig geworden sind (ebd., S. 197). Sie haben durch ihr auf Jesus ausgerichtetes Vertrauen und Handeln die mit Krankheit einhergehende Passivität durchbrochen, wodurch Kranke durch die „grenzüberschreitende Kraft des Glaubens" (Schnelle 2014, S. 392) zu aktiven Subjekten geworden sind.

Somit beschreibt Markus bei der Betrachtung der hier angeführten Erzählungen einen Wandel der Menschen weg von einem „willenlose[n] Objekte[n] in den Händen anderer" hin zu „handlungsfähigen Subjekten" (Jochum-Bortfeld 2008, S. 296). Dies spiegelt sich nicht nur in den dynamischen Wandlungsprozessen wider, welche die Menschen in den Texten durchschreiten, sondern auch in der bereits erwähnten Auffälligkeit, dass hier die Initiative nicht von Jesus sondern von den Menschen selber ausgeht, die durch das Vertrauen in ihn dazu motiviert wurden. Dieses Bild, das Markus somit ‚vom Menschen' zeichnet, bedeutet auch, einen „Neuanfang" machen zu können.

---

[26] Rupprecht (2014b, S. 1209) weist in Bezug auf die den „Glauben der Kranken/Geheilten" darauf hin, dass „[…] Glaube als eine Bewegung auf Jesus hin zu verstehen [ist], die aktiv und verlangend ist, aber nichts erwartet, außer zu empfangen."

„Menschen, die hierfür in den Augen der Gesellschaft völlig ungeeignet sind, erlangen Handlungskompetenz, indem sie selbst das Handeln in die Hand nehmen" (ebd.,
S. 297).

Dies zeigen die Erzählungen eindrucksvoll auf, indem die Menschen ihr altes
Leben, in dem sie von der Gesellschaft ausgeschlossen und in ihrem Handeln
eingeschränkt waren, verlassen und ein aktives Leben in Gemeinschaft erlangen.
Dabei erfahren sie in der Begegnung und Kommunikation mit Jesus Bestätigung
und Anerkennung und können sich somit auch als handlungsfähige Menschen
wahrnehmen (ebd., S. 197). So merkt Jochum-Bortfeld (2008) an:

„Menschen sind, um sich als handlungs- und kommunikationsfähig zu sehen, auf die
Anerkennung und Wertschätzung von anderen angewiesen. Die Anerkennung Jesu
befreit die Menschen von sozialer Missachtung" (ebd., S. 297).

6.2.3 Ergebnissicherung und -einordnung

Die Analyse der Bedeutung von Krankheit und Besessenheit im Markusevangelium (*6.2.1*) hat gezeigt, dass Krankheit in der Zeit des Markusevangeliums häufig
mit Ausgrenzung, sozialer Isolation (*6.2.1.1*) und Abhängigkeit (*6.2.1.2*) einher-
ging. Dieses soziale Randdasein der kranken Menschen wird insbesondere von
Jesus aber auch von anderen Menschen durchbrochen und diejenigen, die durch
Krankheit zu Außenseitern und insbesondere in Hinblick auf den Erwerb ihres
Lebensunterhaltes zu Abhängigen wurden, werden als Menschen wahrgenommen
und in die Gesellschaft reintegriert.

Jedoch zeigt die Analyse der Selbstbestimmung des Menschen in den Darstellungen von Heilung und Exorzismen (*6.2.2*), dass nicht nur andere Menschen
für krankheitsbedingte Ausgegrenzte, Isolierte und Abhängige einstehen, sondern
dass es die kranken Menschen selbst sind, von denen die bildlich gesprochene
Bewegung vom Rande der Gesellschaft in deren Mitte ausgeht. Unabhängig von
wem der Impuls zu dieser Bewegung ausgeht, so zeigen sich vor dem Hintergrund des in dieser Arbeit im Zentrum stehenden Fokus des Menschenbildes des
Markusevangeliums zwei bemerkenswerte Aspekte:

1. Menschen ergreifen die Initiative und überwinden somit die in der Gesellschaft
   vorherrschenden Vorstellungen, welche zur Ausgrenzung, sozialer Isolation
   und Abhängigkeit kranker Menschen führt.

2. Das entscheidende Ergebnis dieser Befreiung, von dem was Kranke einschränkte und im Sinne des Markusevangeliums zum Zeichen der stattgefundenen Heilungen wird, ist die Wiedererlangung der Handlungsfähigkeit der Menschen. Diese haben sie durch ihre krankheitsbedingten Einschränkungen verloren und durch das Ergreifen der Initiative wiedererlangt. Diese Handlungsfähigkeit zeigt sich nicht nur im Ablegen dessen, was Menschen objektiviert und somit in der Wiederherstellung der Subjektivität des Menschen behindert, sondern insbesondere in der Verbindung zwischen Handlungs- und Kommunikationsfähigkeit. So ist es gerade die Kommunikation, welche es dem Menschen ermöglicht, seine Handlungsfähigkeit anzuwenden und für sich sowie für andere erfahrbar zu machen (vgl. Jochum-Bortfeld 2008, S. 297). Nur durch eine so verstandene Handlungs- und Kommunikationsfähigkeit wird der Mensch zu einem Teil seines sozialen Umfeldes.

6.3 Bedeutung von Exorzismen im Markusevangelium

Die Befreiung von Besessenheit nimmt im Markusevangelium und insbesondere in der durch Jesu Taten hervortretende Verkündigung des Reich Gottes eine zentrale Rolle ein. So wird an verschiedenen Stellen sowohl im Allgemeinen (Mk 1,32–34; 1,39; 3,7–12; 8,12–13) als auch im Rahmen von Erzählungen über Exorzismen im Konkreten auf die Befreiung von Geistern und Dämonen durch Jesus hingewiesen (Mk 1,12–28; 5,1–20; 7,24–30; 9,14–29). Darüber hinaus ist dieses befreiende Handeln auch Gegenstand der Verteidigungsrede Jesu gegenüber den Schriftgelehrten (Mk 3,22–27) als auch ausdrücklicher Auftrag an die von Jesu ausgesendeten zwölf Jünger (Mk 6,7). Besonders Letzteres verdeutlicht die Bedeutung, welches dieses Handeln für die Verkündigung des Reich Gottes hat.

Aber nicht nur die Bedeutung dieses von Besessenheit befreienden Handelns wird durch die Häufigkeit, in der es im Markusevangelium erwähnt und thematisiert wird, deutlich, sondern die mit der Darstellung von Besessenheit zum Ausdruck kommende Lebenswirklichkeit der Menschen. Dies wir insbesondere an den in den Erzählungen von Exorzismen durch die dort dargestellten Einzelschicksale deutlich. Aus diesem Grund werden im nun Folgenden diejenigen Erzählungen in Bezug auf die dargestellte Lebenswirklichkeit der Menschen analysiert und die damit verbundenen Aussagen zum Bild der Menschen im Markusevangelium herausgearbeitet (Mk 1,12–28; 5,1–20; 7,24–30; 9, 14–29). Hierbei wird die Erzählung von der Heilung des Besessenen von Gerasa wegen ihrer besonderen Ausführlichkeit in der Darstellung separat analysiert.

6.3.1 Besessenheit und die Befreiung von dieser im Markusevangelium

Markus nennt in seinem Evangelium unterschiedliche Gründe für die Besessenheit der Menschen. So verweist er nicht nur auf Dämonen (Mk 1,32–34; 1,39; 6,12 f.; 3,22–27), sondern insbesondere im Rahmen der hier im Fokus stehenden Erzählungen auf einen stummen und tauben Geist (Mk 9,17.25) sowie auf unreine Geister (Mk 1,25; 3,11; 5,2; 7,7; 7,25). Besonders die Bezeichnung „unreiner Geist" ist bestimmend für diese Erzählungen (Mk 1,23–28; 5,1–20[27]; Mk 7,24–30).[28]

> „Mit unreiner Geist oder Dämon (beide Begriffe sind austauschbar; vgl. 3,22/30) wird eine Macht bezeichnet, die einen Menschen von innen heraus in einer Weise besetzt und bestimmt, dass dieser keine Gewalt mehr über sich hat, das Bewusstsein seiner selbst verliert, fremde Stimmen aus ihm sprechen und er zu selbstschädigenden Handlungen neigt" (Klaiber 2010, S. 45; siehe auch Eckey 2008, S. 95).[29]

Somit wir der Geist anhand der Bezeichnung „unrein" „der Sphäre des Bösen, Widergöttlichen, ja des Todes zugeordnet" (Pesch 2001, S. 121; zitiert in Dschulnigg 2007, S. 80). Es entsteht somit ein negatives Gegenüber zu dem „heiligen Geist", der auf Jesus bei seiner Taufe im Jordan herabkam und bestimmend für sein Handeln im Rahmen der Verkündigung des Reich Gottes wurde (Eckey 2008, S. 95; siehe auch Donahue & Harrington 2002, S. 80). Die Besessenheit durch einen unreinen Geist hat weitreichende Folgen für dessen Träger. So befindet sich

---

[27] Auch wenn, wie u. a. von Grilli (2008, S. 64) dargestellt, in der Erzählung von der Heilung des besessenen Jungen (Mk 9,14–29), weniger der von einem ‚unreinen Geist' besessenen Junge und dessen Heilung im Fokus der Erzählung steht als vielmehr der Dialog zwischen Jesus und dem Vater sowie der in diesem thematisierte Glaube des Vaters, so wird die Besessenheit des Jungen und die Befreiung von diesem aufgrund der damit verbundenen anthropologischen Hinweise in die hier erfolgte Analyse hinzugezogen.

[28] Klaiber (2010, S. 169) verweist bzgl. des Grunds für die Charakterisierung als Geistes des Jungen in Mk 9,14–29 als „sprachlos", dass „[…] der Vater [spricht] von einem sprachlosen Geist." Schenke (2005, S. 221) nennt als Grund für die Sprachlosigkeit des Geistes „[..] die [während der Krampfanfälle des Jungen auftretenden] Muskelverkrampfung des Mundes […] ihn und mit ihm auch den Dämon sprachlos [macht]." France (2002, S. 365) wertet die Bezeichnung des Jungen und somit des Geistes als stumm als „‚irrelevantes' erzählerische Details". (übersetzt von C.J.Voß).

[29] Sowohl Klaiber (2010, S. 45) als auch Dschulnigg (2007, S. 80) weisen darauf hin, dass es bei der mit der Bezeichnung „unreiner Geist" verbundenen Vorstellung um eine in der Gegenwart der Erzählung und insbesondere im Judentum verbreitete handelt. Siehe Stecker (2013, S. 208) bzgl. der Bezeichnungen „Dämon" und „unreiner Geist".

dieser nicht nur in der Gewalt des unreinen Geistes, sondern er befindet sich im „[…] Bereich der gottfernen Kräfte" (Kampling 2009, S. 130).

Daher handelt es sich bei der Darstellung des „unreinen Geistes" ebenso wie bei der des „tauben und stummen Geistes" oder der Dämonen nicht um „[…] Phänomene [die] etwa als psychopathologische Störungen [ge]deutet [werden] können", sondern vielmehr um die Darstellung des „[…] völlige[n] Ausgeliefertsein[s] an bedrohliche, aus eigenen Kräften nicht überwindbare Mächte, die alle menschliche Lebensqualität zerstören und zu einer sozialen und religiösen Verelendung führen" (ebd.). Aufgrund dessen „[…] steht [die Besessenheit] für Zustände der inneren Zerrissenheit, Angst und Aufgabe selbstbestimmter Identität" (Frevel 2016e, S. 125). Der Grund für diese innere Verfasstheit der Menschen, welche in den Erzählungen des Markusevangeliums in Gestalt des „unreinen Geistes" und Dämonen benannt wird, ist vielfältig (Kampling 2009, S. 129). Was sie jedoch eint, ist die Inbesitznahme des Menschen und insbesondere den damit für den Menschen verbundenen Verlust der Fähigkeit mit seiner Umwelt zu interagieren.

Markus verdeutlicht dies eindrücklich durch die Darstellung der Auswirkungen der Besessenheit auf die Menschen. So zeigt sowohl das Schreien des in der Synagoge sitzenden Mannes im Rahmen der Erzählung von der Heilung eines Besessenen (Mk 1,3) sowie das des Besessenen von Gerasa (Mk 5,4) als auch der den besessenen Jungen, um dessen Heilung sein Vater Jesus bitten, verstummen lassende Geist auf (Mk 9,17), dass die Menschen ihre verbale Kommunikationsfähigkeit verlieren. Die Menschen jedoch, so stellt es Markus in den Erzählungen dar, verlieren nicht nur ihre Fähigkeit, selbstständig mit ihrer Umwelt verbal in Verbindung zu treten, sondern sie werden zum Kommunikationsmedium des sie in Besitz genommenen Geistes.[30]

Aber nicht nur die Fähigkeit zur verbalen Kommunikation ist den Menschen durch den Geist genommen, sondern auch ihre Handlungs- und somit auch nonverbale Kommunikationsfähigkeit. So beschreibt Markus in den hier im Fokus stehenden Erzählungen massive Auswirkungen der Besessenheit auf die Handlungsfähigkeit der Menschen. Dies wird vom Evangelisten insbesondere durch die vom Geist bestimmten Handlungen verdeutlicht, welche, wie im Falle des

---

[30] Schenke (2005, S. 141) verweist in Bezug auf die an Jesus gerichtete Aussage des unreinen Geistes „Was habe ich mit dir zu, Jesus, Sohn des höchsten Gottes?" (Mk 5,7) darauf hin, dass der unreine Geist den von ihm besessenen Mann als „Medium" verwendet. Eine Beobachtung, welche sich auch auf die vergleichbare Aussage des unreinen Geistes in der Erzählung von der Heilung des Besessenen beziehen lässt, in welcher der Geist Jesus fragt „Was haben wir mit dir zu tun, Jesus von Nazareth?" (Mk 1,24).

Besessenen von Gerasa (Mk 5,1–20) und des besessenen Jungen (Mk 9,14–29), zu einem entscheidenden Charakteristikum des Geistes werden. Aber auch die Darstellungen, wie der Geist den Körper verlässt, zeigen die körperlichen Auswirkungen auf die Besessenheit. So zeigt Markus sowohl im Rahmen der Heilung eines besessenen Jungen (Mk 9,14–29) als auch im Fall der Heilung eines Besessenen (Mk 5,1–20), obwohl in beiden Fällen bei der anfänglichen Beschreibung der Besessenheit keine körperlichen Auswirkungen erwähnt werden, ein zur Wehrsetzen des Geistes, welches Markus in beiden Erzählungen durch die Beschreibung *„Da zerrte der Geist [den Mann bzw. den Jungen] hin und her und verließ ihn mit lautem Geschrei."* (Mk 1,26, 9,26) widerspiegelt.[31]

Aber der unreine Geist schränkt die Menschen, welche er in Besitz genommen hat, nicht nur ein, er stellt für diese auch eine unmittelbare Gefahr dar. Markus beschreibt, dass „man [den Besessenen von Gerasa] nicht bändigen [konnte], nicht einmal mit Fesseln" (Mk 5,4). Auch wenn in der Erzählung von der Heilung des Besessenen von Gerasa (Mk 5,1–20) vom Evangelisten kein Grund für den Versuch den Besessenen zu bändigen genannt wird, so ist zu vermuten, dass in dem Besessenen eine Gefahr für andere gesehen wurde (Schenke 2005, S. 141). Jedoch ist die Macht des unreinen Geistes nicht nur zu groß, um gebändigt zu werden, sie richtet sich vor allem gegen den Besessenen (Mk 5,5). So „[...] richten sich [die gewaltigen Kräfte] nicht nur gegen eine Fesselung von außen, sondern auch gegen den Besessenen selbst, der sich mit Steinen schlägt" (Dschulnigg 2007, S. 155). So verdeutlicht Markus anhand dieser Beschreibung des besessenen Mannes „[...] nicht nur den Schrecken, welchen der Mann unter in der Umgebung Lebenden erweckte, sondern auch sein selbstzerstörerisches Verhalten" (Donahue & Harrington 2002, S. 164; übersetzt von C.J. Voß).

Ein vergleichbares vom Geist ausgehendes „selbstzerstörerische Verhalten" zeigt sich auch im Rahmen der Erzählung von der Heilung eines besessenen Jungen (Mk 9,14–29). So berichtet der Vater, der zu Jesus kam und ihn um die Heilung seines Sohnes bittet, dass der Geist *„[ihn] oft [...] sogar ins Feuer oder ins Wasser geworfen [hat], um ihn umzubringen"* (Mk 9,22). Der Vater stellt hierdurch nicht nur die Dramatik des Leidens des Jungen heraus, er verdeutlicht, dass „der Geist den Jungen der Hilflosigkeit und somit der Verletzungsanfälligkeit oder dem Tod durch Feuer und Wasser preisgibt" (France 2002, S. 366; übersetzt von C.J. Voß). Die hier genannten Gefahrenquellen Wasser und Feuer „[...] sind die

---

[31] France (2002, S. 105) stellte heraus, dass durch die Reaktion des Geistes bei der Heilung durch Jesus (Mk1,26) deutlich wird, welche physischen Auswirkungen die Besessenheit durch den unreinen Geist für den Menschen hat. Eine Beobachtung, welche sich auch auf die Darstellung im Rahmen der Heilung eines besessenen Jungen beziehen lässt (Mk 9,26).

nächstliegenden häuslichen Gefahren für Kleinkinder, aber sie sind auch Ursymbole für die elementaren Mächte, die menschliches Leben bedrohen (vgl. Jes 43,2)" (Klaiber 2010, S. 170). Markus verdeutlicht somit durch die Ausführungen des Vaters des besessenen Jungen die konkrete Gefahr, welche vom Geist, den Besitz vom Jungen ergriffen hat, ausgeht. Diese Gefahr ist nicht lediglich eine Folge seiner Anfälle, sondern die konkrete Absicht des Geistes: Er möchte den Jungen töten (Collins 2007, S. 438; Donahue & Harrington 2002, S. 278; France 2002, S. 366).

Die Besessenheit durch einen Geist bedeutet somit nicht nur aufgrund eingeschränkter oder gar fehlender Kommunikations- und Handlungsfähigkeit die Fähigkeit zur Interaktion mit der eigenen Umwelt zu verlieren, sondern auch eine Gefahr für das eigene Leben.

Jesus befreit die Besessenen von dem sie besessenen Geist. Er, der vom heiligen Geist getauft wurde, „[…] vertreibt die unreinen Geister" und rettet die Menschen von der zerstörerischen Macht der „unreinen Geister" und stellt die Fähigkeit zur Interaktion mit der Umwelt wieder her (Eckey 2008, S. 97).[32] „Exorzismus" ist somit zugleich „Heilung, Befreiung und Restitution des Menschen" (Kampling 2009, S. 130). Durch die Befreiung von dem den Menschen bestimmenden Geist „[…] erhält [der Mensch] sein Bewusstsein von sich selbst, seine Identität, seine Selbstständigkeit zurück oder erstmals geschenkt. Er wird dadurch auch (wieder) in soziale Zusammenhänge integriert (Mk 5,19a: >>Geh in dein Haus zu den Deinen.<<)" (Andreas Ruwe & Starnitzke 2009b, S. 318).

Der Exorzismus hat jedoch nicht nur eine persönliche und soziale Dimension, sondern auch vor dem Hintergrund der dargestellten Bedeutung der Charakteristik der in Erscheinung tretenden Geister als unrein, wodurch die Gottesferne der die Menschen besetzenden Macht zum Ausdruck kommt, eine religiöse Dimension. Denn aufgrund der Befreiung vom unreinen Geist „[werden] die Dämonenaustreibungen entsprechend als eschatologisch gefärbten Zeichenhandlung verstanden. Sie überwinden das heilswidrige Chaos […] und stellen ein Gott ungehindert gegenüberstehende Identität wieder her" (Frevel 2016e, S. 304).

---

[32] Eckey (2008, S. 97) stellt dies für Mk 1,21–28 heraus. Dies gilt jedoch auch für die anderen hier im Fokus stehenden Erzählungen.

6.3.2 Bedeutung der Besessenheit in der Darstellung des Besessenen von Gerasa

In Hinblick auf die Erzählungen von Exorzismen nimmt die Erzählung von der Heilung des Besessenen von Gerasa (Mk 5,1–20) aufgrund der ausführlichen Darstellung eine besondere Rolle für die Analyse des Menschenbildes ein. So zeigt diese nicht nur die Bedeutung auf, welche Besessenheit für den betroffenen Menschen in Form von gesellschaftlicher Isolation, fehlender Kommunikations- und Handlungsfähigkeit sowie selbstzerstörerischen Handelns hat (6.2.1.), sondern sie ermöglicht auch einen Ausblick auf das, was Markus durch die ‚unreinen Geister' im Evangelium zum Ausdruck bringt.

Markus verdeutlicht durch die bisher in den Bick genommenen Erzählungen, dass es sich bei ‚unreinen Geistern', wie bereits erwähnt, um „[…] eine Macht [handelt], die einen Menschen von innen heraus in einer Weise besetzt und bestimmt, dass dieser keine Gewalt mehr über sich hat, das Bewusstsein seiner selbst verliert, fremde Stimmen aus ihm sprechen und er zu selbstschädigenden Handlungen neigt" (Klaiber 2010, S. 45). Des Weiteren verdeutlicht er, nicht nur durch die Bezeichnung ‚unrein', sondern insbesondere durch die Erzählungen von den durch Jesus vorgenommen Befreiungen von dieser Macht, dass diese Jesus, als den von Gott Bevollmächtigten und somit in seinem Namen Handelnden, gegenüberstehen.[33] In der Erzählung vom Besessenen von Gerasa hingegen öffnet er diesen Blick und gibt einen Hinweis darauf, was diese Mächte sind, welche den Menschen isolieren, in seiner Kommunikation und seinem Handeln einschränken und auch eine Gefahr für sein körperliches Wohl darstellen.

Markus schafft in der Darstellung des Gegenübers von Jesus und dem ‚unreinen Geist' durch die Reaktion des Geistes auf Jesus eine Parallele zwischen der Heilung des in der Synagoge sitzenden Besessenen (Mk 1,23–28) und der hier im Fokus stehenden Heilung des Besessenen von Gerasa (Mk 5,1–20) (Collins 2007, S. 268; Donahue & Harrington 2002, S. 164; France 2002, S. 228). Sowohl in Mk 1,24 als auch in Mk 5,7 fragt der ‚unreine Geist' Jesus, was er mit ihm zu tun habe und erkennt Jesus hierdurch gleichzeitig als den von Gott Gesandten an.[34] Der ‚unreine Geist' „[…] versucht Jesus zu kontrollieren oder ihn zumindest abzuwehren oder ihm zu widerstehen" (Collins 2007, S. 268; übersetzt von

---

[33] Siehe hierzu insbesondere die kommunikative Auseinandersetzung zwischen Jesus und den Dämonen in Mk 1,21–28 & Mk 5,1–20.

[34] In Mk 1,24 bezeichnet der ‚unreine Geist' Jesus als „Heiliger Gottes", wohingegen die vom ‚unreinen Geist' verwendete Bezeichnung Jesus, Sohn des höchsten Gottes" lautete. Beide weisen auf die Identität Jesu als der von Gott Gesandte hin.

C.J. Voß).[35] Ungeachtet des Grundes für die Reaktion des ‚unreinen Geistes‘ wird für den Adressaten jedoch deutlich, dass der ‚unreine Geist‘ in beiden Fällen erkennt, wer Jesus ist (Donahue & Harrington 2002, S. 165; Dschulnigg 2007, S. 155; Klaiber 2010, S. 106 f.). Dem ‚unreinen Geist‘ ist somit bewusst, dass Jesus versuchen wird ihn zu vertreiben (Eckey 2008, S. 195) und versucht daher, wie es durch seine Reaktion gegenüber Jesus deutlich wird, sein Schicksal abzuwenden (Dschulnigg 2007, S. 155). Ebenso wird durch die Reaktion des unreinen Geistes, bei der er Jesus anspricht, deutlich, dass er den Menschen, in den er gefahren ist, als „Medium" verwendet (Schenke 2005, S. 141). Es ist nicht der Mann selber, der mit Jesus spricht, sondern der in ihn gefahrene und von ihm Besitz genommene ‚unreine Geist‘. Daher ist es auch nicht der Mann, welcher von Jesus angesprochen wird, sondern der ‚unreine Geist‘. Jesus spricht diesen mit der Frage nach seinem Namen unmittelbar an und „[…] nimmt [hierdurch] die Stimmen, die aus dem besessenen Menschen herausdringen, ernst und überwindet so ihre Macht über ihr Opfer" (Klaiber 2010, S. 107). So richtet sich Jesus unmittelbar an den ‚unreinen Geist‘ und fragt diesen nach seinem Namen, wodurch Jesus versucht, den ‚unreinen Geist‘ in seine Gewalt zu bringen (Donahue & Harrington 2002, S. 165; Eckey 2008, S. 195). Gleichzeitig dient die Frage Jesu auf der Erzählebene dazu, den Adressaten „[…] auf die Offenlegung, das der Mann von einer Vielzahl von Dämonen besessen ist, welche [ebenso] die Macht Jesu verstärken", vorzubereiten (Donahue & Harrington 2002, S. 166; übersetzt von C.J. Voß). So antwortet der ‚unreine Geist‘ auf die Frage Jesu nach seinem Namen „*Mein Name ist Legion; denn wir sind viele.*" (Mk 5,9). Die hierbei verwendete Bezeichnung „*Legion*" lässt unterschiedliche Interpretationsmöglichkeiten für den Adressaten zu. So entstammt der vom ‚unreinen Geist‘ für sich selbst verwendete Name dem Militär und verweist auf eine militärische Einheit bestehend aus einer Vielzahl von Soldaten.[36] Dies eröffnet die Möglichkeit in der Verwendung des Namens „Legion" eine Metapher zu sehen, durch welche die Macht und die Gewalt, mit welcher der ‚unreine Geist‘ auftritt, dargestellt wird. So handelt es sich bei einer Legion um eine Vielzahl von Soldaten, welche als

---

[35] Klaiber (2010, S. 106), Eckey (2008, S. 194 f.) und Schenke (2005, S. 141) sehen in der Reaktion des ‚unreinen Geistes‘ eine „Abwehrformel", welche dazu dient Jesus auf Abstand zu halten.

[36] Eckey (2008, S. 196), Klaiber (2010, S. 107) und Collins (2007, S. 269) weisen in Bezug auf den Umfang der militärischen Einheit der Legion auf 5600 Fußsoldaten und 120 Reiter hin. France (2002, S. 229) und Donahue & Harrington (2002, S. 166) weisen bzgl. des Umfang einer Legion auf die Zahl von ca. 6000 Soldaten hin. Jedoch ist an dieser Stelle, wie von Eckey (2008, S. 196) herausgestellt, weniger die genaue Anzahl der Soldaten von Bedeutung als vielmehr die Aussage, dass es sich um eine große Menge handelt.

eine Einheit handeln (France 2002, S. 229; Donahue & Harrington 2002, S. 166; Klaiber 2010, S. 107). Aber nicht nur das imposante Auftreten einer Legion als militärische Einheit dient der Darstellung des ‚unreinen Geistes' und seiner Macht über den Menschen, sondern auch das Themenfeld, aus dem die Metapher entstammt. Diese stellt neben einer Vielzahl einzelner zu einer Einheit verbundener Soldaten auch die „[…] militärische Stärke, die, wenn es sein musste, mit brutaler Gewalt durchgesetzt wurde", dar (Klaiber 2010, S. 107). So sieht Collins (2007) in der Verwendung der Bezeichnung „Legion" „[…] eine Verbindung zum Thema des Kampfes zwischen Jesus und dem Satan" (ebd., S. 269 f.). Jedoch bietet der Name „Legion" noch eine weitere Interpretationsmöglichkeit.

> „Auch wenn die Erzählung durch nichts andeutet, dass mit diesem Namen auf die römische Besatzungsmacht Bezug genommen wird, werden spätere Leser die Anspielung fast zwangsläufig wahrgenommen haben, zumal die 10. Legion, die im Jüdischen Krieg gekämpft hat und dann in den Trümmern Jerusalems stationiert war, das Zeichen des Ebers trug" (Klaiber 2010, S. 107).[37]

Auch Ebner (2008b) weist darauf hin, dass die Erzählung nicht nur durch die Bezeichnung „*Legion*" für den unreinen Geist, sondern auch aufgrund dessen Verhalten, „[…] einen antiimperialistischen, gegen Rom gerichteten Akzent" enthält (ebd., S. 59).[38] So eröffnet diesbezüglich die Bitte des ‚unreinen Geistes' an Jesus, in die am Berghang weidende Schweineherde einfahren zu dürfen (Mk 5,11), dem Adressaten der Erzählung verschiedene Interpretationsmöglichkeiten. Zum einen kann in der Bitte der Versuch des ‚unreinen Geistes' gesehen werden, wenn schon nicht im Gerasener verbleiben zu können, in der Gegend von Gerasa zu verbleiben und diese weiterhin unter seiner Kontrolle zu halten (Eckey 2008, S. 197).[39] So weist Dschulnigg (2007) in Bezug auf die Bitte des ‚unreinen Geistes' darauf hin, dass „die Römer […] das Land nicht verlassen [wollten], was der Konzessionsbitte V. 10 entspricht, Jesus solle die Dämonen nicht aus der Gegend fortschicken." Zum anderen nehmen die Schweine, in welche der ‚unreine Geist'

---

[37] Eckey (2008, S. 195), Donahue & Harrington (2002, S. 166) und Collins (2007, S. 269 f.) halten eine solche Interpretation mit Bezug auf die Besatzungsmacht Rom für unwahrscheinlich. Sie bewerten, wie im Text dargestellt, den hier verwendeten Namen „Legion" als eine Metapher.

[38] Dschulnigg (2007, S. 156) verweist ebenso darauf, dass die Bezeichnung „Legion" „[…] wohl die Erfahrung römischer Fremdherrschaft wachrufen [soll]." Siehe diesbezüglich als auch in Bezug auf Gegenargumente Jochum-Bortfeld (2008, S. 242) sowie bzgl. des Verweises auf die römische Besatzungsmacht Wright (2019, S. 78 f.)

[39] Ebner (2008b, S. 59) sieht hinter der Bitte des ‚unreinen Geistes' den Versuch in der Gegend von Gerasa zu verbleiben.

einfahren möchte, eine wichtige Rolle ein (ebd., S. 156). So handelt es sich bei Schweinen nicht nur um gering geschätzte und im Judentum als kultisch unrein geltende Tiere (Eckey 2008, S. 196), sondern auch diese können als ein Hinweis auf die römische Herrschaft gewertet werden. Der Grund hierfür ist „die Legio X Fretensis, die im Jüdischen Krieg 66–70 n.Chr. unter dem Oberbefehl des späteren Kaisers Vespasian das Land von Aufständischen gesäubert und schließlich unter dem Oberbefehl von Vespasians Sohn Titus Jerusalem zerstört hat, [welche] einen Eber im Feldzeichen [führt]" (Ebner 2008b, S. 59; siehe auch Ebner 2013, S. 270). Auch die Reaktion der Schweine in Folge des Einfahrens des „unreinen Geistes" spiegelt das Bild einer Legion wider. So „[...] geraten die Tiere [durch den Überfall] in Panik. Während Schweine [jedoch] bei Schrecken sonst eher in alle vier Winde auseinanderstieben, stürmt hier die ganze Herde im Schweinsgalopp wie eine geschlossene militärische Einheit den Abhang hinunter und stürzt in die See" (Eckey 2008, S. 197).

„Das ist eine derb komische Szene. Der Sinn dieser Karikatur ist: Habt keine Angst vor dem Land der Gerasener und vor den im Lande stationierten römischen Truppen, die sich zu Lande und zu Wasser für immer obenauf halten!" (Eckey 2008, S. 197; siehe auch Ebner 2013, S. 270).

Dies bezieht sich nicht nur auf das Gerasa, bei der es sich um ein nichtjüdisches Gebiet an der Ostseite des See Genezareth handelt[40] und Teil der Dekapolis ist[41], welches Jesus an dieser Stelle das erste Mal im Markusevangelium betritt, oder auf die Besessenheit als solche, welche als „unrein" klassifiziert wurde, sondern insbesondere auf die römische Herrschaft (Eckey 2008, S. 197). So handelt es sich hier um ein Gebiet, welches „[...] – im Gegensatz – zu Galiläa direkt unter römischer Verwaltung [stand]." (Jochum-Bortfeld 2008, S. 241) Ebner (2008b) weist darauf hin, dass „[die Erzählung] im von Rom besetzten Palästina [davon] träumt [...], dass die römischen Schweine im Meer ersaufen" (ebd., S. 59).

Markus reagiert somit mit der Erzählung vom Besessenen aus Gerasa auf die wahrgenommene Lebenswirklichkeit der ersten Adressaten des Markusevangeliums in Bezug auf das römische Reich. Entscheidend ist hierbei der von Rom ausgehende Frieden, welcher als „pax Romana" bezeichnet und entscheidend von

---

[40] Siehe bzgl. der Verortung der Erzählung u. a. Donahue & Harrington (2002, S. 163), Dschulnigg (2007, S. 154), Ebner (2008b, S. 59), Eckey (2008, S. 193), France (2002, S. 227), Klaiber (2010, S. 106), Schenke (2005, S. 140).

[41] Schenke (2005, S. 140) weist darauf hin, dass „[...] Gerasa eine von den „Zehnstädten" war (5,20), einem politischen Verbund hellenistischer Städte im transjordanisch-syrischen Grenzgebiet zu Palästina."

der „[…] militärischen Überlegenheit der römischen Legionen" bestimmt wird
(Crüsemann et al. 2009, S. 172).

> „Legionen sind die Eroberungsmaschinen der römischen Herrschaft. Sind die Länder
> erst einmal unterworfen und unter Steuerpflicht gebracht, dann garantieren sie die so
> genannte pax Romana. Anders gesagt: Sie stehen als Drohkulisse überall einsatzbe-
> reit, wo es brennt (im 1. Jh. n. Chr. Z. B. an der Pathergrenze in der Euphratregion
> Nordsyriens) und sorgen im Notfall für Ruhe und Ordnung. Die Bevölkerung muss für
> die Versorgung aufkommen und Transportmittel zur Verfügung stellen. Die Legionen
> leben vom Land und seinen Erträgen. Insofern reagiert unser Legion-Dämon völlig
> gattungsgemäß, wenn er Jesus darum bittet, nicht *außer Landes* verlegt zu werden"
> (Ebner 2013, S. 270).

Aufgrund dessen, so verdeutlicht es die Erzählung vom Besessenen von Gerasa
(Mk 5,1–20), „[nehmen] die Jesusbewegung und die Mehrheit der neutestamentlichen Schriften […] – im Gegensatz zur römischen Propaganda – ihre
gesellschaftliche Gegenwart nicht als Frieden, sondern als Unterdrückung (Mk
10,43; Mt 20,25) wahr." (Crüsemann et al. 2009, S. 172) Vor diesem Hintergrund
„[wird,] wenn Dämonen den Namen >>Legion<< (Mk 5,9; Lk 8,30) tragen, […]
der militärische Hintergrund und die romkritische Tendenz deutlich" (Crüsemann
et al. 2009, S. 172).

Markus verdeutlicht anhand des geheilten Geraseners, der zu den Menschen
eilt und ihnen vom Geschehenen berichtet, die von Markus mit der Erzählung
beabsichtigte Aussage: Jesus kann sie von dem befreien, was sie unterdrückt. Er
hat die Macht über die von den Menschen unbezwingbaren Mächte (Ebner 2013,
S. 270 & 274).[42] Anders jedoch als die römische Herrschaft es im Rahmen des
„pax Romana" tut, handelt Jesus nicht mit Gewalt und Unterdrückung.

> „Die basileia theou setzt sich auf Erden nicht militärisch durch; ihr Kampfaspekt
> besteht in der Entmachtung des Satans und der Dämonen. Deshalb ereignen sie sich
> in Exorzismen und Heilungen; Geheilten wird der Friede Gottes zugesprochen (Mk
> 5,34 par.)" (Crüsemann et al. 2009, S. 174; siehe auch Koppenborg 2011, S. 350 f.).

Aufgrund dessen „[zeigt Markus] in einem Kontext fremder Besatzung und
starker Unterdrückung […] ein christologisches Bild von Jesus als Quelle der
Befreiung und Hoffnung, die symbolisch eine alternative Gesellschaftsstruktur
einleiten wird" (Rejkumar 2007, S. 431; übersetzt von C.J. Voß).

---

[42] Bedenbender (2019, S. 239) stellt hingegen heraus, dass die „Verfolgungserfahrungen" der
Adressaten des Markusevangeliums „[…] nur von untergeordneter Bedeutung […]" ist.

6.3.3 Ergebnissicherung und -einordnung

Besessenheit, so verdeutlicht es Markus in den im Vorangegangenen analysierten Erzählungen eindrücklich, bedeutet für die Menschen gesellschaftliche Isolation sowie die Beeinträchtigung der Fähigkeit, selbstbestimmt und eigenständig zu handeln und zu kommunizieren. Diese Fremdbestimmtheit der Menschen wird zur Bedrohung ihrer Existenz (*6.3.1*). Dies verdeutlicht Markus insbesondere anhand der Darstellung des Besessenen in Gerasa (Mk 5,1–20), der „[...] – obwohl noch am Leben – bereits zu den Toten [gehört]" (Jochum-Bortfeld 2008, S. 241). Die Menschen werden durch die von ihnen besitzergreifenden Mächte, wie der Besessene von Gerasa, „[...] aus [ihren] sozialen Bezügen herausgerissen" (ebd.). Nicht nur das Markusevangelium, sondern auch das Matthäus- und Lukasevangelium „[...] deuten das leib-seelische Leid der Menschen als dämonische Besessenheit" (Crüsemann et al. 2009, S. 172).

In den Erzählungen vom Besessenen von Gerasa insbesondere durch den Namen „Legion", welchen der ‚unreine Geist' trägt, „[...] wird der militärische Hintergrund und die romkritische Tendenz deutlich" (ebd.). Dieser wird auch in der Darstellung Jesu innerhalb der Exorzismuserzählungen als Wundertäter und Befreier deutlich. So spielt diese auf den Kaiser Vespasian an, welcher sich selbst als Wundertäter darstellt. Jesus übertrifft diesen in seinem Handeln (Schenke 2005, S. 384)[43] und legt den alleinigen Fokus auf den Menschen (Ebner 2008a, S. 176 f.). Dennoch ist jedoch die Ursache für die gesellschaftliche Isolation von Menschen sowie die Einschränkung ihrer Kommunikations- und Handlungsfähigkeit mehr als nur die römische Herrschaft oder das Handeln spezieller gesellschaftlicher Gruppen.[44] So „[sind] Menschen, die als von Dämonen besessen gelten, [...] Symptomträger dafür, dass die ganze Welt unter der Herrschaft böser und wiedergöttlicher Mächte steht" (Klaiber 2010, S. 47; mit Bezugnahme auf Mk 1,23–28). Demnach ist die Fremdbestimmung, welche von Markus mit der Besessenheit durch Dämonen bzw. Geister dargestellt wird, die für den Menschen bestehende Folge von „[...] Krisensituationen wie

---

[43] Siehe bzgl. des Gegenübers von Jesus und Vespasian auch Heiniger (2010, S. 181–204).

[44] Stecker (2013, S. 211) verweist im Rahmen der soziopolitischen Deutung von Mk 1,21–28 auf Meyers (1988) und stellt dessen Einschätzung heraus, dass „[...] Markus' narrative Strategie zufolge [...] der unreine Geist in Mk 1,21–28 das schriftgelehrte Establishment [repräsentierte]. Der Exorzismus in der Synagoge bringe die Verwerfung dieses Establishments als eine die römische Herrschaft stützende politische und ideologische Autorität zum Ausdruck, während dann der Exorzismus in Mk 5,1–20 die Autorität der militärischen Besatzung zurückweise."

ökonomischer Ausbeutung, Unterdrückung durch Fremdherrschaft und Infragestellung religiöser Werte [...]" (Kampling 2009, S. 130). Markus stellt dies in
der Erzählung vom Besessenen von Gerasa bewusst durch die militärische Anlehnung dar. So sind es die Erfahrungen der Adressaten, welche dazu führen, dass
„die römischen Legionen [...] Signale der Fremdbestimmung [waren]" (Klaiber
2010, S. 107).[45] Jesus befreit die Menschen von dieser Fremdbestimmung durch
seine Exorzismen, welche „[...] auf die gute Ordnung der Schöpfung [verwei-
sen]; er befreit den Menschen aus der Macht der dämonischen Kräfte und bereitet
ihn so auf die Basileia Gottes vor, deren Wirklichkeit er durch den Exorzismus
antizipatorisch erfahren hat" (Kampling 2009, S. 130).[46]

Jesus stellt hierbei nicht nur durch die Wiedererlangung der Kommunikations-
und Handlungsfähigkeit der Menschen ihre Selbstbestimmung wieder her, sondern auch ihre sozialen Bezüge (Jochum-Bortfeld 2008, S. 244 f. in Bezug
auf Mk 5,1–20).[47] Dies wird erst durch die Wiedererlangung ihrer Fähigkeiten
selbstbestimmt mit ihrer Umwelt zu interagieren möglich (vgl. Mk 5,20).

In Hinblick auf das Bild des Menschen zeigt Markus mit den Erzählungen
von Exorzismen nicht nur auf, dass es „[...] Krisensituationen wie ökonomische
Ausbeutung, Unterdrückung durch Fremdherrschaft und Infragestellung religiöser
Werte [...]" (ebd.). sind, welche dazu führen, dass Menschen in ihrem Denken
und Handeln nicht nur beeinflusst, sondern maßgeblich bestimmt werden. Er verdeutlicht auch, dass dieses Gefangen-Sein des Menschen in dieser seinem Denken
und Handeln zugrundliegenden Macht Folgen für die eigene Existenz und die
damit verbundene soziale Interaktion und somit gesellschaftliche Integration hat
(6.3.2).[48]

---

[45] Meisner (2011, S. 145) darauf hin, dass die frühen Christen „[...] den ideologischen
Ansprüchen des Imperium Romanum reserviert gegenüber [stehen], [aber] keinen gewaltsa-
men Widerstand [leisten]."

[46] Siehe diesbezüglich auch die Ausführungen Stecker (2013, S. 213) zur kulturanthropolo-
gischen Perspektive zu Mk 1,21–28 sowie auch Brüning & Vorholt (2018, S. 95).

[47] Meisner (2011, S. 133) weist darauf hin, dass das vornehmliche Ziel der Exorzismen
die Wiedererlangung der Selbstkontrolle und die Fähigkeit zur Selbstreflexion ist. Als Ziel
der Heilungen nennt er „[...] die Wiederherstellung körperlicher Integrität, körperlicher
Beweglichkeit, Vernünftigkeit, Gesundung, Wiedererlangung der Kommunikationsfähigkeit,
Wiedererlangung der körperlichen wie kultischen Reinheit."

[48] Lee (2008) kommt entgegen der hier erfolgten Analyse in seiner Arbeit zu dem Ergebnis,
dass im Kern der im Markusevangelium dargestellten Erzählungen von Dämonenbefreiungen
„[...] die Umstrukturierung der Einstellung des Menschen zu sich selbst und gleichzeitig zu
Gott" steht (ebd., S. 171). Hierbei steht nicht der Dämon im Kern der Erzählung, sondern
der Mensch, welcher der „Hauptgesprächspartner Jesu" ist (ebd., S. 172, 181). Hierbei, so

6.4 Ergebnissicherung der Analyse der ‚kranken und besessenen Menschen'

Das Markusevangelium verdeutlicht durch die Darstellung der Personengruppe der ‚kranken und besessenen Menschen', dass Krankheit und Besessenheit weitreichendere Folgen haben als die durch die Krankheitsbilder bedingten physischen und psychischen Leiden. Krankheit und Besessenheit, bedingt durch das krankheitsbedingte Leiden selbst und durch die zur Zeit der ersten Adressaten des Markusevangeliums geltenden gesellschaftlichen Vorstellungen im Umgang mit Erkrankten, wie die Reinheitsvorschriften, führen zu Ausgrenzung, sozialer Isolation und Abhängigkeit. Jesus löst diese durch Krankheit und die vorherrschenden gesellschaftlichen Denkweisen bedingte Situation der Kranken und Besessenen geprägt von Isolation und Abhängigkeit auf, indem er sich ihnen, die am Rande der Gesellschaft stehen, durch seine Zuwendung zu ihnen und sein aktives Handeln die Möglichkeit der Reintegration in die Gesellschaft verschafft.[49] Jedoch haben Krankheit und Besessenheit erhebliche Folgen für die gesellschaftliche Verortung der Betroffenen, die sie an den Rand der Gesellschaft drängen. Sie haben auch damit verbundene intrapersonelle Folgen. So berauben Krankheit und Besessenheit die Menschen ihrer Handlungs- und Kommunikationsfähigkeit, in deren Folge eine krankheitsbedingte Passivität entsteht, wodurch die Betroffenen, nicht nur aufgrund ihrer krankheitsbedingten gesellschaftlichen Folgen, zunehmend ihre Subjektivität verlieren. Auch hier zeigt das Markusevangelium einen Ausweg auf. Anders jedoch als im Falle des Aufbrechens des gesellschaftlichen Denkens im Umgang mit Krankheit und Besessenheit, indem Jesus durch

---

Lee, verdeutlicht Markus „[…], dass die Besessenheit das Symbol der gestörten Kommunikation des Menschen ist. […] Sowohl die Kommunikation mit Gott als auch die mit anderen Menschen, letztlich auch die mit sich selbst wird gestört" (ebd., S. 173). Auch verdeutlicht Lee anhand der Analyse der von Markus verwendeten Formulierung „Der Mensch im unreinen Geist", dass diese […] den Menschen, der in den dämonischen Mächten seine Nische und seine Identität findet [symbolisch bezeichnet]. Derartige Zuflucht aber ist dem Menschen nur durch die Preisgabe jeglicher Kommunikation möglich […]" (ebd., S. 174). Diese Freiwilligkeit stellt Lee insbesondere anhand der Verwendung des Wortes „wir" in Mk 1,24 und Mk 5,7, welches seitens des Menschen als „starke Solidarität mit den Dämonen" gewertet wird (ebd., S. 175). Lee weist darauf hin, dass „die Besessenheit zunächst dem Menschen seine Identität zu sichern [scheint]. Im Gegensatz zur Erwartung des Menschen jedoch offenbart sich die Besessenheit als etwas, das menschliches Dasein vernichtet. Angesichts dieser Ambivalenz der Besessenheit gerät der Mensch in Verzweiflung" (ebd., S. 175).

[49] Kostka (2000, S. 194) weist hingegen darauf hin, dass „[i]m Vordergrund der Erzählungen […] nicht die Reintegration des Geheilten in eine bestehende soziale oder kultische Ordnung [steht], sondern die Konstitution einer neuen Identität."

Zuwendung und aktives Handeln eine neue Handlungsprämisse aufzeigt, geht die Initiative zur Aufhebung der krankheitsbedingten Passivität und damit verbundenen Objektivierung der Erkrankten von den Betroffenen, den ‚kranken und besessenen Menschen' selber oder Dritten, die für diese einstehen, aus und widerlegt so die oftmals empfundene Ausweglosigkeit (vgl. Jochum-Bortfeld 2008, S. 297). Die Triebkraft, dies verdeutlichen die Erzählungen durch den in diesen beschriebenen dynamischen Wandlungsprozessen eindrücklich, welche die Menschen hierbei handeln lässt, ist das Vertrauen in Jesus und der Glaube an ihn. Hierdurch erlangen ‚kranke und besessene Menschen' durch ihr eigenes Handeln ihre Handlungsfähigkeit zurück und werden somit wieder zu aktiven Subjekten (vgl. Jochum-Bortfeld 2008, S. 197; Schnelle 2014, S. 392).

Das Markusevangelium verdeutlicht somit anhand der Darstellung der Personengruppe der ‚kranken und besessenen Menschen', dass Menschen die Initiative ergreifen und so die in der Gesellschaft vorherrschenden Vorstellungen überwinden und damit die Wiedererlangung der Handlungsfähigkeit der Menschen erst möglich machen. Eine Handlungsfähigkeit, die sich nicht nur im Ablegen dessen zeigt, was diese eingeschränkt, sondern insbesondere in der durch Kommunikation möglich gemachten Anwendbarkeit der Handlungsfähigkeit und deren Erfahrbarkeit für andere. Durch dieses gegenseitige erlebbare Miteinander erfährt der Mensch Anerkennung und wird, wie die „kranken und besessenen Menschen' in den Erzählungen von Heilung und Exorzismen durch Jesus, „[…] von sozialer Missachtung [befreit]" (Jochum-Bortfeld 2008, S. 297).

Aufgrund dessen konkretisiert das Markusevangelium nicht nur die Folgen gesellschaftlich etablierter Denkweisen für den Menschen, sondern verdeutlicht vor diesem Hintergrund auch, dass es die Verbindung von Handlungs- und Kommunikationsfähigkeit ist, welche den Menschen nicht nur zum Subjekt macht, sondern, damit verbunden, auch zu einem Teil seines sozialen Umfeldes. *(6.2. Die gesellschaftliche Bedeutung der Erzählungen von Heilungen und Exorzismen)*

An dieser Stelle gewinnen die Darstellungen der Besessenen und die damit verbundenen Exorzismen, wie insbesondere die Erzählung von der Heilung des Besessen von Gerasa (Mk 5,1–20), an besonderer Bedeutung. So wird in diesen nicht nur verdeutlicht, dass besessene Menschen unter gesellschaftlicher Isolation leiden, sondern auch, dass die Fähigkeit eigenständig zu handeln und zu kommunizieren beeinträchtigt ist. Die besessenen Menschen sind fremdbestimmt und durch diese Fremdbestimmung nicht nur aus ihren sozialen Bezügen herausgerissen, sondern auch in ihrer Existenz bedroht.

Die von den Besessenen besitergriffenen Mächte in Form von unreinen Geistern stehen vor dem Hintergrund der gegenwärtigen Lebenswirklichkeit der vom Evangelisten angesprochenen Adressaten für Mächte „[…] wie ökonomische

Ausbeutung, Unterdrückung durch Fremdherrschaft und Infragestellung religiöser Werte […]",die entgegen dem Willen Gottes den Menschen bestimmen, einschränken und somit gefährden (Kampling 2009, S. 130). Eine besondere Bedeutung nehmen hierbei die Erfahrungen der vom Evangelisten anvisierten Adressaten ein, welche sie mit der menschlichen Herrschaft gemacht haben (vgl. Kostka 2000, S. 196). Hier befindet sich eine Verbindung zu den Ergebnissen der Analyse der Personengruppe der ‚Gegnerschaft Jesu'. Das Markusevangelium schafft auch durch die Darstellungen im Rahmen der Erzählung von Besessenheit und der Befreiung ein zugleich hoffnungsspendendes als auch motivierendes Beispiel sich aus der Fremdherrschaft zu befreien. Jesus verhilft ihnen hierbei nicht nur zu Handlungs- und Kommunikationsfähigkeit, sondern auch dazu, auf der Möglichkeit durch ihre Handlungs- und Kommunikationsfähigkeit mit ihrer Umwelt zu interagieren, ihre sozialen Bezüge wiederherzustellen (vgl. Jochum-Bortfeld 2008, S. 244 f.). (*6.3. Bedeutung von Exorzismen im Markusevangelium*)

Ergebnissicherung und -einordnung der bibelhermeneutischen Analyse des Menschenbildes des Markusevangeliums

7

7.1 Festhalten an etablierten Handlungslogiken

Der Evangelist Markus eröffnet seinen Adressaten durch die Darstellung der verschiedenen Personengruppen, anhand derer er den Menschen illustriert, eine Vielzahl von Perspektiven auf das dahinterliegende Verständnis des Menschen und seine Einbettung in dessen Umwelt. Hierbei liegt der Fokus, wie in der vorangegangenen Analyse verdeutlicht, nicht nur auf dem Menschen in seiner Lebenswirklichkeit und somit seiner gegenwärtigen gesellschaftlichen Kontextualisierung, sondern auch auf möglichen Veränderungen. Es ist somit nicht nur eine Ist- sondern auch eine gewisse Soll-Situation, die im Markusevangelium aufgezeigt wird. Durch diese Betrachtung des Menschen aus unterschiedlichen Perspektiven schafft der Evangelist ein Menschenbild, dass dem Grundanliegen des Evangeliums, das die persönliche Auseinandersetzung mit dem Weg Jesu beinhaltet, die verbunden ist mit der Reflexion des eigenen Handelns, der eigenen Haltungen und somit seiner selbst, nachkommt.[1] Er spannt durch die Darstellung eines Ists und eines Solls im Sinne des Evangeliums einen Reflexionsraum für den Adressaten auf.

---

[1] Bereits zu Beginn des Evangeliums wird der Blick des Adressaten die Aufforderung „Kehrt um, und glaubt an das Evangelium!" (Mk 1,15) aus sich selbst gerichtet. Es ist eine Aufforderung zur Selbstreflexion. Dies stützt auch das Ende des Evangeliums. So wird nicht nur der Blick von Maria aus Magdala, Maria, die Mutter des Jakobus, sowie Salome und durch sie der der Jünger am Ende des Evangeliums auf Galiläa, auf den Ursprung des Weges Jesu gerichtet, sondern hierdurch auch der der Adressaten (Mk 16,7). Sie sollen den Weg, die Selbstreflexion vor dem Hintergrund der Botschaft vom Reich Gottes, fortführen, vergleichbar eines hermeneutischen Zirkels.

C. J. Voß, *Die „dienende" Pflege*, Vallendarer Schriften der Pflegewissenschaft 13, https://doi.org/10.1007/978-3-658-41595-2_7

Aufgrund dessen werden die im Vorangegangenen dargestellten Ergebnisse der bibelhermeneutischen Analyse im nun Folgenden von der biblischen Ebene zunehmend abstrahiert, ohne jedoch deren Ursprung in der Bibel und deren Kontext außeracht zu lassen oder gar zu leugnen. Vielmehr gilt es durch Abstraktion der erarbeiteten Ergebnisse konzentrierte Aussagen, die über die dargestellten Perspektiven auf den Menschen hinaus zutreffen, die eine Anschlussfähigkeit für eine weiterführende Verbindung mit der professionalisierten Pflege bietet.[2]

7.1.1 Etablierte Handlungslogiken

Der Mensch ist gefangen in seinen gewohnten Logiken, die für ihn handlungsweisend werden. Handlungslogiken, die nicht einfach nur durch die Gesellschaftlichkeit des Menschen geprägt sind, sondern das Resultat dieser sind. Das Markusevangelium verdeutlicht nicht nur an der Gruppe der ‚kranken und besessenen Menschen' welche Folgen diese Handlungslogiken für Menschen haben können und wie sich der Mensch von diesen befreit, es verdeutlicht auch am Beispiel der ‚Jüngerschaft Jesu' und der ‚Gegnerschaft Jesu' wie gesellschaftlich etablierte Grundannahmen in das persönliche Denken überführt und zu persönlichen Handlungsmotiven werden. Eine Verkettung, welche für den Menschen unbewusst geschieht, für seine Haltung und sein Handeln aber bestimmend wird.

Der Mensch, so zeigen es die Darstellungen der Menschen im Markusevangelium, ist nicht von seiner Umwelt der Gesellschaft, in die hinein er geboren ist, in der er aufgewachsen ist und in der er sich befindet, zu trennen. Sie spiegelt sich, ganz im Sinne der theoretischen Überlegungen von Pierre Bourdieu und Norbert Elias, in ihm und seinem Handeln wieder (vgl. Pierre Bourdieu 2017, S. 194; Elias 2017, S. 91 f.). Der Mensch ist Teil dieser Gesellschaft und ist mit dieser, indem er mit anderen Personen in kontinuierlicher Verbindung steht und sich somit mit diesen in einer ständigen Abhängig

keit befindet, verbunden. Diese „zwischenmenschlichen Interdependenzen" (Treibel 2008, S. 18; siehe auchElias 2017, S. 113), wie von Elias beschrieben, üben auf den Menschen einen Druck aus, sich in einer gewissen Weise zu verhalten und zu handeln, auch ohne, dass dies dem Menschen bewusst ist. Die Folge ist somit eine „relative Autonomie" des Menschen. Sein Handeln ist nicht losgelöst von diesen „zwischenmenschlichen Verflechtungen" zu betrachten und zu

---

[2] Hierbei wird auf die in Abschnitt II. *Zugang zum Menschenbild des Markusevangeliums* erarbeitete Grundfolie, vor deren Hintergrund die bibelhermeneutische Analyse dieser Arbeit erfolgt, zurückgegriffen. An einzelnen bedeutsamen Stellen werden ausgewählte Brücken zurück zu den anfänglichen Ausführungen geschlagen.

verstehen (vgl. Elias 2017, S. 91). Dieser für den Menschen oftmals unbewusste Zwang zeigt sich im Verhalten der ‚Gegnerschaft Jesu' sowie insbesondere in den Situationen des „Nicht-Verstehens" der ‚Jüngerschaft Jesu' (vgl. Elias 2006a, S. 451 f.). So führt die Kraft, in der er auf die Jünger einwirkt, dazu, dass sie die Identität Jesu und seine Botschaft nicht verstehen oder immer wieder in ihre alten Denkweisen zurückfallen. Diese Denkweisen sind das Ergebnis der Sozialisation des Menschen und somit Ausdruck der hierdurch erlernten gesellschaftlichen Werte und Normen (vgl. Eichener & Baumgart 2013, S. 109 f.). Bourdieu (2017) spricht hierbei von „kognitiven Schemata", durch welche die „soziale Welt" im Menschen gegenwärtig ist und durch die er die Welt versteht (ebd., S. 194). Er prägt hierbei den Begriff des „Habitus", der durch „[...] vergangene Erfahrungen [...] eingeprägt [wird, ein] System von Wahrnehmungs-, Bewertungs- und Handlungsschemata [,das es ermöglicht] praktische Erkenntnisakte zu vollziehen, die auf dem Ermitteln und Wiedererkennen bedingter und üblicher Reize beruhen, auf die zu reagieren sie disponiert sind [...]" (ebd., S. 177 f.). Das von Bourdieu mit dem Begriff des „Habitus" Beschriebene spiegelt sich an vielen Stellen der Darstellungen der ‚Jüngerschaft Jesu' sowie der ‚Gegnerschaft Jesu' wieder. So zeigt sich in ihrem Verhalten eine unauflösliche Verbindung zwischen gesellschaftlich etablierten Grundannahmen, dem persönlichen Denken und den daraus resultierenden persönlichen Handlungsmotiven: Die Erfahrungen, die Menschen, indem sie Teil der Gesellschaft sind und mit dieser in einer unauflöslichen Verbindung stehen, gemacht haben und machen, führen zu einer Logik, aus der heraus ihr Handeln entsteht. Durch diese Verbindung werden nicht nur Haltung und dadurch entstehende Handlungen deutlich, wie sie im Falle der Jünger und Gegner zu beobachten sind, es wird auch ersichtlich, dass „[...] Gedanken, Wahrnehmungen, und Handlungen [...]" Grenzen gesetzt sind, da sie auf vorhandenen Denkschemata gründen und somit nur eine relative Offenheit für neue Logiken bieten (Pierre Bourdieu 2018b, S. 102). So entstehen infolge der Verbindung zwischen gesellschaftlich etablierten Grundannahmen, dem persönlichen Denken und den daraus resultierenden persönlichen Handlungsmotiven „Verhaltensweisen", die einer gesellschaftlichen Denkweise entsprechen und, da sie für das Handeln innerhalb der sozialen Gefüge „typisch" sind, nicht nur als angemessen empfunden werden, sondern auch innerhalb des sozialen Gefüges belohnt und deren Missachtungen sanktioniert werden (vgl. Pierre Bourdieu 2016b, S. 73).[3]

---

[3] Siehe Bourdieu (2018b, S. 104) bzgl. Sanktionen.

Dies hat, wie es in den Darstellungen der ‚Jüngerschaft Jesu' aber auch in der der ‚Gegnerschaft Jesu' hervorgehoben wird, zwei zentrale Bedeutungen für den Menschen und sein Verhalten:

1. Aufgrund dessen, dass es sich beim menschlichen Handeln um etablierte Verhaltensweisen vor dem Hintergrund bestehender gesellschaftlicher Denkweisen handelt, die abhängig von Situation und sozialem Kontext erfolgen, findet dieses in der Regel ohne vorherige Abwägungsprozesse und somit häufig unbewusst statt (vgl. Hans-Peter Müller 2019, S. 38). Sie werden sie, da sie auf Erfahrungen und Erlerntem[4] aufbauen, als gewohnt, natürlich und selbstverständlich empfunden. Ein Phänomen, das auch in Bezug auf die Vertreter der ‚Jüngerschaft Jesu' und der ‚Gegnerschaft Jesu' zu beobachten ist. Die Folge einer solchen Empfindung der Menschen ist nicht nur, dass etablierte Denkmuster nicht in Frage gestellt werden oder, wie im Falle der ‚Gegnerschaft Jesu', ein in Fragestellen als befremdlich, unangemessen und anstößig empfunden wird, sondern auch nur eine bedingte Offenheit für neue Denkweisen besteht.

2. Neben den hermeneutischen Grenzen, die durch etablierte Handlungslogiken und deren Bedeutung für das Handeln des Menschen entstehen, nimmt die gesellschaftliche Einbettung des Menschen und deren Wirkung auf den Menschen eine besondere Bedeutung ein. So befindet sich der Menschen, wie von Elias betont, stets in Abhängigkeit zu anderen, auch in solchen Situationen, in denen er sich dessen nicht bewusst ist (vgl. Eichener & Baumgart 2013, S. 119; Treibel 2008, S. 23). Diese zwischenmenschlichen Verflechtungen führen nicht nur zu einer Abhängigkeit, sondern zu einem Zwang, der die Menschen in ihrem Handeln beeinflusst (vgl. Elias 2006b, S. 451 f.). Auch dies ist in der Regel nicht das Resultat vorab getätigter Reflexionen, sondern es geschieht häufig unbewusst und kann dazu führen, dass der Mensch die Kontrolle über Situationen und Entwicklungen verliert (vgl. Treibel 2008, S. 74). Ähnliches zeigt sich im Falle der Jünger, die, geleitet durch die Verflechtungen innerhalb ihrer sozialen Umwelt, sich in einer gewissen Weise verhalten. Durch die in der Gesellschaft vorherrschenden Denkweisen wird auf die Menschen, hier die Jünger, Macht ausgeübt, welche unbewusst Einfluss auf sie nimmt und ihre Gewalt über den Menschen, dessen Haltung und Handeln dadurch gewinnt, dass der Menschen sich in einem komplexen Geflecht

---

[4] Mit der Bezeichnung „Erlernten" wird ähnlich Norbert Elias keine konstanten und angeborenen Denkweisen verstanden, sondern das Ergebnis eines Prozesses. Siehe hierzu Eichener & Baumgart (2013, S. 110).

zwischenmenschlicher Interdependenzen befindet (vgl. Eichener & Baumgart 2013, S. 119). Diese Beeinflussung des eigenen Handelns findet nicht nur häufig unbewusst statt, sie kann auch dazu führen, dass hieraus Handlungen entstehen, welche vom Handelnden in dieser Form nicht beabsichtigt waren. Sie sind zum einen das Resultat der „zwischenmenschlichen Interdependenzen" und zum anderen durch die in den sozialen Gefügen, in denen sich die Menschen befinden, wie von Bourdieu es in Bezug auf das soziale Feld verdeutlicht, stattfindenden Prozesses beeinflusst. Ein Aspekt, der im weiteren Verlauf weiter ausgeführt wird.

Die dargestellten Aspekte verdeutlichen die eingangs bereits erwähnte „relative Autonomie" des Menschen. Jedoch sollen die Ausführungen weniger einer Entlastung des Menschen in Hinblick auf die Verantwortung seines Handelns dienen als vielmehr der Verdeutlichung der Komplexität menschlichen Handelns. Eine Komplexität, der Schröter mit dem die Arbeiten von Elias und Bourdieu verbindenden Begriff der „figurativen Felder" Rechnung trägt, durch den er verdeutlicht, dass es sich bei „sozialen Feldern" auch immer um „[…] relationale Handlungsfelder [handelt], in denen Strukturen, Verflechtungen und Abhängigkeiten geschaffen werden" (Schroeter 2008, S. 50). Die sich hieraus ergebenen etablierten Handlungslogiken, wie sie das Markusevangelium durch die Darstellung der verschiedenen Personengruppen verdeutlicht, werden im Folgenden weiter dargestellt. Hierbei handelt es ich jedoch nicht um Logiken, die klar abgegrenzt voneinander in einem Nebeneinander existieren, vielmehr stehen sie in einer Verbindung zueinander. Trotz dieser Verbindung werden diese mit dem Ziel, eine bessere Übersichtlichkeit zu erlangen, nacheinander im Folgenden dargestellt.

7.1.2 Unterscheidung der Menschen

Das Markusevangelium zeigt an verschiedenen Stellen auf, dass das Denken der Menschen geprägt ist von gesellschaftlichen Rangordnungen und damit verbundenen unterschiedlichen Wertigkeiten von Menschen. Kurzum: Der Mensch denkt in Hierarchien. Das Markusevangelium verdeutlicht somit, dass sozialen Gefügen, wie von Bourdieu für das „soziale Feld" beschrieben, eine Struktur zugrunde liegt, die auf Unterscheidungen und Gegensätzen aufbaut. Dies spiegelt sich, wie durch die Darstellungen der Jünger aber auch der Gegner, in den sich oftmals gegenüberstehenden Verhaltensweisen der Menschen und den daraus entstehenden Konflikten wider. Bourdieu spricht hierbei in Bezug auf „soziale Felder" auch von „Kampffeldern" und verdeutlicht hierdurch, dass es in diesen „[…] um etwas geht, eine spezifische und spezielle Sache, um und für die nach einer eigenen Logik gekämpft und gestritten wird." Es geht somit um die „[…] Wahrung und Veränderung von Kräfteverhältnisse[n] […]" und somit, wie am Beispiel der Vertreter der ‚Jüngerschaft Jesu' und der ‚Gegnerschaft Jesu' deutlich wird, um das Erlangen, Wahren und Festigen von Positionen innerhalb des sozialen Gefüges (Hans-Peter Müller 2019, S. 74). Aufgrund dessen ist für den Menschen, wie Bourdieu es für das soziale Feld darstellt von Bedeutung, möchte er nicht seine Position innerhalb des sozialen Gefüges gefährden, dass er sich am Kampf beteiligt. Der Mensch, möchte er diesen „Kampf" nicht verlieren, ist demnach gezwungen, sich diesem zu stellen und ihn mitzukämpfen (ebd., S. 78). Eine Notwendigkeit, die nicht per se das Resultat kognitiver Abwägungsprozesse ist, sondern ein sich aus der Sozialisation des Menschen ergebendes Verhalten innerhalb des sozialen Gefüges, in dem er sich befindet (Pierre; Wacquant Bourdieu, Loic J.D. 1996, S. 127).

Dies kann, wie das Markusevangelium verdeutlicht, in unterschiedlichen Formen zutage treten. So kann es zum einen, wie insbesondere durch die Darstellungen der ‚Gegnerschaft Jesu' herausgestellt, in Form unmittelbar ausgetragener Konflikte stattfinden, deren Ziel es ist, die eigene Position, mit der Macht, Einfluss und damit verbundener gesellschaftlicher Status einhergehen, zu sichern und Gefahren, welche diese unmittelbar bedrohen oder, wie in Gestalt von Jesus, diese in Frage stellen, zu beseitigen. Zum anderen besteht auch die Möglichkeit, wie insbesondere in den Darstellungen der ‚Jüngerschaft Jesu' verdeutlicht wird, dass die „Wahrung und Veränderungen von Kräfteverhältnissen", welche für das soziale Gefüge bestimmend sind, sich nicht nur in kontinuierlich stattfindenden und offenen Konflikten widerspiegelt. Vielmehr zeigt sich, dass die Vorstellungen von Unterscheidungen und Gegensätzen so tief verwurzelt sind, dass das Handeln gemäß dieser Grundannahme auch ohne einen unmittelbaren Gegenspieler stattfinden kann (vgl. Pierre Bourdieu 2016b, S. 74). Dies spiegelt sich insbesondere in der Frage der Jünger nach dem Größten, der Bitte der Zebedäussöhne und dem Verhalten des reichen Mannes, der an seinem Reichtum, der ihm nicht nur Sicherheit bietet, sondern auch seinen sozialen Status sichert, festhält, wider. Sie streben danach, sich von den anderen zu unterscheiden und ihren Platz in der gesellschaftlichen Hierarchie entweder zu wahren oder in dieser aufzusteigen. Hierbei nehmen Ressourcen eine besondere Bedeutung ein, welche die Bemühungen um Positionen positiv beeinflussen oder deren Besitz automatisch zur Erlangung von Positionen führt. Die Position der Menschen innerhalb des sozialen Gefüges ist somit eng mit diesen Ressourcen verbunden (vgl. Hans-Peter Müller 2019, S. 47 & 79). Bourdieu spricht an dieser Stelle von „symbolischem Kapital" (Pierre Bourdieu 2017, S. 311). Das Markusevangelium konkretisiert dies im Rahmen der Darstellung der Jünger und des reichen Mannes in Form von materiellem Besitz und der Stellung innerhalb einer sozialen Gruppe, mit denen der Zugang zu bestimmten Kompetenzen und Rechten verbunden sind. Es zeigt sich somit nicht nur das Vorhandensein einer dem sozialen Gefüge zugrundeliegenden, auf Unterscheidungen und Gegensätzen aufbauenden Struktur der Gesellschaft Handlungslogik, sondern auch, wie von Elias (1970) betont, dass die Abhängigkeit von Menschen eine weitaus größere Spanne hat. als im reinen Gegenüber unmittelbar spürbar wird (ebd., S. 129). Die Abhängigkeit der Menschen untereinander ist allgegenwärtig, auch ohne, dass dies für den einzelnen Menschen präsent ist.

Dieses Verständnis eines auf Unterscheidungen und Gegensätzen aufbauenden gesellschaftlichen Miteinanders ist, wie das Markusevangelium verdeutlicht, grundlegend für das menschliche Denken und spiegelt sich auch, wie im weiteren Verlauf verdeutlicht wird, in anderen Handlungslogiken wider, wodurch die bereits erwähnte Verbindung der Handlungslogiken miteinander unterstrichen wird.

Diese Grundlogik der Menschen, die im Markusevangelium an vielen unterschiedlichen Stellen zutage tritt, wird in dem durch Jesus verkündeten Dienermodell, welche für sein Handeln bestimmend ist, kontrastiert. Dieses bricht auf radikale Weise nicht nur mit der Vorstellung von Unterscheidungen und Gegensätzen innerhalb der Gesellschaft, es stellt auch den Gegenpol zu dem mit dieser Logik verbundenen Streben nach sichtbarer Macht, Einfluss und gesellschaftlichem Status dar.

7.1.3 Streben nach Macht, Einfluss und damit verbundenem sozialem Status

Das Markusevangelium eröffnet durch die Darstellung der unterschiedlichen Vertreter der Personengruppe der ‚Gegnerschaft Jesu‘, durch ihr Handeln, ihre gesellschaftliche Einbettung und der Folge ihres Strebens für andere, unterschiedliche Perspektiven auf das ‚Streben nach Macht, Einfluss und sozialem Status‘. Entscheidend hierbei sind, wie von Bourdieu für das soziale Feld beschrieben, die vorherrschenden „Machtverhältnisse" und die damit verbundene Verteilung der bereits erwähnten Ressourcen, durch die eine Position innerhalb dieser Verhältnisse verliehen wird und durch die Einfluss innerhalb des sozialen Gefüges ermöglicht wird (Pierre Bourdieu 1998a, S. 51). Hierbei steht die Frage im Fokus, wer innerhalb des sozialen Gefüges die Entscheidung fällt „[...] welche Praxisform, welcher Habitus [den] Spielregeln entspricht" und somit [...]

die Möglichkeitsbedingungen des Feldes [definiert] und […] die einzig legitime Sichtweise [bestimmt]" (Dogan 2017, S. 22). Jesus bringt durch seine Lehre und sein damit verbundenes Handeln die bestehenden Machtverhältnisse in Gefahr. Er bedroht die mit ihrem sozialen Status verbundene Macht seiner Gegner, mit der ihre Macht zur Bestimmung der vorherrschenden Regeln des gesellschaftlichen Miteinanders sowie das Ahnden von Verstößen gegen diese verbunden ist. Hierbei zeigen sich zwei für die Macht entscheidende Aspekte:

1. Jesus stellt durch seine Lehre und sein damit verbundenes Handeln die von seinen Gegnern gewahrten und verfolgten Regeln sowie ihre Interpretationen dieser infrage. Dies bedeutet nicht nur, dass er die Berechtigung der Gegner, die Gebote Gottes auszulegen, in Zweifel zieht, sondern er bringt auch die durch sie definierten Handlungsnormen ins Wanken. Somit wird deutlich, dass Macht und die damit verbundenen Verhältnisse nicht nur, wie von Bourdieu für das soziale Feld beschrieben, durch Ressourcen bedingt sind, welche den Zugang zu bestimmten Positionen innerhalb des sozialen Felds ermöglichen (vgl. Pierre Bourdieu 1998a, S. 51; Hans-Peter Müller 2019, S. 47), sondern dass sich Macht auch in den aus dieser Macht heraus definierten Handlungsweisen widerspiegelt und gewissermaßen zum Zweck der Legitimation der Macht auch widerspiegeln muss. Kommt diese Verkettung durch den Verlust der für bestimmte Positionen notwenigen Ressourcen oder durch das nicht Befolgung der aus der Machtposition heraus definierten Handlungsweise durch andere ins Wanken, kommt es zum Verlust von Macht, Einfluss und damit verbundenem sozialen Status innerhalb des sozialen Gefüges.

2. Die Darstellung der ‚Gegnerschaft Jesu' in Anbetracht der Gefahr, welche Jesus für ihre Macht, ihren Einfluss und ihren damit verbundenen sozialen Status darstellt, verdeutlicht, das Machtverhältnisse auch von Menschen, welche einer Person die Macht zuschreiben, die Macht somit verleihen und immer wieder bestätigen (vgl. Pierre Bourdieu 2016b, S. 76). Bourdieu (2016b) spricht in diesem Fall von „sozialer Macht" und stellt heraus, dass es sich bei Positionen „sozialer Macht" daher um „soziale Fiktionen" handelt (ebd., S. 76).[5] Es spiegelt sich somit gewissermaßen die Vorstellung Elias (1970) wider, dass es sich bei Macht um eine „Struktureigentümlichkeit einer Beziehung […]" handelt (ebd., S. 119). Dies bedeutet, dass aufgrund der bestehenden zwischenmenschlichen Interdependenzen Menschen stets Macht

---

[5] Auch wenn das Markusevangelium dies nicht eindeutig betont, wird hier jedoch deutlich, dass auch die vermeintlich Kleinen gegenüber den Großen, da sie, wie von Elias beschrieben, sie über sie verbindende „soziale Interdependenzen" verfügen, auch über Macht (vgl. Eichener & Baumgart 2013, S. 199).

übereinander haben, ungeachtet dessen, wer gemäß des alltäglichen Sprachge-
brauchs der Mächtigere ist. Dies verdeutlicht auch das Markusevangelium am
Beispiel der Gegner, welche die anderen Menschen benötigen, um weiterhin
über ihren Einfluss zu verfügen und ihren gesellschaftlichen Staus zu erhalten.
Jesus bringt dies durch seine Lehre sowie sein Handeln und insbesondere die
Wirkung dessen auf die Menschen für die Vertreter der ‚Gegnerschaft Jesu' in
Gefahr.

Die Folge dieses „Ins-Wanken-Geratens" der vorherrschenden Machtverhältnisse
sind die zwischen Jesus und den Vertretern der ‚Gegnerschaft Jesu' erfolgenden
Auseinandersetzungen (vgl. Pierre Bourdieu 1998a, S. 51; Elias 2006b, S. 463).
So zeigt sich gerade in diesen Auseinandersetzungen, die geprägt sind von der
Gefahr Macht, Einfluss und sozialen Status zu verlieren, deutlich, welche Wirkung Streben nach Macht, Einfluss und sozialem Status auf den Menschen hat
und welche Folgen dies für andere haben kann.

7.1.3.1 Wirkung des Strebens nach Macht, Einfluss und sozialem Status

Das Markusevangelium verdeutlicht durch die Darstellung der ‚Gegnerschaft
Jesu', welche Wirkung Macht, Einfluss und sozialer Status und insbesondere
die Gefahr diese zu verlieren auf den Menschen hat. So wird, wie eingangs
in Bezug auf die den Menschen beeinflussenden Handlungslogiken bereits verdeutlicht wurde, anhand der Darstellungen der ‚Gegnerschaft Jesu' eindrücklich
dargestellt, dass der Mensch zum Objekt seines Strebens nach Macht, Einfluss
und sozialem Status und deren Erhalt wird. Die Fokussierung hierauf schränkt
den Blick der Menschen ein, lässt anderes als nebensächlich erscheinen und kann
zu einem ungewollten, im Nachhinein bereuten Handeln verleiten, da anderes aus
dem Blick gerät.

Jedoch ist es nicht nur der Fokus des Menschen, der durch das Streben nach
Macht, Einfluss und sozialem Status beeinflusst wird, es wird auch zum inneren Antrieb und somit bestimmend für dessen Handeln. So ist das Verlangen
nach Macht, Einfluss und sozialem Status und die Angst, diese zu verlieren, so
groß, dass die Menschen, wie im Falle des heimtückischen Verhaltens der Gegner und ihrem Verbreiten von Lügen, auch nicht davor zurückschrecken, durch ihr
Handeln Grenzen zu überschreiten, um so ihre Macht, ihren Einfluss und ihren
sozialen Status zu erhalten. Dieses Überschreiten von Grenzen bezieht sich nicht
nur auf das Verhalten zwischen Personen, die um Machtpositionen rivalisieren,
sondern auch auf Dritte. Diese werden, wie durch das Verhalten der Herodias und

des Hohen Rates im Markusevangelium verdeutlicht, zum Erlangen und Erhalt der Macht, des Einflusses und des sozialen Status instrumentalisiert.

7.1.3.2 Folgen des Machtstrebens

Das Streben nach Macht, Einfluss und sozialem Status geht oftmals einher mit Leid für andere, welches in unterschiedlichen Formen zutage tritt. Dieses Leiden ist nicht nur ein Nebenprodukt der innerhalb eines sozialen Gefüges stattfindenden Kämpfe um Positionen, die aufgrund der Art und Weise wie sie gekämpft werden, Leid verursachen können. Es ist auch die Folge der Strukturen, die Macht über andere Menschen, persönlichen Einfluss und sozialen Status erst möglich machen. So bedeutet eine Struktur des sozialen Gefüges, welche auf Unterscheidungen und Gegensätze aufbaut, dass es auch Verlierer in diesem Kampf geben muss, durch die Positionen erst möglich werden. Anders formuliert: Wenn es einen Ersten gibt, muss es auch einen Zweiten geben, durch den der Erste, erst zum Ersten wird. Eine Grundlogik, die sich besonders in der Bitte der Zebedäussöhne und der Frage nach dem Größten widerspiegelt. Eine Logik, die nicht zwangsläufig negative Folge für die Verlierer haben muss, aber, wie es im Markusevangelium verdeutlicht wird, zu Benachteiligungen und Unterdrückung führen kann.

Das „Beherrscht-Werden" durch andere, wie es das Markusevangelium in den Erzählungen der besessenen Menschen und insbesondere des Besessenen von Gerasa verdeutlicht wird, kann zur Folge haben, dass der Mensch in seinem Handeln und seiner Kommunikation eingeschränkt wird. Dies bedeutet nicht einen unmittelbaren Verlust der Handlungs- und Kommunikationsfähigkeit, sondern ist das Resultat von Handlungen anderer, welche sich auf diese Fähigkeiten auswirken, wie in Form von „[...] Krisensituationen wie ökonomischer Ausbeutung, Unterdrückung durch Fremdherrschaft und Infragestellen [von] Werten [...]" (Kampling 2009, S. 130). Hierdurch wird der Mensch in bestimmte gesellschaftliche Rollenbilder gedrängt, welche ihn, gemäß des vom Markusevangelium verwendeten Bildes an den Rand drängen und ihn in seinen Handlungsmöglichkeiten und seinen Möglichkeiten zu sagen, was er möchte und gehört zu werden, einschränken. Einschränkungen, die Einfluss nehmen auf Fähigkeiten, die für den Menschen identitätsstiftend sind und ihn in der Gestaltung des zwischenmenschlichen Miteinanders einschränken. An die Stelle dessen treten die mit den etablierten gesellschaftlichen Vorstellungen verbundenen Rollenbilder. (Fremdbestimmtheit)

Ebenso zeigt das Markusevangelium am Beispiel der ‚Gegnerschaft Jesu' auf, dass es für den Erhalt von Machtverhältnissen „[...] der Grad an Zusammenhalt innerhalb der jeweiligen Gruppe" von Bedeutung ist (Eichener & Baumgart

2013, S. 119). Dies ist nicht nur dadurch geprägt, wie es im Markusevangelium herausgestellt wird, dass die Zugehörigkeit zu einer Gruppe einen hohen identitätsstiftenden Charakter besitzt, sondern auch dass der Zusammenhalt innerhalb einer Gruppe durch die gemeinschaftliche Ausrichtung gegen andere gestärkt wird. Hierbei kommen „Instrumente der Machtausübung" zur Anwendung, wie „Stigmatisierung anderer [...], Vorurteile gegenüber den Angehörigen von Fremdgruppen, individuelle und kollektive Diskriminierung" (ebd.). Die Folgen der Anwendung dieser Instrumente, so verdeutlichen es die Darstellungen der ‚kranken und besessenen Menschen', sind öffentliche Stigmatisierung, Ausgrenzung bis hin zur sozialen Isolation und Objektivierung der Menschen. Erneut ist die Folge, dass Menschen in eine gesellschaftliche Rolle gedrängt werden, welche sie in identitätsstiftenden Möglichkeiten in Form ihrer selbstbestimmten Handlungs- und Kommunikationsmöglichkeiten einschränkt und deren Verlassen für die Menschen nahezu ausgeschlossen ist.

7.1.3.3 Egozentrismus und dessen Ablegen

Im Streben nach Macht, Einfluss und sozialem Status spiegelt sich erneut die in der Gesellschaft zugrundeliegende Vorstellung einer auf Unterscheidungen und Gegensätzen begründeten Struktur wider. Das Streben des Menschen führt nicht nur dazu, dass Menschen ihr Handeln auf sich selbst und ihr eigenes Wohl hin ausrichten, sondern auch, dass der Menschen, der nach Macht, Einfluss und sozialem Status und deren Erhalt strebt, zu Befriedigung dessen, das Wohl anderer hintenanstellt.

Im Markusevangelium wird durch die Lehre Jesus und sein damit verbundenes Handeln ein Gegenpol zu dem auf diese Grundlogik aufbauenden Handeln geschaffen. Hierbei steht neben den Darstellungen der kranken und besessenen Menschen und insbesondere deren Heilungen das ‚Dienermodell' im Fokus, das zu einem ethischen Leitmotiv wird. Es lenkt den Fokus des Menschen weg von persönlicher Macht, Einfluss und sozialem Status hin zu dem individuelle Bedürfnisse und Bedarfe bestimmenden Wohl des Menschen. Hierdurch gewinnt der Mensch, der durch die etablierten Vorstellungen beschränkt wird und somit zum Objekt dieser Vorstellungen, an Möglichkeiten, sich im miteinander selbstbestimmt zu verhalten. An diese Stelle von Instrumentalisierung, Stigmatisierung, Ausgrenzung, sozialer Isolation und Objektivierung anderer Menschen, um eigene Positionen und damit verbundene Macht, Einfluss und sozialem Status zu erlangen oder zu erhalten, rücken Anerkennung, Wertschätzung und die Orientierung an individuellen Bedürfnissen und Bedarfen, die charakteristisch für das Miteinander werden.

7.1.4   Streben nach Sicherheit

Das Markusevangelium zeigt sowohl am Beispiel von Vertretern der ‚Gegner-schaft Jesu' als auch insbesondere der ‚Jüngerschaft Jesu' die Bedeutung des Strebens nach Sicherheit des Menschen auf. Hierbei lassen sich zwei für die Darstellung des Menschen bedeutsame Aspekt unterscheiden, die im Folgenden getrennt voneinander dargestellt werden.

7.1.4.1   Sicherheit ist von sozialer Einbettung bestimmt

Das Markusevangelium verdeutlicht an verschiedenen Stellen, dass das Handeln der Menschen, geleitet durch die Vorstellung einer der Gesellschaft zugrun-deliegenden, auf Unterscheidung und Gegensätzen aufbauenden Struktur nicht automatisch bedeutet, dass dieses durch das Streben nach besonderen Positio-nen bestimmt ist, dem beispielsweise Attribute wie Ehrgeiz oder Machthunger zugrunde liegen, auch wenn dies nicht wie dargestellt ausgeschlossen ist. Viel-mehr zeigt das Beispiel der Gegner, die ihre Position gegen Jesus behaupten wollen, sowie das des reichen Mannes, dass die Motivation vielmehr darin liegt, die eigene Rolle nicht zu verlieren. Besonders im Fall des reichen Mannes zeigt sich, anders als im Fall der Gegner, die zwar die Angst besitzen, ihre Position zu verlieren, diese aber besonders durch den drohenden Verlust von Macht und Ein-fluss bedingt ist, dass es weniger das Streben mehr zu sein und mehr zu besitzen ist, als vielmehr die Angst etwas zu verlieren, welche die Menschen antreibt. Der Evangelist stellt diesem Beispiel des reichen Mannes das der erstberufenen Jünger und der „anderen Jünger" gegenüber, die entgegen dieser Angst handeln. In der Verbindung dieser Perspektiven auf den Menschen innerhalb der Personengruppe der ‚Jüngerschaft Jesu' wird der Ursprung dieser Angst ersichtlich.

Der Mensch wie eingangs mit Verweis auf Elias verdeutlicht, befindet sich in einer Verflechtung „zwischenmenschlicher Interdependenzen". Diese Verflech-tung des Menschen nimmt nicht nur Einfluss auf sein Denken und Handeln, sie ist auch gewissermaßen ein Sicherheitsnetz für den Menschen, das ihm nicht nur Berechenbarkeit im Miteinander ermöglicht, sondern auch eine soziale Absiche-rung darstellt. Eine bestehendes Sicherheitsnetz, welches die Jünger zum Wohle der Jüngerschaft Jesu einem neuen, anderen sozialen Gefüge aufgeben.

Aber nicht nur die Bedeutung sozialer Absicherung für den Menschen wird durch die Darstellungen der ‚Jüngerschaft Jesu' ersichtlich, sondern auch die der materiellen Absicherung, wie sie unmittelbar am Beispiel des reichen Mannes aber auch an den Beispielen der erstberufenen Jünger deutlich wird. So geben sie nicht nur eine materielle Ressource auf, die ihren Lebensunterhalt sichert, sondern auch, wie bereits dargestellt, eine Ressource, welche Einfluss auf ihre Position innerhalb des sozialen Gefüges nimmt. Hierdurch bringen sie nicht nur ihre Position innerhalb des sozialen Gefüges in Gefahr, sie bringen auch ihre soziale Absicherung, die mit ihrer Position innerhalb des sozialen Gefüges verbunden ist, ins Wanken.

So verdeutlichen die Darstellungen der ‚Jüngerschaft Jesu' mittelbar durch das Herausstellen der materiellen Absicherung und unmittelbar durch die der sozialen Absicherung, dass mit der sozialen Verflechtung des Menschen und der Position innerhalb des sozialen Gefüges auch eine Sicherheit für den Menschen einhergeht. Der Erhalt dieser durch die soziale Einbettung bedingten Sicherheit wird zu einer Handlungsorientierung des Menschen. Jedoch, und auch dies verdeutlicht das Markusevangelium, ist diese durch die soziale Einbettung bedingte Sicherheit auch gleichzeitig eine Einschränkung für den Menschen. So zwingt sie den Menschen nicht nur in das innerhalb des sozialen Gefüges vorherrschende Spiel hinein und legt ihm dadurch die Anwendung der vorherrschenden Grundlogiken auf, sie zwingt ihn hierdurch auch in die damit verbundenen Rollenangebote und Statuszuschreibungen. Das Markusevangelium stellt an die Stelle der Gruppenzugehörigkeit als identitätsstiftendes Merkmal den Menschen, seine Bedarfe und Bedürfnisse, die das Miteinander widerspiegeln. Es löst damit nicht die zwischenmenschliche Verflechtung des Menschen, wie sie z. B. von Elias beschrieben wird, auf. Vielmehr stellt das Markusevangelium eine neue Grundlogik heraus, die prägend wird für das Handeln innerhalb der sozialen Gefüge und somit für die sozialen Gefüge selbst.

7.1.4.2 Die Angst vor Leid

Ein weiterer Antrieb des Menschen, so verdeutlicht es das Markusevangelium erneut insbesondere am Beispiel der ‚Jüngerschaft Jesu', ist die Angst vor Leid. Dieses Leid, das, so wird es vom Evangelisten verdeutlicht, seinen Ursprung im menschlichen Handeln hat, tritt in unterschiedlichen Formen zutage, wie zum Beispiel in Form von körperlichem Leiden, Benachteiligung und Unterdrückung.

Diese Angst vor dem Leiden, dessen Ursprung im menschlichen Handeln anderer liegt, wird, wie am Verhalten der Jünger in Anbetracht drohender Gefahren verdeutlicht, ebenso zu einer Handlungslogik des Menschen mit all den bereits eingangs beschriebenen Folgen.

Diese im Angesicht von möglichem Leid auf die eigene Sicherheit hin ausgerichtete Handlungslogik nimmt eine besondere Bedeutung ein, wenn Menschen für eine Sache einstehen oder eine Haltung vertreten, welche nicht den etablierten gesellschaftlichen Vorstellungen entsprechen. So kann ein solches Verhalten gegen das etablierte Denken verschiedene Folgen für denjenigen haben, der es ausübt. Bourdieu (2016b) weist in Hinblick auf das „soziale Feld" darauf hin, dass ein „Spiel", wie es innerhalb des „sozialen Feldes" stattfindet, Menschen braucht, die das Spiel, wenn auch nicht freiwillig, mitspielen (ebd., S. 74). Das heißt, sollte sich jemand nicht an die Spielregeln halten, indem er sich entgegen den etablierten Denkweisen verhält, bringt er das Spiel nicht nur in Gefahr, er wird auch von den anderen „Spielern" wegen seinem nicht angemessenen Verhalten gemaßregelt oder aus dem Spiel ausgeschlossen (ebd., S. 73).

Dies bedeutet, dass aus Angst vor solchen Folgen, welche für die Menschen, die sie erfahren auch eine Form von Leid darstellen kann, Denk- und Handlungsweisen, die nicht den etablierten Vorstellungen entsprechen, entweder gar nicht erst ergriffen werden oder das Handeln bei möglicher gesellschaftlicher Gegenwehr wieder an die etablierten Vorstellungen angepasst werden.

7.1.4.3 Sicherheit und Bestätigung durch Regeltreue

Das Markusevangelium verdeutlicht nicht nur am Beispiel der Gegner Jesu und ihrer Reaktion auf Jesus, dass die Definitionsmacht von Regeln sowie dem damit mittelbaren Einfluss auf entsprechende Praxisformen und dem Habitus, eine besondere Bedeutung für die Positionen innerhalb eines sozialen Gefüges sowie der damit verbundenen Macht, dem Einfluss und dem sozialen Status besitzt (Dogan 2017, S. 22), sondern auch, das persönliche Begehren der Menschen nach Sicherheit und Bestätigung in ihrem Handeln.

So halten die Menschen an den Regeln und Gesetzen fest und nutzen diese, um ihr eigenes Handeln zu rechtfertigen, ohne den sich im Kern befindenden normativen und handlungsweisenden Gegenstand des Gesetzes oder der Regel zu beachten, deren Umsetzung die eigentliche Aufgabe der Gesetze und Regeln ist. Die Folge ist nicht nur ein Handeln, das Gefahr läuft sich von der eigentlichen Absicht des Gesetzes oder der Regel zu entfernen, sondern auch die Entstehung eines unreflektierten Handelns, das sich ausschließlich am niedergeschriebenen Wort und weniger an der Absicht dessen orientiert.

In Gestalt des Dienermodells zeigt das Markusevangelium ein Gegenmodell zu dem sich ausschließlich auf Regeln und Gesetze fokussierenden Handeln auf. Es stellt die Bedeutung der Reflexion des eigenen Handelns in den Vordergrund, welches sich an dem Kern der Gesetze und Regeln orientiert. Ein Kern, der sich auf das Miteinander bezieht und hierbei den Fokus, so stellt es das Markusevangelium heraus, auf das durch individuelle Bedürfnisse und Bedarfe bestimmten Wohl des Menschen legt.

7.2 Veränderung etablierter Handlungslogiken

Wie eingangs bereits dargestellt sind die gesellschaftlich etablierten Handlungslogiken das Ergebnis einer Verkettung von gesellschaftlich etablierten Grundannahmen, die durch die Gesellschaftlichkeit des Menschen in persönliche Denkmuster überführt und zu persönlichen Handlungsmotiven werden, welche sich im Miteinander der Menschen immer wieder aufs Neue bestätigen und somit festigen. Aufgrund dessen, und auch dies ist bereits erwähnt worden, werden diese Handlungslogiken nicht nur bestimmend für die Haltung des Menschen und das daraus resultierende Handeln, sie sind so tief im Menschen verortet, dass sie nicht nur für ihn unbewusst in Erscheinung treten und ihn beeinflussen, sie werden auch als angemessen wahrgenommen und nicht weiter hinterfragt.

Das Markusevangelium verdeutlicht, wie schwer es für einen Menschen gerade wegen dieser Verkettung ist, etablierte Handlungslogiken abzulegen und dass stets die Gefahr besteht, in diese, da sie so tief im Menschen verankert sind, wieder zurückzufallen. Diesbezüglich muss eine Sensibilität bestehen, die nicht nur auf ein solches Zurückfallen verweist, sondern auch dazu veranlasst, einen neuen Versuch etablierte Handlungslogiken zu verändern zu beginnen. So sind es die Handlungslogiken, die abgelegt werden sollen, selbst die, da sie zur Grundlogik des menschlichen Handelns werden, einen Wandel erschweren. Somit kommt dem Prozess, wie es das Markusevangelium am Beispiel er Jünger verdeutlicht, der Veränderung eine weitaus größere Bedeutung zu als der Veränderung selbst. Ein solcher Prozess des Veränderns bestehender Handlungslogiken, wie es das Markusevangelium verdeutlicht, ist geprägt von einer vorrausgehenden inneren Bereitschaft, sich neuen Logiken zu öffnen und dabei gewohnte Logiken abzulegen. Dies bedeutet auch, sich der Macht, die das Gewohnte auf den Menschen ausübt, bewusst zu sein. Der sich anschließende Prozess ist somit ein selbstreflexiver und zugleich praktischer Prozess der Auseinandersetzung, der auf das praktische Handeln nach einer neuen Handlungslogik ausgerichtet ist.

Teil III
Die berufliche Pflege und der Kern pflegerischen Handelns

Nachdem im vorangegangenen Kapitel durch eine bibelhermeneutische Analyse des Menschenbildes des Markusevangeliums die diese bestimmenden Merkmale herausgearbeitet wurden, wird im nun Folgenden die berufliche Pflege im Allgemeinen sowie das pflegerische Handeln im Speziellen in den Blick genommen, um darauffolgend die Bedeutung des markinischen Menschenbildes für die Pflege herauszustellen. Im Fokus des nun folgenden Abschnittes der Arbeit steht somit die Frage nach dem, was die Pflege und das pflegerische Handeln auszeichnen. Auch wenn die verschiedenen pflegerischen Disziplinen, wie die Krankenpflege, die Altenpfleger und die Kinderkrankenpflege, sowie die weiterführenden fachlichen Spezialisierungen unterschiedliche, ihr Handeln bestimmende besondere Spezifika besitzen, so wird hier ein allgemeiner Blick auf ,die Pflege' eingenommen, der sich auf den Kern des Pflegeberufes und des pflegerischen Handelns bezieht und somit auch in den unterschiedlichen Disziplinen wiederzufinden ist.

Im nun folgenden Abschnitt werden ausgewählte professionssoziologische Perspektiven in ihren relevanten Aussagen dargestellt, um sich somit dem Pflegeberuf annähern zu können. Hierbei steht nicht die Frage nach der Professionalisierung der Pflege im Vordergrund, sondern vielmehr die Absicht durch die professionstheologischen Ansätze unterschiedliche Perspektiven auf den Pflegeberuf sowie das pflegerische Handeln zu richten. Hierzu bieten sich die mit dem Begriff der ,Profession' verbundenen Perspektiven dahingehend an, da „[d]er schillernde, von divergierenden Verständnissen und Vorstellungen geprägte Begriff ,Professionalisierung' [...] das zentrale Schlag- und Zauberwort [ist], welches insbesondere die berufs- und bildungspolitischen Diskussionen zur beruflichen Entwicklung der Pflegeberufe seit den 1970er Jahren sowohl inner- als auch außerhalb der Pflegeszene kennzeichnet und begleitet (vgl. z. B. Böllinger 2006, 77)" (Kälbe 2017, S.27). An das so entstehende Verständnis der beruflichen Pflege und des beruflichen Pflegehandelns schließt sich in einem weiteren Schritt die Betrachtung des Kerns pflegerischen Handelns an.

Professionalisierung der Pflege und der Ansatz professionellen Handelns

8

8.1 Merkmale einer Profession und ihre Bedeutung für das Verständnis von Pflege

Entscheidend für den Professionsbegriff in Hinblick auf das soziologische Verständnis ist die Abgrenzung einer Profession von ‚einfachen' Berufen (Kälbe 2017, S. 35). So handelt es sich bei Professionen um „[...] Berufe besonderer Art [...], die praktisches Handeln unter dem Anspruch von Erklärung betreiben (Hartmann 1972) und dazu ein gesellschaftliches Mandat haben (Huges 1963)" (Schaeffer 2004, S. 105).[1] Wenn von Professionen die Rede ist, findet somit häufig ein professionssoziologisches Verständnis Anwendung, indem eine Profession dann besteht, wenn spezifische Merkmale vorliegen, durch die Professionen von Berufen abgegrenzt werden können (Dewe et al. 2011, S. 44; Kälbe 2017, S. 35). Folglich handelt es sich bei einer Profession nicht wie der häufig zu beobachtende alltagssprachliche Gebrauch des Begriffs andeutet um eine Beschreibung des Strebens nach Vollkommenheit einer Handlung, zumeist einer Dienstleistung (Schaeffer 2012, S. 31), oder um die Kennzeichnung einer Handlung als „>>fachlich gut<<" (Bartholomeyczik 2010, S. 134). Der Beruf, von dem die Abgrenzung einer Profession erfolgt, kann als „eine auf Dauer gestellte gesellschaftlich nützliche Kombination von spezifischen Leistungen bzw. von Fähigkeiten und Fertigkeiten zur Erstellung dieser Leistung, die öffentlich anerkannt ist", verstanden werden (Hohm 1987, S. 41; zitiert in Pfadenhauer 2003, S. 20). Pfadenhauer (2003) erweitert dieses Verständnis um die Fachlichkeit der

---

[1] Schaeffer bezieht ihre Aussagen an dieser Stelle auf Hartmann (1972, S. 36–52) sowie Hughes (1963, S. 655–688).

C. J. Voß, *Die ‚dienende' Pflege*, Vallendarer Schriften der Pflegewissenschaft 13, https://doi.org/10.1007/978-3-658-41595-2_8

„spezifischen Leistungen bzw. Fähigkeiten und Fertigkeiten", eine gewisse Dauer-
haftigkeit dieser sowie um das Kriterium, dass diese somit „[…] gewissermaßen
organisiert sein [müssen]". Des Weiteren betont sie, dass die „[…] Leistungs-
erbringung mit einer relativen dauerhaften Erwerbs- bzw. Versorgungschance
verknüpft sein [muss]" (ebd., S. 20).[2] Auf ein so gefasstes Bild eines Berufes
baut zumeist ein sich an Merkmalen orientierendes Verständnis von Professionen
auf, das somit den „[…] „merkmaltheoretische" bzw. „indikatorentheoretische"
Konzepte […]" zugeordnet wird (Dewe et al. 2011, S. 44). Dewe et al. weist
jedoch nicht ohne eine gewisse Kritik in Bezug auf diese Konzepte hin, dass in
diesen „[…] in akribischer Manier, i. d. R. jedoch theorieabstinent und konzepti-
onsarm, äußere Merkmale und soziale Attribute der klassischen Professionen und
ihrer Institutionen aufgelistet und miteinander in Beziehung gesetzt [werden]"
(ebd.).[3] Trotz dieser Kritik am merkmaltheoretischen Ansatz nimmt dieser jedoch
eine besondere Bedeutung zur Bestimmung einer Profession und der Frage nach
dem Prozess der Professionalisierung, dem Weg vom Beruf zur Profession, ein

---

[2] Voß (2018, S. 35) betont die gesellschaftliche Einbettung eines Berufes, indem er darauf
hinweist: „Beruf ist eine spezifisch zugeschnittene, auf produktive Aufgaben bezogene und
aus gesellschaftlichen Bildungsprozessen hervorgehende soziale Form von Fähigkeiten und
Fertigkeiten und/oder dazu komplementärer fachlicher Tätigkeiten und Leistungen, Berufe
werden mehr oder weniger dauerhaft zur Erfüllung gesellschaftlicher (und insbes. wirtschaft-
licher) Funktionen i. d. R. zum Erwerb von Geldeinkommen von Menschen übernommen
(oder diesen zugewiesen). Die Inhaber der Berufspositionen werden dadurch gesellschaftlich eingebunden, sozialen Normen unterworfen und in wichtigen persönlichen Aspekten
geprägt." Voß (ebd.) weist somit mit einer soziologischen Perspektive auf den Beruf darauf hin, dass „[…] Beruf […] ein spezifischer Modus der Vermittlung von Individuum und
Gesellschaft."

[3] Dewe, et al. (2011, S. 44 f.) weisen an dieser Stelle auf immer wiederkehrende Merkmale hin, die da sind: „[…] Selbstverwaltung, Kontrolle- und Disziplinargewalt", Bindung an
„Verhaltensregeln", „[…] theoretisch fundierte und wissenschaftlich durchdrungen[e] Spezi-
alausbildung", Tätigkeit ist „zentralwertbezogen", „[d]ie Berufstätigkeit ist eher altruistisch
und moralisch inspiriert […]", Voraussetzung einer „Prüfung", die „[…] in den Händen
des Berufsverbandes liegt", „Berufsangehörige gelten als Experten und genießen weitge-
hende persönliche und sachliche Entscheidungs- und Gestaltungsfreiheit", sie „[…] genießen in ihrer Außenlegitimität ein gewisses Ansehen", „[…] Aufgaben- und Arbeitsbereich
[ist] monopolisiert", Vorhandensein „[…] von unterschiedlichen Qualifikationen", die „[…]
durch bestimmte Symbole und Zeichen demonstriert und von [Gesellschaft] weitgehend
anerkannt [wird]", „[…] hohes Maß an Kollegialität", hohe Bedeutung „symbolischer Gra-
tifikationen", „[…] generell-abstrakt geregelt[e]" Leistungsvergütung, „[…] Berufsangehörige wenden [ihr] Wissen […] auf einmalige, konkrete Fälle situationsbezogen an"

(Kälbe 2005, S. 221).[4] Dies gilt auch für die entsprechende Diskussion in Bezug auf die Pflege (Hülsken-Giesler 2010, S. 161; Kälbe 2005, S. 222). Besonders in Hinblick auf den berufspolitischen Diskurs hinsichtlich der Pflege findet der merkmaltheoretische Ansatz Anwendung. Es lassen sich hierbei drei immer wiederkehrende Merkmalkategorien feststellen, über die ein Beruf, über die bereits erwähnten für einen Beruf typischen Attribute hinaus, verfügen muss, um als Profession zu gelten.

- Professionen besitzen einen besonderen Bezug zu den im Allgemeinen in der Gesellschaft vorherrschenden Werten. So erbringen Professionen „[…] Leistungen, die sich auf zentral wichtige Werte der Gesellschaft beziehen" (Bartholomeyczik 2010, S. 134). Hierdurch greifen sie diese etablierten und für das gesellschaftliche Miteinander bedeutsamen Werte nicht nur auf, sie dienen durch ihr professionelles Handeln auch der „[…] Erhaltung des Wertesystems der Gesellschaft und gewährleisten [somit] die Realisierung von zentralen Werten, die den Fortbestand der Gesellschaft sichern" (Schaeffer 2012, S. 31).[5] Dieses werteorientierte und werterealisierende Handeln von Professionen erfolgt gemäß dem Professionsverständniss des merkmalorientierten Ansatzes aus einer „[…] teils altruistisch verstandenen Gemeinwohlorientierung" heraus (Kälbe 2017, S. 38). Somit „[…] ist [professionelles Handeln] zentralwertbezogen und […] gemeinwohlorientiert, folgt also herkömmlicherweise nicht den Geboten der Profitmaximierung" (Schaeffer 2012, S. 31). Auch wenn die soziologische Perspektive auf Professionen und „[…] die gesellschaftliche Bedeutung der Professionen anhand von Medizin, Theologie und Jura […]" herausgestellt wird (Bartholomeyczik 2010, S. 134), so

---

[4] Kälbe (2005, S. 221) führt zur ‚Professionalisierung' aus: „Der Begriff Professionalisierung steht am häufigsten für den vielschichtigen Prozess, durch den ein bestimmter Beruf oder eine bestimmte Berufsgruppe sich in Richtung auf eine Profession entwickelt (Aufstiegsprojekt). Dabei wird von manchen Soziologen eine zeitlich invariante Sequenz von Entwicklungsschritten – von der Arbeit über den Beruf bis hin zur Profession – unterstellt und zwischen Prozessen der ‚Verberuflichung' (die Entwicklung von laienhaft ausgeübten Tätigkeiten hin zu einem Beruf, der eine definierte Ausbildung zur Voraussetzung hat) und ‚Professionalisierung' differenziert." Siehe bzgl. einer detaillierten Darstellung der ‚Professionalisierung' u. a. Mieg (2005, S. 342–349) sowie bzgl. einer detaillierten Darstellung der Begriffe ‚Profession' und ‚Professionalisierung' und deren Entwicklung Mieg (2016, S. 27–40).

[5] Schaeffer (2012, S. 31) verweist an dieser Stelle auf Parsons (1963, S. 10–57); siehe hierzu auch Schaeffer (2004, S. 105 f.), die an dieser Stelle auf die „Werteuniversalien" Gesundheit, Konsens, Moral, Wahrheit und Recht hinweist.

betont Cassier-Woidasky (2011) den „Zentralwert der [...] Selbstpflegefähigkeit [...]" durch den „[...] professionelle Pflege Gemeinwohlorientierung
vertreten [kann]" (ebd., S. 165).[6] Diese Bewertung der Pflege und ihrer gesellschaftlichen Bedeutung wird insbesondere dadurch gestützt, dass die „[...]
Pflege in der Tradition der Caritas seit jeher für die Hinwendung zum Nächsten
und damit auch für die Orientierung am Gemeinwohl steht" (ebd.).

- Ein weiteres entscheidendes Merkmal einer Profession ist „das berufsbezogene
  [...], z. T. als „theoretisches" spezifizierte[s] Wissen" (Kälbe 2017, S. 38). Bei
  diesem Wissen handelt es sich zumeist um ein „[...] universelles Wissen, das
  als wissenschaftliches Wissen verstanden wird, mit dem gesellschaftliche Probleme gelöst werden können, und das in der Regel in einem Hochschulstudium
  erworben wird" (Bartholomeyczik 2010, S. 134). Schaeffer (2004) spricht
  daher an anderer Stelle von „[...] systematische[m] Theorie- und Problem-
  lösungswissen [...]" über das Professionen verfügen und in dem sie sich von
  anderen Berufen unterscheiden (ebd., S. 106). Es handelt sich somit bei Professionen nicht nur hinsichtlich ihres Wissens, welches zumeist an Hochschulen
  erworben und durch Theorie- und Wissenschaftsbezug geprägt ist, um „[...]
  akademische Berufe, [...]" sondern auch aufgrund ihrer Bedeutung für die
  Gesellschaft, um einen Beruf mit einem „[...] besonderen gesellschaftlichen
  Status [...]" (Schaeffer 2012, S. 31).

Auch wenn die besondere Form des Wissens einer Profession im Sinne des merkmaltheoretischen Ansatzes eine besondere Bedeutung in der Bewertung eines
Berufes als Profession besitzt, so wird dieses theorie- und wissenschaftsbezo-
gene Wissen „[...] durch Berufswissen, wozu tradiertes Erfahrungswissen eines
Berufes und Kenntnisse der kognitiven, normativen und interaktiven Grundlagen
der Berufsausübung gehören", ergänzt Schaeffer (2004, S. 106). Diese Wissens-
zusammensetzung, welche die fachliche Diskussion um die Professionalisierung
der Pflege immer stärker prägt, greift das Verständnis einer Profession „[a]ls Ver-
mittlungsinstanz zwischen Theorie und Praxis [auf, die] ihr Handeln sowohl in
der Wissenschaft wie auch in der Alltagspraxis verankert" auf (ebd.).[7] Besonders in Bezug auf die Pflege und das pflegerische Handeln nehmen „[...] fall-
bzw. sinnverstehende[...] Kompetenzen [...]" eine besondere Bedeutung ein und
sind in Hinblick auf die Diskussion um die Professionalisierung neben dem „[...]

---

[6] Cassier-Woidasky (2011, S. 165) verweist an dieser Stelle auf Goode (1960, S. 903),
der diese Bedeutung der Pflege bereits betonte.

[7] Die Autorin verweist an dieser Stelle auf Dewe, et al. (1992, S. 70–92) hin.

wissenschaftlichen Wissen […]" als zweite Säule der Wissensbasis zu berücksichtigen (ebd.). Aufgrund dieser Bedeutung wird im weiteren Verlauf dieses Kapitels der diese Perspektive aufgreifende handlungsorientierte Ansatz in Bezug auf das pflegerische Handeln aufgegriffen.

Das dritte Merkmal von Professionen steht in einer besonderen Beziehung des als zweites Merkmal beschriebenen Wissens einer Profession. So erhalten die Mitglieder von Professionen auf der Basis ihres besonderen Wissens „[…] als Experten Problemlösungskompetenz und als Hüter erforderlicher ethischer Regeln eine autonome Kontrolle über ihre eigene Tätigkeit und werden damit auch von der Beurteilung durch ihre Klienten unabhängig" (Bartholomeyczik 2010, S. 134). Diese sogenannte „Klientenautonomie" (Schaeffer 2004, S. 107)[8] ist jedoch nicht nur durch das besondere Wissen der Mitglieder einer Profession bestimmt, sondern auch durch die Situation, in der sich der Klient einer Profession, wie im Sinne des grundständigen professionssoziologisches Verständnisses Medizin, Theologie und Jura befinden. Hierbei handelt es sich zumeist um eine besondere Krisensituation, die für die Klienten oftmals mit Hilflosigkeit und Gefahren einhergeht. Aufgrund dessen „[wird der] Professional […] *stellvertretend* für sie tätig und nimmt unter Anwendung seiner wissenschaftlich begründeten und alltagspraktisch verankerten Expertise eine Ausdeutung und Bearbeitung seiner Probleme vor, die autonom nicht bewältigbar sind" (ebd.). Auch wenn es sich bei der „Klientenautonomie" im Sinne des merkmalorientierten Professionsansatzes um ein typisches Merkmal von Professionen handelt, so zeigen sich hier in Bezug auf die Medizin auch Einschränkungen. So haben in den letzten Jahren, auch gefördert durch Kostenträger in Form von Krankenkassen, die Möglichkeiten zugenommen, dass Patienten die Leistung von Ärzten im Internet bewerten, wodurch „[…] ein erhebliches Kennzeichen eines Standesberufes, also einer hoch professionalisierten Berufsgruppe, abgeschafft [wird], nämlich die Bewertung der Tätigkeit der betreffenden Berufsgruppe durch sich selbst, in diesem Fall durch Kollegen. Patienten, also Laien, können in der Regel nur das Ergebnis bewerten; der Fachmann alleine kann die Durchführung bewerten" (Unschuld 2015, S. 509).[9] Auch wenn die Pflegesituation, ähnlich wie für

---

[8] Schaeffer (2004) unterscheidet mit Verweis auf Daheim (1992, S. 21–35), der sich wiederum auf Forsyth & Danisiewcz (1985, S. 11–49) bezieht, zwischen „Organisations- und Klientenautonomie"

[9] Auch die häufig betonte Entwicklung der Patientenrolle hin zu einem „mündigen Patienten" ändert, wie bei Stollberg (2008, S. 358 f.) zu entnehmen ist, nur bedingt die prominente Rolle der Medizin und ihrer Vertreter innerhalb der Versorgung und der damit verbundenen Autonomie in ihrem Handeln. Auch Nassehi (2008, S. 395) kommt zu dem Schluss, dass

die medizinische Interaktion beschrieben, geprägt ist von der Ambivalenz zwischen einem Zupflegenden und einem Pflegenden, so steht hier doch im Kern des pflegerischen Handelns das Motiv der „[…] Förderung der Selbstpflegefähigkeit, der Erhalt der Alltagskompetenz und die Förderung eines selbst bestimmten Lebens im Alter […]" (Isfort 2003b, S. 275). Dies widerspricht dem Verständnis eines „[…] „Professionelle[n]" [der] durch sein Expertenwissen nicht an die Person gebunden ist, die er behandelt oder berät, sondern einem berufsmäßigem Ethos und dem universellen Wissen" (ebd., S. 276).

Jedoch verfügen Professionen traditionellerweise nicht nur über die Autonomie gegenüber der Beurteilung ihrer Klienten, sondern sie verfügen auch über eine sogenannte „Organisationsautonomie", mit der „[…] die Autonomie gegenüber staatlichen Instanzen und beschäftigenden Organisationen […]" verstanden wird (Schaeffer 2004, S. 108). Auch wenn dieses Merkmal traditionell für Professionen gilt, so besteht die Unabhängigkeit der Professionen zu den Organisationen, in denen sie tätig sind wie beispielsweise der Mediziner im Krankenhaus, oft nur bedingt. Es existieren in diesem Fall häufig Abhängigkeiten, die Einfluss auf das Handeln des Arztes als Vertreter der medizinischen Profession nehmen. Somit kann es zu Situationen kommen, in denen nicht eindeutig ersichtlich wird „[…], wem die Sorge des Professionals zu gelten hat: dem Klienten oder der Organisation. Erst recht dann, wenn die Organisationsziele unvereinbar mit der Funktion professionellen Handelns sind, entstehen grundsätzliche Interessenskonflikte […]" (ebd.). Auch wenn von einer generellen „Organisationsautonomie" nicht ausgegangen werden kann, so nimmt die Autonomie professionellen Handelns eine wichtige Bedeutung im merkmalorientierten Verständnis von Professionen ein. Professionen sind „[…] eigenständig organisiert […], […] unabhängig von staatlichen Instanzen, auch vom Markt […] und ihnen [obliegt] die Kontrolle über ihre Beurteilung ihrer Leistungen sowie über die Standards ihrer Berufsausübung *selbst* […]" (Schaeffer 2012, S. 31). Hierzu bilden Professionen in der Regel „[…] Berufsverbände zur Selbstverwaltung der Profession, ihrer typischen Wissensbestände und Praktiken der Berufsausübung" aus (Kälbe 2017, S. 38). Aufgrund dieser Selbstverwaltung und der damit verbundenen Autonomie von Professionen „[…] haben sie ein Definitionsmonopol in ihrem eigenen Fachgebiet und damit eine gesellschaftliche Macht, die in diesem Gebiet alle anderen Mitglieder der Gesellschaft zunächst

---

„[m]it der Erfindung des sterbenden Subjekts, des autonomen Patienten und des informierten Konsenspartners des Arztes […] die Asymmetrie einerseits geleugnet, andererseits der organisatorischen Praxis überlassen [wird]."

ausschließt" (Bartholomeyczik 2010, S. 134). Es besteht eine eindeutige Einschränkung des pflegerischen Handelns in der Betreuung kranker Menschen. So schränkt die „Verordnungskompetenz" der Medizin die Handlungsautonomie der Krankenpflege dahingehend ein, dass Tätigkeiten im Bereich der sogenannten Behandlungspflege stets in Abhängigkeit einer ärztlichen Verordnung erfolgen.[10] Schaeffer (2004) verweist zwar darauf, dass „[...] die Pflege [in Bezug auf die Organisation der Pflege im stationären Sektor formal] relativ organisationsautonom [ist]", schränkt aber die Handlungsautonomie der Pflege im Krankenhaus aus unterschiedlichen Gründen ein (ebd., S. 119).

„Im Krankenhaus ist die Pflege professionsspezifisch zugeordnet und steht gleichberechtigt neben den Ärzten, die ihrerseits organisationsautonom sind. Faktisch aber wird ihr gerade im Krankenhaus kaum Autonomie zuerkannt und ist auf eine zuarbeitende Funktion für die Medizin reduziert, was sich allein darin zeigt, daß Pflegeleistungen einen Appendix zur medizinischen Krankheitsbehandlung darstellen (Garms-Homoloá/ Schaeffer 1992). Auch die Handlungsbedingungen der Pflege sind nicht gemäß eigenen Kriterien strukturiert, sondern durch die Erfordernisse der Medizin determiniert. Ähnlich ist es um die Organisation der pflegerischen Arbeit bestellt. Hinzu kommt, daß gerade im Krankenhaus die Verbürokratisierung sehr weit fortgeschritten ist, was die Handlungsmöglichkeiten der Pflege zusätzlich einschränkt" (ebd.).

Diese Abhängigkeit, die zum einen die „[...] Vorrangstellung der Medizin [...]" vor der Pflege mit sich führt, die darüber hinaus durch rechtliche Vorgaben für die Medizin gesichert werden und gleichermaßen die Autonomie der Pflege einschränken, führen zu Spannungen zwischen diesen beiden Gruppen. So ist auf Seiten der Pflege ein Streben nach mehr Autonomie in ihrem Handeln zu beobachten sowie der Versuch der Medizin, ihre Position und die damit verbundene Autonomie gegenüber der Pflege zu wahren. Folglich, so betont es Cassier-Woidasky (2011) in Bezug auf das Beispiel der Wundversorgung, „[...] liegt es auf der Hand, dass eine Arbeitsteilung und Abgabe von Kompetenzen mit Machtverlust auf Seite der Ärzteschaft verbunden wäre" (ebd., S. 167). Aufgrund der somit andeuteten Bedeutung von Macht für das Verständnis von Professionen wird im weiteren Verlauf des Kapitels ein besonderer Fokus auf dem sogenannten machttheoretischen Ansatz liegen.

Auch wenn der merkmalorientierte Ansatz regelmäßig zum Verständnis von Professionen herangezogen wird, ist dieser, wie bereits erwähnt, nicht frei von Kritik. So weist u. a. Hülsken-Giesler (2010) in Hinblick auf die Pflege auch auf

---

[10] Siehe hierzu u. a. die Ausführungen von Cassier-Woidasky (2011, S. 166 f.) zur Wundversorgung.

Gefahren hin, die mit diesem Verständnis von Professionen verbunden sind. So „[...] wird [mit diesem Professionsverständnis] ein Professionalisierungsprozess vorangetrieben, der seine Legitimation primär in einem disziplinfremden Begründungsrahmen sucht und dabei die Logik des pflegerischen Handelns aus den Augen zu verlieren droht [...]" (ebd., S. 162).[11] Demzufolge ist eine Bestimmung eines Berufes als Profession losgelöst von den für den Beruf eigenen Handlungsfeldern und -logiken sowie durch formale Kriterien nicht ausreichend geeignet eine adäquate Antwort auf die Frage zu liefern, ob es sich im Falle der Pflege um eine Profession handelt oder an welchem Punkt des Prozesses der Professionalisierung sich die Pflege befindet.[12] So verweist u. a. Cassier-Woidasky (2011) darauf, dass „[b]ereits [...] zu bedenken gegeben wurde, dass Akademisierung als formales Professionalisierungsattribut ohne inhaltliche Fundierung kein Garant für Professionalisierung ist [...]" (ebd., S. 164).[13] Es ist somit nicht nur ein akademisiertes Wissen oder das in akademischen Studien erworbenes theoretisches und wissenschaftliches Wissen, dass die Pflege zur Profession macht, sondern insbesondere der inhaltliche Bezug der Profession und der ihres Wissens. Im Falle der Pflege ist dies der pflegebedürftige Mensch und somit insbesondere ein Wissen, dass nicht nur auf praktisches Handeln und Verstehen ausgerichtet ist, sondern auch die Individualität des Menschen berücksichtigt. Diese ist ein immanenter Bestandteil des pflegerischen Handelns und somit bestimmend für die pflegerische Handlungslogik. Gleichzeitig weist Cassier-Woidasky darauf hin, dass die Anwendung eines merkmalorientierten Verständnisses von Pflege „[dieser] zu dem zweifelhaften Etikett der „Semi-Profession" (Etzioni 1969) verholfen [hat]" (ebd.).[14] Der Grund hierfür ist, dass die Pflege zwar über einige Attribute verfügt, die diese von anderen Berufen in Bezug auf die Frage der Professionalisierung im Sinne des merkmalorientierten Ansatzes unterscheidet, diese aber nicht alle für eine Profession notwendigen Merkmale im Sinne des merkmalorientierten Ansatzes aufweist. Somit ist durch die Arbeit von Etzioni das Bild der Pflege als eine sogenannte „Semi-Profession" entstanden (Schaeffer 2004, S. 108).[15] Dieses Bild der Pflege ist geprägt vom Gegenüber der etablierten Profession der Medizin, indem der Pflege „[...] Eigenschaften wie eine relativ

---

[11] Hülsken-Giesler verweist an dieser Stelle auf Remmers (2000).

[12] Siehe hierzu auch Cassier-Woidasky (2011, S. 164).

[13] Cassier-Woidasky verweist an dieser Stelle auf Schaeffer (2004, S. 103–126).

[14] Cassier-Woidasky verweist an dieser Stelle auf Etzioni (1969).

[15] Schaeffer verweist an dieser Stelle neben Etzioni (1969) auch in Hinblick auf die eingeschränkte Professionalisierung auf die Formulierungen „>>mimic profession<<" von Forsyth & Danisiewcz (1985, S. 11–49) und „>>schwache Profession<<" von Freidson (1986).

geringer qualifizierte Ausbildung, Mangel an spezialisiertem Wissen und mangelnde Unabhängigkeit in der Berufsausübung [...]" zugeordnet werden (Arnold 2008, S. 37). Insbesondere das in den Augen Freidsons geringe Maß an Autonomie, Verantwortung und Prestige führen zu seiner Bewertung der Pflege als eine „paramedical profession" (ebd.).[16]

Es zeigt sich somit, dass das Verständnis des Begriffs „>>professionell<<" und das damit verbundene Verständnis der Begriffe Profession und Professionalisierung über einen rein „kriterienbezogenen Professionsbegriff" hinausgeht, „[...] der vor allem die gesellschaftliche Bedeutung der Professionen anhand der Medizin, Theologie und Jura beschreibt", betrachtet werden muss (Bartholomeyczik 2010, S. 134). Auch Mieg (2003) betont dies, indem er herausstellt, dass „[i]n der Professionssoziologie [...] man sich inzwischen einig [ist], dass ein rein definitorischer, d. h. merkmalorientierter Ansatz nicht weiterführt" (Mieg 2003, S. 14).[17]

Zweifelsohne ist hierbei darauf zu achten, dass nicht ein Verständnis von Professionen konstruiert wird, das dazu geeignet ist, die Pflege als eine Profession zu bezeichnen. Vielmehr geht es darum, wie von Hülsken-Giesler (2010) angemahnt, ein Verständnis von Professionen anzuwenden, das den Raum für die spezifische Handlungslogik der vermeintlichen Profession besitzt (ebd., S. 162). Aufgrund dessen wird, wie bereits erwähnt, im nun Folgenden ein weiterführender Blick auf den sogenannten ‚machttheoretischen' und den ‚handlungstheoretischen Ansatz' gelegt[18], um somit die Perspektive auf die Pflege und das pflegerische Handeln zu erweitern und das von Hülsken-Giesler formulierten Ziel „[...] ein Verständnis von Professionen anzuwenden, das den Raum für die spezifische Handlungslogik der vermeintlichen Profession [...]" anzuwenden (ebd.).

---

[16] Arnold greift an dieser Stelle Freidson (1970) auf.

[17] Gerlach (2013, S. 76) weist jedoch in Bezug auf diese Aussage Miegs hin, dass „[...] wenn die merkmalorientierten Ansätze nicht tragfähig erscheinen, die gegenwärtigen Veränderungsprozesse des Pflegeberufs analytisch zu fassen, mit Blick auf einen theoretischen Bezugsrahmen, der eine Verbindung zwischen Identität und Profession ermöglicht, werden sie durchaus wieder relevant. Und zwar genau da, wo sich ein Bezug von einem nach diesen Theorien kennzeichnenden Professionsmerkmal zur Identität zeigt bzw. herstellen lässt."

[18] Vor dem Hintergrund des Gegenstandes der Pflege und des pflegerischen Handelns wird an dieser Stelle bewusst der Fokus auf die genannten Professionstheorien gelegt. Siehe bzgl. einer Übersicht über weitere Theorien u. a. Pfadenhauer & Sander (2010, S. 361–378).

8.2   Macht und das Verständnis von Professionen

Aufgrund der gesellschaftlichen Bedeutung von Professionen, ihrer damit verbundenen prominenten Position in Gesellschaft in Abgrenzung zu anderen Berufen und ihren damit verbunden Privilegien, die sich besonders in ihrer Autonomie widerspiegeln, besitzt ‚Macht' eine besondere Bedeutung für Professionen und den Prozess der Professionalisierung eines Berufes. Dies führt auch zu einer zunehmenden Betrachtung von Professionen mittels dementsprechender theoretischer Ansätze. So stellt u. a. Hülsken-Giesler (2010) fest, dass „[…] sich […] ein Perspektivwechsel von […] >Merkmalstheorien< (Definition von Professionen; Herausarbeiten von Professionsmerkmalen) zu >funktionalistischen Theorien< (gesellschaftliche Funktion von Professionen) und schließlich zu >Machttheorien< [zeigt]" (ebd., S. 161).[19]

„Ohne die Bedeutung der Professionen und der sie kennzeichnenden ‚Indikatoren' prinzipiell zu negieren, fokussieren machttheoretische Ansätze zum einen stärker die Prozesse der Professionalisierung, d.h. die Entstehung, Entwicklung, Veränderung, aber auch den möglichen Bedeutungsverlust von Professionen (Deprofessionalisierung), zum anderen nehmen sie dabei die je spezifischen historischen Rahmenbedingungen in den Blick und die Rolle, die insbesondere Machtressourcen, Interessen, Märkte, Saat, Arbeit, konkurrierende Berufe, Hochschulen usw. in Professionalisierungsvorgängen spielen" (Kälbe 2005, S. 223).

Demnach sind „[…] Professionen [das] Resultat professioneller Initiativen und Strategien, die primär auf Monopolisierung professioneller Märkte und auf die Höherbewertung der dort erbrachten Leistungen gerichtet [sind]" (Pfadenhauer 2003, S. 50).[20] Demzufolge handelt es sich bei „Professionalisierung" um ein „[…] Projekt zur Berufsaufwertung und [ein] probates Mittel, den Zugang zu einem Beruf auf diejenigen Personen zu beschränken, die den von der jeweiligen Profession definierten Qualitätsstandards entsprechen" (ebd.).[21] Professionen gewinnen somit eine Exklusivität, die nicht nur durch ihre gesellschaftliche Funktion bedingt ist, sondern insbesondere durch „machtbasierte Strategien" der Professionen (Voß 2018, S. 35). Die Folge dessen ist, so weist Pfadenhauer (2003) mit Verweis auf Analysen, denen eine machttheoretische Perspektive zugrunde

---

[19] Siehe hierzu auch Kälbe (2005, S. 223).

[20] Siehe auch auch Pfadenhauer & Sander (2010, S. 370).

[21] Pfadenhauer verweist an dieser Stelle auf die zentrale für diesen Aspekt zentrale Bedeutung von Larson (1977).

liegt, hin, dass „[…] die ausgesprochen einflussreiche und privilegierte Stellung von Professionen als Etablierung einer neuen Form sozialer Ungleichheit [erscheint]" (ebd., S. 50). Dewe und Stüwe (2016) betonen jedoch die Bedeutung des Status und dessen Zugewinn für die Professionalisierung und stellen heraus, dass „[g]leichzeitig […] der Professionalisierungsprozess nach Daheim ein Mittelschichtsprojekt, nämlich der Versuch, durch Arbeit und nicht durch Sacheigentum sozialen Einfluss und Status zu gewinnen, [ist,] was mit Autonomie bei und Selbstverwirklichung in der Arbeit verbunden ist" (ebd., S. 70, siehe auch S. 69).[22]

Trotz all dem handelt es sich bei der Professionalisierung um eine gezielte Abgrenzung von Berufen, mit der das Ziel des Statusgewinns und der „Statussicherung" verbunden ist, wodurch der Prozess der Professionalisierung eines Berufes zu einem bewussten Prozess wird, „[…] an [dem] verschiedene ‚Parteien' interessiert und beteiligt sind" (Pfadenhauer 2003, S. 52).[23] Auch wenn diese Parteien, nicht zuletzt die jeweilige Berufsgruppe selbst, welche den Status der Profession anstrebt, sich aktiv um eine Abgrenzung und Aufwertung bemühen, so handelt es sich bei einer Profession schlussendlich um ein „soziales Konstrukt" (ebd.). Demnach kann der Entstehungs- und Entwicklungsprozess von Professionen nicht losgelöst von solchen, „[…] an konkrete[n] historische[n] und gesellschaftliche[n] Bedingungen geknüpfte[n] Prozess[en] verstanden und nicht als eine außerhalb von Zeit und Raum stehende Entwicklung begriffen [werden], die von beliebigen Berufsgruppen zur Erhöhung des Status ihrer Berufsangehörigen jederzeit in Gang gesetzt werden kann. Entscheidend ist aus dieser Sicht nicht nur die über langandauernde wissenschaftliche Bildungsgänge, Wissensakkumulation und Titel gesicherte Kompetenz, sondern auch die soziale Anerkennung und vor allem die Zuerkennung von Organisatins- und Klientenautonomie, die erst die Definitionsmacht über soziale Problemlagen sichert" (Kälbe 2005, S. 223 f.). Somit ist es erst die Zuschreibung des Status einer Profession und den damit verbundenen Privilegien, wie Autonomie, den gesellschaftlichen Status und das Gewähren von besonderen Rechten, welche die Profession schaffen. Dies ändert jedoch nichts daran, dass diese sowohl „[…] Ausdruck wahrgenommener Funktionen oder [die] Folge machtbasierter Strategien […]" sind (Voß 2018, S. 35). So weisen Dewe und Stüwe (2016) darauf

---

[22] Siehe hierzu auch Pfadenhauer & Sander (2010, S. 370).

[23] Pfadenhauer verweist an dieser Stelle auf Brater (1983, S. 49); Pfadenhauer & Sander (2010, S. 371) weisen darauf hin, dass „[d]iese Auffassung […] in der Berufssoziologie insbesondere im Rahmen eines sogenannten „subjektorientierten Ansatzes" aufgegriffen worden ist."

hin, dass „[...] die Gesellschaft [, da sie] oftmals in Ermangelung von Alternativen auf die Leistung von Professionen angewiesen ist, [...] sich bereit [zeigt], den Professionen Privilegien zuzugestehen, die – wäre die Leistung der Professionen als normale Ware gesellschaftlich herstellbar – den Produzenten sonst nicht zugebilligt würden" (ebd., S. 68). Gleichzeitig sorgen Professionen jedoch dafür, dass dieser Status quo erhalten bleibt, indem sie den Zugang zur Profession reglementieren und dadurch beschränken (Pfadenhauer 2003, S. 51). So stellt Pfadenhauer (2003) mit Verweis auf Larson heraus, dass „[...] Professionalisierung [...] ein[...] Prozess der Realisierung von Marktchancen durch die Kontrolle des Marktes für das je eigene ‚Produkt', nämlich die wissenschaftlich fundierte Expertise als professionelle Dienstleistung ist" (ebd., S. 51). Es gilt somit für die Professionen ihr Alleinstellungsmerkmal, welches die ihnen von der Gesellschaft zugeschriebenen Privilegien bedingt, als ein sie alleine stellendes Merkmal zu wahren. So betonen Dewe und Stüwe, dass Professionen „[...] immer gleichzeitig auf zwei Ebenen [arbeiten]. Sie arbeiten am Produkt und arbeiten zugleich am Erhalt ihrer Markt- und Machtprivilegien" (Dewe & Stüwe 2016, S. 69). Pfadenhauer (2003) weist weiterhin darauf hin, dass „[d]ie Sicherung eines Marktvorteils bzw. Marktmonopols (market power) [...] – im Verweis auf ein allgemeines Interesse – wesentlich mit staatlicher Unterstützung gelingt" (ebd., S. 51). Der Grund hierfür ist, dass „[...] der Staat als Garant von Monopolen und beruflicher Autonomie (insbesondere in Deutschland) eine maßgebliche Rolle [spielt]" (Kälbe 2005, S. 222).[24] Durch ihr für die Gesellschaft bedeutsames Alleinstellungsmerkmal in Form ihres wissenschaftlich fundierten und fachlichen Expertenwissens schafft der Staat einen Rahmen, in dem sich die Profession bilden kann, und bestätigt diese gleichsam in ihrer professionellen Rolle.

„Demnach resultiert deren Autonomie nicht aus der Besonderheit der Problemlösungstypik von Professionen, die jegliche Fremdkontrolle unmöglich macht, sondern verdankt sich der Einflussnahme der herrschenden Klassen und dem Schutz des Staates, deren Einflussnahme sich Professionen im Zuge gelingender Professionalisierung zunehmend wieder entziehen" (Pfadenhauer 2003, S. 50 f.).[25]

---

[24] Pfadenhauer & Sander (2010, S. 370) verweist diesbezüglich auf Larson (1977) Diese „[...] bezweifelt [...] die Notwendigkeit der Protektion von Professionen durch herrschende Eliten."

[25] Siehe bzgl. der staatlichen Rolle im „Professionalisierungsprozess", insbesondere in Hinblick auf eine geschichtlich und u. a. auf Deutschland gerichtete Perspektive Mieg (2005, S. 343).

Wenn einer Profession durch den Staat und somit durch die Gesellschaft Autonomie gewährt wird, ist diese bemüht „zu versichern, dass eine solche Freiheit notwendige Bedingung für die Leistung guter Arbeit ist" (Freidson 1975, S. 110).[26] Entscheidend für Professionalisierung eines Berufes ist somit die Gewährung von Autonomie und deren langfristiger Erhalt. So wird deutlich, dass für Professionen „[...] aus machttheoretischer Sicht nicht nur die über lang andauernde wissenschaftliche Bildungsgänge und Wissensakkumulation gesicherte Kompetenz [entscheidend sind], sondern auch die soziale Anerkennung und vor allem die Zuerkennung von Organisations- und Klientenautonomie, die erst die Definitionsmacht über soziale Probleme sichert" (Kälbe 2017, S. 39).

Es zeigt sich somit, dass die Entstehung von Professionen „[...] – in machtkritischer Tradition gedacht – das Ergebnis sozialer Aushandlungsprozesse und berufspolitischer Strategien [...]" ist (Pfadenhauer 2003, S. 52). So spielt das „Dürfen" eine entscheidende Rolle. Sander (2017, S. 14) weist darauf hin, dass „[...] sich mittels eines machttheoretischen professionssoziologischen Ansatzes eine zunehmende Professionalisierung mit der Trias von *Können* – qua höherem, üblicherweise akademisierten oder sonst wie exklusivem Wissen – *Wollen*, qua Selbstanspruch sowie einer entsprechenden (Selbst-)Inszenierung der Berufstätigen, sowie *Dürfen* beschreiben [lässt]". Dieses „*Dürfen*", das eine zentrale Bedeutung für die prominente Stellung von Professionen besitzt, nimmt eine besondere Rolle bei der Frage der Professionalisierung der Pflege ein. So „[...] beschreibt [das *Dürfen*] die gesellschaftliche Aushandlung und gegebenenfalls statthabende Zuerkennung von beruflichen Zuständigkeiten im Einklang mit Beschäftigungsverhältnissen, die nur für die entsprechende Ausbildungsgruppe zugänglich, also meritokratisch organisiert sind" (ebd.). Es stellt sich somit die Frage, so Sander in Bezug auf die Akademisierung der Pflege, „[...], ob [akademisierte Pflege, die somit in Hinblick auf die Trias nicht nur über Wollen, sondern auch Können verfügen,] ein entsprechendes Feld in der beruflichen Hierarchie des Gesundheitswesens auch besetzen *dürfen*" (ebd.). Bartholomeycik (2010) sieht hier besonders in „gesellschaftlichen Machtverhältnissen" und hierbei neben den „Machtverhältnissen der Geschlechter, die [...] Professionen geschlechterspezifisch besetzt sehen" und nachdem „[...] für typische Frauenberufe Professionalisierungsbegriffe irrelevant [sind]", „[...] die Machtzuschreibung an die traditionellen Professionen wie die Medizin [...]", u. a. ein Hindernis der Professionalisierung der Pflege (ebd., S. 152). Die für die Pflege prägenden Attribute der Sorge und insbesondere der Fürsorge sowie deren Geschichte als ein

---

[26] Zitiert in Pfadenhauer (2003, S. 51).

von Frauen übernommener Dienst, führen zu einer weiblichen „Geschlechtsspe-
zifik des Pflegeberufs", welche nicht nur Ausdruck des charakteristischen Wesens
der Pflege und der Pflegenden ist, sondern gleichermaßen auch Hindernis für die
Anerkennung der Pflege und deren Tätigkeit. So kann dies „[…] als ein wesent-
liches Kriterium dafür gesehen werden, dass professionelles Handeln und damit
die Entwicklung zur Profession in diesem Beruf [gem. Pflegeberuf] kaum zu
gelingen scheint. Festzuhalten bleibt, dass Frauen traditionsgemäß in den großen
Professionen nur eine Minderheit darstellen […]" (ebd., S. 148).[27] Hinsichtlich
der Professionalisierung der Pflege stellt Bartholomeycik die These auf, „[d]ass
die Entwicklung in den deutschsprachigen Ländern gegenüber den angelsäch-
sischen oder auch skandinavischen so sehr hinterherhinkt, […] daran [liegt],
dass der Beruf nicht nur als weiblicher in patriarchalen Gesellschaftsstrukturen
entstand, – das war in den anderen Ländern auch so –, sondern dass eine Verfloch-
tenheit mit einem religiös begründeten Gehorsam und einer damit verbundenen
beruflich-weiblichen Bescheidenheit stattgefunden hatte, die trotz Säkularisie-
rung lang weiter Bestand hatte" (ebd., S. 151 f.).[28] Aufgrund dessen besitzt
die Medizin weiterhin „[…] eine [zugeschriebene] alleinige Definitionsmacht zu
allen Fragen der Gesundheit […] und die sie nach wie vor beansprucht" (ebd.,
S. 152). Um sich von dieser Abhängigkeit zu lösen, muss sich die Pflege von
der „[…] enge[n] Anlehnung an disziplinfremde Anforderungen […]" (Hülsken-
Giesler 2010, S. 169), besonders denen der Medizin lösen und den Fokus auf den
eigenen beruflichen Kern und die damit verbundenen Tätigkeiten legen, welche
jedoch zweifelsohne in einer für die Versorgung von Zupflegenden förderlichen
Beziehung zur Medizin stehen.

Jedoch ist auch festzustellen, dass sich Professionen, und hier auch die
Medizin, in einem stetigen Wandel befinden, der etablierte Professionskenn-
zeichen infrage stellt. So betont Kälbe (2017), dass „[e]tablierte Professionen
[…], wie insbesondere Fritz Schütz (1996) und Andrew Abbott (1988) herausgearbeitet haben, keine zeitunabhängigen, unveränderlichen Größen und starre
Formationen, sondern wandelbare Phänomene sind, die sich unter bestimmten gesellschaftlich-historischen Bedingungen und in der Auseinandersetzung

---

[27] Bartholomeycik bezieht sich an dieser auf Schmidbauer (2002) Monteverde (2009, S. 69)
betont unter Hinzuziehung von Conradi (2003, S. 36) hinsichtlich der Herausforderung, der
mit dem Attribut der Weiblichkeit der Pflege für ihre Professionalisierung einhergeht, darauf
hin, dass „[…] die Rezeption der ethics of care in der beruflichen einen stark emanzipa-
torischen Aspekt aufweist und sich als geeignet erwiesen hat, Vorstellungen pflegerischen
Handelns von stereotypisierten Idealen <<weiblicher>> Tugend zu befreien […]."
[28] Siehe hinsichtlich der weiblichen Attribute der Pflege in Hinblick auf deren Professionalisierung sowie die dabei bestehenden Machtverhältnisse Hülsken-Giesler (2010, S. 168).

unterschiedlicher Akteure gebildet und entwickelt haben. Sie sind durch Veränderungen in den Kontextbildungen der jeweiligen Gesellschaft beeinflussbar [...], d. h. sie haben immer wieder Probleme der Anpassung an die gesellschaftlichen Veränderungen zu bewältigen und können dabei auch an Einfluss, Unabhängigkeit und Bedeutung verlieren (Deprofessionalisierung)" (ebd., S. 36).[29] Ebenso sind auch Entwicklungstendenzen in die andere Richtung möglich, welche jedoch unter Umständen nicht von Dauer sind. So beschreibt Klement (2006) in Bezug auf die Altenpflege, dass „[...] sich die Berufsakteure [...] einerseits zwischen Tätigkeiten, die der von Laien betriebenen Angehörigen entsprechen, sowie andererseits in einem Berufsfeld, das durch die Etablierung von eigenen Studiengängen Zeichen einer Professionalisierung [befinden]" (ebd., S. 103).

In Hinblick auf die Medizin ist jedoch, wie Unschuld (2015) es herausstellt, ein „Verlust an Selbstständigkeit" zu beobachten (ebd., S. 509), der sich sowohl auf „[...] die selbstständige Schaffung des Wissens, die selbstständige Bestimmung, wann das Wissens angewandt wird, und die selbstständige Festsetzung der Entlohnung [...]" bezieht (ebd., S. 508).[30] Unschuld kommt somit vor dem Hintergrund seines Ansatzes einer dynamischen Einordnung einer Profession auf einer fließenden Skala zwischen den Endpunkten „Profession" und „Nicht-Profession" (ebd., S. 504)[31], zu dem Ergebnis „[...], dass die Ärzteschaft auf der Skala der Professionalisierung einen Höhepunkt überschritten hat [...]" (ebd., S. 509). Ebenso bedeutet zunehmender Ausbau und Spezifizierung diagnostischen und fachlichem Wissens, das primär defizitorientiert auf den Kranken und die Erkrankung gerichtet ist, für die Medizin, dass „[...] Lücken entstehen, die Gegenstand neuer Ausdifferenzierungsprozesse sind" (Schaeffer 2004, S. 109). Dies bedeutet nicht nur, dass sich die Medizin wandelt, sondern auch, dass „[...] neue Berufe und Disziplinen [in die entstehenden Lücken hineindrängen]" (ebd.).[32] Schaefer nennt hierbei in Bezug auf die Pflege Tätigkeitsfelder, die

---

[29] Siehe auch Kälbe (2005, S. 220 f.)

[30] Siehe hierzu auch die nähergehenden Ausführungen in Unschuld (2015, S. 508 f.)

[31] Unschuld entwickelt ein dynamisches Professionskonzept, dass weniger eine klare Linie zwischen ‚Profession' und ‚Nicht-Profession' zieht, als vielmehr den Umfang der Professionalisierung eines Berufes auf einer Skala zwischen „hypothetische[n] Endpunkten" verortet. Er führt hierzu aus, dass „[d]as Konzept [...] somit keine Trennung von „professions" und „non-professions" vor[sieht], sondern einen andauernden, fließenden Wandel, der sich auf der genannten Skala auf und ab bewegt. Im Grunde geht es also bei der Professionalisierung um einen Gewinn an Selbstständigkeit, während bei der Abwärtsbewegung auf der Skala, die wir mit Deprofessionalisierung bezeichnen, ein Verlust der Selbstständigkeit zu beobachten ist."

[32] Ein Phänomen, das Schaeffer in Hinblick auf alle etablierten Professionen benennt.

„[…] aus der Technisierung der Medizin und deren Unvermögen, mit Gesundheit statt mit Krankheit und erst mit relativer Gesundheit, Chronizität oder Multimorbidität umzugehen [erwachsen] und [dass] der Pflege Funktionen [überlassen werden], die mit dem expertokratischen Verständnis medizinischer Professionalität unvereinbar sind" (ebd., S. 110). Es zeigt sich somit ein enger Zusammenhang zwischen Professionalisierung von Berufen und Deprofessionalisierung etablierter Professionen (ebd.).[33] Diese somit stattfindende Verschiebung hat weitreichende Folgen für das Miteinander der nach Professionalisierung strebenden Berufe und der bereits bestehenden Professionen.

> „Auf der einen Seite geht es dabei um inhaltliche Aspekte – um die Durchsetzung neuer und oft erst in Ansätzen erkennbarer Paradigmen -, auf der andern um die Sicherung von Status- und Machtinteressen. Denn trotz aller Erosionstendenzen sind die klassischen Professionen keineswegs bereit, sich ihr Machtmonopol streitig machen zu lassen. Sogar gegenteilig: je bedrohter der Status, desto vehementer ihr Auftreten in der Öffentlichkeit und desto massiver ihr Eintreten für die Wahrung ihrer Interessen und die Sicherung bestehender Einflußsphären (Daheim 1982). Selbst wenn neue Ausdifferenzierungen zugebilligt werden, versuchen die klassischen Professionen doch, die Kontrolle über diese Bereiche zu behalten […]. Auf die Chance der um Professionalisierung bemühten Berufe hat das weitreichende Auswirkungen, denn diese hängen zu einem nicht unerheblichen Teil davon ab, wie sie sich in diesen Umverteilungs- und Machtkämpfen behaupten" (ebd., S. 111).

So zeigt sich im Alltag der Pflege insbesondere in Krankenhäusern die Situation, dass vermeintlich ärztliche Tätigkeiten von Pflegekräften übernommen werden, was nicht nur von Pflegekräften akzeptiert, sondern zum Teil auch bewusst angestrebt wird. Hinter diesem Phänomen steckt der implizite sowie zum Teil explizite Versuch durch die Übernahme ärztlicher Tätigkeiten einen Zugewinn an Prestige für den eigenen pflegerischen Beruf, die in dessen Rahmen ausgeübten Tätigkeiten und nicht zuletzt für die Ausübenden selber zu erlangen (Cassier-Woidasky 2011, S. 164).[34] Auch wenn die Medizin in diesen Fällen Tätigkeiten an die Pflege abgibt, so behält sie, wie von Schaeffer beschrieben, stets die Kontrolle darüber, welche Tätigkeiten sie an Pflege abgibt und delegiert diese lediglich an die Pflege, wodurch sie Kontrolle und Einfluss über die Tätigkeiten behält. Es zeigt sich somit, dass der Versuch der Aufwertung der Pflege durch ein

---

[33] Siehe hierzu auch den dynamischen Professionsansatz von Unschuld (2015, S. 504) sowie die Ausführungen in Kälbe (2005, S. 224).

[34] Siehe bzgl. der für die Professionalität von Medizin und Pflege bedeutsamen Unterscheidungen u.a. die Ausführungen von Schulz-Nieswandt (2010b, S. 379 f.)

solches Vorgehen nicht zu einem Zugewinn von Eigenständigkeit und Eigen-
verantwortlichkeit und somit der Professionalisierung des Berufs führt (ebd.).
Ebenso bedeutet das Verfolgen einer solchen Strategie und die damit verbundene Verschiebung von Tätigkeitsprofilen, dass die Gefahr besteht, dasjenige zu
verlieren, was die Pflege und die pflegerische Tätigkeit auszeichnet.[35]

Somit wird deutlich, dass das „[z]entrale Anliegen der Professionsentwicklung
[…] nicht die Übernahme ärztlicher Tätigkeiten [ist], sondern die Definition eines
originären Kompetenz- und Tätigkeitsprofils und die Generierung des dafür erfor-
derlichen Wissens, denn die alleinige Zuständigkeit für bestimmte Probleme und
eine autonome Berufsausübung werden erst mit der Kontrolle darüber erreichbar"
(ebd., S. 174).[36]

Um die gegenwärtige Ausgangsposition der Pflege zu verstehen und somit in
Hinblick auf eine mögliche Professionalisierung der Pflege bestehende Hindernisse zu verdeutlichen, kann die machttheoretische Perspektive auf Professionen
und den Prozess der Professionalisierung hilfreich sein. Diese ist keinesfalls eine,
die ein düsteres Bild von Professionen und ihren Vertretern zeichnen soll. Vielmehr „[…] liegt der Vorteil dieser Perspektive unabweisbar darin, dass damit
der *aktiven* bzw. Akteurs-Rolle von Professionen bzw. Professionellem Rechnung
getragen wird, die in Prozessen der Professionsbildung und -etablierung kollektive und individuelle Eigeninteressen verfolgen und politisch durchsetzen […]"
(Pfadenhauer 2003, S. 54).[37]

Auch wenn Macht im Zusammenspiel von verschiedenen beruflichen und
gesellschaftlichen Gruppen sowie ihren Interessen eine nicht unerhebliche Rolle
spielt, so ist der Fokus der Macht vor dem Hintergrund der Auseinandersetzung
mit der Pflege und ihrem „Kompetenz- und Tätigkeitsprofil" anders zu setzen. Für
die Pflege steht besonders das „[…] Ideal des Empowerments […]" im Fokus
(Cassier-Woidasky 2011, S. 177).[38] Aufgrund dessen wird im Folgenden ein
genauerer Blick auf den sogenannten handlungsorientierten Ansatz gelegt.

---

[35] Dies ist eine mögliche Betrachtung der bestehenden Gefahren, die sich in Ansätzen in den
Ausführungen von Böllinger (2016, S. 27) wiederfinden lässt. So beschreibt er unter Anwendung seines Verständnisses von Professionen, dass sich die Medizin und die Pflege in einem
Verberuflichungsprozess befinden, der zu einer „Deprofessionalisierung" der Medizin führt
und zum Verlust des dem pflegerischen Handeln immanenten „Dienstes".

[36] Cassier-Woidasky verweist hierbei auf Rabe-Kleberg (1999, S. 276–302).

[37] Jedoch ist auch an die Kritik an dieser Perspektive hinzuweisen. So stellt Pfadenhauer,
Michaela: Professionalisierung, S. 52 ff. diese in Bezug auf die Rolle der Universitäten und
des Staates heraus.

[38] Cassier-Woidasky weist an dieser Stelle darauf hin, dass gerade in „[…] den klassischen
Professionstheorien ein paternalistisches Machtverständnis zugrunde liegt."

8.3   Das pflegerische Handeln als „professionelle Pflegepraxis" (Weidner 1995)

Nicht nur aufgrund der im Vorherigen betonten Bedeutung des „Kompetenz-
und Tätigkeitsprofils" einer Profession in Angrenzung zu anderen Professionen
und Berufen sowie deren Bedeutung in Hinblick auf ihre Autonomie nimmt
das Handeln einer Profession eine bedeutsame Rolle in der Frage der Professionalisierung ein. Es ist somit nur bedingt hilfreich, Professionen und den
Prozess der Professionalisierung durch nach außen sichtbare Attribute, wie es
der ‚merkmaltheoretische Ansatz' versucht, zu erfassen. Auch wenn dies einen
ersten Zugang zum Feld der Professionen und deren Entwicklungen eröffnet,
so ist dieser nur bedingt hilfreich in der Frage der Praxis der Professionen.
Hierbei ist neben dem im Vorherigen dargestellten ‚machttheoretische Ansatz'
besonders der sogenannte ‚handlungsorientierte Ansatz' als hilfreiche Denkfolie
zu benennen. Dieser „[...] lenkt den Blick von externen Professionalisierungs-
merkmalen auf interne Prozesse des professionellen Handelns" (Weidner 1995,
S. 56). Ähnliches betont auch Isfort (2003b) mit einem konkreten Fokus auf die
Pflege und stellt heraus „[...], dass die Frage nach dem professionellen pflegerischen Handeln wesentlich wichtiger erscheint als die Frage danach, ob die
Pflege eine Profession ist" (ebd., S. 277). Er betont hierbei die besondere Bedeutung des ‚handlungsorientierten Ansatzes', indem er darauf hinweist, dass „[z]ur
Bestimmung und Entwicklung einer Professionalität in der Pflege [...] der handlungsorientierte Ansatz am ehesten pflegerische Fragestellungen [bietet] und [...]
berufsethische Perspektiven wider[spiegelt]" (ebd.). Der Mehrwert des Ansatzes liegt für ihn darin begründet, dass „[...] dem handlungstheoretischen Ansatz
Prinzipien zugrunde [liegen], wie sie hilfreich sein können für die pflegerische
Praxis, und Ausgangspunkt sein können für klare Beschreibung und Analyse der
professionellen Arbeit in der Pflege" (ebd.).

Auf der Grundlage der Erarbeitungen Ulrich Oevermanns zum ‚professionellen Handeln', ergänzt durch die Ausführungen von Bernd Dewe und Hans-Uwe
Otto, welche diese vor dem Hintergrund des auf Habermas zurückzuführenden Begriff des ‚kommunikativen Handelns' tätigten, entwickelt Weidner (1995)
ein Verständnis des ‚professionellen Pflegehandelns'.[39] Er greift hierbei die von

---

[39] Siehe hierzu im Detail Weidner (1995, S. 49–58); Weidner (2011).

Oevermann beschriebene „[...] Grundstruktur und die Logik des professionalisierten Handelns [...]" auf, die dieser in Folge seiner Kritik an dem vorherrschenden Verständnis von Professionalisierung entwickelte (ebd., S. 49)..[40] Diese ist geprägt von der „[...] widersprüchliche[n] Einheit aus universalisierten Regelanwendungen auf wissenschaftlicher Basis und hermeneutischem Fallverstehen" (ebd.).[41] Durch dieses Verständnis des ‚professionellen Handelns „[...] findet [...] eine Abgrenzung nicht nur gegenüber Hierarchie zwischen Professionellen und ExpertInnen und KlientInnen als „Laien" statt, sondern auch in Bezug auf den Stellenwert rein „wissenschaftlichen Wissens"" (Arnold 2008, S. 39). Weidner (1995) betont in Hinblick auf das ‚professionelle Handeln', dass „es [...] hier[bei] um die Fähigkeit [geht], wissenschaftlich fundierte und abstrakte Kenntnisse in konkreten Situationen angemessen anwenden zu können" (ebd., S. 52). Somit wird das individuelle Fallverstehen zu einem immanenten Bestandteil ‚professionellen Pflegehandelns'. Dies stellt auch Patricia Benner (1994) heraus, wenn sie in Hinblick auf das pflegerische Handeln und die dazu notwendige pflegerische Kompetenz betont, dass „[e]rfahrene Pflegende und Pflegeexpertinnen und -experten [...] über eine ganze Reihe von paradigmatischen Fällen für verschiedene Pflegeschwerpunkte [verfügen], so daß sie sich Situationen unter Rückgriff auf vergangene konkrete Situationen nähern können, ähnlich wie ein Forscher unter Rückgriff auf ein Paradigma an ein bestimmtes Problem herangeht. Diese vergangenen Situationen zeichnen sich dadurch aus, dass sie die Wahrnehmung der Schwester oder des Pflegers verändert haben. Erfahrungen aus der Vergangenheit leiten also die Expertin oder den Experten in ihren Wahrnehmungen der Situation. Ein derartig fortgeschrittener klinischer Wissensstand ist viel umfassender, als es eine theoretische Konzeption sein kann, denn erfahrene Pflegende, die über ihn verfügen, vergleichen Gesamtsituationen aus der Vergangenheit mit den Gesamtsituationen, die ihnen in der Gegenwart begegnen" (ebd., S. 31 f.).[42]

---

[40] Weidner verweist an dieser Stelle hinsichtlich der Kritik an einem „[...] Professionalisierungsbegriff, der beherrschend von dem Merkmal des wissenschaftlichen Expertentums bestimmt ist [...]" auf Oevermann (1978, S. 2), dem Anmahne einer fehlenden Explikation der den „[...] Merkmalen [individuellen Handelns] zugrundeliegenden Strukturen [...]" durch die „klassischen Professionalisierungstheorie[n]" auf Oevermann (1978, S. 6) und bzgl. des „[...] Beharren[s] auf institutionelle Erscheinungskriterien [...]" auf Oevermann (1981, S. 10).

[41] Weidner verweist an dieser Stelle auf Oevermann (1981, S. 3); siehe hierzu auch die beispielhaften Ausführungen in Isfort (2003b, S. 276 f.)

[42] Zitiert in Arnold (2008, S. 40 f.); Auch Schaeffer (2004, S. 116) stellt unter Verweis auf die Arbeit von Becker, et al. (1963) heraus, dass „[p]rofessionelle Sozialisationsprozesse [...]"

An dieser „Grundstruktur und […] Logik des professionalisierten Handelns […]" setzen jedoch weitere für das ‚professionelle Handeln' im Sinne Oevermanns zentrale Aspekte an, die Weidner zur Entwicklung eines ‚professionellen Pflegehands' herausstellt.[43]

- So besteht in Hinblick auf das professionelle Handeln der Zwang das eigene (professionelle) Handeln trotz eines bestehenden Entscheidungsdrucks begründen zu können. Weidner spricht hierbei, in Anlehnung an Oevermann von der „Dialektik von Begründungs- und Entscheidungszusammenhang" (Weidner 1995, S. 52).[44] Isfort weist (2003b) in Hinblick auf „[…] das gleichzeitige Bestehen von handlungs- und Begründungszwang" in der Pflege darauf hin, dass „[i]m […] Pflegealltag […] in aller Regel schnell und aufgrund des Drucks der momentanen Situation sofort gehandelt werden [muss] Begründungen dafür, warum so und nicht anders gehandelt wird, sind nicht immer vorhanden. Professionalität in der Pflege bedeutet, sich diesen Schwierigkeiten zu stellen und sein Handeln stärker theoretisch fundieren zu können, mit Konzepten abzusichern und Abweichungen von Standards zu erläutern" (ebd., S. 277).
- Das ‚professionelle Handeln' ist geprägt von der „>>subjektiven Betroffenheit<<", die „[…] wiederum vom Professionellen eine >>hinreichende analytische Distanz<< [erfordert]" (Weidner 1995, S. 52; sowie Weidner 2011, S. 50).
- Für Oevermann handelt es sich beim „,Helfen'", wie es für das pflegerische Handeln bestimmend ist, im Falle eines „[…] abhängigkeitsfördernden Intervenierens [um ein] unprofessionelles Handeln […]" (Weidner 2011, S. 50 f.). Es bedarf der Achtung des Grundsatzes „[…] 'Hilfe zur Autonomie, [der] eine Verhinderung der Stigmatisierung und eine Respektierung der Lebenspraxis ist und somit einen professionellen Habitus wiederherstellen kann" (ebd.,

---

sich gemeinhin zweigleisig [vollziehen]: Sie implizieren die Aneignung universaler Wissensbestände, doch ebenso den Erwerb interpretativen Sinn- und Fallverstehens wie auch die Habitualisierung der antinomischen Logik professionellen Handelns."

[43] Siehe hierzu Weidner (1995, S. 52 f.) sowie Weidner (2011, S. 49 ff.); siehe bzgl. der besonderen Bedeutung des Erfahrungswissens Sander (2017, S. 13 f.)

[44] Die von Weidner im weiteren Verlauf seiner Ausführungen verwendete Formulierung „Dialektik von Begründungs- und Entscheidungszwang" stammt aus Oevermann (1981, S. 8).

S. 50).[45] Entscheidend ist hierbei, insbesondere vor dem Hintergrund der eingangs erfolgten Darstellung des ‚merkmaltheoretischen Ansatzes' und das für diesen bedeutsame exklusive Wissen und die sich daraus ergebende Autonomie des Professionellen, dass „[d]amit [...] das Expertenwissen keinesfalls in den Hintergrund [rückt]. Respektierung der Lebenswelt heißt auch nicht, dass alles, was der Patient oder Bewohner möchte, auch getan werden sollte. Die Beachtung der Lebenswirklichkeit bedeutet aber, dass die letztendliche Entscheidung darüber, ob das vorgeschlagene Handeln auch durchgeführt werden kann, beim Patienten oder Bewohner liegt" (Isfort 2003b, S. 276).

- Die somit deutlich hervortretende Bedeutung der Individualität und dem damit verbundenen Beziehungsgeschehen für das ‚professionelle Handeln', insbesondere das der Pflege, verdeutlicht, dass es diesbezüglich „keine vollständig vorliegenden Handlungsstandards" geben kann (Weidner 2011, S. 51). Dies darf nicht fehlinterpretiert werden als ein willkürliches pflegerisches Handeln frei von jeglichem Versuch eines strukturierten und geregeltem Vorgehen, sondern „[e]s gilt vielmehr das Regelwissen (aus Forschung und Lehrbüchern) zu überprüfen, abzuklären, auf eine Situation und einen Patienten oder Bewohner anzupassen." Folglich „[...] kann [dies] bedeuten, dass Standards mittlerer Abstraktionsniveaus beschrieben werden" (Isfort 2003b, S. 277). Nur so kann dem ‚Respekt der Autonomie der Lebenspraxis' des Patienten oder des Bewohners Rechnung getragen werden.

Es handelt sich somit bei „[...] professionalisierte[m] Handeln [um] eine Form des Diskurses [...], in welchem stellvertretende Deutungen für alltägliche Handlungsdefizite angeboten werden. Demzufolge ist der professionelle Eingriff darauf spezialisiert, an konkreten Handlungsproblemen akut gewordener Deutungsbedürfnisse der Klienten, etwa bezüglich [...] Gesundheitsvorstellung, aufzuklären (vgl. DEWE/ OTTO 1984, S. 797). Dabei impliziert die kommunikative Kompetenz der professionell Handelnden ein Verstehen, das über schlichtes Übersetzen oder Transformieren hinausgeht" (Weidner 2011, S. 52).[46] Dewe und Otto (1984) erarbeiten auf dieser Grundlage ein „Strukturprinzip professionellen Handelns", nach dem es sich beim ‚Professionen Handeln' um „ein personenbezogenes, kommunikativem Handeln verpflichtetes, stellvertretendes Agieren [...]" handelt, in dem sowohl das dem Professionellen exklusiv zur Verfügung stehende

---

[45] Weidner verweist an dieser Stelle auf die Bezugnahme Oevermanns bzgl. des Grundsatzes „Hilfe zur Autonomie" auf das „Prinzip der Montessori-Pädagogik" in Oevermann (1978, S. 27).

[46] Weidner verweist an dieser Stelle auf Dewe & Otto (1984, S. 797).

„Sonderwissen" als auch ein hermeneutisches Fallverstehen zum Tragen kommt (ebd., S. 788).[47] Anders jedoch als Oevermann, der die „[...] widersprüchliche[n] Einheit aus universalisierten Regelanwendungen auf wissenschaftlicher Basis und hermeneutischem Fallverstehen" betont (Weidner 1995, S. 52)[48], sprechen Dewe und Otto „[...] von der ‚Einheit' des Strukturprinzips", indem sie „[...]mit der Verpflichtung auf ein verständnisorientiertes Handeln eine Lösungsansatz für diese Widersprüchlichkeit [liefern]" (Weidner 2011, S. 53 f.). Weidner greift die Arbeit von Dewe und Otto auf und entwickelt es in Hinblick auf ein ‚professionelles Pflegehandeln weiter:

> *„Professionelles Pflegehandeln ist demnach ein personenbezogenes, kommunikativem Handeln verpflichtetes, stellvertretendes und begleitendes Agieren auf der Basis und unter Anwendung eines relativ abstrakten, >>dem Mann auf der Straße<< nicht verfügbaren Sonderwissensbestandes sowie einer praktisch erworbenen hermeneutischen Fähigkeit der Rekonstruktion von Problemen defizitären Handlungssinns in aktuelle und potenziellen Gesundheitsfragen betroffener Individuen"* (Weidner 1995, S. 55).[49]

Auf dem Weg hin zu einer „professionellen Pflegepraxis" nimmt Weidner hierfür relevante Aspekte in den Blick. So betont er zum einen in Hinblick auf die „Systematisierung von Begründungskompetenzen", dass hierzu sowohl eine „Verwissenschaftlichung der Pflege" eine Grundvoraussetzung ist, als auch, dass sich dieses „[...] Systematisierung auch anhand der internen Ausdifferenzierung wissenschaftlicher Diskurse betrachten [...]" lässt (ebd., S. 53). Ebenso stellt er in Bezug auf die „Anwendung von hermeneutischem Fallverstehen im Klinkalltag" heraus, dass unter Bezug auf Oevermann, „[...] die Kompetenz zum Verstehen eines Falls in den generellen Entscheidung- und Handlungsmöglichkeiten des Pflegepraktikers eingebettet [ist]" (ebd.) Hierfür entscheidend ist ein Rahmen, der „[...] die Herstellung von professionalisierten Beziehungen zwischen Pflegekräften [zulässt], die wiederum ein hermeneutisches Fallverstehen als Grundlage pflegerischen Handelns ermöglichen" (ebd., S. 54).[50] Als dritten Aspekt stellt er

---

[47] Zitiert in Weidner (2011, S. 53).

[48] Weidner verweist an dieser Stelle auf Oevermann (1981, S. 3).

[49] Weidner greift an dieser Stelle das „Strukturprinzip professionellen Handelns" von Dewe, Otto auf und entwickelt diese mit Fokus auf die Pflege weiter. Siehe bzgl. des von Otto und Dewe entwickelten Strukturprinzips Dewe & Otto (1984, S. 788) zitiert in Weidner (2011, S. 50).

[50] Siehe bzgl. der praktischen Anwendung des hermeneutischen Fallverstehens in der pflegerischen Versorgung die Darstellung der „professionellen Fallarbeit" nach Weidner in Isfort (2003a, S. 325–329).

die „[k]onstitutive[n] Kompetenzen des professionellen Pflegehandelns" heraus, welche im Pflegeprozess zum Tragen kommen (ebd.).[51]

„Professionelles Pflegehandeln des Pflegepraktikers basiert demnach einerseits auf Begründungskompetenzen, die auf (pflege)wissenschaftlichen Erkenntnissen beruhen und die einem erhöhten Begründungszwang gegenüberstehen. Andererseits fordert der alltägliche, situative Entscheidungszwang dementsprechende Entscheidungs- und Handlungskompetenzen ein" (ebd.).

Letzterem liegen wiederum „[...] mindestens drei determinierte Kompetenz-bereiche [...]" zugrunde: Die „praktisch-technische Kompetenz", die sich auf das soziale Miteinander und das Verstehen des individuellen Falls bezieht, die „klinisch-pragmatische Kompetenz" sowie die „ethisch-moralische Kompetenz", die „[...] der Sicherstellung eines <<ethisch-moralisch>> reflektierten Pflegehandelns [dient]" (ebd.). Vor diesem Hintergrund erweitert Weidner das von ihm auf der Grundlage der Arbeit von Dewe und Otto entwickelten Verständnis, welches bereits dargestellt wurde, wie folgt:

„Die professionellen Handlungen basieren auf praktisch-technischen, klinisch-pragmatischen und ethisch-moralischen Kompetenzen des Pflegepraktikers und verabfolgen auf der Grundlage der Diagnostizierung des individuellen Pflegebe-darfs und der (gemeinsamen) Festlegung der angemessenen Pflegemaßnahmen, der Durchführung derselbigen sowie der Überprüfung des Pflegeerfolges und etwaiger, wiederholter, modifizierter pflegeprozessualer Durchgänge" (ebd., S. 55).

8.4   Ergebnissicherung und -einordnung

Auch wenn, wie bereits erwähnt, die althergebrachten Verständnisse von Profes-sionen wie der ‚merkmaltheoretische Ansatz' nur bedingt in der Frage nach der Professionalität der Pflege helfen, so ist insbesondere der ‚merkmaltheoretische Ansatz' wertvoll für die hier im Fokus stehende Annäherung an die berufliche Pflege und das damit verbundene beruflich pflegerische Handeln. So öffnet die Perspektive des ‚merkmaltheoretischen Ansatzes' u. a. den Blick auf den Nut-zen der Pflege für das gesellschaftliche Wohl, der in der besonderen Ausrichtung der beruflichen Pflege auf den Menschen und hierbei im Besonderen auf seine

---

[51] Weidner entwickelt hierbei die von Raven auf der Grundlage von Oevermann entwickelten „[...] Kompetenzen des <<ärztlich-professionellen>> Handelns [...]" auf die Pflege. Siehe hierzu Raven (1989, S. 59 ff.)

„Selbstpflegefähigkeit" bzw. seines „Empowerments" begründet ist. Gleichzeitig wird durch die anhand des ‚merkmaltheoretischen Ansatzes' in den Fokus genommen Attribute einer Profession auch der Blick auf die Bedeutung der Autonomie gelenkt. Hierbei treten besonders die unterschiedlichen Weisen in Erscheinung, auf die sich Pflegende in ihrer Ausübung ihres Berufs in einer gewissen Abhängigkeit befinden und somit Einschränkungen in ihrer Autonomie erfahren. So ist nicht nur der Zupflegende durch seine augenblickliche Situation auf unterschiedliche Weise in seiner Autonomie eingeschränkt, sondern auch der Pflegende. Er ist in der Ausrichtung seines Handelns dem Zupflegenden verpflichtet. Dies bezieht sich nicht nur auf eine juristische oder ethische Dimension, sondern auch auf eine emotionale. Das pflegerische Handeln ist, wie im weiteren Verlauf noch darzustellen ist, geprägt von der Beziehung zwischen dem Zupflegenden und dem Pflegenden und somit von diesem zu lösen. Dies schafft zum einen den Boden für das pflegerische Handeln und nimmt zum anderen jedoch auch im besonderen Einfluss auf die pflegerische Interaktion. Aber nicht nur in Bezug auf das Miteinander von Zupflegendem und Pflegendem ist von einer eingeschränkten Autonomie zu sprechen, sondern auch in Hinblick auf die Abhängigkeit der Pflege als Berufsgruppe und des pflegerischen Handelns von der Medizin und der diese ausübenden Mediziner. Das Bestreben der Pflege sich von dieser Abhängigkeit zu lösen bedeutet nicht nur eine Entwicklung für den Pflegeberuf, sondern hat auch Folgen für den der Medizin. Diese werden besonders mithilfe des ‚machttheoretischen Ansatzes' ersichtlich. So findet unter der Überschrift der Professionalisierung der Pflege eine Verschiebung von Macht sowie der damit verbundenen Autonomie und dem Einfluss statt.

Das Bestreben der Pflege, sich und ihr Handeln zu professionalisieren, führt zur Infragestellung und schlussendlich zur Auflösung etablierter Strukturen in der Zusammenarbeit zwischen Pflege und Medizin. So zeigt sich in Hinblick auf das Streben der Pflege nach einer aktiven und selbstgestaltenden Rolle in der Versorgung, dem berufspolitischen Streben nach Autonomie sowie der Stärkung des gesellschaftlichen Status des Berufes, nicht nur das Streben der Medizin, ihren Status trotz des Wandels der Pflege u. a. durch das Beibehalten des Einflusses auf das pflegerische Handeln zu wahren, sondern es kommt auch zu Entstehung von Konflikten zwischen den Berufsgruppen.

Auch wenn diese Machtverhältnisse und die Folgen, welche die Bestrebungen der Pflege auf diese haben, wichtig sind, um Pflege und ihre Einbettung im Miteinander der Medizin zu verstehen, so bleibt die entscheidende Frage, was das pflegerische Handeln auszeichnet. Hierbei hilft das von Weidner erarbeitete Verständnis des ‚professionellen Pflegehandelns'. Dieses verdeutlicht das neben einem wissenschaftlichen und somit theoretischen Wissen, das auf den

Erfahrungen der beruflich Pflegenden fußende individuelle Fallverstehen einen immanenten Bestandteil des Pflegehandelns einnimmt. Nur durch diese Verbindung ist ein Bezug des theoretischen Wissens auf die konkrete Situation des Zupflegenden und die Wahrung seiner Autonomie möglich, die zu einem entscheidenden Orientierungspunkt für das Handeln werden. Dies lässt jedoch nicht die „subjektive Betroffenheit" des Pflegenden außeracht oder den sich aus der „Dialektik von Begründungs- und Entscheidungszusammenhang" ergebenden Druck für Pflegende in der alltäglichen Verrichtung ihres beruflichen Handelns. Vielmehr ist es die Reaktion auf genau dieses das pflegerische Handeln Bestimmende, indem ein sich durch ein reflektiertes und auf die individuelle Situation bezogenes durch theoretisches Wissen und Fallverstehen zusammensetzendes, begründetes und die „subjektive Betroffenheit" sowie die „Dialektik von Begründungs- und Entscheidungszusammenhang" einbeziehendes Handeln erfolgt.

Die berufliche Pflege und das berufliche Pflegehandeln sind vor allem abhängig von den Pflegenden selbst und deren Umgang mit den sich ihnen stellenden Herausforderungen. Es sind somit das „berufliche Selbstverständnis" und das „berufliche Handeln", das sowohl über das Bild der Pflege bestimmt sowie über eine möglichen Entwicklung der Pflege, wie sie u. a. in den Diskussionen um die Professionalisierung der Pflege in den Blick genommen wird (Klemment 2006, S. 108).[52] Aufgrund der besonderen Bedeutung des Kerns des pflegerischen Handelns für das Verständnis der beruflichen Pflege (vgl. Bartholomeyczik 2010, S. 134; Hülsken-Giesler 2015, S. 172 f.; Isfort 2003b, S. 277; Schaeffer 2004, S. 123; Seltrecht 2016, S. 509) wird dieses im Nachfolgenden weiterführend herausgearbeitet, um so das Bild der Pflege und des pflegerischen Handelns nach der hier erfolgten Annäherung mittels der gezielten Zuhilfenahme professionssoziologischer Perspektiven auf den Pflegeberuf und das pflegerische Handeln weiter zu vertiefen.

---

[52] Zitiert in Gerlach (2013, S. 73).

Der Kern pflegerischen Handelns

9

Nachdem im vorherigen Abschnitt mit der Hilfe Weidners ein Grundverständnis des ‚professionellen Pflegehandelns' geschaffen wurde, stellt sich nun die Frage, was die diesem Handeln zugrundeliegende Logik ist, oder anders formuliert, was den Kern des professionellen Pflegehandelns darstellt. Ist dieser Kern doch entscheidend, um Pflege und das pflegerische Handeln zu verstehen, ungeachtet von der Frage der Professionalisierung aber zweifelsohne nicht irrelevant für gerade diese.

Einen Versuch, den Kern der Pflege sowohl nach innen auf die Akteure selbst als auch nach außen gerichtet zu verdeutlichen, stellen Verhaltenskodizes dar. Bei diesen hat sich seit dem von Florence Nightingale formulierten Eids bis zu den heutigen Kodizes (u. a. Code of Ethics of Nursing der American Nurses Association) ein Wandel des Fokus weg von der „[…] Ehrbarkeit des Berufes […]" hin zur „[…] Eigenständigkeit der Pflege, [dem] sozialen Status, [der] sozialen Verantwortung, [der] Profession als solche und die wissenschaftliche Orientierung […]" vollzogen (Monteverde 2009, S. 57).[1] Das, was die Kodizes jedoch eint, ist die „[…] Benennung von *grundlegenden Werten des Pflegeberufes, Rechten und Pflichten sowie Tugenden* resp. Charakterdispositionen beruflich Pflegender" (ebd.).[2] Dasjenige, was hierdurch versucht wird zum Ausdruck zu bringen, ist das für die die Pflegekräfte in ihrem gemeinschaftlichen Handeln spezifische Ethos, ein Wertesystem, welches, indem es die Haltung der Pflege prägt, nicht nur handlungsweisend ist, sondern gleichermaßen verbindend.

---

[1] Siehe zur Entwicklung der Kodizes die Ausführungen von Monteverde (2009, S. 54 ff.)

[2] Der Autor verweist an dieser Stelle auf Frey & Johnstone (2002, S. 50).

C. J. Voß, *Die ‚dienende' Pflege*, Vallendarer Schriften der Pflegewissenschaft 13, https://doi.org/10.1007/978-3-658-41595-2_9

Dieses Ethos der Pflege ist eng mit ihrer Geschichte verbunden. Beim Nach-
zeichnen dieses Ursprungs nimmt vor dem Hintergrund des in dieser Arbeit im
Fokus stehenden Markusevangeliums und dessen Bedeutung für die Pflege die
Arbeit von Silvia Käppeli (2004) ein.[3] So hat die Entwicklung des pflegerischen Ethos ihren Ausgangspunkt im Glauben an einen „mit-leidenden Gott",
wodurch dieses einen „[…] dem Dienen verpflichtete[n] religiöse[n], keine[n]
wissenschaftlichen" Kern erhält (Käppeli 2009, S. 101). Die Grundlage dieses Ethos „[…] gründet u. a. in schöpfungs- und gesetzestheologischen oder
heilsgeschichtlichen Momenten und im Glauben an die Verdienstlichkeit der
Liebestätigkeit" (ebd., S. 102). Er ist nicht nur durch sein sich den Leidenden
Annehmen handlungsweisendes Vorbild für die Pflegenden, sondern auch gleichermaßen für die Zupflegenden. So hilft die Vorstellung an einen Gott, der das
Leid anderer aufnimmt und somit erst zu dem wird, was er ist, ein Gott, der
mit den Menschen ‚mit-leidet' und sich so mit ihnen verbunden ist, den leiden-
den Menschen mit ihrem Leid umzugehen. Aus dem Grund bergen eine solche
Vorstellung und der Glaube daran für die „[…] Leidenden [die Möglichkeit],
wirksam schweres unerträgliches und unverständliches Leid besser zu ertragen.
Er [gem. ‚mit-leidender Gott] verschafft ihnen reale Linderung, Geborgenheit,
Trost und Hoffnung sowie eine Daseinsberechtigung in der Gemeinschaft der
Gesunden. Die zentrale Daseins- und Wirkungsweise des biblischen Urbildes
einer pflegenden Gestalt beinhaltet: existenzielles Gegenwärtig-Sein bei den Leidenden; verfügbar und abrufbar sein für die Leidenden, ihnen zur Verfügung
stehen; einstehen für ihre Bedürfnisse, Interessen, Würde und Rechte; Hingabe an
ihre Pflege; aktives Eingehen und Einmischen in ihr Leid; verschiedene praktische
Arten des Beistandes; Treue und Verlässlichkeit im Beistehen; eigenes Leiden auf
sich nehmen als Folge des Mit-Leidens mit den Leidenden" (ebd., S. 101 f.).[4]
Die sich hinter dem ‚mit-leidenden Gott' für die Pflegenden befindende Aufforderung ist die ‚imitatio dei', welche in eine „[…] Ethik des tätigen Mit-Leid […]"
mündet (ebd., S. 102). Die Anwendung einer solchen Ethik stellt jedoch eine
Vielzahl von Anforderung an die Pflegenden, indem sie „[…]spirituelle, emotionale, kognitive, körperliche, willensmäßige und praktische Elemente [erfordert]"
(ebd.).

Auch wenn diese Anforderungen an die Pflegenden immens sind und sich
die Gesellschaft in einem stetigen Wandel befindet, hat der Kern dieses Verständnisses, der sich auf das „Mit-Leiden" und die damit verbundene Haltung
von Pflegekräften bezieht, immer noch Bedeutung, wie Käppeli am Beispiel

---

[3] Siehe hier insbesondere Käppeli (2004) sowie Käppeli (2009, S. 101–122).

[4] Die Auflistung der Bestandteile ist in ihrer Form angepasst.

des „compassionate Caring" und deren unterschiedlichen Interpretationen darstellt.[5] Dies bedeutet jedoch nicht, dass das Fundament des pflegerischen Ethos in Form des ‚Mit-Leidens' auf der Grundlage der Vorstellung von und des Glaubens an einen ‚mit-leidenden Gott' sich nicht gewandelt hat. So ist er von einem religiös geprägten Verständnis der „[…] Arbeit als Glaubenswerk, das zur persönlichen Befriedigung und zur spirituellen Erfüllung führt", von einem „[…] einst theozentrische[n] System […] zum anthropozentrischen moralischen Werte-Pluralismus" geworden (ebd., S. 103). Käppeli zeichnet diese Entwicklung nach und verdeutlicht hierbei die bewusste Loslösung des pflegerischen Ethos vom religiösen und spirituellen Kern. So hat auch ohne nennenswerte Veränderungen des Inhaltes eine Entwicklung von einer „Ethik des tätigen Mitleids" hin zu einer „Ethik der Menschenliebe" geführt, die den Fokus zunehmend vom einstigen Ideal des Dienens hin zur Rationalität und Wissenschaftlichkeit löste (ebd., S. 104). Die hierbei entstehende Leerstelle des „Beistandes" wurde in der sich anschließend entwickelnden „[…] humanistischen Interpretation des Ethos […]", in der an die Stelle des „Mit-Leidens" die „empathische Einfühlung" Carl Rogers gestellt, geschlossen, wodurch die Möglichkeit entsteht, die „[…] emotionale Nähe Distanz in der pflegerischen Beziehung bewusst kontrollieren zu können" (ebd., S. 104 f.). Nach dieser Abkehr vom religiösen Kern des pflegerischen Ethos näherte sich das Verständnis des Ethos den „[…] der Pflege inhärenten wie auch transzendenten Grundlegungen und [den] sich aus ihnen zwingend ergebenden moralisch-ethischen Werten" wieder an" (ebd., S. 105). Käppeli nennt hierbei die „existenzialistisch-phänomenologische Interpretation", welche unter Bezug auf Martin Heidegger Pflege als Sorge versteht (ebd.), sowie die „transzendentale Interpretation", die den Fokus „[…] nicht auf ein[…] religiös motiviertes Bündnis zwischen Kranken und Pflegenden, sondern auf [das] bewusstseinsmäßige[…] Sich-aufeinander-Einstellen der beiden Partner" richtet (ebd., S. 106).

Käppeli betont trotz aller Entwicklungen die fortwährende Bedeutung des „Ethos des tätigen Mit-Leidens", der „[…] sich […] über Jahrhunderte hinweg als minimaler ethischer Konsens der Krankenpflege hielt" (ebd., S. 114). Die Qualität des pflegerischen Handelns, für das ebenso „[…] Fachkompetenz und Rationalität […]" von Bedeutung ist (ebd.)., wird insbesondere vom „moralischen-ethischen Wertesystem" der Akteure bestimmt, das für diese wiederum handlungsweisend ist (ebd., S. 115).

---

[5] Siehe hierzu ausführlich Käppeli (2004, S. 389 ff.)

„Das Vertrautsein der Pflegeperson mit der auch transzendenten Bedeutung, die das Leid für einen Kranken hat, und ihr Verständnis für seinen Umgang damit sind Grundbedingungen für den pflegerischen Dialog mit den Leidenden" (ebd.).

Käppeli (2004) kommt somit hinsichtlich ihrer Untersuchung der „Geistesgeschichte der Krankenpflege" zu dem Schluss, „[...] dass Krankenpflege, abgesehen von ihrem Rückbezug auf die Bibel, ein auf die Heiligung des Lebens bezogener, von Transzendentem durchdrungener Prozess ist" (ebd., S. 396). Aus diesem Prozess heraus entsteht „[...] das pflegerische Bündnis als ethische und nicht juristische Vereinbarung zwischen Patient und Pflegepersonal" (Käppeli 2009, S. 115). Jedoch betont sie auch, dass hinsichtlich dieser Grundlage des Pflegehandelns „[...] von einem den Pflegenden weitgehend unbewussten Wirken religiös-ethischer Werte, die mit den Attributen des mit-leidenden Gottes identisch sind, gesprochen werden [muss]" (Käppeli 2004, S. 396 f.).[6] So ist hinsichtlich dessen davon auszugehen, dass zum einen die „[...] Attribute des mit-leidenden Gottes mit den Bedürfnisse vieler Leidenden [und] andererseits durch ihre Kongruenz mit intrinsischen menschlichen Reaktionsweisen auf Leiden [übereinstimmen]" (ebd., S. 397). Um jedoch diese zumeist unbewussten „religiös-ethischen Werte" in der Versorgung Zupflegender leben zu können, bedarf es einer „[...] sich umeinander sorgenden Gemeinschaft (*caring community*) [...]" (Käppeli 2009, S. 116).

Bestimmend für die Interaktion zwischen Pflegendem und Zupflegenden im Rahmen der pflegerischen Versorgung ist, ebenso wie im Falle der medizinischen Behandlung, die vorherrschende Asymmetrie in der Beziehung zwischen dem Zupflegenden und dem Pflegenden (Remmers 2010, S. 54).

Monteverde stellt diesbezüglich in Hinblick auf das pflegerische Handeln die für diese bedeutsame Nähe zwischen dem Zupflegenden und dem Pflegenden heraus, sowie die dabei bestehenden Asymmetrien (Helen Kohlen 2018, S. 261).[7]

---

[6] Vergleichbares stellt auch Eylmann (2015, S. 509) in ihrer Studie zum Habitus in der Altenpflege: „Das Motiv des karitativen Helfens aus ideellen Gründen, scheinbar selbstlos oder auf einen immateriellen Lohn gerichtet, stellt eine überkommene Haltung dar, die den Habitus entscheidend prägt. War das Ethos in der Geschichte an den christlichen Glauben gebunden und durch die Erfüllung des Gebots der Nächstenliebe auf die Nachfolge Gottes gerichtet, stellt es sich in der empirischen Untersuchung als säkulare Tugendpraxis dar."

[7] Kohlen verweist unabhängig von den Ausführungen Monteverdes auf die seit „Anfang der 1990er Jahre" zunehmende Betrachtung der „*Sorgepraxis in asymmetrischen Beziehungen*", die sich auch auf „Sozialstatus und Gender" beziehen. Kohlen verweist an dieser Stelle auf Kohlen (2010a), Kohlen (2010b)und Bozalek (2004). Ebenso führt sie eine zunehmende „*Reflexion von Machtdynamiken in kommunikativen und interaktiven Auseinandersetzungen*" an und verweist hierbei auf Conradi (2001).

Zwei die pflegerische Beziehung bestimmende Aspekte, welche gleichermaßen und nebeneinander bestehen, wodurch Monteverde (2009) bzgl. des pflegerischen Handelns von der „*Gleichzeitigkeit von Asymmetrie und Nähe*" spricht (ebd., S. 52).[8] In Bezug auf die zwischen dem Pflegenden und dem Zupflegenden bestehenden Asymmetrien weist Monteverde darauf hin, dass „[a]uf der perzeptiven Ebene [...] Fürsorge zunächst die Wahrnehmung einer Asymmetrie voraus[setzt] und auf der motivationalen Ebene die Absicht, auf diese einzuwirken." So ist das pflegerische Handeln bestimmt von „multiple[n] Asymmetrien", wie Unterschiede im Fachwissen sowie in Bezug auf die „Erfahrung im Umgang mit Krankheit; [die] Fähigkeit, Zusammenhänge zu verstehen und Entwicklungen vorauszusehen [...]; technische und manuelle Fertigkeiten [...]; Möglichkeiten der Einflussnahme und Partizipation bei der Zuteilung von gesundheitsrelevanten Gütern [...]; Fähigkeiten, die medizinische und pflegerische Betreuung aufgrund eigener Wertevorstellungen und Präferenzen mitzugestalten" (Monteverde 2015, S. 187).[9]

Monteverde (2015) betont vor dem Hintergrund dieser „multiplen Asymmetrie" nicht nur die „pflegerische Ordnungsmacht", die sich in Bezug auf den „[...] Zugang zu gesundheitsbezogene[n] Informationen und zu wirksamen und medizinischen Leistungen (z. B. in Form von Beratung oder Prävention) [in einer zunehmend ökonomisierten Pflegealltag] zeigt" (ebd., S. 187).[10], sondern auch, dass zum Umgang hiermit eine durch „Fürsorge (*care*)" geprägte „pflegerische Ethik von Nöten ist" (ebd., S. 188). Hierbei steht weniger eine Auflösung der Asymmetrien im Fokus als vielmehr der Umgang mit diesen, die pflegerische Beziehung und damit die pflegerische Versorgung bestimmenden Unterschieden.

> „Diese generieren nach wie vor den Raum pflegerischer Ordnungsmacht, die sich ethisch einzig dadurch legitimiert, dass sie das Wohl des Patienten unter Beizug seiner Präferenzen berücksichtigt und die dafür notwendigen Entscheidungsräume öffnet." (ebd.).

---

[8] Ummel, et al. (2017, S. 231) stellen infolge ihrer Untersuchung heraus „[...], dass generell und unabhängig von besonderen Bedingungen jede professionalisierte Begegnung ‚diffuser' (Talcott Parsons) Momente der Nähe und einer ‚ganzheitlichen', persönlichen Zuwendung bedarf."

[9] Siehe hierzu auch Monteverde (2009, S. 51 f.) Die Auflistung der „Asymmetrien" ist in ihrer Form angepasst.

[10] Monteverde (2015, S. 188) betont im weiteren Verlauf, dass diese „Ordnungsmacht", die nicht nur in Bezug auf die Pflege, sondern auch auf die Medizin sowie auf „Politiker, Ökonomen, öffentliche und private Kostenträger" entfällt, mit der Zunahme von Asymmetrien gleichermaßen ansteigt.

Es wird somit deutlich, dass es einer durch Fürsorge geprägten pflegerischen Ethik bedarf, „[...] die durch die Bereitschaft zur Übernahme von Verantwortung [geprägt] und [...] sich der <<ordnenden>> Macht bewusst [ist], die sie dabei ausübt. Sie anerkennt aber auch die Grenzen dieser Macht im berechtigten Anspruch des Gegenübers, als Subjekt anerkannt und respektiert zu werden" (ebd., S. 191). Hierbei ist die besondere Bedeutung der Pflege und der Pflegenden darin zu sehen, dass „[s]ie [...] für einen Ausgleich an Macht durch die Begegnung auf Augenhöhe mit dem pflegebedürftigen Menschen [sorgen]. Sie erkennen seine Präferenzen und Wertevorstellungen als <<Evidenz eigener Art>> an und würdigen diese im Planen, Ausführen und Evaluieren von Pflege" (ebd.).

Ein entscheidender Bestandteil des pflegerischen Handelns und dem diesem zugrundeliegenden Ethos ist, wie durch die vorherige Ausführung deutlich wird, die Beziehung zwischen dem Pflegenden und dem Zupflegenden. So verweist Remmers (2010) unter Bezug auf Kreutzer darauf hin, dass „[...] ein elementares Strukturmerkmal von Pflege [...] als eine an den Grundbedürfnissen hilfsbedürftiger Menschen ansetzende Beziehungsarbeit" ist (ebd., S. 43 f.).[11] Er betont hierbei sowohl die „sinnlich-leibliche Anschaulichkeit" der Beziehung als auch die „emotionale Beteiligung der professionellen Akteure" als bedeutsam für eine solche Arbeit. Dies bedeutet auf der Seite des Pflegenden, dass diese zum eigenen Schutz über „[...] Fähigkeiten sowohl der Abgrenzung als auch des Ausbalancierens [verfügen müssen], ohne jedoch in eine Job-Mentalität mit den für sie charakteristischen Eigenschaften wie innere Teilnahmslosigkeit und Entfremdung zu verfallen" (ebd., S. 44).

Eine solche sich im Kern auf die Beziehung zwischen dem Pflegenden und dem Zupflegenden beziehende pflegerische Arbeit greift auch das durch „Krankheit, Behinderung oder Gebrechen" bestimmte subjektive Erleben der Zupflegenden auf. Diese Beeinträchtigungen des Menschen „[...] gehen vielmehr auf phänomenaler Ebene mit Dekompensationen einer leiblich-seelischen Einheit einher, die ihrerseits sich ontologisch über eine wechselseitige Verschränkung des Menschen mit seiner Mit- und Umwelt aufbaut. Mit dem Erleben von Krankheit sind daher zumeist auch elementare psychophysische Veränderungen assoziiert:

---

[11] Staudacher (2017, S. 35) weist auf die Sichtweise Patricia Benners hin, dass „Pflege [...] ein Geschehen zwischen zwei Personen (Patient und Pflegeperson) [ist]: Dies verlangt eine Erkenntnisweise, die der Einzigartigkeit des Pateinten gerecht werden kann." Brandenburg & Schulz-Nieswandt (2015, S. 289) stellen in Hinblick auf eine Profilierung der „Langzeitpflege" und der Entfaltung einer „neue[n] Sorgekultur" heraus, dass der „[...] dringende Bedarf [besteht], die sogenannten Anteile der Pflege wieder stärker zu betonen und neben einer „sicheren Pflege" in Hinblick auf körperliche Risiken die Beziehungsarbeit zu fokussieren, einer Medikalisierung des Alterns Einhalt geboten werden muss."

Verfremdungen des eigenen Leibes und des Selbst, perspektivisches Zusammen-schrumpfen des Wahrnehmungsfeldes und Einengung zielgerichteten Handelns auf die Existenzmitte [...]" (ebd., S. 53). Somit hat die Erkrankung Auswirkun-gen auf die „<<innere Realität>>" des Erkrankten, welche von außen nur bedingt wahrnehmbar ist.

> „Der Kranke fühlt sich situativ betroffen; die Krankheit hat für sein biographisch entwickeltes Selbst, sein Lebens- und Wertekonzept, eine subjektive Bedeutsam-keit. Die individuelle Totalität eines sich vielschichtig auf psycho-sozialer und kognitiv-emotionaler Ebene differenzierenden Krankheitserlebens lässt sich deshalb nur begrenzt in distanzierter Einstellung einer Außenperspektive, sondern zureichend nur durch Perspektivverschränkungen auf dem Weg existenziellen Teilnahme inter-pretativ erschließen [...]" (ebd., S.54).[12]

Ein solches die Krankheit als ein komplexes Ereignis für den Betroffenen wahr-nehmendes Verständnis führt dazu, dass „[...] das spezifische Moment der beruflichen Pflege in einem besonderen, situativ gebundenen Körper- Leibbe-zug zum erkrankten Gegenüber [besteht] (vgl.Hülsken-Giesler 2008). Vor diesem Hintergrund ist Pflegearbeit als Interaktionsarbeit (vgl. Robert Bosch Stiftung 1996), pflegerisches Handeln als >>leibliches Tun<< (Schnell 2008, 38, vgl. auch Uzarewicz/Uzarewicz 2005) und der Körper als >Strukturkategorie< der Pflegewissenschaft (vgl. Uschok 2005) zu bestimmen" (Hülsken-Giesler 2010, S. 162).[13] Für Patricia Benner nimmt daher die „Intuition", verstanden als eine „[...] spezifische Wahrnehmungs- und Erkenntnisweise", einen wesentlichen Bestandteil der pflegerischen Tätigkeit ein (Staudacher 2017, S. 35). So bedarf es aufgrund der besonderen Situation des Zupflegenden ein „<<Hineindenken>> und <<Einfühlen>>" des Pflegenden in diese Situation, kurzum, es bedarf der Intuition des Pflegenden (ebd., S. 23).[14]

Bartholomeycik (2010) verweist in Hinblick auf das Verständnis von Pflege auf die Arbeit von Henderson im Jahr 1960, in der die Aufgabe der Pflege und die Ausrichtung des pflegerischen Handelns am Patienten, seiner Autonomie sowie der Wiedererlangung seiner Eigenständigkeit herausgestellt werden (ebd., S. 136). Aspekte, welche sich in gegenwärtigen Verständnissen, die sich an „Aktivitä-ten des Alltages" bzw. an der „Selbstpflegekompetenz" des Patienten ausrichten,

---

[12] Siehe zum Krankheitserleben des Patienten auch die Ausführungen in Staudacher (2017, S. 23) zu der Perspektive Patricas Benners.

[13] Der Autor verweist hier u. a. auf Hülsken-Giesler (2008), Schnell (2005, S. 33–41), Uschok (2005, S. 323–337), Uzarewicz & Uzarewicz (2005).

[14] Siehe bzgl. Benners Verständnis der ‚Intuition' auch Benner, et al. (2000, S. 20 ff.)

ebenso wiederfinden lassen (ebd.).[15] Hierbei richtet sich die Pflege nicht an der Erkrankung selber aus, sondern an den Bedarfen, welche sich „[…] aus den Folgen einer Krankheit, nämlich aus einer Beeinträchtigung, selbständig mit dem Leben zurechtzukommen […]", ergeben (ebd.). Bartholomeycik verdeutlicht die Erweiterung dieses Fokus auf die Pflege. So weist sie darauf hin, dass durch das 1980 formulierte Pflegeverständnis der „*American Nurses Association*" (ANA) auf die „präventive Funktion der Pflege [herausgestellt wurde], die sowohl als Sekundärprävention (Prophylaxen) als auch als Primärprävention bei der Vermeidung von Pflegebedürftigkeit zu verstehen ist" (ebd., S. 137). Ebenso betont sie, dass die World Health Organization (WHO) in ihrer 1993 veröffentlichten „[…] Definition […] verstärkt die zu pflegende Person als aktiv handelnde in den Fokus [nimmt], indem sie unterstellt, dass diese ihre Potentiale bestimmen und verwirklichen wolle – und sie daher darin zu unterstützen sei" (ebd., S. 138).[16] Auch Ummel et al. (2017) betont diesen auf den Patienten und seine Lebensgestaltung gerichteten Fokus der Pflege, indem sie herausstellt, dass es sich beim pflegerischen Handeln nicht um eine „[…] Befähigung zu etwas hin, keine Ermöglichung von *etwas [handelt]*, sondern es ist Befähigung und Ermöglichung als *solche"* (ebd., S. 221).

Für das so geprägte pflegerische Ethos nimmt die Pflegeethik eine bedeutsame Rolle ein, indem sie „[…] die Aufgabe [hat], die für das Pflegeethos konstitutiven Werte konstruktiv in einen Dialog der Disziplinen und Professionen mit einzubringen" (Monteverde 2009, S. 53).[17] Hierbei ist Ethik, im Sinne des Einbringens der Pflege immanent Werte in die pflegerische Reflexion, nicht vom

---

[15] Bartholomeycik verweist hinsichtlich der „Selbstpflegkompetenz" insbesondere auf die Arbeit von Dorothea Orem.

[16] Ähnliches stellen auch Ummel, et al. (2017, S. 221) heraus, indem sie darauf hinweisen, dass „[f]ür das Pflegehandeln von Monika Hutwelker angenommen [wird], dass es als Hilfe zur „Restitution der größtmöglichen Selbstständigkeit" (Hutwelker (2005, S. 151)) verstanden werden kann, also das Pflegehandeln durch das „rehabilitative Moment" (ebd.) geprägt sei. Auch Renate Schwarz theoretisiert Pflege als Wiederherstellung der Fähigkeit, Alltag und Routine zu leben." Schwarz (2009, S. 46).

[17] Von einer ausführlichen Darstellung der pflegeethische Diskurs wird an dieser Stelle bewusst Abstand genommen und der Schwerpunkt auf das der Pflegeethik zugrundeliegenden Ethos als Kern der Pflege gelegt. Im Folgenden werden jedoch einige weiterführende und vertiefende Hinweise zur Pflegeethik gegeben: siehe bzgl. der Tradition der Pflegeethik u. a. Monteverde (2009, S. 66–71) sowie bzgl.der Bedeutung von Ethik und Fürsorge für die Beziehungspraxis zwischen Pflege und Zupflegendem Schües (2016, S. 251–271); siehe des Weiteren bzgl. einer Übersicht über Care-Ethik Ansätze und deren Entwicklung u. a. Kohlen & Kumbruck (2008) sowie bzgl. der Verbindung von Care-Arbeit und Care-Ethik Kohlen (2016, S. 115–127).

pflegerischen Handeln zu lösen. Aber die Pflegeethik hat nicht nur die zentrale Aufgabe, das Pflegeethos in das praktische Handeln zu überführen, sondern sie „[…] zeigt [auch] auf, dass pflegerisches Handeln angesichts der Vulnerabilität der Patienten und der physisch-psychischen Unmittelbarkeit der Beziehung *begründungspflichtig* ist. Sie weist andererseits aber nach, dass dieses Handeln unter Zuhilfenahme moralischer Traditionen und Werte der Pflegeberufe auch *begründungsfähig* ist" (ebd., S. 52). Das Handeln im Sinne und zum Wohle des Zupflegenden bedarf einer reflektierten Entscheidung, einer ethischen Entscheidung. Staudacher (2017) weist daher auf Patrica Benner hin, welche betont, dass „Ethik […] nicht zusätzlich zur Pflege hinzu[kommt].: Pflege ist eine ethische Praxis. Ethische Kompetenz stellt also in der Pflege keine Kompetenz unter anderen dar. Sie ist primäre pflegerische Kompetenz, […]" (ebd., S. 31). Aufgrund dessen nimmt die ethische Sensibilität und Reflexion in den Augen Benners einen immanenten Bestandteil der Pflege ein, indem sie dies neben der Patientenorientierung und Ergebnisorientierung in ihrem Verständnis professioneller Pflege hervorhebt (ebd., S. 24), welche ebenso eine ganzheitliche (ebd., S. 31), die Individualität des Zupflegenden berücksichtigende Sicht (ebd., S. 26) des Pflegenden, mit einbezieht.[18]

Die Versorgung von Pflegebedürftigen, unabhängig ob es im ambulanten oder stationären Bereich der Fall ist, ist geprägt von Interdisziplinarität und Vernetzung der verschiedenen an der Versorgung des Zupflegenden beteiligten Akteure. Hierbei eint die „therapeutischen Berufe" „[d]ie Dichotomie zwischen einer einseitigen, auf die *Behandlungswelt* ausgerichteten Betrachtung des kranken Menschen (cura) und einer auf die *Lebenswelt* orientierten, ganzheitlichen Schau des Patienten (care) […]. Das Deutungsmonopol in Bezug auf Gesundheit und Krankheit, Leben und Tod kann demnach keine Disziplin für sich beanspruchen. Maßstab ethischen Denkens und Handelns ist allein die Lebenswirklichkeit des Patienten, vor deren Hintergrund die Behandlungswirklichkeit erst moralischen legitimiert ist. Dies nötigt zum Dialog der Disziplinen auch über die moralischen Grundwerte ihres Handelns" (Monteverde 2009, S. 71).

Aber gerade in der besonderen Sicht der Pflege auf den Patienten und der durch ihre von Fürsorge geprägten Grundhaltung der Pflege liegt der besondere Wert in der interdisziplinären Patientenbehandlung.

---

[18] Dieser Ansatz Benners ist, wie u. a. Kohlen & Kumbruck (2008, S. 13) sowie Staudacher (2017, S. 37 f.) nicht frei von Kritik. Jedoch spiegelt sich diese besondere den Zupflegenden aktiv mit einbeziehende Sicht des pflegerischen Handelns auch in den Ausführungen von Görres (2007) bzgl. der „guter Pflege" vor dem Hintergrund der Frage nach „Qualität" wider, wie sie von Brandenburg (2012, S. 81–102) dargestellt werden.

„In diesem moralischen Diskurs gewinnt die Stimme der Pflege zunehmend an Bedeutung. Die <<andere Stimme>> ist auch zur <<Stimme der anderen>> geworden" (ebd.).

Monteverde (2009) greift bei dieser Hervorhebung der besonderen Rolle der Pflege in der interdisziplinären Versorgungsgestaltung die Arbeit von Carol Gilliams auf, die im Kontext von *„ethics of care"* mit der Bezeichnung „<<andere Stimme>>" „[...] die Kontextsensitivität und die konsequente Achtung der Beziehungsebene [...]" hervorhebt (ebd., S. 68).[19] Diese „andere Stimme" bringt die Pflege als „Stimme der anderen" stellvertretend für den Zupflegenden in den interdisziplinären Diskurs und somit in die Versorgung des Zupflegenden mit ein oder gibt diesem den notwenigen Raum. Hierbei kommt besonders zum Tragen, dass „[a]ufgrund des Aufgaben- und Verantwortungsbereichs, der numerischen Präsenz sowie des zeitlich-räumlichen Patientenkontakts die Aspekte der Asymmetrie als auch der Intimität in der Pflege ausgeprägter sind als bei anderen therapeutischen Berufen (Ärzte, Sozialarbeiter, Physiotherapeuten, Psychologen, Seelsorger, etc.) [...]" (ebd., S. 52).

„Persönliche Anteilnahme am Leiden eines Menschen steht z.B. dem Prinzip der Unparteilichkeit und der Affektneutralität, dass das medizinische Verständnis von Professionalität leitet, gegenüber. Die Vertrautheit der Pflegenden mit der persönlichen und subjektiven Situation eines Kranken tendiert in der Regel zu einer Berücksichtigung der Partikularität des Betroffenen. Die Medizin setzt in der Regel stärker auf die Objektivierung von medizinischen Gegebenheiten. Dieser Gegensatz kommt in der interdisziplinären Praxis zum Tragen und erfordert ein sorgfältiges Abwägen der Argumente, wenn therapeutische Entscheidungen getroffen werden" (Käppeli 2009, S.116).

Ähnliches betont auch Duden (2010), wenn sie vor dem Hintergrund der Veränderungen im Gesundheitswesen und den rationalisierten Arbeitsabläufen in Krankenhäusern sowie einer zunehmenden Verwissenschaftlichung und Objektivierung der Medizin, die zur Folge hat, dass „[d]er Patient [...] im tiefen Sinne entkörpert [wird] und [...] doch im eigentlichen Sinne körperlich erkrankt [ist]. Es ist nicht mehr die Abstraktheit oder Undurchschaubarkeit der klinischen Messwerte von seinem >>Körper<<, mit denen der Besitzer dieses >>Körpers<< konfrontiert wird, sondern seine Verwandlung in einen gesichtslosen Fall" (ebd., S. 23; siehe hierzu auch S. 27). Ein sich auf den Patienten beziehender Wandel,

---

[19] Monteverde greift hier insbesondere Gilligan (1999) auf.

der besonders vor dem Hintergrund des bereits umrissenen Krankheitsempfindens des Patienten schwer wiegt. Die Pflege stellt, so Duden, das Gegengewicht zu dieser das Individuum aus dem Blick verlierenden Perspektive dar.

> „Ihre Praxis [gem. Pflegende], also die Handhabungen, Handgriffe, Berührungen und Gesten, die sie am einzelnen Kranken verrichten, widerspricht dessen Entkörperung zum Fall und bestreitet das verfahrensförmige Management" (ebd., S.25).

Duden kommt daher vor dem Hintergrund des den Fokus auf den Patienten verlierenden Wandelns im Gesundheitswesen zu dem Schluss „[...], dass in diesem systemischen Rahmen die Krankenschwester – die Mitglieder der Pflegeberufe – die letzten (einzigen) Instanzen sind, die die Reste der bedrohten, wenn nicht untergehenden Tradition heilkundlicher Praxis hüten müssen, weil sie aufgrund ihrer Tätigkeit von leidenden Menschen und seiner gelebten Körperlichkeit, aber auch von Ohnmacht, Angst und dem Erleben der eigenen Sterblichkeit etwas wissen" (ebd., S. 28).[20]

Die besondere Bedeutung des auf die „individuellen Bedürfnisse und [...] Persönlichkeit" des Patienten ausgerichtete Blick im organisationalen Kontext wird auch von Christel Kumbruck (2008) infolge ihrer Erhebung zum „Ethos fürsorglichen Praxis" betont. Das auf das „Wohlbefinden" des Patienten ausgerichtete Handeln der Pflegenden „[...] dient [...] der Vermittlung von Organisation und Patient, erfordert aber von der Pflegekraft ein den Systemen „Krankenhaus" bzw. „Medizin", wo der Mensch primär als Fall vorkommt, entgegenwirkendes Verhalten" (ebd., S. 42; siehe hierzu auch S. 44). Es bedarf somit zur Gestaltung einer patientenorientierten Versorgung und dies nicht im Krankenhaus einer Interdisziplinarität in der Versorgung. Das Gelingen dieser interdisziplinären Versorgung setzt jedoch eine „[...] geklärte Disziplinarität [...]" voraus (Bartholomeyczik 2010, S. 143).

Ein Ort, an dem das Ethos deutlich zu Tage tritt, ohne hiermit betonen zu wollen, dass es an anderen Orten nicht existent ist, ist der Bereich der Altenpflege, insbesondere der stationären Altenpflege. Gerade in diesem Bereich, der geprägt ist durch die Nähe zwischen Bewohnern und Pflegenden, nimmt die Beziehung

---

[20] Trotz des so zu beschreibenden Charakters der Pflege, darf dieser Blick nicht verabsolutiert werden. So verweist Schulz-Nieswandt (2010b, S. 376) auf Hartmann (1984, S. 165): „Schwestern denken in ‚sozialen Verhaltenstypen' so wie Ärzte in ‚Fällen' denken." Und damit ist auch die Pflege nicht aus der Kritik: Auch die Schwestern schaffen Konstrukte vom Patienten: Patienten werden etikettiert als „gut und schlecht, normal und abweichend, dankbar und undankbar, mitarbeitend und sperrig, folgsam und widerborstig, aufgeschlossen und renitent, freundlich und missmutig, problemlos und schwierig, duldsam und klagend."

eine hervorstechende Rolle ein. So sind Perspektiven auf diesen Bereich der Pflege hilfreich, die das Verhalten unter Zuhilfenahme des auf Pierre Bourdieus zurückzuführenden ‚Habitusbegriffs' analysieren.[21] Das hierbei verwendete Verständnis vom Habitus entspricht dem, was bis hierher als Ethos bezeichnet wurde. So trennt Bourdieu den Habitusbegriff nicht vom Ethos ab, sondern verwendet diese Begriffe vermehrt synonym.[22]

Eylmann (2015) stellt infolge einer von ihr durchgeführten Feld- und Habitusanalyse heraus, dass der Habitus von Pflegekräften geprägt ist von Hilfsbereitschaft, der Orientierung des pflegerischen Handelns an den Bedürfnissen und Bedarfen der Bewohnern sowie durch das Schaffen eines Rahmens, in dem durch „[…] Offenheit, Ehrlichkeit und Vertrauen" diese Bedürfnisse und Bedarfe erhoben werden können (ebd., S. 92). Dies bedeutet, dass „[d]ie Gabe der Pflegekräfte […] in der Fürsorge, in der Fokussierung der Hilfebedürftigkeit und in dem Zurückstellen der eigenen Bedürfnisse und Wünsche [besteht]" (Eylmann 2017, S. 92). Diese „Fürsorgeverhältnisse" stellen einen entscheidenden Ansatz für die Bestimmung des „>>Proprium der Pflege<<" dar, welches sich nicht nur auf die Altenpflege bezieht, sondern auf die berufliche Pflege im Allgemeinen (Remmers 2010, S. 58). Hierbei darf jedoch nicht Fürsorge mit Pflege gleichgesetzt werden. Vielmehr handelt es sich bei der Fürsorge um einen elementaren, dem pflegerischen Handeln immanenten Bestandteil der Pflege.(vgl. Monteverde 2015, S. 191) Patricia Benner (1990) führt hinsichtlich der Fürsorge in der Pflege aus, dass „[d]er Vorrang der Fürsorge […] in der Aufgabe, das Selbstempfinden eines Menschen aufrecht zu erhalten und ihm ein Sicherheitsgefühl zu vermitteln [besteht]" (ebd., S. 19).[23] Diese den Habitus der Pflegenden und somit die Pflege im ganzen bestimmende Fürsorge birgt jedoch ohne den regulativen Blick auf die Bedürfnisse und Bedarfe des Zupflegenden sowie die Wahrung seiner

---

[21] Siehe bezüglich des ‚Habitusbegriffs' Bourdieus in Abschnitt II. *Zugang zum Menschenbild des Markusevangeliums* Abschnitt 3.1.1.3 *Der Habitus und das symbolische Kapital* in dieser Arbeit; siehe als ein gelungenes Beispiel für die Anwendung des Habitusverständnisses Pierre Bourdieus Eylmann (2015).

[22] Rehbein & Saalmann (2014, S. 114) weisen in Hinblick auf die Abgrenzung des Habitusbegriffs Bourdieus von der „leiblichen Hexis" darauf hin „[…], dass er [gem. Bourdieu] gelegentlich seinen frühen Habitusbegriff, nämlich den Begriff des Ethos, weiterverwendet, um den intellektuellen Bereich des Habitus zu kennzeichnen und vom somatischen abzugrenzen (1982c,656 ff.)." Bourdieu betont diese insbesondere in Bourdieu (2018a) Rehbein und Saalmann führen fort, dass „[d]ie Begriffe des Habitus, des Ethos und der Hexis […] jedoch keinesfalls als eine systematische Einteilung zu betrachten [sind] und […] von Bourdieu häufig synonym oder überlappend gebraucht [werden]."

[23] Zitiert in Staudacher (2017, S. 30).

Autonomie im allgemeinen die Gefahr eines, in Anlehnung an den Paternalismus zu bezeichnenden, Maternalismus.[24] Dies unterstreicht den von Eymann infolge ihrer Erhebung herausgestellten entscheidenden unmittelbaren und mittelbaren Einbezug des Bewohners in die Gestaltung des Pflegehandelns. Das hierbei das Handeln der Pflegenden Anspornende sind, so Eymann (2017), „Dankbarkeit, Anerkennung und Wohlergehen, ein harmonisches, familienähnliches Leben sowie Anerkennung symbolischer Macht [...]" (ebd., S. 92).[25] Auch Bornheim (2008) weist darauf hin, dass „[d]er persönliche Umgang mit den BewohnerInnen und das Sich-Einlassen auf ihre Bedürfnisse [...] die wichtigste Quelle positiver Emotionen im Arbeitsalltag [bildet]" (ebd., S. 54) und die pflegerische Tätigkeit von beruflich Pflegenden als eine „[...] zutiefst Sinn gebende Arbeitsfähigkeit [empfunden wird], durch die sie viel zurück bekommen" (ebd., S. 56).

> „Diese „Tugendpraxis" (Bourdieu 1998, 149) zielt auf symbolisches und soziales Kapital, sie kann jedoch nicht mit einem ökonomischen Wert in Verbindung gebracht werden. Der Wert der Arbeit wird an der Erfüllung des Ethos gemessen. Zusammengefasst kann dieser Habituszug als Selbstlosigkeit bezeichnet werden, da den Bedürfnissen Hilfebedürftiger beständig ein Vorrang eingeräumt wird [...]" (Eylmann 2017, S.92).

Die Folge einer solchen Haltung der Pflegenden ist, dass Situationen, in denen diese Fürsorge gegenüber den Bewohnern, trotz persönlicher Aufopferung der Pflegenden, nicht nachgekommen werden kann, als belastend empfunden werden. So zeigt sich in der Erhebung Eylmanns, dass „[...] die Teilnehmer*innen in Pflegesituationen Gefühle von Beschämung und persönlicher Verletzung aber auch Gefühle des Scheiterns [erleben], wenn sie das Ethos nicht erfüllen können" (ebd., S. 93). Um sich gemeinschaftlich vor solchen Situationen zu schützen und sich innerhalb diesen zu verhalten, entsteht „ein Teamkodex [als] Strategien gegen die Zumutungen und Belastungen im Feld, sein reibungsloses Funktionieren ermöglicht, zumindest zeitweise, die Erfüllung des Arbeitsethos" (ebd., S. 95). Die starke fürsorgliche Fokussierung der Pflege auf den Zupflegenden lässt sich auch in den Erhebungen von Tobias Sander (2017) zur Akademisierung

---

[24] Siehe Monteverde (2009); Auch Kumbruck (2008, S. 45) dient in der besonderen Beziehung zwischen Pflegendem und Zupflegendem sowie im durch Fürsorge geprägten Ethos der Pflege eine Gefahr, indem sie herausstellt, dass „[e]s [...] um Abhängigkeit geht, die sowohl die mütterlichen Gefühle von Fürsorge und Beschützen und Lieben evoziert, aber auch die damit verbundenen Machtgefühle. Es ist eine fachliche Herausforderung, diese Ambivalenz so zu bewältigen, dass dem Patienten kein Schaden daraus entsteht im Sinne von Bevormundung, den eigenen Willen des Patienten ignorieren oder gar Gewalt ausüben."

[25] Siehe auch Eylmann (2015, S. 509 f.)

und Professionalisierung der Pflege wiederfinden, indem er herausstellt, dass die Aufnahme eines Studiums für Pflegende „[…] mehrheitlich um den vor Aufnahme des Studiums virulenten Berufsalltag und weniger um eine Veränderung der beruflichen Funktion, geschweige denn Position bzw. beruflichen Aufstieg" geht (ebd., S. 17).

Der bis hierher gezeichnete Kern des pflegerischen Handelns und die damit verbundene Handlungslogik Pflegender spiegelt sich in den von Krumbruck (2008) durchgeführten qualitativen Interviews mit Pflegenden zur Erhebung des pflegerischen Ethos im Bereich der ambulanten und stationären Pflege wider. Sie fasst diese Ergebnisse in 11. Thesen zusammen (ebd., S. 39–52):

- „Pflege enthält viele unterschiedliche Tätigkeitselemente."
- „Das Ethos entfaltet sich im Eingehen auf die individuellen Bedürfnisse und Persönlichkeiten."
- „Das Ethos entfaltet sich in der Achtsamkeit auf körperliche Zeichen und im körperlichen Umsorgen."
- „Das Ethos entfaltet sich in der Kommunikation mit den Patienten, in der Beziehung und dem Eingehen auf ihre psychischen Befindlichkeiten."
- „Das Ethos entfaltet sich im Berühren und Berührt-Sein sowie im sensiblen Umgang mit Nähe und Abhängigkeit."
- „Das Ethos entfaltet sich im Vermitteln von Orientierung über Sinnreize und biographische Ansprache."
- „Das Ethos entfaltet sich in der Befähigung zur Teilhabe."
- „Das Ethos entfaltet sich in der Fähigkeit des Umgangs mit schwierig empfundenen Menschen."
- „Das Ethos entfaltet sich in Entscheidungen angesichts unsicherer Situationen."
- „Das Ethos entfaltet sich in der Begleitung beim Sterben."
- „Das Ethos erfordert Selbstpflege der Pflegekräfte."

In Hinblick auf die dargestellten grundlegenden Perspektiven des pflegerischen Handelns lässt sich somit zusammenfassend sagen, dass diese bestimmt werden durch eine fürsorgliche Haltung der Pflegenden gegenüber dem Zupflegenden. Dies spiegelt sich sowohl im Einstehen für den Zupflegenden wider als auch in der Übernahme von Verantwortung für diesen. Dieser für die Pflege entscheidende Charakterzug findet seine Ergänzung und gleichermaßen sein Regulativ in der Anerkennung und dem Respekt der Pflegenden vor der Subjektivität und der Autonomie des Zupflegenden. Hierbei spielt das subjektive Erleben von Krankheit, Behinderung und Gebrechen des Zupflegenden in all seiner Komplexität eine bedeutsame Rolle. So richtet sich die Pflege im Ganzen und das pflegerische Handeln im Konkreten an den Bedürfnissen und Bedarfen des Zupflegenden aus mit dem Ziel, das größtmögliche Maß an Selbstpflegekompetenz vor dem Hintergrund des Leidens und der subjektiven Verfasstheit des Zupflegenden zu erreichen bzw. zu erhalten.

Diese so zutage tretende fürsorgliche Haltung Pflegender, die auf das Wohl des Zupflegenden ausgerichtet ist, ist nicht nur handlungsweisend für Pflegende, sie stellt auch den Antrieb für Pflegende dar, trotz Widrigkeiten und Inkaufnahme von persönlichen Folgen zum Wohle des Zupflegenden zu handeln.

Die Pflege nimmt eine zentrale Rolle in der Vermittlung zwischen dem wissenschaftlichen Blick der Medizin sowie der subjektiven Betroffenheit des Zupflegenden ein und wahrt den individuellen Blick auf den Zupflegenden gegenüber einer von Rationalität bestimmten organisationalen Logik von Krankenhäusern und zunehmend auch von Altenheimen.

Die Pflege hat somit das auf ihren Ursprung zurückzuführende christliche Motive der Fürsorge und des Einstehens für diejenigen, die Hilfe bedürfen, ungeachtet der persönlichen Folgen gewahrt, auch wenn der christliche Kontext heute durch andere Begründungsbezüge ersetzt wird. Es zeigt sich daher, dass die Geschichte der Pflege und insbesondere ihr Ausgangspunkt in dem pflegerischen Ethos bzw. Habitus verbunden in das pflegerische Handeln einverleibt wurde und somit fortbesteht. Er bildet die bestimmende Logik für das pflegerische Handeln, was im Alltag zwar häufig zu beobachten ist, aber dennoch nicht immer bewusst Anwendung findet. Der Transfer des Ethos bzw. Habitus in das praktische Handeln im Rahmen der Versorgung von Zupflegenden ist vielmehr ein unbewusster Vollzug, in dem die enge Verbindung der kognitiven Struktur des Zupflegenden mit der Struktur der organisierten Krankenversorgung zutage tritt. Hier besteht aber auch eine Gefahr, welche gleichermaßen zu der Notwendigkeit führt, sich mit dem Kern des pflegerischen Handelns auseinanderzusetzen. So ist gerade in Hinblick auf die Organisation ‚Krankenhaus' „[…] ein Prozess […]" zu beobachten, der „[…] als Veränderung der Organisation von der Fürsorgeanstalt zum Dienstleistungsunternehmen beschreiben lässt. Während in der Fürsorgeanstalt – idealtypisch gesprochen – der Fürsorgeaspekt gegenüber den Patientinnen und Patienten im Vordergrund stand und ökonomische Motive sekundär waren, gerät im Dienstleistungsunternehmen das Geld zum Leitmedium der Organisation, welches die Wahrnehmung, das Urteilen und Handeln der Akteure anleitet." Die entstehende Logik und die durch diese erzeugten Handlungsmotive „[…] stehen […] dem bisherigen Selbstverständnis der professionellen und dem Bild von Organisationen [diametral] gegenüber, das sie bisher geprägt hat und für das sie eingestanden haben" (Manzeschke 2010, S. 189 f.). So weist Remmers (2010) in Hinblick auf die Organisation ‚Krankenhaus' darauf hin, dass „[i]m Zug fortschreitender technisch-ökonomischer Rationalisierungen […,] die auf Erhalt bzw. Wiederherstellung von Gesundheit ausgerichteten Organisationszwecke als zentrale Legitimationsgrundlage zwar bestehen [bleiben]. Gleichzeitig gehen aber durch Veränderungen struktureller Rahmenbedingungen privatwirtschaftliche Prinzipien ökonomischer Wertschöpfung in der Weise in Führung, dass sie das in den Sinnwelten der Organisationsmitglieder kulturell verankerte heilkundliche Ethos zu einer motivationsbeschaffenden Hintergrundideologie der Institution (z. B. als Leitbild) neutralisieren" (ebd., S. 50).

Teil IV

Das Markusevangelium als Reflexionsraum professionalisierter Pflegepraxis

„Er geht euch voraus nach Galiläa, dort werdet ihr ihn sehen, wie er es euch gesagt hat." (Mk 16,7)

So wie der junge Mann am Grab die Frauen wieder an den Ausgangspunkt des Weges Jesu zurückschickt (Mk 16,6f.), wird auch der Adressat wieder an den Anfang des Evangeliums verwiesen (vgl. Ebner 2008b, S.169).[1] Der Weg Jesu hat durch die Auferstehung seinen Höhepunkt erfahren; der Weg der Jünger, bestehend aus den „*Zwölfen*" und den „anderen Jüngern", zu denen die Frauen am Grab gehören, sowie der Weg der Adressaten des Evangeliums hingegen ist jedoch noch nicht vorbei. Mit den Erfahrungen, welche die Jünger und auch die Adressaten bei der Begleitung des Weges Jesu gemacht haben, gilt es sich mit diesen erneut auseinanderzusetzen. Nicht mit dem Ziel eines durch diese Erfahrungen ermöglichten alleinigen inhaltlichen Verstehens, sondern mit dem Ziel eines handlungsorientierten Verstehens.[2] Es geht darum, orientiert am Weg

---

[1] Durch die parelle Darstellung des jungen Mannes am Grab (Mk 16,5) zu der Jesus im Rahmen der Erzählung von der Verklärung Jesu (Mk 9,3) – so Seifert (2019, S.227) -, werden die Adressaten „[...] diese Figur mit dem Himmlischen/Göttlichen verbinden [...]." Durch die Leerstelle, welche die vom Grab flüchtenden Frauen hinterlassen, weist Seifert (2019, S.298). darauf hin, „[...] dass es dem Rezipienten der Markuserzählung überlassen ist, am Schluss über die Frauen zu urteilen, die ebenso wie die Jünger Jesu in der Residualgeschichte aus Unverständnis in der Nachfolge versagt haben. Damit setzen sich die Erzähler bewusst der Gefahr aus, dass trotz aller Hinweise innerhalb der Gesamterzählung der Rezipient zu Schlussfolgerungen kommt, die nicht ihrer Intention entsprechen. Gleichzeitig wird dem Rezipienten eine Rolle zugesprochen, die ihn in einen unmittelbaren Zusammenhang mit der Erzählung setzt. Für den Rezipienten des Markusevangeliums bedeutet dies, dass er druch die ihm in der Erzählung vollständig offenbarten Identität Jesu und das noch ausstehende echatologische Kommen des Menschensohnes (Mk13,25f.) dazu aufgefordert ist, nach der Flucht der Frauen aus dem Grab selbst die Position der Jüngerinnen und Jünger einzunehmen und anders zu handeln."

[2] siehe hierzu *1. Die „Jüngerschaft Jesu'* im AbschnittAbschitt *III. Bibelhermeneutische Analyse des Menschenbildes des Markusevangeliums* dieser Arbeit.

Jesu, der trotz der Erfüllung seiner Prophezeiung von Leiden, Sterben und Auferstehung (Mk 8,31-33; 9,30-32; 10,32-34) den Jüngern vorrausgeht und somit weiterhin Orientierungspunkt für diese bleibt, das eigene Leben auszurichten. Einer solchen Ausrichtung des Lebens geht die Reflexion des eigenen Lebens voraus, um so -wenn nötig- einen Wandel (*„Kehrt um und glaubt an das Evangelium."* Mk 1,15) zu vollziehen.

Der Evangelist fordert den Adressaten zu einem zirkulären, immer wieder von Neuem beginnenden Prozess der Auseinandersetzung mit dem Evangelium auf, verbunden mit der Absicht, dieses auf sich und das eigene Leben zu projizieren und dadurch gleichermaßen das eigene Handeln zu reflektieren.[3]

So hat die bibelhermeneutische Analyse in dieser Arbeit gezeigt, dass das Markusevangelium den Menschen, die sich mit diesem auseinandersetzen, ein Kaleidoskop verschiedener Fassetten des Menschen anbietet, die in unterschiedlicher Weise hervortreten sowie auf verschiedene Weise miteinander verbunden sind und ineinander übergehen.[4] Diese Fassetten der Darstellung des Menschen im Markusevangelium lassen sich jedoch nicht nur auf das Leben des Menschen im Allgemeinen beziehen, sondern auch auf die pflegerische Praxis im Speziellen. Der Grund hierfür ist nicht nur, dass die pflegerische Praxis im Besonderen durch das Aufeinandertreffen von verschiedenen Menschen in unterschiedlichen Phasen ihres Lebens und in einer Vielzahl unterschiedlich gearteter Situationen bestimmt ist, sondern auch durch die Parallelen zwischen dem markinischen Ideal des ‚Dienermodells' und dem pflegerischen Ethos bzw. Habitus. Durch diese Parallelen besteht die Möglichkeit, die Darstellungen des Markusevangeliums als Hilfestellung zur Auseinandersetzung mit dem pflegerischen Handeln, das wie in Kapitel III verdeutlicht zur Weiterentwicklung der beruflichen Pflege von Bedeutung ist, anzuwenden.

Aufgrund dessen erfolgt im nun Folgenden eine Zusammenführung der Ergebnisse der bibelhermeneutischen Analyse (*III. Bibelhermeneutische Analyse des Menschenbildes des Markusevangeliums*) mit den aufgezeigten Fassetten pflegerischer Praxis (*IV. Die berufliche Pflege und der Kern ihres pflegerischen Handelns*) mit dem Ziel, das Reflexionspotential für pflegerischere Akteure vor dem Hintergrund ihrer pflegerischen Praxis herauszustellen und dahingehend verschiedene Perspektiven aufzuzeigen.

---

[3] auch Schmidt (2010, S.530) weist in Folge seiner Analyse der Erzählstrukturen und Rezeptionskontexte des Markusevangeliums darauf hin: „Denn der Lektüreplan des Markusevangeliums sieht vor, dass man die eigene Geschichte im Leben Jesu entdeckt."

[4] siehe hierzu II. Bibelhermeneutische Analyse des Menschenbildes des Markusevangeliums in dieser Arbeit

Bei diesen Perspektiven handelte es sich, ähnlich den anhand der bibelhermeneutischen Analyse des im Markusevangelium dargestellten Menschenbildes herausgearbeiteten Fassetten des Menschenbildes, um Perspektiven, auch wenn sie unterschiedlich akzentuiert sind, mit aufeinander aufbauenden und ineinander übergehenden Fassetten einer besonderen, durch das Markusevangelium bestimmten Perspektive auf das pflegerische Handeln und dessen Kontext.

„Dienen" als Merkmal pflegerischen Handelns

10

Mit dem Dienermodell schafft das Markusevangelium eine moralische Denkfigur, welche zur Grundlogik des menschlichen Handelns werden soll.[1] Es stellt das normative Fundament der Nachfolge, des sich auf den Weg Jesu Machens und nach seinem Vorbild und gemäß seiner Lehre Handelns, dar. Es schafft somit eine neue normative Grundlage für den Menschen und für die Ausrichtung seines Handelns. Das menschliche Handeln soll demnach, wie die bibelhermeneutische Analyse in dieser Arbeit gezeigt hat, geprägt sein von Werten wie Fürsorge, Anteilnahme und Solidarität. Hier ist eine deutliche Parallele zum Kern pflegerischen Handelns zu beobachten. So zeigt sich bei der Betrachtung des pflegerischen Handelns und dem diesem zugrundeliegenden pflegerischen Ethos bzw. Habitus, das diesem, ähnlich dem Dienermodell, die Fürsorge als Zentralwert zugrunde liegt. Aus diesem Zentralwert heraus entsteht eine fürsorgliche Grundhaltung der Pflegenden, welche wiederum, bestimmend für den Charakter des pflegerischen Handelns, zu einem am Leiden des Zupflegenden Anteil-Nehmens und einem mit ihm solidarischen Handeln mündet. Das Markusevangelium stellt auf der Grundlage der Fürsorge, Anteilnahme und Solidarität durch das von Jesus

---

[1] Siehe bzgl. der Grundlage der nun folgenden Ausführungen die Ergebnisse der Analysen des Dienermodells in den Darstellungen der *4. Die Jüngerschaft Jesu* und der *5. Die Gegnerschaft Jesu* im Teil II. *Bibelhermeneutische Analyse des Menschenbildes des Markusevangeliums* dieser Arbeit.

C. J. Voß, *Die ‚dienende‘ Pflege*, Vallendarer Schriften der Pflegewissenschaft 13, https://doi.org/10.1007/978-3-658-41595-2_10

dargestellte Dienermodell moralische Prinzipien[2] heraus, die der Handlungsorientierung dienen und im Rahmen eines reflexiven Handelns Anwendung finden sollen.

10.1 Bewusstwerdung eigener Handlungslogiken

Mit dem Dienermodell ist die Aufforderung der Bewusstmachung von menschlichen sowie gesellschaftlichen Grundlogiken und ihrer Triebkraft für das eigene Handeln verbunden. Diese gilt es nicht zu leugnen oder per se als negativ zu bewerten, sondern vielmehr durch ihre Bewusstwerdung diese nicht über das Wohl des Gegenübers zu stellen. Dies bedeutet nicht nur eine Ausgewogenheit im Miteinander zu schaffen, sondern, sollte ein besonderer Bedarf beim Gegenüber bestehen, welcher ihn in seinem Sein beeinträchtigt, die Eigeninteressen zum Wohl des Gegenübers hintenan zu stellen.

Dies setzt einen Prozess der Auseinandersetzung voraus, der große Anforderungen an den Menschen stellt. Aufgrund der besonderen Bedeutung, welche dieser Prozess der Auseinandersetzung für die pflegerische Reflexion besitzt, wird die Bewusstwerdung eigener Handlungslogik zum Abschluss der Darstellung der moralischen Prinzipien des Dienermodells noch einmal aufgegriffen.

10.2 Wahrnehmung von Bedürfnissen und Bedarfen

An die Bewusstmachung und Einordnung von Eigeninteressen schließt die Wahrnehmung des Gegenübers als Individuum mit individuellen Bedürfnissen und Bedarfen an. Es gilt somit den Prozess der Bewusstmachung nicht nur auf sich, sondern auch auf das Gegenüber zu beziehen und vor diesem Hintergrund zu handeln.

---

[2] Eine Formulierung, die in Anlehnung an die von L. Beauchamp und James F. Childress formulierten „Prinzipien der biomedizinischen Ethik" (Respekt vor der Autonomie, Nicht-Schaden, Fürsorge, Gerechtigkeit) gewählt ist. Marckmann (2000, S. 499) weist hinsichtlich der Prinzipien von Beauchamp und James darauf hin, dass „[d]iese [...] an unsere moralischen Alltagsüberzeugungen anknüpfen [sollen], in einem Prozeß der Interpretation, Konkretisierung und Gewichtung rekonstruiert und in einen kohärenten Zusammenhang gebracht werden. [...] Unsere Alltagsüberzeugungen sind dabei nicht nur Ausgangspunkt für ethische Theoriebildung, sondern auch Prüfstein und notwendiges Korrektiv." Hierbei lässt sich eine Ähnlichkeit zu den Aspekten des Dienermodells hinsichtlich ihrer Herkunft als auch ihrer Bedeutung für den Menschen erkennen. Diese Bedeutung ist es, welche im Weiteren, im Gegenüber zum pflegerischen Handeln, dargestellt wird.

Der Kontakt zwischen Pflegendem und Zupflegendem zeichnet sich nicht nur durch eine hohe Quantität, sondern auch durch eine besondere Qualität aus. So ist dieser besonders durch eine besondere Beziehung zwischen dem Zupflegenden und dem Pflegenden geprägt, die bestimmend für die Wahrnehmung des Zupflegenden hinsichtlich des individuellen Erlebens von Krankheit und Einschränkungen wird. Dies setzt nicht nur die Offenheit des Zupflegenden voraus, sondern auch die durch die fürsorgliche Haltung des Pflegenden geprägte „existenzielle Teilhabe" der Pflegenden am Erleben des Zupflegenden (Remmers 2010, S. 53).[3] Der Fokus der Pflege liegt nicht auf der Erkrankung oder der Einschränkung des Zupflegenden, sondern vielmehr auf den Bedürfnissen und Bedarfen, die sich aus dem Erleben der Erkrankung oder der Einschränkung für den Zupflegenden ergeben (Bartholomeyczik 2010, S. 136).[4] Diese wahrzunehmen bedarf seitens der Pflegenden Empathie und Fähigkeit sowie Bereitschaft, sich in die Situation der Zupflegenden „>>Hineinzudenken<< und >>Einzufühlen<<" (Staudacher 2017, S. 35).[5] In dieser Wahrnehmung des Zupflegenden in seiner durch Krankheit und Einschränkungen bestimmten Bedürftigkeit und der Zuwendung zu diesem liegt eine besondere Verbindung zum Dienermodell (vgl. Mk 9,33–37).

10.3 Fremdwohlorientiertes Handeln

Ein weiteres moralisches Prinzip des Dienermodells ist ein auf der Grundlage des Prozesses der Bewusstmachung von Eigeninteressen und der Individualität des Gegenübers erfolgendes Handeln, welches sich am Wohl des Gegenübers ausrichtet. Bestimmend sind hierbei die individuellen Bedürfnisse und Bedarfe, die, da sie nicht befriedigt werden, das Gegenüber einschränken und so ein Unterstützungsbedarf entsteht. Somit wird das am Wohl ausgerichtete Handeln zu einem solidarischen Handeln. Dieses solidarische Handeln beinhaltet auch, sollten soziokulturelle oder rechtliche Normen dem Wohl des Gegenübers entgegenstehen, gegen diese zum Wohl des Gegenübers zu handeln. Es gilt somit unter Beachtung

---

[3] Siehe bzgl. der „persönlichen Anteilnahme" der Pflegenden auch Käppeli (2009, S. 116).

[4] Auch Brandenburg (2009, S. 407 ff.) weist in der Darstellung von „Merkmale[n] einer guten Pflege" neben der Theorieleitung, der Organisation der Berücksichtigung der Umwelten des Zupflegenden und des Interesses am „Wohl" des Zupflegenden darauf hin, dass „[g]ute Pflege [sich auch] an der subjektiven Perspektive der Zupflegenden orientiert." Diese bedeutet, dass „[Patientenorientierung […] nicht […] ohne Verständnis und Beachtung der geäußerten und der nicht geäußerten Bedürfnisse [möglich ist]." (ebd. 408).

[5] Kompetenzen, welche Patricia Benner mit dem Wort „Intuition" bezeichnet.

der Situation, das Wohl des Einzelnen über die blinde Normentreue zu stellen und es zum Fokus des eigenen Handelns zu machen.

Auch im pflegerischen Handeln schließt an die Wahrnehmung der Bedürfnisse und Bedarfe des Zupflegenden das an dessen Wohl orientierte Handeln an, welches maßgeblich durch die, das pflegerische Handeln bestimmte Beziehungsarbeit geprägt ist.[6] So handelt es sich beim pflegerischen Handeln um „[...] eine an den Grundbedürfnissen von hilfsbedürftigen Menschen ansetzende Beziehungsarbeit" (Remmers 2010, S. 43 f.). Mit dieser Arbeit ist eine hohe Identifikation der Pflegenden mit den Zupflegenden verbunden, die im Streben der Pflegenden mündet, Verantwortung für den Zupflegenden zu übernehmen. Eine Verantwortung, die im Besonderen durch die Anerkennung und den Respekt vor der Autonomie und der damit verbundenen Subjektivität des Zupflegenden geprägt ist. Dies bezieht sich nicht nur auf ihr eigenes, sich an den Bedürfnissen und Bedarfen des Zupflegenden ausrichtende unmittelbare pflegerische Handeln, sondern auch auf das Miteinander mit anderen Berufsgruppen, insbesondere der Medizin. So wird die Rolle der Pflegenden als Stellvertreter der Zupflegenden, auch wenn sie in allen Bereichen der Pflege wiederzufinden ist, besonders im Zusammenspiel von Medizin und Pflege deutlich, wenn es darum geht, durch die auf den Zupflegenden und seine Subjektivität gerichtete Perspektive der Pflege der sich an objektivierenden Parametern orientierenden Perspektive der Medizin gegenüberzustellen und so in einem Dialog der Perspektiven zum Gelingen der patientenorientierten Behandlung beizutragen und zu diesem Zweck so dem Zupflegenden Gehör zu verschaffen (vgl. Monteverde 2009, S. 68 f. & S. 71).

10.4   Solidarische Integration

Ein innerhalb der Darstellung des Dienermodells hervortretendes Element des Wohls des Menschen ist seine soziale Einbindung, sein Teil-der-Gemeinschaft-Sein. Aufgrund dessen ist das Handeln gemäß des Dienermodells auf Integration des Gegenübers ausgerichtet. Dieses integrative Handeln beinhaltet jedoch nicht

---

[6] In Hinblick auf die „Merkmale einer guten Pflege" stellt Brandenburg (2009, S. 409) heraus, dass „[g]ute Pflege [...] am Wohl des Zupflegenden interessiert [ist]!" Er führt hierzu u. a. weiter aus: „Für die Pflege bedeutet dies, dass es nicht nur darauf ankommt, was als Leistung erbracht wird, sondern auch wie. Dies ist nicht identisch mit bedingungsloser Akzeptanz von Patienten- oder Bewohnerwünschen, auch nicht mit distanzloser Kommunikation, sondern mit Respekt, Empathie, Vertrauen."

lediglich eine wohlwollende Aufnahme des Menschen in das Miteinander, sondern eine bewusste Gleichberechtigung, die betont, dass das Gegenüber zu einem gleichwertigen Teil innerhalb der Interaktion wird.

Ähnliches zeigt sich auch in Hinblick auf das pflegerische Handeln. So ist die pflegerische Praxis der Fürsorge geprägt von der Zuwendung des Pflegenden zu dem Zupflegenden (vgl. Duden 2010, S. 25) und zielt nicht auf ein kompensatorisches Helfen ab, sondern auf eine Unterstützung, um die Selbständigkeit und Selbstwirksamkeit wiederzuerlangen und so die Selbstpflegekompetenz des Zupflegenden zu fördern (vgl. u. a. Bartholomeyczik 2010, S. 138; Ummel et al. 2017, S. 221). Neben den im pflegerischen Handeln und der diesem zugrundeliegenden Haltung zu Tage tretenden Werte wie Fürsorge, Anteilnahme und Solidarität ist es gerade dieses Ziel des pflegerischen Handelns, das eine entscheidende Parallele zu dem im Markusevangelium dargestellten Menschenbild ersichtlich macht. Dieses betont die Bedeutung der Handlungsfähigkeit des Menschen, welche diesen zu einem selbstbestimmten, im Miteinander gleichberechtigt agierenden Subjekt macht. Eine Handlungsfähigkeit, welche sich nicht ausschließlich auf das aktive Handeln einer Person beschränkt und somit bei Krankheit oder anderen psychischen oder physischen Einschränkungen nur bedingt oder gar nicht möglich ist, sondern auch als eine Handlungsfähigkeit darstellt, welche stellvertretend auch durch andere erfolgen kann, wodurch unter Berücksichtigung der individuellen Autonomie, dem Willen der Person Ausdruck verschafft und sie somit handlungsfähig wird. Vor diesem Hintergrund kann somit von einer aktiven und passiven Handlungsfähigkeit gesprochen werden. Genau diese Handlungsfähigkeit zu fördern ist die Absicht des pflegerischen Handelns, ähnlich wie im Markusevangelium durch das sich an den moralischen Prinzipien orientierende Dienermodell verdeutlicht.

10.5 Die „dienende" Pflege

Indem der Zupflegende in seiner durch Bedürfnisse und Bedarfe bestimmten Individualität wahrgenommen, das pflegerische Handeln an sein Wohl ausgerichtet und seine Gleichberechtigung und Gleichwertigkeit durch ein auf ihn hin ausgerichtetes integratives Handeln im Rahmen seiner Versorgung gestärkt wird, spiegeln sich im pflegerischen Handeln die moralischen Prinzipien des Dienermodells wider. Diese Prinzipien bilden gewissermaßen die Grundlage für die von Schroeter (2005b) für die unterschiedlichen „figurativen Felder der Pflege" (…) beschriebenen „[…] Zielsetzungen, etwa die Erhaltung, Förderung und das Wiedererlangen von Gesundheit, die Neuorientierung und größtmögliche Steigerung von Selbstständigkeit bei bleibender Krankheit oder Behinderung, die Befähigung zu angemessener Selbst- und Laienpflege oder das Ermöglichen eines würdevollen Sterbens [...]", welche, so Schroeter, für das „[...] richtig vorausgesetzte Denken, für die Doxa (Bourdieu) im Feld der Pflege" stehen (ebd., S. 387). Die „Doxa", und dies bezieht sich sowohl auf die von Schroeter beschriebenen Zielsetzungen als auch auf die sich dahinter liegenden Prinzipien[7], stellt das von den Akteuren des Feldes nicht hinterfragte „[...] Ensemble von Thesen [dar], die stillschweigend und jenseits des Fragens postuliert werden und die als solche sich erst in der Retrospektive, dann, wenn sie praktisch fallen gelassen wurden, zu erkennen geben" (Pierre Bourdieu 1979, S. 331).

Dies stellt die besondere Bedeutung dessen heraus, welche die im Markusevangelium wiederzufindenden moralischen Prinzipien des Dienermodells für die Pflege besitzen. Die Pflege ist im Kern durch das geprägt, was das Markusevangelium durch das Bild des Dieners zum Ausdruck bringt. Vor diesem Hintergrund kann als Resultat das Gegenüberstellen dessen, was das Markusevangelium in Form der moralischen Prinzipien des Dienermodells zum Ausdruck bringt, und dem, was den Kern des pflegerischen Handelns und der dem zugrundliegenden pflegerischen Haltung darstellt, das pflegerische Handeln in Analogie zum Markusevangelium als ein dienendes Handeln bezeichnet werden. Eine Bezeichnung, die weder ein Verweis auf einen Dienstleistungs- noch auf einen Servicecharakter des pflegerischen Handelns ist, sondern vielmehr dem Pflegenden ähnlich dem Diener im Dienermodell als jemanden versteht, der sich in den Dienst des Gegenübers stellt, sein Handeln auf diesen ausrichtet und der sich den eigenen Interessen bewusst ist, diese aber in Relation zur Bedürftigkeit des Gegenübers bringt. So ist die „Selbstlosigkeit" ein Bestandteil des pflegerischen Habitus „[...], da den Bedürfnissen Hilfebedürftiger beständig ein Vorrang eingeräumt wird [...]" (Eylmann 2017, S. 97). Auch wenn dies ein immer wiederkehrendes Merkmal der Pflege und des pflegerischen Handelns ist, so birgt dies auch die Gefahr negativer Folgen, wie es im weiteren Verlauf an einigen Stellen noch zum Ausdruck kommt.

---

[7] Behrens (2016, S. 122) widerspricht der Ansicht Schroeters mit Verweis auf das „Mandat des Klienten", auf das die Pflege ausgerichtet sei und nicht auf die von Schroeter erwähnten Zielsetzungen.

10.6 Reflexion pflegerischen Handelns mit Hilfe der moralischen Prinzipien des Dienermodells

Bei der Gegenüberstellung des pflegerischen Handelns und den moralischen Prinzipien des Dienermodells ergänzt Letzteres nicht nur die im pflegerischen Handeln wiederzubindenden Aspekte ‚Wahrnehmung von Bedürfnissen und Bedarfen', ‚Fremdwohlorientiertes Handeln' und ‚solidarische Integration' um das Prinzip der ‚Bewusstwerdung eigner Handlungslogiken', und fordert somit zur Reflexion des eigenen Handelns und der diesem zugrundeliegenden Haltung auf. So wird auch der inhaltliche Mehrwert für diese Auseinandersetzung ersichtlich. Demnach bietet das Markusevangelium vor dem Hintergrund der Parallelität von Dienermodell und pflegerischem Ethos bzw. Habitus, anhand der moralischen Denkfigur des Dienermodells, welche, so die Absicht des Evangelisten zur Grundlogik des menschlichen Handelns werden soll und somit eine normative Grundlage für den Menschen schafft, eine Projektionsfläche für die Reflexion des pflegerischen Handelns.

Gerade die Analogie zwischen den moralischen Prinzipien des Dienermodells und den Charakteristika des pflegerischen Ethos bzw. Habitus bieten die Möglichkeit einer durch die Perspektiven des Markusevangeliums geleiteten Auseinandersetzung mit dem eigenen pflegerischen Handeln, ohne hierbei jedoch die Perspektive einzuengen. So bieten die Darstellungen des Menschen im Markusevangelium besonders in Bezug auf das Dienermodell in allen ihren unterschiedlichen Facetten die Möglichkeit, sich in einer Dialektik von Freiheit des Denkens und gleichzeitiger Lenkung durch den Evangelisten mit dem eigenen Handeln und den diesem zugrundeliegenden moralischen Prinzipien auseinanderzusetzen.

Darüber hinaus schafft das Markusevangelium auch die Möglichkeit, sich hierbei kritisch mit der eigenen Haltung und dem eigenen Handeln sowie dem von anderen auseinanderzusetzen. So zeigt das Markusevangelium in der Darstellung des Menschen auf eindrückliche Weise auf, was den Menschen davon abhält, gemäß den moralischen Prinzipien des Dienermodells zu handeln, wie sie sich im pflegerischen Handeln wiederfinden lassen. So sind es häufig innerhalb der Gesellschaft oder innerhalb sozialer Gruppen, wie zum Beispiel der Gruppe der Pflegenden, etablierte Handlungslogiken, die auf unterschiedliche Weise Einfluss auf das Handeln des Einzelnen nehmen und zu der Entstehung eines Handelns führen, welches den im Markusevangelium durch das Dienermodell hervorgehobenen moralischen Prinzipien entgegensteht (vgl. Pierre Bourdieu 2017, S. 194; Elias 2017, S. 91 f.). Vor diesem Hintergrund ist das Markusevangelium keine Reflexionsfläche für das pflegerische Handeln, die der Selbstbestätigung dient, sondern vielmehr zur Einordnung des eigenen Handelns und als mahnendes Beispiel dafür, dass, auch wenn die moralischen Prinzipien der Pflege tief im pflegerischen Ethos bzw. Habitus verwurzelt sind, sie stets neu auf die Probe gestellt werden.[8] Eine Probe derer sich die Pflegenden bewusst sein müssen und die durch die Reflexion der eigenen Haltung und des eigenen Handelns sowie deren Umstände erfasst werden muss, um mit dieser umzugehen (*Bewusstwerdung eigener Handlungslogiken*). Aber nicht nur hinsichtlich der Hindernisse, die sich der Umsetzung eines sich an den pflegerischen Idealen orientierten Handelns entgegenstellen, ist eine Reflexion von Bedeutung, sondern auch vor dem Hintergrund des besonderen Ziels dieses Handelns, dem Wohl des Menschen, das im Besonderen durch seine Individualität, Subjektivität und soziale Einbindung bestimmt ist. Dies bedeutet nicht nur, dass Denkweisen, welche die Perspektive auf den Zupflegenden einschränken, abgelegt werden müssen, sondern auch, dass das Handeln zum Wohle des Menschen nur auf der Grundlage einer reflektierten, den Menschen und seine Bedürfnisse in den Blick nehmenden Entscheidung möglich ist und der Einordnung der eigenen und gesellschaftlichen Logiken und damit verbundenen Interessen in ein so bestimmtes Miteinander bedarf. So liegt dem pflegerischen Handeln eine ethische Entscheidung im Sinne einer die Bedürfnisse und Bedarfe sowie persönlichen Wertehaltung reflektierenden Entscheidung zugrunde (vgl. Monteverde 2009, S. 52; Staudacher 2017, S. 31). Eine Reflexion, welche sich nicht nur auf die Situation und den Zupflegenden selbst bezieht, sondern auch auf den Pflegenden selbst als immanenten Bestandteil der pflegerischen Interaktion.

---

[8] Hierbei ist es besonders das im beruflich pflegenden Menschen zusammentreffende Pflegender- und Teil der Gesellschaft Sein. Durch diese gleichzeitige Prägung des prägenden Menschen treffen in ihm ein durch berufliche und gesellschaftliche Sozialisation geprägter Habitus zusammen, der auch zu Widersprüchlichkeiten führen kann. Diese Gleichzeitigkeit aufzulösen in dem etablierte Handlungsschemata, welche eine Umsetzung des pflegerischen Habitus erschweren, abzulegen, ist mit großen Herausforderungen (vgl. Schulz-Nieswandt (2012, S. 593)), und wie am Beispiel der Jünger im Markusevangelium verdeutlicht, mit Rückschlägen verbunden.

Die Unauflöslichkeit von Verstehen und Handeln

11

11.1 Praktisches Verstehen

Das Markusevangelium verdeutlicht nicht nur, dass es sich beim Dienermodell und den anhand dessen verdeutlichten moralischen Grundprinzipien um das normative Fundament der Nachfolge, dem Beispiel Jesu Folgen und dem Handeln gemäß seiner Lehre handelt, sondern auch das dieser durch das Dienermodell bestimmten Nachfolge bestimmte Voraussetzungen vorrangehen. Um die moralischen Grundprinzipien des Dienermodells, wie am Beispiel Jesu verdeutlicht, in der eigenen Lebenswirklichkeit anzuwenden, geht diesem im Markusevangelium das Verstehen als zentrales Element der Jüngerschaft voraus.[1] So handelt es sich beim Weg der Jüngerschaft, der das Ziel der Nachfolge Jesu hat und somit auf diese hin ausgerichtet ist, um einen Weg des Verstehens. Nur durch das Verstehen ist es den Jüngern möglich, dem Beispiel Jesu nachzufolgen und die moralischen Grundprinzipien der Nachfolge im eigenen Leben umzusetzen. Dieses Verstehen im Sinne des Markusevangeliums ist bestimmt durch die persönliche Bereitschaft und Fähigkeit des Verstehens im Sinne einer bereitwilligen Annahme, die persönliche Beziehung zu Jesus als die Quelle und das Ziel der Nachfolge sowie die Ausrichtung des Verstehens auf das praktische Handeln, wodurch es zu einem praktischen Verstehen wird.

Ähnliches gilt auch für das pflegerische Ethos bzw. für den pflegerischen Habitus. Um gemäß den diesem zugrundeliegenden moralischen Prinzipien, die wie bereits dargestellt denen des Dienermodells ähnlich sind, zu handeln, bedarf es

---

[1] Siehe hierzu *4. Die „Jüngerschaft Jesu"* im Teil II. *Bibelhermeneutische Analyse des Menschenbildes des Markusevangeliums* dieser Arbeit.

© Der/die Autor(en), exklusiv lizenziert an Springer Fachmedien Wiesbaden
GmbH, ein Teil von Springer Nature 2023
C. J. Voß, *Die „dienende" Pflege*, Vallendarer Schriften der Pflegewissenschaft 13,
https://doi.org/10.1007/978-3-658-41595-2_11

ebenso einer besonderen Grundhaltung ähnlich dem, was das Markusevangelium durch das Verstehen der Jünger in Hinblick auf die Nachfolge Jesu verdeutlicht. Um diese moralischen Prinzipien im alltäglichen Leben anzuwenden, bedarf es ebenso einer bereitwilligen Annahme dieser Prinzipien durch die Pflegenden sowie der tiefen Absicht, diese in ein praktisches Handeln zu überführen. Ebenso ist auch die Beziehung in Hinblick auf die Umsetzung der moralischen Prinzipien von Bedeutung. Anders jedoch als im Markusevangelium, in dem die Beziehung zu Jesus als Lehrer und als orientierendes Ideal von zentraler Bedeutung für das Verstehen ist, so ist es in Bezug auf den Pflegenden und das pflegerische Ethos bzw. den pflegerischen Habitus die Beziehung zu dem Zupflegenden. Er ist sowohl der Ausgangspunkt der moralischen Prinzipien als auch der Adressat, der diesem zugrundeliegenden Prinzipien und wird somit zum Richtpunkt eines sich an den moralischen Prinzipien orientierenden Handelns.

Durch diese vergleichende Gegenüberstellung wird deutlich, dass im praktischen Handeln nicht nur das Ziel des Verstehens begründet ist, sondern auch das notwendige Motiv besteht, durch das ein Verstehen auch erst möglich wird. Indem das praktische Handeln sowohl das Verstehen bedingt als auch vom Verstehen gleichermaßen bedingt wird, handelt es sich bei dem Verstehen, wie es das Markusevangelium verdeutlicht und es als Grundvoraussetzung des pflegerischen Handelns zu beobachten ist, um ein praktisches Verstehen.

11.2   Veränderungsbereites Verstehen

Das Markusevangelium zeigt jedoch auch in eindrücklicher Weise auf, dass das Handeln gemäß den moralischen Prinzipien des Dienermodells den menschlichen Handlungslogiken im Alltag, die bedingt sind durch die Lebenswirklichkeiten der Menschen, oftmals gegenüberstehen.

So verdeutlicht das Markusevangelium insbesondere am Beispiel der Gegnerschaft sowie der Jüngerschaft Jesu, wie innerhalb der Gesellschaft etablierte Handlungslogiken Einzug in das Denken der Menschen finden und wie sie in Form von spezifischen Logiken bestimmend für das Handeln des Einzelnen werden.[2] Das Markusevangelium stellt die „zwischenmenschlichen Verflechtungen", in denen sich der Mensch befindet, und die Wirkung, die diese auf den Menschen, sein Denken und sein Handeln ausüben, heraus (vgl. Elias 2017, S. 91). Der Evangelist verdeutlicht am Beispiel der Jüngerschaft sowie Gegnerschaft Jesu,

---

[2] Siehe hierzu *4. Die ‚Jüngerschaft Jesu'* und *5. Die ‚Gegnerschaft Jesu'* im Teil II. *Bibelhermeneutische Analyse des Menschenbildes des Markusevangeliums* dieser Arbeit.

dass die Denkweisen des Menschen das Resultat seiner Sozialisation und somit Ausdruck der hierdurch erlernten gesellschaftlichen Werte und Normen ist (vgl. Eichener & Baumgart 2013, S. 109 f.). Es kommt somit zur Entstehung eines Habitus, durch den im Verhalten der Menschen eine unauflösliche Verbindung zwischen gesellschaftlichen Grundannahmen, dem persönlichen Denken und den daraus resultierenden persönlichen Handlungsmotiven entsteht (vgl. Pierre Bourdieu 2017, S. 177 f.). Das Resultat sind etablierte Handlungsweisen, welche nicht nur gesellschaftlich akzeptiert sind und im Sinne der gesellschaftlichen Konformität von der Gesellschaft eingefordert werden, sondern auch, da sie als typische Handlungsweisen empfunden werden, nicht hinterfragt und im sozialen Miteinander durch soziale Zugehörigkeit belohnt werden (vgl. Pierre Bourdieu 2016b, S. 73). Dies hat nicht nur zur Folge, dass, wie im Markusevangelium eindrücklich am Beispiel der Gegner und Jünger Jesu verdeutlicht, nur eine relative Offenheit für neue Denkweisen besteht. Etablierte Handlungslogiken werden als gewohnt, natürlich und selbstverständlich empfunden und diese finden ohne vorherige Abwägungsprozesse und häufig mit unbewusstem Einzug in das eigene Handeln statt (Hans-Peter Müller 2019, S. 38). Es entsteht, indem die etablierten Handlungslogiken nicht hinterfragt werden oder ein Hinterfragen, wie im Falle der Gegner Jesu, als befremdlich empfunden wird, eine gewisse ‚hermeneutische Grenze‘. Gleichermaßen entsteht durch den Einbezug etablierter Denkweisen in das Denken und Handeln der Menschen auch ein Zwang, der auf den Menschen ausgeübt wird, sich in einer bestimmten Art und Weise zu verhalten. Das kann in extremen Fällen dazu führen, dass dieser die Kontrolle über Situationen und Entwicklungen verliert, und, wie am Beispiel der Gegner verdeutlicht, Resultate entstehen können, welche unbeabsichtigt sind (‚Determination des Handelns durch zwischenmenschliche Verflechtungen‘) (vgl. Elias 2006b, S. 451 f.; Treibel 2008, S. 74). Die gesellschaftlichen Denkweisen, die durch den Habitus Einzug in das persönliche Handeln nehmen, sind nicht nur unbewusst allgegenwärtig und führen zu einer ‚relationalen Autonomie‘ der Menschen, sie führen auch aufgrund ihres Ausgangspunktes in den „zwischenmenschlichen Verflechtungen" dazu, dass sie beständig sind und die Gefahr eines Zurückfallens in altbewährte Denk- und somit Handlungsmuster besteht. Um sich von etablierten Handlungslogiken zu lösen und sich für neue zu öffnen, bedarf es, wie bereits erwähnt, insbesondere vor dem Hintergrund des pflegerischen Fokus, ähnlich dem des Dienermodells, eines Bewusstmachens dieser Wirkung etablierter Handlungslogiken und ihrer Beständigkeit.

Jedoch ist zu betonen, dass, auch wenn das Markusevangelium in der Darstellung des Menschen vermehrt negative Handlungslogiken verdeutlicht, nicht daraus abzuleiten ist, dass der Habitus per se als negativ zu bewerten ist. Der

Habitus, wie hier dargestellt und wie im Markusevangelium wiederzufinden, betont den Ausgangspunkt des Handelns in einem Denken, welches auf gesellschaftlichen Grundannahmen beruht. Dieses Handeln kann auch ein als gut zu bewertendes und, wie das vom Markusevangelium durch das Dienermodell angestrebt, als fürsorgliches, anteilnehmendes und als solidarisch zu bezeichnendes Handeln sein. Vielmehr ist es so, dass das Markusevangelium durch die moralischen Prinzipien des Dienermodells eine andere häufig zu beobachtende Haltung der Menschen entgegenstehende Grundhaltung verdeutlicht. Bei dieser handelt es sich nicht um eine, die zwischenmenschliches Miteinander vollkommen vermissen lässt. So zeigt das Markusevangelium an einzelnen Stellen auch positive Beispiele auf, in denen Menschen gemäß den moralischen Grundprinzipien des Dienermodells handeln. Es handelt sich aber um eine Grundhaltung, die aufgrund ihrer ihr gegenüberstehenden etablierten Handlungslogiken Gefahr läuft, in ihrer praktischen Umsetzung eingeschränkt oder gar gehemmt zu werden. Auch dies verdeutlicht das Markusevangelium eindrücklich.

In Hinblick auf die Pflegenden, ihr Handeln und der diesem zugrundeliegenden Handlungslogik ist jedoch eine besondere Situation zu beobachten. So ist wie bereits dargestellt das pflegerische Ethos bzw. der pflegerische Habitus geprägt von Attributen, die den moralischen Prinzipien des Dienermodells gleich sind und durch die das pflegerische Handeln als ein fürsorgliches, anteilnehmendes und solidarisches Handeln zutage tritt. Diese pflegerische Grundhaltung ist bestimmt durch die Zugehörigkeit zu der Gruppe der Pflegenden und durch die Sozialisation des Pflegenden innerhalb dieser Gruppe. Es spiegelt sich somit nicht nur die pflegerische Haltung der Gruppe der Pflegenden im Handeln des Einzelnen wider, sondern das Handeln des Einzelnen wird auch zu einem für die Gruppe der Pflegenden typischem Handeln.

Gleichzeitig befindet sich der Pflegende als Vertreter der Gruppe der Pflegenden in den sozialen Verflechtungen innerhalb der Versorgung des Zupflegenden. Diese Verflechtung ist bei der Versorgung von kranken Menschen insbesondere durch die Trias aus Pflege, Arzt und Patienten geprägt.[3]

Für den Pflegenden entsteht eine Gleichzeitigkeit des Teil-Seins der Gruppe der Pflegenden und der sozialen Verflechtungen innerhalb der Versorgung, welche Auswirkungen auf sein Handeln haben kann. So kann es trotz des Bestehens eines durch die Gruppe der Pflegenden bestimmten pflegerischen Ethos bzw. Habitus

---

[3] Der Pflegende als Mitglied der Gruppe der Pflegenden, da es sich bei dieser um eine berufsspezifische, gesellschaftliche Teilgruppe handelt, ist auch einen Teil der Gesellschaft. Auch diese nimmt neben der spezifischen Gruppe der Pflegenden, wie oben beschrieben, durch Sozialisation Einfluss auf den Menschen und sein Handeln. Dies wird jedoch in der hier getätigten Überlegung ausgeklammert.

zu Situationen kommen, in denen Handlungslogiken zutage treten, welche eher auf eine gesamtgesellschaftliche Grundlogik zurückzuführen sind und dem pflegerischen Ethos bzw. Habitus entgegenstehen und umgekehrt. Es kann somit zur Entstehung von Situationen kommen, in denen ähnlich, wie durch das Markusevangelium verdeutlicht, auf der einen Seite die moralischen Prinzipien, wie die des Dienermodells und des pflegerischen Ethos bzw. Habitus, stehen und auf der anderen Seite menschliche Handlungslogiken, die diesen zum Teil diametral gegenüberstehen und ein Handeln gemäß den moralischen Prinzipien erschweren oder sogar verhindern.

Es bedarf nicht nur, wie bereits dargestellt, einer Bewusstwerdung von Handlungslogiken, sondern auch der Bereitschaft des Menschen, sollten es die moralischen Prinzipien des Markusevangeliums bzw. das pflegerische Ethos notwendig machen, gegen etablierte Handlungslogiken zu handeln. Somit bedarf es nicht nur eines praktischen Verstehens, sondern auch eines veränderungsbereiten Verstehens. Ein Verstehen, das sich auf ein Handeln hin ausrichtet, das den etablierten Handlungslogiken widerspricht oder diese zumindest in Frage stellt, und der Bereitschaft sowie des Muts bedarf, wenn nötig sich von etablierten Handlungslogiken zu lösen und neue Logiken zugrunde zu legen.

Aufgrund dessen wird nicht nur die Notwendigkeit der bereits erwähnten Bewusstmachung solcher dem Handeln zugrundeliegender Logiken und ihre Wirkung unterstrichen, sondern auch der Wert, den das Markusevangelium als Reflexionsraum für diese Bewusstwerdung im Rahmen der Reflexion pflegerischen Handelns und deren Umstände bietet, herausgestellt. Das Markusevangelium bietet hierzu unterschiedliche Perspektiven, die im Folgenden nähergehend dargestellt werden. Hierzu werden die Perspektiven, welche das Markusevangelium durch die Darstellungen des Menschen und die Gegenüberstellungen des Dienermodells herausstellt, auf den Kontext des pflegerischen Handelns im Kontext der Versorgung bezogen. Hierbei werden zur Darstellung des Reflexionspotentials, welche die Darstellungen des Markusevangeliums für die Auseinandersetzung mit dem pflegerischen Handeln besitzt, einige ausgewählte Bezüge/Angebote, die sich sowohl auf die Kranken- wie auch Altenpflege beziehen, vorgenommen.

Die gegenseitige Abhängigkeit des Menschen

12

Das Leben findet in sozialen Verflechtungen statt, in denen sich der Mensch stets in Verbindung zu anderen Menschen befindet. Es besteht somit eine ständige Abhängigkeit zwischen den Menschen auch ohne, dass diese dem einzelnen Menschen bewusst ist (Elias 2006d, S. 129). Eine Grundbeobachtung des sozialen Miteinanders, welche durch das Verhalten der ‚Jüngerschaft Jesu' und der ‚Gegnerschaft Jesu' sowie dem Randdasein der unter Krankheit und Besessenheit leidenden Menschen auch im Markusevangelium zum Vorschein kommt. Gerade in diesen biblischen Darstellungen lassen sich Aspekte identifizieren, welche in einer Auseinandersetzung mit dem pflegerischen Handeln hilfreich sein können. Diese werde im Folgenden hinsichtlich der sich auf das soziale Miteinander und der damit verbundenen Abhängigkeiten beziehenden Aspekte ‚Unterscheidung' (12.1), ‚Macht, Einfluss und Status' (12.2) sowie ‚Sicherheit und Sicherung von Strukturen' (12.3) dargestellt.

12.1 Unterscheidung

Das Markusevangelium zeigt anhand der Darstellungen der Gruppe der ‚Gegnerschaft Jesu' aber auch durch die der ‚Jüngerschaft Jesu' auf eindrückliche Weise, die das menschliche Denken bestimmende Vorstellung einer auf Unterscheidung hin ausgelegten gesellschaftlichen Rangordnung und der damit verbundenen Wertigkeit von Menschen auf, wodurch in Hinblick auf das gesellschaftliche

C. J. Voß, *Die ‚dienende' Pflege*, Vallendarer Schriften der Pflegewissenschaft 13, https://doi.org/10.1007/978-3-658-41595-2_12

Zusammenleben ein hierarchisches Denken entsteht.[1] Eine Grundlogik des Menschen, welche sich in unterschiedlichen Kontexten des Lebens und so auch in unterschiedlicher Weise in der Darstellung des Menschen innerhalb des Markusevangeliums wiederfinden lässt. Dem sozialen Gefüge liegt eine Struktur zugrunde, welche auf Unterscheidungen sowie Gegensätzen aufbaut und somit auch gegenüberstehende Verhaltensweisen und Konflikte zur Folge hat (Hans-Peter Müller 2019, S. 74). Diese Vorstellung findet sich auch sowohl im Miteinander der Pflegenden und Zupflegenden als in der Zusammenarbeit zwischen Pflegenden und Medizinern wieder.

12.1.1 Unterscheidungen im Zusammenspiel von Pflegenden und Zupflegenden

Im Zusammenspiel der beruflichen Akteure, unabhängig ob es sich hierbei um Pflegende oder Mediziner handelt, mit dem aus der Sicht des Pflegers Zupflegenden, liegt eine Rollenverteilung zugrunde, die zwischen einem von einer augenblicklichen Krise geprägten, auf Unterstützung angewiesenen Zupflegenden auf der einen und einem durch Fach- und Erfahrungswissen sowie praktischen Fähigkeiten kompetenten beruflichen Akteur auf der anderen Seite unterscheidet (vgl. Remmers 2010, S. 54).

So zeigt sich dieser Unterschied im Miteinander von Hilfesuchenden und beruflichen Akteuren bestimmende Unterschied u. a. im Miteinander zwischen dem Arzt, dessen professionelle Rolle bestimmt ist durch sein wissenschaftlich fundiertes und problemlösungsorientiertes Wissen, und dem Unterstützung Bedürfenden, sich in einer durch Krankheit oder anderer Beeinträchtigungen in einer persönlichen Lebenskrise befindenden Patienten. Hierdurch entsteht eine durch Wissen bedingte Asymmetrie in der Beziehung zwischen dem Patienten und dem Mediziner, durch die der berufliche Akteur, auch wenn diese zunehmend fragiler wird, über eine gewisse „Klientenautonomie" verfügt (vgl. Bartholomeyczik 2010, S. 134; Schaeffer 2004, S. 31). Sie wenden ihr Wissen an, um eine „[…] Ausdeutung und Bearbeitung jener Probleme vor[zunehmen], die autonom nicht bewältigbar sind" (Schaeffer 2004, S. 107). Aufgrund der Beschaffenheit des Wissens und dessen Anwendung erhält der Arzt qua Zugehörigkeit zur Profession der Medizin einen „[…] besonderen gesellschaftlichen Status […]" (ebd.), der sich

---

[1] Siehe hierzu die *4. Die ‚Jüngerschaft Jesu'* und *5. Die ‚Gegnerschaft Jesu'* im Teil *II. Bibelhermeneutische Analyse des Menschenbildes des Markusevangeliums* dieser Arbeit sowie ‚Kranke und besessene Menschen'

auch in der unmittelbaren Interaktion zwischen Patient und Arzt wiederfinden lässt und sich auf die Ausgestaltung der Versorgung und den damit verbundenen Interaktionen auswirkt.

Auch das Zusammenspiel zwischen Pflege und Zupflegenden ist geprägt von Unterschieden, welche der Beziehung zwischen Pflegenden und Zupflegenden ebenso eine Asymmetrie verleihen. So weist Monteverde (2009) bzgl. des pflegerischen Handelns auf eine „Gleichzeitigkeit von Asymmetrie und Nähe" hin (ebd., S. 52). Auch wenn das fachliche Wissen von Pflegekräften in einem geringeren Maße über eine Wissenschaftsbasierung verfügt, so ist auch im Miteinander zwischen Pflegenden und Zupflegenden eine durch fachliches und erfahrungsbasiertes Wissen sowie praktische Fähigkeiten geprägte Unterscheidung zwischenberuflicher Akteure und Hilfesuchender wiederzufinden. Durch diese Unterscheidung und die, ebenso wie im Falle der Medizin, durch das Wissen zugeschriebenen Kompetenzen, ist das Miteinander von Pflegenden und Zupflegenden, neben der besonderen durch Nähe geprägten Beziehung, die sie von der Medizin unterscheidet, durch eine in unterschiedlichen Kontexten zu beobachtenden Asymmetrien geprägt (vgl. ebd.). Diese beziehen sich neben dem Fach- und Erfahrungswissen sowie praktischen Fähigkeiten auf die Möglichkeiten der Einflussnahme auf die Versorgung im Zusammenspiel mit Partner im Versorgungsnetz sowie der „Möglichkeit der Einflussnahme und der Partizipation bei der Zuteilung von gesundheitsrelevanten Gütern" (ebd., S. 187).

Aus diesen Asymmetrien in der Beziehung zwischen Pflegenden und Zupflegenden leitet sich ein grundlegender Interessenskonflikt ab, den Dreißig (2008) mit dem Fokus auf die „Besonderheiten der Interaktion zwischen Klinikpersonal und Patienten mit Migrationshintergrund" herausstellt. So stellt das pflegerische als auch medizinische Personal des Krankenhauses „[...] die Ordnung der Institution Krankenhaus [dar] und haben damit ein Interesse an der Aufrechterhaltung dieser Ordnung". Vor diesem Hintergrund bedarf es einer „[...] gewissen professionellen Distanz zu den Patienten und ihrem Leiden [...]", um somit die Arbeitsabläufe auch über den einzelnen Patienten hinaus aufrecht erhalten zu können. Dieser Rolle des Personals innerhalb der Krankenhausversorgung stehen die Patienten gegenüber, die „[...] aufgrund ihrer angeschlagenen gesundheitlichen (oder auch sozialen) Situation ein großes Bedürfnis nach Zuwendung, Trost und Wärme [haben]." Somit geht mit der Rollenunterscheidung zwischen Klinikpersonal und Patienten ein Gegensatz von professioneller Distanz und hilfesuchenden Nähe einher, welcher ein besonders Konfliktpotential besitzt (ebd., S. 364 f.). Dies verdeutlicht weniger eine verminderte fürsorgliche Haltung des Personals als vielmehr die Folgen, welche mit unterschiedlichen Rollen innerhalb der Versorgung verbunden sind und durch die sie innerhalb der Ausgestaltung der Versorgung zu

Tage treten. So sind es, wie von Dreißig verdeutlicht, besonders Situationen, in denen ein Umsetzen der Interessen, welche mit der jeweiligen Rolle verbunden sind, erschwert werden, welche zu (Macht-) Konflikten führen (ebd., S. 365 & 373 f.).

Aber nicht nur die Aufrechterhaltung der Rolle der hier im Fokus stehenden Pflegekräfte führt zu einer nicht selten unbewussten Aufrechterhaltung der Unterschiede, welche häufig als Asymmetrien in Erscheinung treten, sondern auch persönliche Schutzmechanismen der beruflichen Akteure. Auch wenn aus der durch Fürsorge geprägten Beziehung zwischen Pflegendem und Zupflegendem eine besondere Kraft ausgeht, durch die eine Sensibilität für diese Asymmetrien entsteht, so liegt gleichermaßen in dieser Beziehung aber auch eine Gefahr für eine Bestätigung und Stärkung dieser Asymmetrien. Dies bezieht sich nicht nur auf eine falsch verstandene Fürsorge, die in Bevormundung mündet, sondern auf Strategien, sich als Pflegender gegen negative Folgen einer zu engen Beziehung zwischen Pflegendem und Zupflegendem zu schützen. So kann es in Folge einer so motivierten Abgrenzung nicht nur zu einer überkompensatorischen Gleichgültigkeit kommen, sondern auch zu einer Betonung der Unterscheidungen und der damit verbundenen Rollenzuschreibungen innerhalb der Versorgung, die zwischen dem beruflichen Akteur im Sinne eines Handelnden und einem Zupflegenden als der Behandelter unterscheidet (vgl. Remmers 2010, S. 44).

Vor dem Hintergrund der die Beziehung zwischen Pflegenden und Zupflegenden prägenden Asymmetrien betont Monteverde (2015) hinsichtlich des pflegerischen Handelns, welches bestimmt ist durch einen durch Fürsorge geprägten Habitus, dass „[a]uf der perzeptiven Ebene […] Fürsorge zunächst die Wahrnehmung einer Asymmetrie voraus[setzt] und auf der motivationalen Ebene die Absicht, auf diese einzuwirken" (ebd., S. 51 f.). Dieser von Monetverde für das pflegerische Handeln formulierte Grundsatz zur Bewusstmachung von Unterscheidungen im Miteinander und zur Einwirkung auf diese findet sich auch in der Darstellung des Menschen im Markusevangelium wieder, welches das Ablegen eines in Unterscheidungen und Gegensätzen begründeten Denkens als normative Zielgröße definiert.

Diese Grundlogik findet sich wie dargestellt auch in der besonderen, sowohl auf Seiten der Pflegenden als auch den Medizinern durch ein fürsorgliches Ethos geprägten Miteinanders zwischen den beruflichen Akteuren und den Hilfesuchenden wieder.[2] Eine Logik, die bedingt ist durch die Strukturen eines

---

[2] Hinsichtlich der Vergleichbarkeit des ärztlichen und pflegerischen Ethos lässt sich auf Kohlen (2015, S. 24) verweisen, welche betont, dass „[…] das pflegerische und auch ärztliche Ethos von seinen Wurzeln her ein Ethos der Fürsorge, nicht der Autonomie [ist]."

Zusammentreffens eines hilfesuchenden Menschen und eines beruflich Handelnden in einem institutionellen Rahmen, dessen Teil der beruflich Handelnde ist. Aufgrund dessen ist ein Ablegen einer solchen auf Unterscheidungen aufbauenden Logik, wie vom Markusevangelium gefordert, nur innerhalb der Krankenversorgung, da es, wie von Dreißig (2008) angedeutet, eine Funktionalität für die Aufrechterhaltung der Arbeitsprozesse in der Versorgung innerhalb eines Krankenhauses besitzt, nur bedingt möglich. Vielmehr würde ein Ablegen Gefahr laufen, die Lebenswirklichkeit innerhalb der Versorgung außeracht zu lassen. Somit steht vor dem Hintergrund des Markusevangeliums vielmehr das Ziel im Vordergrund, sich eines solchen Denkens und dessen Folgen, welche in weiteren Facetten im Folgenden dargestellt werden, bewusst zu machen und bewusst mit diesem Denken umzugehen.[3] Es bedarf somit einer ständigen Bewusstmachung, dass es sich beim Hilfesuchenden nicht nur aufgrund dessen, dass es sich bei seiner Erkrankung oder anderweitigen Einschränkung um den Ausgangspunkt der Versorgung handelt und er dahingehend auch zur Informationsbeschaffung über sein Leiden und seine Bewältigungskompetenzen von Bedeutung und Adressat der sich anschließenden Versorgungshandlungen ist, um einen integralen Bestandteil der Versorgung handelt, sondern auch als gleichwertiger Partner innerhalb der Versorgung und als Experte seines Leiden (siehe ‚Der Mensch als handlungsfähiges Subjekt') (vgl. Brandenburg 2014, S. 74). Nur durch eine Multiperspektivität, welche die Perspektive des Hilfesuchenden als immanenten Bestandteil versteht, ist das Krankheitserleben des Hilfesuchenden und auf diesen positiv einzuwirken (vgl. Remmers 2010, S. 53). Es gilt somit vor diesem Hintergrund die im Markusevangelium dargestellten moralischen Prinzipien ‚Bewusstwerdung eigener Handlungslogiken', ‚Wahrnehmung von Bedürfnissen und Bedarfen', ‚solidarische Integration' und ‚fremdwohlorientiertes Handeln', wie sie sich im pflegerischen Habitus wiederfinden lassen, bewusst anzuwenden. Um sich dieser Gleichberechtigung und Gleichwertigkeit des Hilfebedürftigen in der Versorgung im Sinne der moralischen Prinzipien anzunähern, bedarf es zum Umgang mit den zwischen dem beruflichen Akteur und des Hilfesuchenden bestehenden Asymmetrien einer ethischen Reflexion (Monteverde 2009, S. 188).

---

[3] Siehe hierzu *4. Die ‚Jüngerschaft Jesu', 5. Die ‚Gegnerschaft Jesu'* und *6. Die ‚kranken und besessenen Menschen'* sowie insbesondere die Zusammenfassung der Analyseergebnisse in *7. Ergebnissicherung und -einordnung der bibelhermeneutischen Analyse des Menschenbildes des Markusevangeliums* im Teil *II. Bibelhermeneutische Analyse des Menschenbildes des Markusevangeliums* dieser Arbeit.

12.1.2 Unterscheidungen im Zusammenspiel von Pflegenden und Medizinern

Auch in Hinblick auf das Zusammenspiel von Pflege und Medizin findet sich eine Logik wieder, die Parallelen zu der durch die Darstellungen des Menschen im Markusevangelium verdeutlichten Vorstellung einer Unterscheidung von Menschen und Gruppen beobachten lässt. So sind im Hinblick auf die das Zusammenspiel von Pflege und Medizin prägenden Unterscheidungen zwei miteinander verbundene Aspekte von Bedeutung: Die mit dem Status der ‚Profession' einhergehenden Differenzierungen sowie die Geschlechterzuordnung zu den beiden Berufsgruppen.

Dies wird besonders im Kontext des Krankenhauses ersichtlich, dem Ort, an dem die beiden Berufsgruppen unmittelbar aufeinandertreffen. Auch wenn die zunehmende Zahl an Pflegern und insbesondere Ärztinnen die klassische Außenwahrnehmung der Berufsgruppen verändert hat, so besteht in Hinblick auf den Charakter der Arbeit weiterhin eine klare Unterscheidung nach Geschlechtlichkeit und einer damit verbundenen Hierarchie. Daran hat auch die wachsende Bedeutsamkeit der multiprofessionellen Zusammenarbeit in der Patientenversorgung und somit der engeren Verzahnung der Berufsgruppen und ihrer Tätigkeiten keine grundsätzlichen Veränderungen vollzogen (Kirsten Sander 2012a, S. 139).[4] So stellt Sander (2012a) im Rahmen einer Untersuchung der „Geschlechterarrangements" im Sozialraum „Krankenhaus" heraus, dass „[d]er soziale Raum Krankenhaus [...] in spezifischer Weise mit Verbindungslinien von Geschlecht und Profession durchzogen [ist], die ihre strukturierende Wirkungsmächtigkeit auch dann entfalten, wenn es vordergründig gar nicht um die Frage von Geschlechterdifferenzen geht" (ebd., S. 139).[5] Es wird somit nicht nur ein Vorhandensein von Unterscheidungslogiken im Zusammenspiel von Pflege und Medizin deutlich, ähnlich dem Markusevangelium, sondern auch eine unbewusste Wirkung und Beständigkeit dieser Logik, ohne dass dies den Akteuren bewusst

---

[4] In Hinblick auf die Geschlechtlichkeit von Pflege und Medizin und der damit verbundenen Unterscheidung weist Kohlen (2015, S. 123 f.) weist in Hinblick auf „<<caring>> und <<curing>>" darauf hin, dass „[d]ie historisch und inhaltlich nachweisbare Aufspaltung zwischen ähnlich zugewiesenen Ideen des Heilens, begrifflich gefasst als <<cure>>, und weiblich zugewiesenen Ideen des Pflegens, begrifflich gefasst als <<care>>, [...] auch als soziale Klassenunterschiede aufgefasst werden [können]: Wenn <<cure>> (und Autonomie) eine direkte Beziehung zu Macht und Kontrolle in Verbindung mit hohem gesellschaftlichen Status und meist männlich definiertem Aufgabenspektrum zugeschrieben wird, so wird <<care>> mit weiblichen Zügen von Abhängigkeit und Weisungsgebundenheit assoziiert."
[5] Siehe auch die skizzierten Hinweise in Flaiz (2018, S. 354 f.)

ist. Wie die Jünger im Markusevangelium (vgl. u. a. Mk 6,30–44; 6,45–52, 8,1–10 sowie Mk 8,31–33; 9,30–32; 10,32–34), so handeln die Akteure des Krankenhauses gemäß dieser Logik und tragen somit zur Beständigkeit dieser Logik bei.

Diese Unterscheidung entfaltet sich insbesondere in Hinblick auf den Patienten und dessen Versorgung auch außerhalb der unmittelbaren Interaktion mit diesem (ebd.). Sander formuliert anhand des Phänomens der typischerweise offenen Türen des ‚Schwesternzimmers' und der in der Regel geschlossenen Tür des ‚Arztzimmers' die These einer hierdurch vollzogenen „[…] Grenzziehung zwischen ‚weiblicher Sorgearbeit' und ‚männlicher Professionalität'" (ebd., S. 130). So stellt sie mit Bezug auf Oster heraus, dass „[d]ie beständig offene Tür […] die von der Pflege ausgeführte „immer wiederkehrende Sorge-Arbeit" [markiert]. Pflegearbeit ist in diesem Sinne naturgebunden am Leib und seiner Bedürftigkeit orientiert und „nicht beliebig manipulierbar und aufschiebbar" (ebd.).[6] Dieser Charakter der Pflegearbeit unterscheidet sich von der Medizin, wie es durch die offene bzw. geschlossene Tür zum Ausdruck kommt. So ist die Pflegearbeit „[a]ls unaufschiebbare Sorge-Arbeit […] mit Weiblichkeitskonstruktionen verbunden und steht den Konstruktionen einer von der unmittelbaren Bedürftigkeit der Patientinnen und Patienten völlig abgetrennten Medizin gegenüber. In den Argumentationen zu den offenen und verschlossenen Türen lässt sich eine polare Territorien-Ordnung rekonstruieren, die die verschiebbare Sorge-Arbeit der ‚weiblichen Pflege' und die planbare und rationale Sorge-Tätigkeit der ‚männlichen Medizin' zuschreibt – unabhängig davon, ob sie von Frauen oder Männern ausgeführt wird" (ebd., S. 129).

> „Ob informell [familial wie bürgerlich) oder professionell: Pflege wird feminisiert. Auch dann, wenn Pflegekräfte männlich sind, bleibt die kulturelle Logik weiblich, Ort der Empathie (statt der klinischen Welt der affektuellen Neutralität der Medizin), Ort fürsorglicher Berührung als Raum der leiblichen Nähe. Umgekehrt bleibt die Praxis der Medizin (Schult-Nieswandt, 2010a) eine maskuline Logik auch dann, wenn Frauen ärztlich tätig sind: […]" (Schulz-Nieswandt 2015a, S. 311).

Diese Unterscheidung zwischen Pflege und Medizin findet sich auch in dem von Sander (2012a) erhobenen Wunsch der Pflegenden „[…] nach einem symbolisch wie zeitlich-physisch begrenzten, professionellen Raum […]" wieder, die „[…] einer anderen offensiv in Abgrenzung zur Qualität von Pflege entgegen[steht]: der besonderen Patientenbeziehung" (ebd., S. 129). In dieser Widersprüchlichkeit von Abgrenzung durch das Vorhandensein eines „professionellen Raums" und

---

[6] Die Autorin verweist an dieser Stelle auf Oster (1988, S. 55–72).

Zuwendung zum Patienten zeigt sich zum einen das Streben nach dem mit dem professionellen Raum einhergehenden Status, wie er der „‚männlichen Medizin‘" zuteilwird und einer bewussten Unterscheidung der „weiblichen Pflege" von der Medizin durch die Hinwendung zum Patienten.

> „Die offene Tür vermittelt eine Patientenorientierung und stärkt die Rolle der Pflege als Vermittlerin zwischen Patienten und defizitärer, da unansprechbarer, Medizin" (ebd.).

Dieser Wunsch der Pflegekraft unterstreicht somit nicht nur das Vorhandensein einer auf Unterscheidungen aufbauenden Logik, wie die der Jünger im Markusevangelium (Mk 9,33–37; 10,35–40; 10,28–31), er deutet auch eine mit Unterscheidungen einhergehenden Rangordnung an, welche zum Streben nach einem Aufstieg innerhalb dieser Rangordnung führt. Besonders in dieser Verbindung einer mit Wertungen einhergehenden Unterscheidungslogik sowie dem Streben, sich innerhalb dieser Rangordnung optimal zu positionieren mit allen den damit einhergehenden Privilegien, zeigen sich Parallelen zwischen den Darstellungen des Markusevangeliums und dem Zusammenspiel von Pflege und Medizin, wie es im folgenden Abschnitt aufbauend auf das hier Dargestellte verdeutlicht wird.

So stellt Sander am Phänomen der geschlossenen Tür des ‚Arztzimmers' die Hierarchien zwischen Medizin und Pflege heraus (ebd., S. 129 & 131). Die Ärzte haben die Möglichkeit sich zurückzuziehen. Ein Privileg, das den Pflegekräften verwehrt bleibt und was zu dem oben beschriebenen Wunsch führt, der im Widerspruch zu ihrem eigenen Anspruch ihres Handelns steht. Die geschlossene Tür ist Ausdruck des Status der professionellen, männlichen Medizin. Somit kann der Wunsch, der von Sander befragten Pflegekraft nach einem eigenen Raum, weniger als ein Wunsch nach Abschottung von Patienten gewertet werden als vielmehr der Wunsch nach Aufwertung und Selbstbestimmung.

Auch innerhalb der Patienteninteraktion tritt diese Geschlechterdifferenzierung zwischen Pflege und Medizin zutage, wie von Sander herausgearbeitet. Anhand einer Interviewsequenz aus einem Gespräch mit einem Chefarzt verdeutlicht sie das Gegenüber des die pflegerische Zuwendung vermittelnde „[…] mütterliche Fürsorge und Geborgenheit […]" und das Auftreten des Chefarztes „[…] in einer stereotyp väterlich-distanzierten Rolle […]" (ebd., S. 135).[7] Hierbei unterscheidet

---

[7] Diese von Sander herausgearbeitete Geschlechterdifferenzierung findet sich auch in den Ausführungen von Schulz-Nieswandt (2015a, S. 311) hinsichtlich des Umgangs mit „Sterben und Tod" wieder. So weist dieser darauf hin, dass „[a]uch die Medizin […] mit Sterben und Tod konfrontiert [ist], aber im technologischen Modus einer intensiven Kampfkultur, nicht

sie in Hinblick auf die Patienteninteraktion der Akteure zwischen einem „Nah-Sprechen" auf der Seite der Pflegenden und einem „Distanz-Sprechen" auf Seiten der Medizin (ebd.).

> „Die Pflege versteht sich in einer Vermittlerrolle, in der sie die gegenüber den wahren Bedürfnissen der Patientinnen und Patienten tauben Ärzte aufklären müssen" (ebd., S. 136).

Trotz dieser zentralen Bedeutung der „Vermittlerrolle" der Pflege für den Patienten und letzten Endes auch für die Ärzte entsteht keine Veränderung der mit der Unterscheidung zwischen der fürsorglichen „weiblichen Pflege" und professionellen „männlichen Medizin" einhergehenden Rangordnung. Vielmehr ist das durch diese Unterscheidung geprägte Denken und das damit verbundene Rollenbild so manifestiert, dass diese immer wieder neu zur Bestätigung der Rangordnung zwischen Pflege und Medizin dient.[8]

Neben der Geschlechterdifferenzierung zwischen Pflege und Medizin ist auch das Vorherrschen einer sich auf die auf die Differenzierung zwischen der medizinischen Profession und dem Beruf der Pflege beziehenden Unterscheidungslogik zu beobachten, welche jedoch, wie bereits dargestellt, nicht eindeutig vom Aspekt der Geschlechterdifferenzierung zu trennen ist.

In dieser Unterscheidungslogik findet sich der in Teil II[9] dargestellte merkmaltheoretische Ansatz wieder. Auch wenn dieser Ansatz, wie dort erwähnt, nur bedingt hilfreich ist, um eine Aussage über die Professionalisierung der Pflege und des professionalisierten Pflegehandelns zu treffen, so spiegelt er eine Perspektive auf Berufe und Berufsgruppen wider, die versucht, Kriterien zu definieren, durch die Unterscheidungen und Abgrenzungen zwischen diesen getroffen werden können. Eine Perspektive, welche nicht nur eine gesellschaftlich etablierte Logik widerspiegelt, sondern auch Kriterien definiert, die ein gesellschaftliches Verständnis aufzeigen, welches auch für die gesellschaftliche Betrachtung von Medizin und Pflege bestimmend sowie für das Zusammenspiel der Berufsgruppen prägend ist und sich in diesem immer wieder aufs Neue bestätigt.

---

im Modus fürsorglich-mitleidenden Begleitens des Abstieges in den Hades."; Siehe hierzu auch Schulz-Nieswandt (2010b, S. 379 f.)

[8] Sander (2012a, S. 137) verdeutlicht dies am Beispiel der Medizinerin und stellt heraus, dass „[d]er Genderismus […] im Ergebnis trotz allseits bekundeter Wertschätzung dieser besonderen ‚weiblichen Befähigung' eher zu Begrenzungen ihrer medizinischen Professionalität [führt]".

[9] Siehe hierzu ‚8.2 Macht und das Verständnis von Professionen' in dieser Arbeit.

Das hierbei entscheidende Kriterium ist „das berufsbezogene [...], z. T. als ‚theoretisches' spezifische Wissen" der Profession, welches auf Seiten der Medizin besteht und diese maßgeblich von der Pflege unterschiedet (Kälbe 2017, S. 38). Ein Wissen, das sich nicht nur durch wissenschaftliche Fundierung und durch das Erlangen an Hochschulen, wodurch es zu einem akademischen Wissen wird, auszeichnet, sondern auch zur Lösung konkreter gesundheitlicher Probleme Anwendung findet (vgl. Schaeffer 2004, S. 106). Dieses aufgrund der Form seines akademischen Erwerbs, seiner wissenschaftlichen Fundierung und seiner problemorientierten Anwendung besonderen Wissens führt dazu, dass der Medizin und ihren Vertretern von der Gesellschaft ein besonderer Status zugeteilt wird, der mit der Zuordnung der Medizin zu den Professionen einhergeht und durch die Patienten sowie die verschiedenen Akteure selbst Einzug in den Versorgungalltag finden und sich somit im praktischen Vollzug der Versorgung immer wieder aufs Neue bestätigen und somit festigen (vgl. Schaeffer 2012, S. 31).[10]

In diesem dem beruflichen Handeln zugrundeliegenden Wissen liegt ein entscheidender Unterschied zwischen der Medizin und der Pflege, welcher bedeutsame Rollen für das Miteinander hat, aber, und auch dies ist zu betonen, in einer Ergänzung eine Chance für die Versorgung eines Zupflegenden bietet und zur Steigerung der Versorgungsqualität führt.

Beim pflegerischen Wissen handelt es sich in Bezug auf die unmittelbare pflegerische Interaktion zwischen Pflegenden und Zupflegenden, abgesehen von einzelnen Ausnahmen, in der Regel nicht um ein akademisch erworbenes, auf wissenschaftlichen Erkenntnissen fundiertes Wissen. Es unterscheidet sich von dem der Medizin und lässt somit, trotz einer ebenso bestehenden Gemeinwohlorientierung und eines problemlösungsorientierten Wissens, die Pflege gemäß dem merkmalorientierten Ansatz nicht den Professionen zuordnen. Deutlicher als das medizinische Wissen ist es geprägt „[...] durch Berufswissen, wozu tradiertes Erfahrungswissen eines Berufes und Kenntnisse der kognitiven, normativen und unteraktiven Grundlagen der Berufsausübung gehören"(Schaeffer 2004, S. 106),

---

[10] Bzgl. der Identitätsstiftung, welche unauflöslich mit dem Habitus und dem Status der Berufsgruppen verbunden ist, weist Schulz-Nieswandt (2010b, S. 383 f.) darauf hin, dass „[b]eide Sektoren, die Medizin wie die Pflege, [...] sich selbst (als Funktion einer unbewussten Habitualität) in der Performativität von identitätsstiftenden Metaphern aus[drücken]. Diese Identitätsstiftung geht endogen aus dem professionellen Selbstverständnis aus, wird aber auch gesellschaftlich zugeschrieben, zumal die Selbstkonzeption von Professionen ohnehin Ausdruck ihrer längerfristigen historischen Konstitution ist. Und diese Konstitutivität ist beides, selbstbezogen wie sozial zugeschrieben, eben ein verschlungener, dialektischer Prozess."

und baut im Besonderen durch „[…] fall- und sinnverstehende[…] Kompetenzen […]" auf (ebd.).

So befindet sich auf der einen Seite ein durch wissenschaftliche Abwägungsprozesse geprägtes Handeln der Medizin und auf der anderen Seite ein auf Intuition fußendes Handeln der Pflege, welches nicht als Willkür misszuverstehen ist, sondern bei dem es sich um ein durch Empathie und fürsorglichen Ethos geprägtes Handeln handelt. Das pflegerische Wissen ist geprägt durch den pflegerischen Fokus auf den Zupflegenden und richtet sich somit nicht nur auf das Handeln und das Verstehen aus, sondern im Besonderen auf die Individualität des Menschen, seine Bedürfnisse und Bedarfe. Aspekte, die im Besonderen in der von Weidner (1995) beschriebenen „professionellen Pflegepraxis" wiederzufinden sind.

> *„Professionelles Pflegehandel ist demnach ein personenbezogenes, kommunikativem Handeln verpflichtetes, stellvertretendes und begleitendes Agieren auf der Basis und unter Anwendung eines relativ abstrakten, >>dem Mann auf der Straße<< nicht verfügbaren Sonderwissensbestandes sowie einer praktisch hermeneutischen Fähigkeit der Rekonstruktion von Problemen defizitären Handlungssinns in aktuellen und potenziellen Gesundheitsfragen betroffener Individuen"* (ebd., S. 55).[11]

Auch wenn ein so verstandenes Pflegehandeln, besonders in der Ergänzung zum ärztlichen Handeln, eine besondere Bedeutung besitzt (vgl. Käppeli 2009, S. 116), ist es gerade dieses fürsorgliche mit Weiblichkeit und Dienen assoziierte Handeln, welches die Pflege hinter der akademisch geprägten und auf wissenschaftlichem Wissen fußenden Medizin zurücktreten lässt und es ihr schwer macht, die Professionalität, die als Attribut dem Handeln der Berufsgruppe durch die Gesellschaft zugesprochen wird, zu erlangen (vgl. Bartholomeyczik 2010, S. 148).[12] Die Folge dessen ist nicht nur eine die beiden Berufsgruppen unterscheidende gesellschaftliche Wahrnehmung und eine damit einhergehende unterschiedliche Kompetenzzuschreibung innerhalb der Versorgung, sondern auch eine mit der unterschiedlichen Statuszuteilung einhergehende Hierarchie innerhalb der Krankenversorgung zugunsten der Medizin, wie im weiteren Verlauf dargestellt wird.

Das Markusevangelium zeigt hinsichtlich solcher unterscheidenden Logiken und damit einhergehenden unterschiedlichen Zuteilungen von Wertigkeiten nicht

---

[11] Die kursive Hervorhebung entstammt dem Original.
[12] Siehe bzgl. der Unterscheidung zwischen den „*medizinische[n] Helden und weibliche[n] Dienerinnen*" und den daraus abzuleitenden Herausforderungen für die Pflege Schulz-Nieswandt (2010b, S. 380 ff.)

nur die damit einhergehenden Folgenden auf, wie die Ausgrenzung von Menschen und die damit verbundenen Einschränkungen für ihr Leben, es zeigt auch auf, welche Logik an diese Stelle der Unterscheidung rücken soll. Wenn dies auf den Kontext der Pflege im Zusammenspiel mit der Medizin projiziert wird, bedeutet dies nicht, auch wenn im pflegerischen Handeln, wie dargestellt, sich Aspekte des Dienermodells wiederfinden lassen, dass ein Plädoyer für eine Umwertung der Pflege und des pflegerischen Handelns erfolgen soll, welches die Medizin in eine nachgeordnete Position setzt, sondern vielmehr, dass eine Unterscheidung und damit verbundene Ein- und Zuordnung der Berufsgruppen keinen nennenswerten Mehrwert besitzt. Eine solche Gleichsetzung der Berufsgruppen in ihrer Bedeutung und damit verbundenen Wertigkeit für die Versorgung sowohl in ihrer gesellschaftlichen Wahrnehmung als auch in ihrer Zusammenarbeit ist unter den Überschriften der teamorientierten Zusammenarbeit und der Interprofessionalität nicht nur ein Wunsch der Praxis, er stellt auch eine Zielgröße der Versorgung von Menschen dar, auch wenn diese in der alltäglichen Umsetzung vor Herausforderungen steht (Adam-Paffrath 2014, S. 194).[13]

Es gilt somit in Hinblick auf das Zusammenspiel der Pflege und der Medizin, ebenso wie in Hinblick auf das Zusammenspiel der beruflichen Akteure und den Hilfesuchenden, wie durch das Markusevangelium angeregt, das Denken in Unterscheidungen und die damit verbundene Hierarchisierung innerhalb sozialer Gefüge sich bewusst zu machen, sich der Auswirkungen, welches ein solches Denken für das eigene Handeln und das damit verbundene Miteinander zu verdeutlichen, und, auch wenn es, wie ebenfalls durch das Markusevangelium verdeutlicht, schwierig ist, dieses Denken zu relativieren (moralisches Prinzip ‚Bewusstmachung eigener Handlungslogiken'). An die Stelle von Unterscheidungsmerkmalen, die Parteien, hier Berufsgruppen wie die Pflegenden und Mediziner, voneinander abzugrenzen, rückt die Frage nach dem gemeinsamen Fokus und der unterschiedlichen Funktionen, welche diese Berufsgruppen in Hinblick auf den gemeinsamen Fokus einnehmen (Gärtner 2012, S. 8 ff.).

Auch wenn das Markusevangelium eine von der Gruppe ausgehende Identitätsstiftung, da sie Gefahr läuft den eigenen Fokus auf die Machtverhältnisse innerhalb der Gruppe und des sozialen Gefüges, in dem sich das Mitglied der

---

[13] Adam-Paffrath (2014, S. 194)stellt in ihrer Analyse der persönlichen Würdeempfindung von Akteuren der ambulanten Pflege den hohen Stellenwert des „[…] gleiche[n] Status und [der] Position wie in allen anderen therapeutischen Berufen, wie z. B. bei Logopäden, Physiotherapeuten und Ärzten sowie Mitarbeitern von Kranken- und Pflegekassen."

Gruppe als Vertreter dieser befindet, sowie den Bestrebungen den Zusammenhalt innerhalb der Gruppe durch Abgrenzung zu stärken, eher kritisch darstellt, so stellt das Markusevangelium nicht die Bedeutung zwischenmenschlicher Verflechtungen in ihrer Unterschiedlichkeit und Vielfältigkeit in Frage. Vielmehr stellt es eine neue Grundlogik für die sozialen Verflechtungen und somit für das zwischenmenschliche Handeln auf. Die Gemeinschaft innerhalb eines sozialen Gefüges, so verdeutlicht es das Markusevangelium am Beispiel der Jüngerschaft und der Nachfolgegemeinschaft[14], behält eine hohe Bedeutung in der Botschaft des Evangeliums, es stellt jedoch die Frage, was das innerhalb der Gruppe verbindende Element ist, welches in den Mittelpunkt zu stellen ist. So ist nicht die Ausrichtung auf das persönliche Wohl der Gruppe und das davon ausgehende Wohl des Einzelnen das verbindende Element, welches bestimmt ist durch das Zusammenspiel in der Versorgung, sondern der gemeinsame Fokus auf das Wohl des Zupflegenden, das bestimmt ist durch seine Bedürfnisse und Bedarfe.

Durch ein solches Zusammenspiel wird die bereits in Hinblick auf das Miteinander der beruflichen Akteure und des Hilfesuchenden dargestellten Multiperspektivität, die eines Ablegen von Abgrenzungen und differenzierenden Werturteilen bedarf, zur Steigerung der Versorgungsqualität, die sich im besonderen Maß durch den Bedarf und Bedürfnisorientierung der Versorgung bestimmt, vervollständigt. Es entsteht somit eine Versorgung, welche die ‚moralischen Prinzipien des Dienermodells' in Gestalt der ‚Wahrnehmung von Bedürfnissen und Bedarfen' und des ‚Fremdwohlorientierten Handelns' beobachtbar werden lassen, wie sie im pflegerischen sowie medizinischen Ethos wiederzufinden sind.

Das Markusevangelium zeigt aber nicht nur als mahnendes Beispiel und als Spiegel zur Reflexion des eigenen Verhaltens und Handelns auf, dass ein solches Umdenken mit Herausforderungen verbunden ist und stets Gefahr besteht, in alte, Menschen unterscheidende und damit wertende Denkmuster, zurückzufallen. Es zeigt auch auf, dass ein solches Denken weiterführende Folgen für das Miteinander und das eigene Verhalten in diesem als Teil des sozialen Gefüges mit sich führt. Folgen, die im weiteren Verlauf der Darstellung des durch das Markusevangelium aufgespannten Reflexionsraums für das pflegerische Handeln dargestellt werden.

---

[14] Siehe hierzu *4. Die ‚Jüngerschaft Jesu' im Teil II. Bibelhermeneutische Analyse des Menschenbildes des Markusevangeliums* dieser Arbeit.

12.2 Macht, Einfluss und Status

Wie im Vorangegangenen ausgeführt, ist das menschliche Miteinander wie im Markusevangelium verdeutlicht und konkret das Miteinander innerhalb der Versorgung von Zupflegenden geprägt von Unterscheidungen und hierzu angewendeten Gegensätzen. Diese Unterscheidungen und Gegensätze, welche prägend für das soziale Gefüge sind, führen dazu, dass es innerhalb des sozialen Gefüges um die „[…] Wahrung und Veränderung von Kräfteverhältnisse[n] […]" geht und somit, wie im Markusevangelium anhand der Gruppe der ‚Gegnerschaft Jesu' und der ‚Jüngerschaft Jesu' verdeutlicht, um die Erlangung, Wahrung und Festigung von Positionen innerhalb des sozialen Gefüges (Hans-Peter Müller 2019, S. 74).[15]

Ähnliches zeigt sich auch sowohl im Zusammenspiel der Medizin und der Pflege als auch im Zusammenspiel von Pflege und Zupflegenden.

12.2.1 Macht, Einfluss und Status in Hinblick auf das Zusammenspiel von Medizin und Pflege

Trotz des zunehmenden Bewusstseins der Zusammenarbeit zwischen Pflege und Medizin als auch Arbeit im multiprofessionellen Team „[…] kann diese Entwicklung nicht darüber hinwegtäuschen, dass die Medizin heute weiterhin zentrale Leitprofession ist. Dies wird durch ihre formal-juristische Position gegenüber den anderen Professionen markiert und hat weitreichende Konsequenzen und Probleme in der Organisation der interprofessionellen Arbeitspraxis" (Hanses 2012, S. 38).[16] Flaiz (2018) stellt in ihrer Arbeit zur „professionellen Identität von Pflegepersonal" diesbezüglich heraus, dass in Folge „[…] arztzentrierte[r] Strukturen im deutschen Gesundheitswesen sowie ein[em] ausgeprägte[n] Pflichtgefühl der Pflegepersonen gegenüber Vorgaben und Anordnungen" eine „Fremdbestimmung" der Pflegekräfte sichtbar wird, welche sich auch in Situationen widerspiegelt (ebd., S. 338). Ebenso stellt sie anhand ihrer Erhebungen einen

---

[15] Siehe hierzu 4. Die ‚Jüngerschaft Jesu' und 5. Die ‚Gegnerschaft Jesu' im Teil II. Bibelhermeneutische Analyse des Menschenbildes des Markusevangeliums dieser Arbeit.

[16] Dies lässt sich auch in den Ausführungen von Adam-Paffrath (2014, S. 202). wiederfinden, in dem sie verdeutlicht, dass die Arbeit der von ihr untersuchten ambulanten Pflege, der Wahrnehmung von außen verborgen bleiben und somit nicht honoriert. Die Wahrnehmung der pflegerischen Arbeit, welche eine sorgende Arbeit ist, sowie ihre Leistung treten hinter die Medizin zurück. Eine Nichtwahrnehmung, welche, wie von Adam-Paffrath herausgestellt, Auswirkungen auf die persönliche Würde der Akteure nimmt.

„[…] beinahe reflexartige[n] Gehorsam auf Vorgaben höherer Hierarchieebenen, auch wenn Sinn und Zielsetzung unklar sind und diesbezüglich im Arbeits- und Haftungsrecht eindeutige Aussagen getroffen werden" heraus (ebd., S. 338 f.). Flaiz betont diesbezüglich nicht nur die Entstehung eines „Ohnmachtsgefühls" bei Pflegekräften, sondern auch, dass „[…] ein tief verinnerlichtes Pflichtbewusstsein zu erkennen [ist], da vor allem Anordnungen und Vorgaben unhinterfragt ausgeführt werden – ein Bild, das an tradierte Vorstellungen von Pflege erinnert oder, wie es Bischoff-Wanner (2014) noch für das 19. Jahrhundert beschreibt, an eine „bürgerliche Weiblichkeitsideologie, vermischt mit den aus der christlichen Tradition stammenden Elementen des Gehorsams und bedingungslose Unterordnung" (ebd., S. 26). Diese Beschreibung reflektiert nicht nur das Pflichtgefühl, vielmehr sind die genannten Elemente Gehorsam und bedingungslose Unterordnung auf die deutsche Interviewgruppe übertragbar; ihnen ist somit eine beträchtliche Aktualität zu bescheinigen. In diesem Sinne unterstützt die Pflege mit ihrem Pflichtgefühl vorhandene Machtverhältnisse, die wiederum ihre Fremdbestimmung ermöglichen […]" (Flaiz 2018, S. 339).

Es wird somit nicht nur die Beständigkeit von Strukturen und der denen zugrundeliegenden Logiken ähnlich dem Markusevangelium deutlich[17], es wird auch eine Machtasymmetrie zwischen Pflege und Medizin ersichtlich, die mit den unterschiedlichen Positionen der beiden Gruppen und ihren Vertretern innerhalb der Patientenversorgung einhergeht. Eine Asymmetrie, welche von beiden Seiten unhinterfragt, ausgelebt und somit im täglichen Miteinander immer wieder bestätigt wird. Gerade der Versuch, den pflegerischen Beruf zu stärken, Maßnahmen, die häufig unter der Überschrift der Professionalisierung gefasst werden und eine zunehmende Emanzipation der Pflege im beruflichen Alltag und dem damit verbundenen Streben nach Unabhängigkeit und mehr Verantwortung bedeuten, bringen die etablierten Verhältnisse zwischen Medizin und der Pflege ins Wanken und verdeutlichen sie somit auch. So weist Flaiz (2018) mit Verweis auf Bourdieu darauf hin, dass „[u]nter Berücksichtigung [ihrer] Studienergebnisse […] eine Verteilung kulturellen Kapitals, das bspw. Bildungstitel einschließt, sozialen Kapitals, das sich auf die Vernetzung bezieht, und symbolischen Kapitals, das die Reputation beinhaltet (vgl. Stegemann 2005, S. 33–37), zugunsten der Medizin zu konstatieren [ist]. Folglich verfügt sie über mehr Kapital und bestimmt deshalb maßgeblich die Spielregeln im Feld" (ebd. S. 353). Jedoch stellt Flaiz in Hinblick auf die von ihren neben deutschen Pflegefachkräften in den Blick genommenen

---

[17] Siehe hierzu die Zusammenfassung der Analyseergebnisse in *7. Ergebnissicherung und -einordnung der bibelhermeneutischen Analyse des Menschenbildes des Markusevangeliums* im Teil II. *Bibelhermeneutische Analyse des Menschenbildes des Markusevangeliums dieser Arbeit.*

australischen Pflegekräften heraus, dass „[…] Veränderungen bzw. Kapitalverschiebungen ein Indiz dafür [sind], dass bislang gültige Spielregeln außer Kraft gesetzt werden" (ebd.).

Es zeigt sich somit eine enge Verbindung zwischen den Positionen innerhalb der Versorgung und Ressourcen, welche diese ermöglichen bzw. die diese Positionen einer Person oder einer Gruppe zuschreiben (vgl. Pierre Bourdieu 2017, S. 311). Eine besondere Bedeutung nimmt, wie bereits in Hinblick auf die Unterscheidungen zwischen den beruflichen Akteuren sowie zwischen diesen und dem Hilfebedürftigen dargestellt, das ‚Wissen‘ ein. So ist für die Medizin als Profession ihre „[…] wissenschaftlich fundierte Expertise als professionelle Dienstleistung […]" (Pfadenhauer 2003, S. 51) ein entscheidendes Alleinstellungsmerkmal, welches zu den von der Gesellschaft zugeschriebenen Privilegien führt und welche es für sie zu erhalten und zu sichern gilt. Eine Notwendigkeit, welche für alle Professionen besteht, indem sie nicht nur bezogen auf ihr „Produkt" arbeiten, sondern auch „[…] zugleich am Erhalt ihrer Markt- und Machtprivilegien" (Dewe & Stüwe 2016, S. 69).

Insbesondere im Feld des Krankenhauses zeigt sich im Zusammenspiel von Pflegenden und Ärzten eine enge Verbindung zwischen Geschlechtlichkeit, Professionalität und Wissen, mit dem fachliche Kompetenz verbunden wird. Dies wird an der von Sander (2012a) dargestellten Zusammenarbeit zwischen der weiblichen Pflege und der männlichen Medizin deutlich, welche sich nicht nur auf die bereits dargestellten „Genderismen" (ebd., S. 133).[18] bezieht, sondern auch auf die Geschlechterverteilung innerhalb der Berufsgruppe. So wird auf Seiten der Mediziner einer männlichen Pflegekraft ein größeres „beruflich-fachliches Interesse" und somit ein höheres Professionalisierungspotential zugeordnet als es bei einer weiblichen Pflegekraft der Fall ist (ebd.).

Diese die ärztliche Wahrnehmung der männlichen Pflegekraft betreffende Beobachtung Sanders verdeutlicht jedoch gleichzeitig die ärztliche Wahrnehmung der mit Weiblichkeitsattributen verbundenen Pflege, die aufgrund dieser, sollten sie für den Beruf typisch vorhanden sein, in den Augen der Ärzte „[…] nicht professionell sei[en]" (ebd.)[19] Es werden somit nicht nur erneut

---

[18] Sander (2012a) verwendet diesen Begriff zur Verdeutlichung „[…] der Zuordnung einer Person zu einer der beiden Geschlechtsgruppen verbundenen Mechanismus […] mit Verweis auf Goffman (1994).

[19] Dies stellt ein besonderes Dilemma dar, da auf der einen Seite die Wahrung der Rollenverteilung für die Pflegekraft ein nicht Mitentscheiden bedeutet, dieses Außenvorbleiben jedoch, wie von Adam-Paffrath (2014, S. 202 f.) in Hinblick auf das persönliche Empfinden von Würde von Pflegekräften verdeutlicht, auf der anderen Seite Einfluss „[…] auf das Empfinden von Würde des professionellen Pflegepersonals im ambulanten Arbeitsbereich"

die bereits erwähnten Unterscheidungen zwischen den Berufsgruppen ersichtlich, sondern auch die damit verbundenen Verhältnismäßigkeiten und Machtbeziehungen. Machtbeziehungen, welche besonders dann ins Wanken geraten, wenn eine männliche Pflegekraft, auch wenn sie über fachliches und durch Erfahrung erworbenes Wissen verfügt, entgegen der durch das fachlich-wissenschaftliche Wissen der medizinischen Profession bestimmten Entscheidungsautonomie und somit entgegen dem medizinischen Entscheidungsmonopol handelt. Es kann somit zur Entstehung von Machtkämpfen kommen (ebd.).

Somit stellt Sander mit Verweis auf eine Interviewsequenz mit einem Arzt (ebd., S. 133 f.) heraus „[…], dass die Übernahme ärztlicher Entscheidungen dann stärker provoziert, wenn sie auf das ‚stille' hierarchische Potential des Geschlechterverhältnisses verzichten muss, d. h. wenn nicht eine Frau, sondern ein Mann einem Arzt oder einer Ärztin Vorschläge macht, was zu tun ist. Der von Stein (1967) als „Doctor-Nurse-Game" beschriebene Kommunikationsstil, in dem die Mitwirkung der Pflege bei den ärztlichen Entscheidungen verdeckt bleibt, scheint nur der Schwester zu gelingen. Während sie unmittelbar von den Patientenbedürfnissen ausgehende Informationen an den Arzt weitertragen und damit ‚weibliche Sorgearbeit' übernehmen, überschreitet der Pfleger diese Professions- und Geschlechtergrenze. Er verhält sich wie ein Arzt und gibt Anordnungen" (Kirsten Sander 2012a, S. 134).[20] Durch das Verhalten des Pflegers gerät das durch die ärztliche Anordnung ausgeübte Machtmonopol nicht nur in Gefahr, sondern diese Machterosion wird auch für alle Beteiligten und zusätzlichen Anwesenden ersichtlich.

So sind die Machtverhältnisse innerhalb eines sozialen Miteinanders bestimmt durch die Positionen der Akteure. Werden diese von den Akteuren verlassen und insbesondere dies auch noch ersichtlich für andere, verändern sich die Machtverhältnisse auf eine Art, welche für diejenigen, die über ein höheres Maß an Macht verfügen, zur Gefahr werden können. Bedeutsam ist daher, wie es auch im Markusevangelium ersichtlich wird, dass Positionen und die damit verbundene Macht auch ersichtlich werden muss[21], um somit sowohl Position als auch Macht zu bestätigen. Dies zeigt sich auch in Situationen im Arbeitsalltag, in denen erfahrene Pflegekräfte unerfahrene Mediziner unterstützen. Sie verfügen in dieser Situation über ein Wissen, zumeist ein praktisch-fachliches Wissen,

---

nimmt. Es zeigt sich somit in ihrer Analyse bzgl. der Selbstwahrnehmung der Pflegekräfte „[…] die Unsichtbarkeit der Pflege und das Gefühl *am Ende der Reihe zu stehen.*" (Die Hervorhebungen entstammen dem Original.)

[20] Die Autorin verweist hier auf Stein (1967).

[21] Siehe hierzu *5. Die ‚Gegenerschaft Jesu'.*

welches ihnen im Miteinander mit dem Mediziner in der Patientenversorgung Macht verschafft. Eine Macht, die jedoch im Verborgenen in Form verdeckter Ratschläge und Empfehlungen zu beobachten ist und, gemäß dem ungeschriebenen Gesetz der Praxis, ohne das Gesicht des Arztes vor dem Patienten zu verletzten, stattfindet (vgl. Stein 1967).[22]

Das „Wissen", insbesondere das wissenschaftlich begründete Wissen, wird somit nicht nur zu einem unterscheidenden Attribut im Miteinander, durch die ein gesellschaftlicher Status zugeteilt wird (Schaeffer 2012, S. 31), sondern zu einer ‚Machtressource'. So stellt in Bezug auf die Medizin das wissenschaftlich begründete Wissen nicht nur das für sie als Profession spezifische Merkmal dar, welches zur Lösung von Problemen in Form von gesundheitlicher Beeinträchtigung und Erkrankungen Anwendung findet, es verschafft der Medizin auch sowohl Organisations- als auch Klientenautonomie und legitimiert diese innerhalb der Gesellschaft.[23] Die Hoheit wissenschaftlich fundierten Wissens auf Seiten der Medizin und dessen problemlösungsorientierte Anwendung verleiht somit der Medizin nicht nur eine besondere Position innerhalb der Versorgung, sondern ist auch prägend für die „Machtverhältnisse" in dieser und verleiht der Medizin besondere Privilegien (vgl. Pierre Bourdieu 1998a, S. 51). So besitzt die Medizin als Profession durch die von der Gesellschaft zugeschriebenen Autonomie „[...] ein Definitionsmonopol in ihrem eigenen Fachgebiet und damit eine gesellschaftliche Macht, die in diesem Gebiet alle anderen Mitglieder der Gesellschaft zunächst ausschließt" (Bartholomeyczik 2010, S. 134). Im Zusammenspiel von Medizin und Pflege zeigt sich diese insbesondere in Hinblick auf die Verordnungskompetenz der Medizin, durch die eine Abhängigkeit des pflegerischen Handelns von der medizinischen Verordnung besteht (vgl. Cassier-Woidasky 2011, S. 167). Die Medizin bestimmt somit nicht nur maßgeblich das Handeln im Rahmen der Versorgung, sondern auch die Struktur des Zusammenspiels zwischen Pflege und Medizin bestimmende Machtposition (vgl. Dogan 2017, S. 22). Gleichermaßen ist mit dem spezifischen ‚Wissen' der Medizin auch die Zuschreibung besonderer Handlungskompetenzen verbunden, die gleichermaßen die Bedeutung des Wissens herausstellen und dessen Funktion als ‚Machtressource' unterstreichen. So zeigt sich in Bezug auf die Pflege, dass Tätigkeiten von Pflegenden nicht nur übernommen werden wollen, sondern sie auch

---

[22] Auch wenn Stein das Modell des „Doctor-Nurse-Games" bereits 1967 beschrieben hat, so hat es, nicht zuletzt durch die Arbeiten Sanders verdeutlicht, nicht an Bedeutung für die Praxis der Krankenversorgung verloren.

[23] Siehe hierzu *8.1 Merkmale einer Profession und ihre Bedeutung für das Verständnis von Pflege* im Abschnitt *III. Die berufliche Pflege und der Kern pflegerischen Handelns* dieser Arbeit.

über die dazu notwendigen praktischen Fähigkeiten verfügen, sie diese jedoch nicht umsetzen dürfen. Ein Nichtdürfen, welches bedingt ist durch die besondere Position im Gegenüber der Medizin, die durch die Machtressource ‚Wissen' begründet ist (vgl. Tobias Sander 2017, S. 14). Ebenso zeigt sich im Alltag auch, dass wenn die Durchführung von Tätigkeiten von der Medizin an andere Berufsgruppen abgegeben werden, der Einfluss auf diese Tätigkeiten jedoch nicht vollumfänglich übertragen wird. Die Autonomie und der Einfluss, die bestimmend sind für die Position im Miteinander, bleiben in einem einflusswahrenden Maß an seinem ursprünglichen Ort. Solche Strategien dienen dazu, die mit der Ressource ‚Wissen' verbundene Position und Privilegien innerhalb der Gesellschaft im Allgemeinen und dem Miteinander innerhalb Versorgung im Konkreten nicht zu verlieren (vgl. Voß 2018, S. 35).

Trotz der innerhalb der Versorgung zwischen der Medizin und der Pflege vorherrschenden Machtverhältnisse und aller Unterschiede im Hinblick auf die beiden Berufsgruppen eint diese der Transfer ihres Wissens in die Versorgungspraxis. Hierbei nehmen die Medizin und die Pflege jedoch unterschiedliche Perspektiven hinsichtlich des „Gegenstandes" der Wissensanwendung ein. So richtet die Medizin gemäß dem Charakter ihres Wissens eine defizit- und problemlösungsorientierte Perspektive auf den Fall, der sich an der Person des Hilfesuchenden in Form seines Leidens entfaltet. Wohingegen die Pflege eine durch ihre besondere Beziehung, bzw. dem Streben diese aufzubauen, individualorientierte Perspektive einnimmt, welche die Person in den Blick nimmt. Auch wenn es sich hierbei um zwei unterschiedliche, sich jedoch gegenseitig ergänzende Perspektiven handelt, die beide gleichermaßen eine Relevanz für die Versorgung besitzen, verändert diese Gewissheit auch die über Jahrzehnte etablierten und immer noch, auch wenn hier ein Wandeln zu beobachten ist, bestehenden Verhältnismäßigkeiten. Die Position der Pflege, die in früheren Zeiten deutlich hinter der der Medizin zurücktrat, ändert sich. Mit einem sich wandelnden Verständnis von Versorgung wächst auch die Bedeutung der Pflege und ihre Position innerhalb der Versorgung.

In der Versorgung nimmt der subjektive und individuelle Blick auf die Bedürfnisse und Bedarfe des Zupflegenden eine zunehmend bedeutsamere Rolle ein, die durch die pflegerische Perspektive und das pflegerische Wissen Einzug hält. Dieses greift ähnlich einem Zahnrad in die medizinische Behandlung ein, wodurch diese sich gegenseitige befruchten und die Qualität der Versorgung steigt.

In der Realität ist es jedoch so, dass im Hinblick auf die Positionszuteilung innerhalb der Versorgung insbesondere zwischen Pflegenden und Medizinern, und auch hierauf richtet das Markusevangelium durch die Darstellung der ‚Gegnerschaft Jesu' den Blick des Adressaten auf eindrückliche Art, zu unmittelbaren

Konflikten zwischen Personen und Gruppen um das Erlangen und die Sicherung von Positionen sowie um die Abwehr von Gefahren, die diesen gegenüberstehen, kommt (vgl. Schaeffer 2004, S. 111).

Ein Konflikt zwischen den Berufsgruppen, den Sander (2012a) in ihrer Arbeit zu „Geschlechterarrangements im Krankenhaus" in Bezug auf den Ort der Station verdeutlicht, bei dem es sich in den Augen der Pflege um einen „[…] Raum der Pflege [handelt], in dem die Medizin lediglich praktiziert. Mit den Konstruktionen eines unbegrenzbaren professionellen Pflegeraums wird ein umfassender Zuständigkeitsanspruch formuliert, der – bei allem Ärger – potenziell auch (Macht-) Gewinn mit sich bringt" (ebd., S. 130).

Es findet somit im Raum der Station eine Auflösung der innerhalb der Patientenversorgung vorherrschenden Beziehungs- und Machtverhältnisse zwischen Pflege und Medizin statt, welche auf der Seite der Pflege eine Statusaufwertung und einen Machtgewinn bedeutet und auf der anderen Seite zu einer Gefahr für die prominente Rolle und die damit verbundenen Privilegien der Medizin darstellen kann. Trotz alledem stellt Sander, auch wenn sich die Geschlechterverteilung innerhalb der Gruppen verändert hat, heraus, dass die von ihr „[…] analysierten Verknüpfungen von Geschlechter- und Professionsgrenzen […] auf die Strukturierung des heterosozialen Interaktionsraums [verweisen], in der die Akteure sich positionieren und positioniert werden" (ebd., S. 139). Positionen innerhalb des Miteinanders, welche bedeutsam sind für die innerhalb des Miteinanders vorherrschenden Machtverhältnisse.

12.2.2 Macht, Einfluss und Status in Hinblick auf das Zusammenspiel von Pflege und Zupflegenden

Neben den bestehenden Machtverhältnissen zwischen Pflegenden und Ärzten ist auch das Miteinander der Pflegenden und Zupflegenden von unterschiedlichen Machtzuteilungen geprägt. So ist in Hinblick auf den Ort des Krankenhauses zu nennen, dass Pflegekräfte und Ärzte eine Ordnungsmacht besitzen, durch welche sie die mittelbaren und unmittelbaren Prozesse in der Versorgung des Patienten im Krankenhaus aufrechterhalten. Zur Aufrechterhaltung dieser Prozesse wahrt das Personal eine „professionelle Distanz" zum Patienten, welchem dessen krisenbedingtes Bedürfnis nach Nähe und Zuwendung gegenübersteht und somit die formale Asymmetrie in den Machtbeziehungen innerhalb der institutionalisierten Krankenversorgung spürbar werden lässt (Dreißig 2008, S. 364). Dies führt dazu, dass Patienten, welche durch Erkrankungen oder fehlende Sprachkompetenz nicht in der Lage sind sich zu äußern und somit ihren Bedürfnissen keinen Ausdruck

verleihen können, weniger Zuwendung erfahren als kommunikativ nicht eingeschränkte Patienten. Sie können keinen Einfluss auf ihre „Machtposition" und
somit auf die bestehenden Machtverhältnisse nehmen (ebd., S. 373).

Wie im Krankenhaus, in dem zwischen den Akteuren und dem Patienten
verschiedene Interessen in Form der auf Seiten der Pflegenden und Ärzte als
Ordnungsmacht der Institution Krankenhaus bestehenden Aufrechterhaltung der
Prozesse, zu der diese eine ordnende und zugleich schützende professionelle
Distanz gegenüber dem Patienten einnehmen, und dem auf der anderen Seite
bestehenden Wunsch des Patienten nach Zuwendung und Nähe, treffen auch in
Altenhilfeeinrichtungen unterschiedliche Interessen aufeinander: „Lohninteresse
der Pflegekräfte, Betreuungsinteresse der Bewohner und Wirtschaftsinteresse der
Träger" (Amrhein 2005a, S. 120). Amrhein (2005a) beschreibt vor diesem Hintergrund für Einrichtungen der Altenhilfe „[...] eine klare Machthierarchie, die
sich aus den unterschiedlichen Möglichkeiten der Interessensdurchsetzung ergibt"
(ebd., S. 121). Hinsichtlich der Beziehung zwischen Bewohner und Pflegekraft
stellt Amrhein unter Verweis auf Elias ein „Machtdifferenzial" heraus, welches
durch die „fehlende direkte Vertragsbeziehung verstärkt" wird, durch die dem
Bewohner die Möglichkeit fehlt, Einfluss auf die Pflegekraft und dessen Handlung
zu nehmen. Amrhein stellt somit vor dem Hintergrund des auf Bourdieu beruhen-
den Verständnisses, dass „Macht [...] auf der Kontrolle von Ressourcen [beruht],
an denen andere Akteure ein Interesse haben" und welche von Bourdieu als „Kapital" bezeichnet (ebd., S. 118) werden, heraus, dass es „[...] alleine vom Zustand
und Verhalten des Bewohners – seinen „körperlichen" und „kulturellen" Kapitalien und der „symbolischen" Wertschätzung durch die Pflegekräfte – ab[hängt],
inwieweit dieser über die Grundversorgung hinaus menschliche Zuwendung und
Achtung erfahren kann [...]" (ebd., S. 121).[24]

Jedoch schwinden diese Kapitalien infolge von Krankheit und Alter zunehmend und somit auch die Einflussnahme des Bewohners auf die bestehende
„Machtdifferenz", welche durch das Schwinden der Kapitalien weiterwächst
(ebd., S. 122). Um diesem Prozess entgegenzuwirken „[...] bleiben [den Bewoh-
nern] dann nur noch Strategien, sich die Zuwendung der Pflegekräfte durch
besonders liebes und angepasstes Verhalten zu sichern oder das soziale Kapital
an Angehörigen und Mitgliedern des Heimbeirates zur Wahrung eigener Interessen zu nutzen. Ansonsten sind sie darauf angewiesen, dass die Pflegekräfte
aus moralisch-ethischen Gründen (christlicher bzw. humanistischer Schutz der

---

[24] Der Autor nennt hier neben den von Bourdieu beschriebenen Kapitalformen die Form
des „körperlichen Kapitals", das sich auf die Überzeugung bezieht, dass „[d]er menschliche[n] Körper mit seinen Attributen Gesundheit, Stärke, und Schönheit [...] selbst ein
Austauschmittel dar[stellt], [...]" Amrhein (2005a, S. 119).

Schwachen und Hilflosen) oder aus einem altruistischen Helferbedürfnis heraus
darauf verzichten, ihre Machtfülle zum Schaden der Bewohner zu missbrauchen"
(ebd.).

Die Rolle der Pflegenden in der stationären Altenhilfe ist durch die ihr zuteil-
werdenden Ordnungsmacht für die Institution geprägt. So stellt Amrhein mit dem
Fokus auf „Machtbeziehungen und sozialen Konflikten" in der stationären Altenhilfe (Amrhein 2005b), ähnlich dem was Dreißig (2008) für das Krankenhaus
beschreibt, heraus, dass „[d]ie latente Funktion stationärer Einrichtungen besteht
[...] in der Sozialisation zum pflegeleichten und anspruchslosen Bewohner, denn
positiv sanktioniert werden vor allem Verhaltensweisen, die den Pflegekräften ein
schnelles und effizientes Arbeiten ermöglichen" (Amrhein 2005b, S. 423).

Da dies jedoch wie bereits erwähnt den Interessen der Zupflegenden gegenübersteht und diese in der Befriedung ihrer Bedarfe einschränkt, kann es in
Folge solcher Einschränkungen durch die Organisation und ihre Akteure zum
Auftreten von aggressivem Verhalten kommen, welches nicht nur als Zeichen
für Frust und Gegenwehrreaktion gegen diese Einschränkungen zu werten sind
(ebd., S. 419) oder als Folge von Erkrankungen, sondern sie „[...] können auch
subjektive rationale Strategien zur Interessendurchsetzung sein, fall der Einsatz
sozialer Kompetenzen nicht mehr möglich ist oder zuvor erfolglos blieb" (ebd.,
S. 424). Ein Phänomen, das in all seiner Komplexität an die Erzählung von der
Heilung des Besessenen von Gerasa (Mk 5,1–20) erinnert (siehe 6.3.2. *Bedeutung
der Besessenheit in der Darstellung des Besessenen von Gerasa*).

Sowohl im Bereich der Altenhilfe als auch im Rahmen der Krankenversorgung
ist die Tätigkeit der Pflegekräfte nicht nur durch die Hilfe bestimmt, welche sie
gegenüber dem Zupflegenden leisten, sondern auch durch die mit dieser Hilfe verbundenen Kontrolle. So [...] leisten [Pflegekräfte] nicht nur Hilfe zur Selbsthilfe,
sondern immer auch Hilfe zur Anpassung an gesellschaftliche Regelungen, indem
sie den Erfolg ihrer Arbeit zugleich kontrollieren" (Schroeter 2005a, S. 392).[25]

„Doch soziale Kontrolle heißt nicht nur Repression, sondern auch Integration, denn
sie wird nicht nur über äußeren sozialen Druck in Form negativer Sanktionierungen
zu erzielen versucht, sondern auch über eine im Verlaufe des Sozialisationsprozes-
ses vorgenommene Verlagerung der sozialen Kontrolle in das Persönlichkeitssystem
(Elias) sowie durch die Möglichkeit der aktiven Gestaltung von bzw. Einflussname
auf Interaktionsprozesse(n)" (ebd., S. 393)

---

[25] Vor diesem Hintergrund spricht Schroeter (2005a, S. 393) im Falle von Gesundheits- und
Pflegeeinrichtungen von „Organisationen mit Sozialisationsauftrag".

Dennoch handelt es sich jedoch bei einer Pflegeeinrichtung um ein „Überwachungssystem, in dem der Patient vollständig erfasst, geprüft und unter pflegerische Kontrolle gestellt wird. Patienten im Krankenhaus und Bewohner im Pflegeheim leben hier – so ließe sich in Anlehnung an Goffman formulieren – inkludiert in einer „Lebenswelt ohne soziale Hinterbühne" (Schroeter 2002a). Hier werden sie beobachtet, versorgt, behandelt und sozial diszipliniert" (Schroeter 2005a, S. 396). Dies zeigt sich unter anderem im Falle von Assessmentverfahren, in denen zumeist Defizite des Zupflegenden auf der Grundlage vorab definierter Normen erhoben werden. In dieser Bewertung ist der Zupflegende abhängig vom Pflegenden. Diese Machtposition des Pflegenden ist bestimmt durch sein berufliches Wissen, seine berufliche Qualifikation und nicht zuletzt durch die Macht, welche ihm insbesondere durch die Institution, durch welche die Versorgung gerahmt ist, verliehen wird (ebd., S. 398).

Jedoch wird auch am Beispiel von Assessmentverfahren deutlich, was bereits angeklungen ist: Der „[…] Versuch der Normalisierung in der Pflege (z. B. in Anamnese und Assessment) [geht] nicht ohne die Eigenbeteiligung der Überwachten und Kontrollierten an den Machtbeziehungen vonstatten […]" (ebd., S. 399 f.).[26]

12.2.3 Reflexionsraum des Markusevangeliums

Das Markusevangelium fordert nicht nur, wie bereits dargestellt, dazu auf, sich dieser Logik des Verhaltens und Handelns bewusst zu machen, sondern auch den auf sich selbst, die eigene Position innerhalb der Versorgung und den damit verbundenen Privilegien gerichteten Fokus abzulegen. Auch wenn das Zusammenspiel von Pflege und Medizin aus der Geschichte dieser beiden Gruppen heraus ein hierarchisches ist, so ist es falsch, diesen Aspekt des Markusevangeliums alleinig auf die Medizin zu beziehen und damit die Aufforderung eines Überdenkens des ärztlichen Habitus und des ärztlichen Handelns zu verbinden. Vielmehr bezieht sich diese Aufforderung auf beide Berufsgruppen auch über ihre Zusammenarbeit hinaus. Denn auch die Pflege besitzt in diesem Miteinander, auch wenn sie eine in Bezug auf die Medizin als nachgeordnet zu bezeichnende Position einnimmt, Macht im Miteinander der Berufsgruppen.

Die Medizin benötigt die Pflege nicht nur zur Durchführung und Sicherstellung der von ihr verordneten Therapie, sie braucht die Pflege auch zur

---

[26] Der Autor bezieht sich an dieser Stelle auf Foucault (1983, S. 76 f.)

Aufrechterhaltung ihrer Position. So braucht es Menschen, die Macht zuschreiben, sie somit verleihen und immer wieder bestätigen (vgl. Pierre Bourdieu 2016b, S. 76).[27] Dies bezieht sich nicht nur auf eine gesellschaftliche Perspektive auf den Beruf der Medizin, sondern insbesondere auf die Ausgestaltung der Versorgung. Es braucht somit Patienten und Pflegende, welche der Medizin ihrer prominenten Position in der Versorgung und die damit verbundenen Privilegien zuschreiben, sie anerkennen und immer wieder aufs Neue bestätigen.

Eine Macht, die ebenso instrumentalisiert werden kann, um die eigene Position im Miteinander zu verdeutlichen und auszubauen. Auch hier gilt es, den Fokus von sich und seinen Bestrebungen zu lösen und auf den gemeinsamen Fokus, nämlich auf die Versorgung des Zupflegenden und hierbei die im Mittelpunkt stehenden Bedürfnisse und Bedarfe, zu richten. Der Fokus, der bestimmend ist für das pflegerische Handeln und den damit verbundenen pflegerischen Habitus. Dies bedeutet auch, dass dieser für die Pflege bestimmende Fokus immer bewusst sein sollte (vgl. moralisches Prinzip ,Bewusstwerdung eigener Handlungslogiken') und somit in Hinblick auf das Zusammenspiel zwischen Pflege und Zupflegenden, trotz der besonderen Ordnungsrolle der Pflege innerhalb der Versorgung, die damit verbundene Macht stets zu reflektieren ist, um nicht nur einem Missbrauch dieser vorzubeugen, sondern insbesondere einen falschen Einsatz vor dem Hintergrund eines fürsorglichen Habitus zu verhindern. Hierbei sind es besonders die vom Markusevangelium aufgezeigten und im menschlichen Miteinander verankerten moralischen Prinzipien ,Wahrnehmung von Bedürfnissen und Bedarfen', fremdwohlorientiertes Handeln' und ,solidarische Integration', welche hilfreich sein können.

12.3 Sicherheit und Sicherung der Strukturen

12.3.1 Sicherheit durch soziale Verflechtung

Das Markusevangelium verdeutlicht anhand der Darstellung des Menschen, dass ein Streben nach Positionen, dem eine Menschen unterscheidende und gleichsam wertende Struktur zugrundliegt, nicht mit Attributen wie Habgier, Ehrgeiz und Machthunger gleichgesetzt werden darf. Vielmehr, so die Beispiele des Markusevangeliums, liegt diesem Streben der Wunsch nach Sicherheit zugrunde. So stellen soziale Verflechtungen auch ein Sicherheitsnetz dar, welches nicht nur

---

[27] Siehe auch Eichener & Baumgart (2013, S. 199).

Berechenbarkeit im Miteinander ermöglicht, sondern auch eine Absicherung darstellt.[28] Die eigene Position in diesem Miteinander zu festigen und abzusichern wird zum entscheidenden Motiv und gleichermaßen durch die Angst vor dem Verlust dieser Sicherheit angetrieben. Dies bedeutet innerhalb der Versorgung, dass die Rolle des professionellen Akteurs, sei es Pflegender oder Mediziner, gewahrt wird, fachliche Kompetenzen eingefordert und Unterschiede, welche für die Position innerhalb der Versorgung bedeutsam sind, immer wieder neu bestätigt werden (vgl. 12.1. *Unterscheidung* & 12.2. *Macht, Einfluss und Status*).

Jedoch führt dieses Streben nicht nur zu Kämpfen innerhalb des sozialen Gefüges, es schränkt auch den eigenen Fokus ein und kann somit dazu führen, getrieben durch das Streben, um Sicherheit zu erhalten, Belange anderer Menschen und sich selbst stellende Möglichkeiten nicht zu bemerken sowie eine unbewusste handlungsweisende Funktion einzunehmen. So kann es zu Situationen kommen, in denen die moralischen Prinzipien des Markusevangeliums ,Wahrnehmung von Bedürfnissen und Bedarfen', ,fremdwohlorientiertes Handeln' und ,solidarische Integration' nur eine untergeordnete Rolle spielen und Mechanismen zur Wahrung der eigenen Position innerhalb der Versorgung zum Tragen kommen. Kurz: Der Patient tritt hinter die eigene Person und das eigene Wohl zurück, auch wenn dies auf Kosten des Patienten geschieht.

12.3.2 Sicherheit durch Regeln

Regeln, unabhängig davon, ob sie formell oder informell sind, dienen nicht nur der Ordnung des Miteinanders innerhalb des sozialen Gefüges und somit der Aufrechterhaltung der dieses bestimmenden Strukturen und der in diesen vorherrschenden Logiken. Sie dienen auch der Gewissheit, dass, wenn diese befolgt werden, keine Gefahr für die Sicherheit, welches das soziale Gefüge dem Einzelnen bietet, besteht und es entsteht ein Gefühl der Berechenbarkeit des Alltages (vgl. Güther 2015, S. 176 f., 177 f. & 239 f.). Ein Beispiel ist das von Stein beschriebene Doc-Nurse-Game, das obwohl es 1967 erstmals von Stein beschrieben wurde, wie von Sander herausgestellt, immer noch hilfreich ist, um das Miteinander zwischen Pflegenden und Medizinern zu verstehen. So beschreibt Stein die informelle Regel, dass die Pflegekraft, auch wenn sie für die Lösung

---

[28] Siehe hierzu *4. Die ,Jüngerschaft Jesu'* und *5. Die ,Gegnerschaft Jesu'* sowie insbesondere die Zusammenfassung der Analyseergebnisse in Kapitel *7. Ergebnissicherung und -einordnung der bibelhermeneutischen Analyse des Menschenbildes des Markusevangeliums* im Teil *II. Bibelhermeneutische Analyse des Menschenbildes des Markusevangeliums* dieser Arbeit.

eines spezifischen Problems ein hohes Maß an Fach- sowie Erfahrungswissen verfügt, sie dem unterstützungsbedürftigen Mediziner zur Wahrung seiner Rolle insbesondere in Gegenwart eines Patienten einen verdeckten Hinweis gibt. Ein Missachten dieser informellen Regel, so Stein (1967), hätte Sanktionen zur Folge (ebd.).

Regeln sind jedoch nicht nur eine Versicherung der Mitgliedschaft innerhalb eines sozialen Gefüges und schaffen eine Berechenbarkeit innerhalb des sozialen Gefüges, sie sind auch eine Bestätigung für das eigene Handeln, welche die Komplexität von Entscheidungen, die dem Handeln vorrausgehen, einschränkt, wie in Hinblick auf Verfahrensanweisungen und Prozessbeschreibungen der Fall ist.

12.3.3 Reflexionsraum des Markusevangeliums

Trotz der mitunter positiven Bedeutung von Regeln für das pflegerische Handeln und die Aufrechterhaltung der organisationsinternen Prozesse, wie sie unter anderem bereits in den vorherigen Abschnitten zu Tage treten, zeigt das Markusevangelium auch auf, welche negativen Folgen nicht nur eine unreflektierte Konformität mit Regeln und Streben nach Sicherheit durch das soziale Gefüge und durch Regeln haben kann. Es zeigt hierbei auf, dass es, ohne Regeln als Orientierungs- und Ordnungsmedium in Frage zu stellen, eine relative Offenheit des Menschen in der Anwendung von Regeln geben muss.[29] Es bedarf in Hinblick auf die Anwendung, so das Markusevangelium, einer Dialektik zwischen der Regeln und der Situation, in der die Regeln angewendet werden sollen. Eine Dialektik, welche ein reflektiertes Handeln voraussetzt (‚*Bewusstwerdung eigner Handlungslogiken*‘) und sich, da die Situation innerhalb der Versorgung nicht von Personen insbesondere der Person des Zupflegenden zu lösen ist, am Miteinander und dem Wohl des Gegenübers ausrichtet (‚*Wahrnehmung von Bedürfnissen*‘, ‚*Fremdwohlorientiertes Handeln*‘ & ‚*solidarische Integration*‘). Dies gilt auch für das Streben nach Sicherheit durch soziale Verflechtung. Wie dargestellt befindet sich der Menschen in ständiger Abhängigkeit zu anderen Menschen. Eine Abhängigkeit, die nicht per se schlecht ist, welche aber im Miteinander, dies gilt

---

[29] Siehe hierzu u. a. *5.3. Der Umgang der Gegner mit dem Gesetz* sowie die Ausführungen in der Zusammenfassung der Analyseergebnisse zur Analyse der ‚Jüngerschaft Jesu‘ *4.1.4 Sterben nach Sicherheit* im Teil *II. Bibelhermeneutische Analyse des Menschenbildes des Markusevangeliums* dieser Arbeit.

besonders für die Versorgung von Zupflegenden, ein Bewusstsein für die eigenen Handlungslogiken bedarf und nicht Gefahr laufen darf, das Wohl des Zupflegenden aus dem Blick zu verlieren, sondern vielmehr ein an ihm sowie seinen Bedürfnissen und Bedarfen ausgerichtetes Miteinander zu gestalten.

Der Mensch als handlungsfähiges Subjekt

13

Wie im Vorangegangenen angedeutet ist die institutionalisierte pflegerische Versorgung von Menschen trotz der dem pflegerischen Handeln zugrundeliegenden fürsorglichen Haltung und deren Ausrichtung auf die „[…] Förderung der Selbstpflegefähigkeit, [den] Erhalt der Alltagskompetenz und [der] Förderung eines selbstbestimmten Lebens im Alter […]" (Isfort 2003b, S. 275; vgl. Cassier-Woidasky 2011, S. 165) geprägt von Unterschieden zwischen den verschiedenen Interaktionspartnern, Asymmetrien in den Machtbeziehungen und der Wahrung bestehender Strukturen, um diese zu erhalten. Ähnlich der Darstellung der kranken und besessen Menschen im Markusevangelium, welche durch fremde Mächte in ihrer Autonomie eingeschränkt werden und durch das Stigma ihres Leidens an den Rand der Gesellschaft gedrängt sind, bedeutet dies insbesondere für den Zupflegenden eine Begrenzung der Handlungsautonomie und Kommunikationseinschränkungen.[1]

Dies wird unter anderem durch die von Sander (2012b) auf der Grundlage Goffmans und in Hinblick auf die Krankenversorgung dargestellten drei Faktoren deutlich, welche „[…] dazu führen, dass alltägliche und institutionelle Formen der Ausgrenzung und der Zuschreibung von Andersartigkeit zu selbstläufigen „Karrieren" führen, […]" (ebd., S. 26).

- Das Nichtentsprechen einer gesellschaftlichen Norm und des damit verbundenen Verhaltens weicht von etablierten Verhaltensweisen ab (ebd.).[2]

---

[1] Siehe hierzu 6. *Die 'kranken und besessenen Menschen'* im Teil II. *Bibelhermeneutische Analyse des Menschenbildes des Markusevangeliums* dieser Arbeit.

[2] Die Autorin bezieht sich hierbei auf Goffman (1973).

C. J. Voß, *Die 'dienende' Pflege*, Vallendarer Schriften der Pflegewissenschaft 13, https://doi.org/10.1007/978-3-658-41595-2_13

- Die mit der Erkrankung verbundenen Zuschreibungen werden vom Patienten aufgenommen, wirken somit auf das „Selbst" des Patienten ein und beschränken seine Handlungsfähigkeit. Der hierbei bestehende Widerspruch „[…] besteht darin, dass das Individuum als stigmatisiertes Individuum eine Prägung oder auch Festlegung durch diejenigen institutionalisierten professionellen Kontexte erfährt, die es von seinem Stigma befreien wollen" (ebd.).
- Ein weiterer Aspekt ist der „Fall" und dessen Geschichte. So betont Sander, dass es sich bei diesem um „[…] eine Geschichte der Bestätigung von Vorannahmen" handelt, welcher versucht, in Vergangenem Hinweise für getroffene Annahmen zu finden und ein gesellschaftliches normenentsprechendes Handeln als Versuch wertet, Krankheit zu verbergen (ebd., S. 27). Diese „[…] Logik der Konstruktion von Fallgeschichten und ihre Folgen für das Selbst […]" so Sander, „[…] sind in allen professionellen Handlungskontexten, die mit chronischen Prozessen von Abweichung zu tun haben [zu beobachten] – diese können Krankheit, Pflege- und Hilfsbedürftigkeit oder Delinquenz sein" (ebd.).

Es entsteht somit ein Prozess in der institutionalisierten Versorgung, der zu einer Stigmatisierung des Zupflegenden führt, in deren Folge eine Verminderung des Subjekt-Seins verbunden mit einer Beschränkung von dessen Autonomie und einer Einschränkung seiner Identität entsteht.[3]

Institutionalisierung bedeutet hierbei nicht nur eine räumliche Verortung der Versorgung, sondern, wie von Schulz-Nieswandt (2015a) herausgestellt, auch „[a]us verhaltenswissenschaftlicher Forschung […] eine Art von sozialer Interaktion, in der entpersonalisiert wird. Paternalismus, <<over-protection>>, depersonalisierende Abhängigkeit, gar regressive Infantilisierung bzw. Depersonalisation erzeugende Pflege (mitunter in Baby-Sprache praktiziert) statt Selbstmanagement fördernde (aktivierende) Pflege dominieren dieses Verständnis von Institutionalisierung. Institutionalisierung ist dann eine spezifische Kultur sozialer Beziehungen, die (als mentales Modell) nicht rehabilitativ orientiert ist, sondern vom <<dependency support script>> geprägt wird" (ebd., S. 313). Folgen, welche nicht das Ergebnis böswilliger Machtausübung sind, sondern Resultate einer sorgenden Haltung, welche jedoch Gefahr läuft, den Menschen hinter der Hilfsbedürftigkeit im Miteinander aus dem Blick zu verlieren.

---

[3] Eine Beobachtung, welche vor dem Hintergrund der von Schneider (2019) durchgeführten Untersuchung, insbesondere des hierbei herausgearbeiteten Wunsches der Bewohner nach „Selbstgestaltung" (ebd. 240 f.), besonders schwer wiegt.

Um dieser Institutionalisierung entgegenzuwirken „[...] und somit soziale Inklusion als Überwindung der Praktiken der Ausgrenzung das *homo patiens*, wobei die Radikalität, in der dies möglich und erwünscht ist, gesellschaftlich im Augenblick sicherlich strittig ist, bedarf [...] eines spezifischen kulturellen Wandels, der sich in den sozialcharakterlichen Haltungen, also den habituellen Dispositionen generativer Art niederschlagen muss." Schulz-Nieswandt (2012) stellt diesbezüglich heraus, dass dies „[...] keine Frage nur der rationalen Informiertheit [ist]. Es geht um Metamorphosen der Affektualitäten. Unter Affektualitäten verstehe ich [gem. Schulz-Nieswandt] die Betroffenheit der Person durch die Welt, in der sie steht, woraus Verstehen und Begegnen überhaupt erst erwachsen. Affektionalität meint somit das gefühlhafte Angesprochensein, die biographisch gewachsene subjektive Empfänglichkeit für die Welt" (ebd., S. 596).[4] Um einer „[...] affektgesteuerten sozialen Ausgrenzung durch Stigmatisierung" entgegenzuwirken, bedarf es „[...] von [der] Haltung her gesehen, einer Kultur der Offenheit [zu] entwickeln" (ebd., S. 597). Es handelt sich hierbei um Ausgrenzungen, welche in Folge von „[...] Ängsten vor dem Fremdartigen [erfolgen]. Statt sich verstehend zu öffnen, droht so die Abgrenzung des eigenen Selbst im Modus der sozialen Ausgrenzung des Anderen" (ebd., S. 598). Eine Angst, welche Schulz-Nieswandt als die „[...] Angst vor dem Dämonischen „da draußen" [...]" bezeichnet, wodurch nicht nur die Angst vor dem Unbekannten und Andersartigen verdeutlicht wird (ebd., S. 593), sondern auch vor dem Hintergrund dieser Arbeit, die Erinnerung an die biblischen Dämonenerzählungen geweckt wird. Ähnlich dem von Dämonen besessenen Gerasener, der aus dem gesellschaftlichen Leben in die Einsamkeit verdrängt wurde und dem die Menschen mit Unverständnis und Angst begegnen (Mk 5,1–20)[5], so besteht die Gefahr, dass Zupflegende vor dem Hintergrund von empfundener Scham, bestehender Ängste oder Unverständnis Stigmatisierung und Ausgrenzung erfahren (vgl. ebd.). Auch wenn Schulz-Nieswandt seine Ausführungen über die konkrete Versorgungssituation des Zupflegenden mit Blick auf die Inklusion des homo patiens tätigt, so schärfen sie zweifelsohne vor dem Hintergrund der institutionalisierten

---

[4] (Die kursiven Hervorhebungen entstammen dem Original.) Schulz-Nieswandt betont in Folge seiner Ausführungen, welche sich über die unmittelbare Versorgungssituation hinaus auf die Inklusion des homo patiens bezieht, dass „[d]er affektuelle Charakter der Haltungsproblematik der Person [...] betont wird, da hiermit eine Skepsis zum Ausdruck gebracht wird, ob die Neigung zur sozialen Ausgrenzung nur ein rationales Problem der optionalen Informiertheit sind." (ebd.)

[5] Siehe hierzu insbesondere den Abschnitt ‚Bedeutung der Besessenheit in der Darstellung des Besessenen von Gerasa' in *6. Die ‚kranken und besessenen Menschen'* im Teil II. *Bibelhermeneutische Analyse des Menschenbildes des Markusevangeliums* dieser Arbeit.

Versorgung den Blick auf das pflegerische Handeln und der diesem zugrundeliegenden Haltung, um einer solchen Ausgrenzung entgegenzuwirken. Ähnlich
den durch die Darstellung der durch das Dienermodell des Markusevangeliums
verdeutlichten moralischen Prinzipien stellt Schulz-Nieswandt eine „Alternativ-
welt" heraus, in der „[d]er Fremde/Andere [...] zum Gast [wird], der Gast wird
zum Mitbewohner, der Outsider zum Insider" (ebd., S. 598).[6] Im Fokus steht
somit die „Solidarität" und hierbei „[...]die Bereitschaft zur Gabe und zum Teilen mit Fremden, damit auch um die Überwindung von affektuellen Haltungen
der Abgrenzung durch Ausgrenzung" (ebd.). Es bedarf somit zur „Deinstitutiona-
lisierung", unter Berücksichtigung der zwischenmenschlichen Verflechtungen, in
denen das menschliche Leben stattfindet, und den somit bestehenden Relationen,
welche auch Einfluss auf die Autonomie nehmen, „[...] eine optimale Autonomie der Peron, als „Freiheit in Geborgenheit" [...]" zu ermöglichen (ebd, S. 601).
Diese Zielsetzung, welche insbesondere vor den dargestellten Asymmetrien, die
innerhalb der Versorgung zu Tage treten und hierbei die Machtverhältnisse innerhalb der Versorgung prägen, von besonderer Bedeutung sind und in Parallelität zu
den moralischen Prinzipien ‚Bewusstwerdung eigener Handlungslogiken', Wahrnehmung von Bedürfnissen und Bedarfen', ‚fremdwohlorientiertes Handeln' und
‚solidarische Integration' zum handlungsweisenden Motiv für die Pflegenden
werden sollte.

Eine besondere Bedeutung im Miteinander von Akteur und Zupflegendem
nimmt die Körperlichkeit der Versorgung ein, welche die Rolle des Zupflegenden und seine Einflussnahme auf die Interaktionen innerhalb der Versorgung
maßgeblich bestimmt.

> „Der Körper wird in professionellen Kontexten nicht nur ‚behandelt' oder ‚problema-
> tisiert', sondern ist in der Goffmanschen Perspektive als sichtbarer Darsteller eines
> Selbst abhängig von den sozialen Organisationsformen, die ihn ermöglichen. Die Ver-
> körperung des Sozialen verdichtet sich in Ritualen (Goffman 1994: 79) z.B. bei einer
> Visite im Krankenhaus. Was ich wie und wo von und mit meinem Körper glaubhaft
> zeigen kann, hängt entscheidend von den sozial-räumlichen Arrangements und den
> darin stattfindenden rituellen Praxen ab" (Kirsten Sander 2012b, S.29).

Sander kommt in Folge ihrer Arbeit zu dem Schluss, dass sich in den „Organi-
sationsprinzipien moderner Einrichtungen [...] Aspekte der Logik der „totalen

---

[6] Das hierbei verwendete Bild der „Gastfreundschaft" geht, so Schulz-Nieswandt- über das
christliche Verständnis hinaus und stellt „[...] eine universale *conditio humana* [...]" dar.
(ebd.; Die kursiven Hervorhebungen entstammen dem Original.)

Institution" wiederfinden lassen (ebd., S. 30).[7] Diese sind in Hinblick auf das Individuum dadurch geprägt, dass „[i]n der „totalen Institution" (Goffman 1972) [...] die Möglichkeit eines Wechsels von Selbstpräsentationen vollständig eliminiert [ist], das Anrecht auf „Territorien des Selbst" wird grundlegend eingeschränkt. Die KlientInnen werden zu „Insassen". Die durch das Personal ausgeübte Organisations-, Informations- und Anordnungsmacht wirkt deshalb „totalitär", weil eine außerhalb dieses Interaktionsrahmens liegende häusliche Existenz für die Insassen aufgelöst ist" (Kirsten Sander 2012b, S. 29). Sander verweist vor dem Hintergrund des Bildes der „totalen Institution" beispielhaft auf relevante Aspekte „stationäre[r] professionelle[r] Interaktionsrahmen", wie „zeitlich und räumlich sehr umfassende Zugriffe auf die Lebenswelt der KlientInnen; stark eingeschränkte und von der Institution definierte soziale Räume der ‚Privatsphäre'; offizielle und inoffizielle Regeln der Organisation, die das alltägliche Zusammenleben sowie die Trennung und Verbindung von ‚Insasse' und ‚Personal' strukturieren; Privilegiensysteme, die nicht nur der Gunst des Personals, sondern auch von den finanziellen Möglichkeiten der KlientInnen abhängen; mehr oder minder „erzwungene Tätigkeiten, die angeblich dazu dienen, die offiziellen Ziele der Institution zu erreichen (ebd.:17)" (ebd., S. 29 f.).[8]

---

[7] Der hier verwendete Begriff der „totalen Institution" bezieht sich auf die Goffman (1973).

[8] Das von der Autorin verwendete Zitat entstammt Goffman (1973, S. 17); Schulz-Nieswandt (2015a, S. 313) weist in Hinblick auf die in Bezug auf die pflegerische Versorgung im Alter vorherrschende Dichotomie von häuslicher Versorgung und Versorgung im Heim, im Gegenüber zur „positiven Idealtypisierung" der häuslichen Versorgung „Heime [...] Orte der verlorenen Autonomie [sind]. So die negative Idealtypisierung. In Goffmans Tradition (2011) sind *totale Institutionen* hierarchisch-autoritäre, fremdbestimmend, entpersonalisierend, regressierend." (kursive hervorheben entstammen dem Original); Schulz-Nieswandt (2012, S. 594) stellt ebenso heraus, dass „[d]a „Institutionalisierung" [...] nicht einfach eine Funktion der Architektur ist, sondern ein mentales Modell, das entsprechend sozialer Interaktionsordnungen generiert, kann auch der private Haushalt Ort einer verfehlten Daseinssituation der menschlichen Person sein, gekennzeichnet durch paternalistische Überprotektion, Infantilisierung, Regressionsforderung und Formen der Gewalttätigkeit. Und stationäre Lebenswelten können sich, zumindest in den Grenzen, die die konzeptionellen Settings bahnen, durchaus weiterentwickeln zu Orten der Autonomiewahrung, der Empowerment-Orientierung, der Aktivierung von Selbsthilfepotentialen in der alltäglichen Gegenseitigkeit usw." Siehe zusätzlich zum „organisationale[n] Raum" von Sorge und dem Konstrukt der „totalen Institution" (Schulz-Nieswandt 2015b, S. 148).

Der Zupflegenden wird als zentraler Punkt der Versorgung, an dem sich die Versorgung ausrichtet und auf den sie zugleich abzielt, zu einem fremdbestimmten Objekt, ähnlich den kranken und besessenen Menschen im Markusevangelium.[9]

Diese Fremdbestimmtheit des Zupflegenden wird auch in einer von Bettina Hünersdorf (2012, S. 159–178) im Rahmen ihrer Arbeit zu „Interaktionsprozessen in der Altenpflege"[10] angeführten Sequenz eines Beobachtungsprotokolls deutlich, in der die Folgen des Auftreffens von „pflegerischer Ordnungsmacht" und „Selbstbestimmung" des Zupflegenden auf eindrückliche Weise ersichtlich wird. In dieser wird beschrieben, wie eine Bewohnerin, die unter einem Diabetes mellitus leidet, entgegen dem ihrer Erkrankung entsprechenden fachlichen Rat ihren Kakao mit Zucker süßen möchte. Dies wird auf unterschiedliche Weise von der Pflegekraft unterbunden (ebd., S. 166–173). Im Handeln der Pflegekraft kommt ihre „pflegerische Ordnungsmacht", welche auf die Aufrechterhaltung der Patientenversorgung hin ausrichtet, konkret auf das Wohl des sich im Gegenüber befindenden Zupflegenden zum Ausdruck. Die Pflegekraft versucht durch ihr Handeln die „Compliance" des Zupflegenden, verstanden als das Einhalten der „ärztlichen Absprachen" und Vorgaben zum Verhalten bei Diabetes mellitus, aufrechtzuerhalten. Es steht somit im Fokus der Anwendung der „pflegerischen Ordnungsmacht", den Zupflegenden „[…] der medizinischen Norm zu unterwerfen und dadurch auch in gewissen Maßen zum Autonomieverlust beizutragen" (ebd., S. 168). Autonomieeinschränkungen, welche nicht nur in Folge der Anwendung der pflegerischen Ordnungsmacht entstehen, sondern auch aus einer fürsorglichen Grundhaltung der Pflegekraft. So ist zwar nicht auszuschließen, dass das Entsprechen einer „Ordnerrolle" handlungsweisend für die Pflegekraft ist, sich jedoch im Handeln auch das Bestreben widerspiegelt, durch die Einhaltung der Vorgaben des Arztes Schaden vom Zupflegenden abzuwenden. Die Autonomieeinschränkung kann somit zur Folge eines auf das Wohl des Zupflegendenden ausgerichteten fürsorglichen Handelns werden, welche durch diese dahinterliegende Absicht für die Pflegekraft unbewusst sein kann, da im Fokus das Wohl des Zupflegenden steht (vgl. Brandenburg 2019, S. 73 f.).

Der Zupflegende hat zwei Möglichkeiten auf diese Ordnungsmacht zu reagieren. Er kann sich der pflegerischen Ordnungsmacht beugen und entsprechend

---

[9] Siehe *6. Die ‚kranken und besessenen Menschen'* im Teil II. *Bibelhermeneutische Analyse des Menschenbildes des Markusevangeliums* dieser Arbeit.

[10] Das von der Autorin angeführte Beispiel wird hier genutzt, um die Bedeutung des Markusevangeliums als Reflexionsraum für das pflegerischen Handelns zu verdeutlichen. Hierbei wird die Perspektive auf das Beispiel im Gegenüber zu der Arbeit Hünerdorfs angepasst.

dieser handeln oder er wahrt seine Autonomie und beharrt auf sein selbstbestimmtes Handeln. Dieses Zurwehrsetzen gegen die „pflegerische Ordnungsmacht" birgt die Gefahr eines Konfliktes zwischen Pflegenden und Zupflegenden, mit dem mit hoher Wahrscheinlichkeit die Intensität, mit der die „pflegerische Ordnungsmacht" ausgeübt wird, zunimmt (vgl. Hünersdorf 2012, S. 169).

Eine vehemente Gegenwehr gegen die Ordnungsmacht kann dazu führen, dass der Zupflegende das Label des ‚Widerspenstigen', des ‚Aggressiven' oder des ‚Selbstzerstörerischen' erhält. Labels, die nicht nur die Machtasymmetrie zwischen Pflegenden und Zupflegenden verdeutlichen, sondern auch dazu dienen, die durch die Gegenwehr des Zupflegenden gegen die pflegerische Ordnungsmacht entstehende Machterosion zu kompensieren (ebd., S. 172; siehe auch Hartmann 1984, S. 165).

Auch das Markusevangelium stellt insbesondere am Beispiel der ‚kranken und besessenen Menschen' die Folgen von Fremdbestimmung und Stigmatisierung sowie die damit verbundene Einschränkung einer durch Kommunikations- und Handlungsfähigkeit bestimmten Autonomie des Menschen, welche grundlegend für die persönliche Identität sind, dar. Gleichzeitig stellt das Markusevangelium diesen die moralischen Prinzipien des Dienermodells gegenüber.[11] Sowohl im Inhalt als auch in Hinblick auf die Reflexionsfunktion der moralischen Prinzipien zeigen sich Parallelen zu der Arbeit Helen Güthers (2015) zur „Anerkennung und Konfliktorientierung". In dieser bezieht Güther die „Anerkennungstheorie" auf das Feld der gerontologischen Pflege und stellt hierbei heraus, dass sich diese vor dem Hintergrund bestehender Asymmetrien in der pflegerischen Interaktion und damit verbundenen mitunter negativen Folgen zur Reflexion auf der persönlichen Handlungsebene als auch auf Ebene gesellschaftlicher Grundhaltungen nicht nur anregt, sondern auch dazu eignet, angewendet zu werden (ebd., S. 117). Die damit verbundene Absicht ist „[…] die Befähigung aller Akteure zur Partnerschaft, das heißt zu selbstbewussten agierenden Personen" sowie „[…], zu erkennen, wo sich Menschen im Kontext der gerontologischen Pflege in schwachen Machtpositionen befinden, in denen sie misshandelt und missachtet werden, […]" (ebd.). Es handelt sich vor diesem Hintergrund bei der Anwendung der „Anerkennungstheorie" in Bezug auf die gerontologische Pflege, ähnlich dem im Markusevangelium dargestellten Dienermodell, um eine Haltung, die grundsätzlich Anwendung finden musss, derer sich immer wieder bewusst gemacht werden muss und vor deren Hintergrund bestehende Handlungslogiken hinterfragt werde müssen (ebd., S. 117 f.). Dies gilt auch für Situationen, in denen Asymmetrien bestehen aber

---

[11] Siehe *6. Die ‚kranken und besessenen Menschen'* im Teil II. *Bibelhermeneutische Analyse des Menschenbildes des Markusevangeliums* dieser Arbeit.

nicht wahrgenommen genommen werden. So weist Güther darauf hin, dass „[i]m Kontext der gerontologischen Pflege […] für Situationen zu sensibilisieren [ist], in denen Unrechtsempfindungen unterdrückt bzw. Ordnungen und Hierarchien widerspruchslos hingenommen werden – sei es durch wenig ausgebildete Widerstandshaltung oder auch durch angepasstes, eigennütziges Verhalten und durch fehlende demokratische Strukturen" (ebd., S. 117). Um jemanden anzuerkennen, so Güther, bedarf es „[…] offener, kommunikativer Aushandlungsprozesse […]" und eines „[…] fortwährende[n] *Prozess* des Identifizierens […]", der auf „[…] die Anerkennung von Differenz und unhintergehbarer Alterität […] abzielt" (ebd., S. 115).[12]

Güther beendet vor diesem Hintergrund ihre Ausführungen damit, dass „in dieser Haltung jedoch […] die Entwicklung einer nichtfunktionalen, sondern dialogischen Handlungslogik [beginnt]" (ebd.). So weist sie bereits vorher darauf hin, dass die Rolle der Pflegenden nicht durch „[…] rein technisch-funktionale, sondern dialogisch-hermeneutische Handlungskompetenzen […]" bestimmt wird (ebd., S. 113).

In der Versorgung von Zupflegenden nehmen insbesondere aufgrund der vorherrschenden Asymmetrien in der Beziehung und der damit verbundenen Gefahren Aspekte eine besondere Bedeutung ein, wie sie in den moralischen Prinzipien des Markusevangeliums ‚Wahrnehmung von Bedürfnissen und Bedarfen‘, ‚fremdwohlorientiertes Handeln‘ und ‚solidarische Integration‘ zu Tage treten, welche einer Haltung bedürfen, die durch Werte wie Fürsorge, Anteilnahme und Solidarität geprägt sind. Dies setzt nicht nur den pflegerischen Fokus auf den Zupflegenden und seine krisenhafte Situation voraus, sondern auch einen klaren, unvoreingenommenen und kritischen Blick auf den Prozess der pflegerischen Versorgung (vgl. ‚Bewusstwerdung eigener Handlungslogiken‘) als ein soziales Miteinander mit Abhängigkeiten, in dem der Zupflegende nicht als Objekt, sondern als gleichberechtigtes Subjekt wahrgenommen und einbezogen wird.[13]

„Sorgearbeit ohne Demütigung, rehabilitationszentrierte Pflege, Ressourcenorientierung und Befähigung statt Defizitorientierung und einspringende Fürsorge setzen ein Altersbild voraus, das Abhängigkeiten nicht leugnet, wenn diese unvermeidbar sind

---

[12] Die Autorin bezieht sich hierbei auf Bedorf (2010).

[13] So weist Schulz-Nieswandt (2017, S. 97 f.) in Hinblick des sozialen Todes im Alter in Bezug auf „[d]as Tema der Inklusion […]" darauf hin, dass „[e]s […] um Teilhabe als Chance zum gelingenden Dasein als liebendes soziales Miteinander des Menschen in der Reziprozität des Status als Mitmensch [geht] - eine Figur in der alten Denktradition der Dialogizität des methodologischen Personalismus als trans-cartesianische Philosophie des Mich."

und auch als Entwicklungsaufgabe (personale Akzeptanz von Abhängigkeit) verstanden werden sollten, aber ansonsten <<Freiheit in Geborgenheit>> ermöglicht. Autonomie ist und bleibt aber in sozialen Relationen eingebettet, ist kontextabhängig und angesichts der Kreatürlichkeit und der besonderen Vulnerabilität des hohen Alters immer nur relativ. Ein personales Selbst ist nur in der sozialen Weltbezogenheit möglich" (Schulz-Nieswandt 2015a, S.315).

Eine solche Sensibilität der Versorgung von Zupflegenden fordert vom Pflegenden besondere Kompetenzen in der praktischen Ausgestaltung. So führt Schult-Nieswandt weiter aus, dass „[e]s [...] um eine neue Ethik der *Achtsamkeit* (Schulz-Nieswandt 2010a) [geht], die von hermeneutischen Kompetenzen in der Bedürfnisorientierung, von dialogischen Fähigkeiten der Abgleichung von Bedürfnisartikulation und Bedarfsdefinition und von der psychodynamischen Selbstsorge der Akteure vor Selbstausbeutung und Selbstüberforderung im Kontext von Nähe und Distanz gekennzeichnet sein muss. Authentische Achtsamkeit in der Pflege umfasst also Hermeneutik, Dialogizität und Selbstsorge" (Schulz-Nieswandt 2015a, S. 315).[14]

---

[14] (Die kursive Hervorhebung entstammt dem Original.) Der Autor verweist an dieser Stelle auf Schulz-Nieswandt (2010a) Siehe hierzu auch Schulz-Nieswandt (2015b, S. 148).

Literaturverzeichnis

Adam-Paffrath, R. (2014). Würde und Demütigung aus der Perspektive professioneller Pflege. Eine qualitative Untersuchung zur Ethik im ambulanten Bereich. Frankfurt a.M.: Mabuse-Verlag.

Adam, G., Kaiser, O., Kümmel, W.G., & Merk, O. (2000). Einführung in die exegetischen Methoden. Gütersloh: Chr. Kaiser / Gütersloher Verlagshaus.

Alkier, S. (2010). Neues Testament. Tübingen: Narr Francke Attempto Verlag.

Amrhein, L. (2005a). Pflege in konflikt- und austauschtheoretischer Perspektive. In Schroeter, K. R., & Rosenthal, T. (Eds.), *Soziologie der Pflege. Grundlagen, Wissensbestände und Perspektiven (Grundlagentexte Pflegewissenschaft)*. Weinheim & München: Juventa. 107–124. .

Amrhein, L. (2005b). Stationäre Altenpflege im Fokus von Machtbeziehungen und sozialen Konflikten. In Schroeter, K. R., & Rosenthal, T. (Eds.), *Soziologie der Pflege. Grundlagen, Wissensbestände und Perspektiven*. Weinheim & München: Juventa., 405–426.

Arens, T. (2018). Christliches Profil und muslimisches Personal. Katholische und muslimische Ärzte in Caritas-Krankenhäusern. Stuttgart: Kohlhammer.

Arnold, D. (2008). „Aber ich muss ja meine Arbeit schaffen!" Ein ethnographischer Blick auf den Alltag im Frauenberuf Pflege. Frankfurt a.M: Mabuse-Verlag.

Bartholomeyczik, S. (2010). Professionelle Pflege heute. Einige Thesen. In Kreutzer, S. (Ed.), *Transformationen pflegerischen Handelns. Institutionelle Kontexte und soziale Praxis vom 19. bis 21. Jahrhundert*. Göttingen V&R unipress. 133–154.

Beck, J.U. (2016). Verstehen als Aneignung. Hermeneutik im Markusevangelium. Leipzig: Evangelische Verlagsanstalt.

Becker, E.-M. (2017). Der früheste Evangelist. Studien zum Markusevangelium. Tübingen: Mohr Siebeck.

Becker, H.S., Geer, B., Hughes, E.C., & Strauss, A.L. (1963). Boys in white. Student culture in medical school. Chicago: University of Chicago Press.

Becker, M. (2013). Feiertagsarbeit? (Der Kranke mit der >verdorrten Hand<). In Zimmermann, R. (Ed.), *Kompendium der frühchristlichen Wundererzählungen. Bd. 1. Die Wunder Jesu*. Gütersloh: Gütersloher Verlagshaus.

Becker, U. (2011). Exegese des Alten Testaments. Tübingen: Mohr Siebeck.

Bedenbender, A. (2019). Der gescheiterte Messias. Leipzig: Evangelische Verlagsanstalt.

C. J. Voß, *Die „dienende" Pflege*, Vallendarer Schriften der Pflegewissenschaft 13, https://doi.org/10.1007/978-3-658-41595-2

Bedorf, T. (2010). Verkennende Anerkennung. Über Identität und Politik. Frankfurt a.M.: Suhrkamp.

Behrens, J. (2016). Abhören ersetzt nicht zuhören, Fürsorge nicht Respekt. In Böllinger, H., Gerlach, A., & Pfadenhauer, M. (Eds.), *Gesundheitsberufe im Wandel. Soziologische Beobachtungen und Interpretationen*. Frankfurt a.M.: Mabuse-Verlag. 103–145.

Bendmann, R.v. (2010a). Christus der Arzt: Krankheitskonzepte in den Therapieerzählungen des Markusevangeliums (Teil 1). *Biblische Zeitschrift*, 56. 36-53

Bendmann, R.v. (2010b). Christus der Arzt: Krankheitskonzepte in den Therapieerzählungen des Markusevangeliums (Teil 2). *Biblische Zeitschrift*, 54. 162–178

Benner, P. (1994). Stufen zur Pflegekompetenz. From Novice to Expert. Bern: Hans Huber.

Benner, P., Tanne, C.A., & Chesla, C.A. (2000). Pflegeexperten. Pflegekompetenz, klinisches Wissen und alltägliche Ethik. Bern: Hans Huber.

Best, E. (1986). Disciples and Discipleship: Studies in the Gospel of Mark. New York: T.& T.Clark Ltd.

Bindemann, W. (2005). Jünger und Brüder. Studie zum Differenzierungsprozeß von Kirche und Judentum. Münster: Lit Verlag.

Blatz, H. (2016). Die Semantik der Macht. Eine zeit- und religionsgeschichtliche Studie zu den markinischen Wundererzählungen. Münster: Aschendorff Verlag.

Blumenberg, H. (1954/55). Marginalien zur theologischen Logik Rudolf Bultmanns. *Philosophische Rundschau*, 2(3/4). 121–140

Blumenberg, H. (2019). Arbeit am Mythos. Frankfurt a.M.: Suhrkamp.

Böllinger, H. (2016). Profession-Dienst-Beruf. Der Wandel der Gesundheitsberufe aus berufssoziologischer Perspektive. In Böllinger, H., Gerlach, A., & Pfadenhauer, M. (Eds.), *Gesundheitsberufe im Wandel. Soziologische Beobachtungen und Interpretationen*. Frankfurt a.M.: Mabuse-Verlag. 13–30.

Bornheim, N. (2008). Begeisterung in der stationären Altenpflege. Positives Arbeitserleben aus der Sicht der Pflegekräfte. In Senghaas-Knobloch, & Kumbruck, C. (Eds.), *Vom Liebesdienst zur liebevollen Pflege. (Dokumentation einer Tagung an der Evangelischen Akademie Loccum am 22. Und 23. November 2007)*. Rehburg-Loccum. 53–63.

Bourdieu, P. (1979). Entwurf einer Theorie der Praxis: Auf der ethnologischen Grundlage der kabylischen Gesellschaft. Frankfurt a.M.: Suhrkamp.

Bourdieu, P. (1998a). Praktische Vernunft. Zur Theorie des Handelns. Frankfurt am Main: Suhrkamp.

Bourdieu, P. (1998b). Vom Gebrauch der Wissenschaft. Für eine klinische Soziologie des wissenschaftlichen Feldes. Konstanz: Universitätsverlag Konstanz.

Bourdieu, P. (2002). Ein soziologischer Selbstversuch (Übersetzt von Steffan Egger). Frankfurt: Suhrkamp.

Bourdieu, P. (2016a). Die Regeln der Kunst. Genese und Struktur des literarischen Feldes. Frankfurt a.M. : Suhrkamp.

Bourdieu, P. (2016b). Sozialer Raum und >Klassen<. Zwei Vorlesungen. Frankfurt a.M.: Suhrkamp.

Bourdieu, P. (2017). Meditation. Zur Kritik der scholastischen Vernunft. Frankfurt a.M.: Suhrkamp.

Bourdieu, P. (2018a). Die feinen Unterschiede. Kritik der gesellschaftlichen Urteilskraft. Frankfurt am Main: Suhrkamp.

Bourdieu, P. (2018b). Sozialer Sinn. Kritik der theoretischen Vernunft. Frankfurt: Suhrkamp.

Bourdieu, P.W., Loic J.D. (1996). Reflexive Anthropologie. Frankfurt: Suhrkamp.

Bozalek, V. (2004). Privileged irresponsibility. In Olthuis, G., Kohlen, H., & Heier, J. (Eds.), *Moral Boundaries Redrawn. The Significance of Joan Tronto's Argument for Political Theory, Professional Ethics, and Care as Practice.* Leuven: Peeters. 51–72.

Brandenburg, H. (2009). Was ist gute Pflege. Festschrift für Pater Heribert Niederschlag. Paderborn: Bonifatius.

Brandenburg, H. (2012). Qualitätsindikatoren für die stationäre Altenhilfe – auf dem Weg zur guten Pflege? In Brandenburg, H., & Kohlen, H. (Eds.), *Gerechtigkeit und Solidarität im Gesundheitswesen.* Stuttgart: Kohlhammer. 81-102.

Brandenburg, H. (2014). Interdisziplinarität und Kooperation. In Pantel, J., Schröder, J., Bollheimer, C., Sieber, C., & Kruse, A. (Eds.), *Praxishandbuch Altersmedizin.* Stuttgart: Kohlhammer. 65–75.

Brandenburg, H. (2019). Personenzentrierung: Bausteine für einen heilsamen Umgang bei Menschen mit Demenz zwischen Anspruch und Wirklichkeit. Freiburg: Herder.

Brandenburg, H., & Schulz-Nieswandt, F. (2015). Auf dem Weg zu einer neuen Kultur der stationären Altenhilfe. In Brandenburg, H., Güther, H., & Proft, I. (Eds.), *Kosten contra Menschlichkeit. Herausforderungen an eine gute Pflege im Alter.* Ostfildern: Grünewald. 283–299.

Brater, M. (1983). Die Aktualität der Berufsproblematik und die Frage nach der Berufskonstruktion. In Bolte, K. M., & Treutner, E. (Eds.), *Subjektorientierte Arbeits- und Berufssoziologie.* Frankfurt a.M./ New York: Campus. 38–61.

Brower, K. (2007). ‚We are able': Cross-bearing Discipleship and the Way oft he Lord in Mark. *Horizons in Biblical Theology* 29. 177–201

Brüning, C., & Vorholt, R. (2018). Die Frage des Bösen. Perspektiven des Alten und Neuen Testaments. Würzburg: Echter Verlag.

Bultmann, R. (1952). Zum Problem der Entmythologisierung. In Bartsch, H. W. (Ed.), *Kerygma und Mythos. Diskussion und Stimmen zum Problem der Entmythologisierung.* Hamburg: Herbert Reich Evangelischer Verlag. 179–208.

Bultmann, R. (1960). Neues Testament und Mythologie. Das Problem der Entmythologisierung der neutestamentlichen Verkündigung. In Bartsch, H.-W. (Ed.), *Kerygma und Mythos. Ein theologisches Gespräch.* Hamburg: Herbert Reich Evangelischer Verlag. 15–48.

Bultmann, R. (1965). Jesus Christus und die Mythologie. Das Neue Testament im Licht der Bibelkritik. Deutsche Übersetzung von Jesus Christi and Mythology (aus dem Amerikanischen übersetzt von Ursel Gwynnie Richter). In Bultmann, R. (Ed.), *Glauben und Verstehen. Gesammelte Aufsätze.* Tübingen: : Mohr Siebeck. 141–189.

Bultmann, R. (1988). Neues Testament und und Mythologie. Das Problem der Entmythologisierung der neutestamentlichen Verkündigung München: Jüngel, Eberhard (BEvTh 96).

Bultmann, R. (2002). Zum Problem der Entmythologisierung. In Bultmann, R., & Lindemann, A. (Eds.), *Neues Testament und christliche Existenz.* Tübingen: Mohr Siebeck. 284–293.

Busch, A. (2006). Questioning and Conviction: Double-voiced Discourse in Mark 3,22-30. *Journal of Biblical Literature,* 125(3). 477–505

Cassier-Woidasky, A.-K. (2011). Professionsentwicklung in der Pflege und neue Formen der Arbeitsteilung im Gesundheitswesen. Hindernisse und Möglichkeiten patientenorientierter Versorgungsgestaltung aus professionssoziologischer Sicht. In Braun, B. (Ed.), *Zur Kritik schwarz-gelber Gesundheitspolitik*. Hamburg: Argumente Verlag. 163–184.

Collins, A.Y. (2007). Mark. A Commentary. Minneapolis: Fortress Press.

Conradi, E. (2001). Take Care. Grundlagen einer Ethik der Achtsamkeit. Frankfurt a.M.: Campus Verlag.

Conradi, E. (2003). Vom Besonderen zum Allgemeinen – Zuwendung in der Pflege als Ausgangspunkt der Ethik. In In: Wiesemann, C. E., Norbert; Behrendt, Heidrun; Biller-Andorno, Nikola; Frewer, Andreas (Ed.), *Pflege und Ethik. Leitfaden für Wissenschaft und Praxis*. Stuttgart: Kohlhammer.

Crüsemann, F., Manfred, O., & Wagener, U. (2009). Frieden / Krieg. In Crüsemann, F., Hungar, K., Janssen, C., Kessler, R., & Schottroff, L. (Eds.), *Sozialgeschichtliches Wörterbuch zur Bibel*. Gütersloh: Gütersloher Verlagshaus. 170–176.

Daheim, H. (1992). Zum Stand der Professionssoziologie. Rekonstruktion machttheoretischer Modelle der Profession. In Dewe, B., Ferhoff, W., & Radtke, F.-O. (Eds.), *Erziehen als Profession. Zur Logik professionellen Handelns in pädagogischen Feldern*. Wiesbaden: Springer. 21–35.

de Lubac, H. (1959–1964). Exégèse médiévale : les quatre sens de l'écriture. Paris: Aubier.

Dewe, B., Ferhoff, W., & Radtke, F.-O. (1992). Das ‚Professionswissen' von Pädagogen. Ein wissenstheoretischer Rekonstruktionsversuch. In Dewe, B., Ferhoff, W., & Radtke, F.-O. (Eds.), *Erziehen als Profession. Zur Logik professionellen Handelns in pädagogischen Feldern*. Wiesbaden: Springer. 70–92.

Dewe, B., & Otto, H.-U. (1984). Professionalisierung. In Eyferth, H., Otto, H.-U., & Tiersch, H. (Eds.), *Handbuch zur Sozialarbeit/ Sozialpädagogik*. Darmstadt/Neuwied: Luchterhand. 775–811.

Dewe, B., & Stüwe, G. (2016). Basiswissen Profession. Zur Aktualität und kritischen Substanz des Professionalisierungskonzeptes für die Soziale Arbeit. In memoriam Wilfried Ferchhoff. Weinheim: Beltz Juventa.

Dewe, B., Wilfried, F., Albert, S., & Gerd, S. (2011). Professionelles soziales Handeln. Soziale Arbeit im Spannungsfeld zwischen Theorie und Praxis. München: Juventa.

Dietrich, W., & Mayordomo, M. (2016). Macht. In Berlejung, A., & Frevel, C. (Eds.), *Handbuch theologischer Grundbegriffe zum Alten und Neuen Testament*. Darmstadt: Wissenschaftliche Buchgesellschaft (Wbg). 359–362.

Diözesane Arbeitsgemeinschaft (DiAG) katholischer Krankenhäuser im Caritasverband für die Diözese Münster (2015). Das christliche Profil katholischer Krankenhäuser: Ergebnisse einer Umfrage auf Initiative der Arbeitsgemeinschaft katholischer Krankenhäuser. file:///C:/Users/User/AppData/Local/Temp/Thesen_Umfrage_KKH_ChristlichesProfil_2015–05–26.pdf. Accessed 02.05.2021.

Dogan, S. (2017) Sozialtheorie und politisches Engagement. Eine Auseinandersetzung mit der Rezeption des Werks Pierre Bourdieus in der deutschen Soziologie. Universität Hamburg

Dogmatische Konstitution DEI VERBUM (1965). Über die göttliche Offenbarung. Vatikan. http://www.vatican.va/archive/hist_councils/ii_vatican_council/documents/vat-ii_const_19651118_dei-verbum_ge.html. Accessed 22.11.2019.

Donahue, J.R. (1983). The Theology and Setting of Discipleship in the Gospel of Mark. Milwaukee: Marquette University Press.

Donahue, J.R., & Harrington, D.J. (2002). The Gospel of Mark. Collegeville (Minnesota): Liturgical Press.

Dormeyer, D. (2013). Bedingungslose Nachfolge heilt Blindheit (Die Heilung des Blinden Bartimäus bei Jericho) – Mk 10,46–52 (Lk 18, 35–43). In Zimmermann, R. (Ed.), *Kompendium der frühchristlichen Wundererzählungen. Bd. 1. Die Wunder Jesu.* Gütersloh: Gütersloher Verlagshaus. 359–370.

Dreißig, V. (2008). Zur Rolle von Ungleichheits- und Machtverhältnissen in der Interaktion zwischen Pflegenden/Ärzten und verschiedenen Patientengruppen im Krankenhaus. In Bauer, U., & Büscher, A. (Eds.), *Soziale Ungleichheit und Pflege. Beiträge sozialwissenschaftlich orientierter Pflegeforschung.* Wiesbaden: VS Verlag für Sozialwissenschaften. 361–374.

Dschulnigg, P. (2007). Das Markusevangelium. Stuttgart: Kohlhammer.

Duden, B. (2010). Mit Kopf und Sinnen, mit Händen und Verstand. Ein Versuch zur Bedeutsamkeit der Pflegenden im modernen Medizinsystem. In Kreutzer, S. (Ed.), *Transformationen pflegerischen Handelns. Institutionelle Kontexte und soziale Praxis vom 19. bis 21. Jahrhundert.* Göttingen: V&R unipress.

Ebner, M. (2008a). Das Markusevangelium. In Ebner, M., & Schreiber, S. (Eds.), *Einleitung in das Neue Testament.* Stuttgart: Kohlhammer. 154–183.

Ebner, M. (2008b). Das Markusevangelium. Neu übersetzt und kommentiert. Stuttgart: Verlag katholisches Bibelwerk.

Ebner, M. (2008c). „Hütet euch vor dem Sauerteig der Pharisäer…" Die Profilierung jesuanischer Tischgemeinschaft im narrativen und semantischen Konzept des Markusevangeliums. In Alexeev, A. A., Karakolis, C., & Luz, U. (Eds.), *Einheit der Kirche im Neuen Testament: Dritte europäische orthodox-westliche Exegetenkonferenz in Sankt Petersburg 24.-31- August 2015.* Tübingen: Mohr Siebeck. 147–168.

Ebner, M. (2013). Wessen Medium willst du sein? (Die Heilung des Besessenen von Gerasa). In Zimmermann, R. (Ed.), *Kompendium der frühchristlichen Wundererzählungen. Bd. 1. Die Wunder Jesu.* Gütersloh: Gütersloher Verlagshaus. 266–277.

Eckey, W. (2008). Das Markusevangelium. Orientierung am Weg Jesu. Ein Kommentar. Neukirchen-Vluyn: Neukirchener Verlag.

Egger, W., & Wick, P. (2011). Methodenlehre zum Neuen Testament. Biblische Texte selbstständig auslegen. Freiburg i.Br.: Herder.

Eichener, V., & Baumgart, R. (2013). Norbert Elias zur Einführung. Hamburg: Junius Verlag.

Elias, N. (1969a). Über den Prozeß der Zivilisation. Soziogenetische und psychogenetische Untersuchung. Bd. 1. Wandlungen des Verhaltens in den weltlichen Oberschichten des Abendlandes. Bern: Francke.

Elias, N. (1969b). Über den Prozeß der Zivilisation. Soziogenetische und psychogenetische Untersuchung. Bd. 2. Wandlung der Gesellschaft. Entwurf einer Theorie der Zivilisation. Bern: Francke.

Elias, N. (1970). Was ist Soziologie? Grundfragen der Soziologie. München: Juventa.

Elias, N. (2006a). „Auf dem Weg zu einer Theorie der Gemeinschaft. In Blomert, R., Hammer, H., Heilbron, J., Annette, T., & Wilterdink, N. (Eds.), *Aufsätze und andere Schriften I.* Frankfurt a.M.: Suhrkamp. 436–490.

Elias, N. (2006b). Auf dem Weg zu einer Theorie der Gemeinschaft. In Elias, N. (Ed.), *Aufsätze und andere Schriften I*. Frankfurt: Suhrkamp. 436–490.

Elias, N. (2006c). Aufsätze und andere Schriften I. Frankfurt am Main: Suhrkamp.

Elias, N. (2006d). Was ist Soziologie? Frankfurt am Main: Suhrkamp.

Elias, N. (2017). Die Gesellschaft der Individuen. Frankfurt a.M.: Suhrkamp.

Elias, N. (2018a). Figuration. In Kopp, J., & Steinbach, A. (Eds.), *Grundbegriffe der Soziologie*. Wiesbaden: Springer VS. 115–117.

Elias, N. (2018b). soziale Prozesse. In Kopp, J., & Steinbach, A. (Eds.), *Grundbegriffe der Soziologie*. Wiesbaden: Springer VS.

Erbele-Küster, D., & Tönges, E. (2009). Reinheit/ Unreinheit. . In Crüsemann, F., Hungar, K., Janssen, C., Kessler, R., & Schottroff, L. (Eds.), *Sozialgeschichtliches Wörterbuch zur Bibel*. Gütersloh: Gütersloher Verlagshaus. 471–475.

Etzioni, A. (1969). The Semi-Professions and their Organizations: Teachers, Nurses, Sozial Workers. New York: The Free Press.

Eylmann, C. (2015). Es reicht ein Lächeln als Dankeschön. Habitus in der Altenpflege. Göttingen: V&R unipress.

Eylmann, C. (2017). Professionalisierungsbestrebungen und Habitus. Anerkennung zu einem Spannungsverhältnis in der Pflege. In Sander, T., & Dangendorf, S. (Eds.), *Akademisierung der Pflege. Berufliche Identität und Professionalisierungspotentiale im Vergleich der Sozial- und Gesundheitsberufe*. Basel: Beltz Juventa. 83–102.

Feldmeier, R. (2011). Die synoptischen Evangelien. Das Markusevangelium. In Niebuhr, K.-W. (Ed.), *Grundinformation Neues Testament. Eine bibelkundlich-theologische Einführung*. Göttingen: Vandenhoeck & Ruprecht. 74–138.

Fischer, G. (2011). Wege in die Bibel. Leitfaden zur Auslegung. Stuttgart: Verlag Katholisches Bibelwerk.

Fischer, M. (2010). Das konfessionelle Krankenhaus. Begründung und Gestaltung aus theologischer und unternehmerischer Perspektive. Münster: LIT-Verlag.

Flaiz, B. (2018). Die professionelle Identität von Pflegefachpersonal. Vergleichsstudie zwischen Australien und Deutschland. Frankfurt a.M.: Mabuse-Verlag.

Fohrer, G., Hoffmann, H.W., Huber, F., Markert, L., & Wanke, G. (1979). Exegese des Alten Testamentes. Einführung in die Methodik. Heidelberg: Quelle & Meyer.

Forsyth, P.B., & Danisiewcz, T.J. (1985). Toword a Theory of Professionalization. *In: Work and Occupations*, 12. 11–49

Foucault, M. (1983). Der Wille zum Wissen. Sexualität und Wahrheit. Bd. 1. Frankfurt a.M.: Suhrkamp.

France, R.T. (2002). The Gospel of Mark. Grand Rapids (Michigan): Wm. B. Eerdmans Publishing Co.

Freidson, E. (1970). Profession of Medicin. A Study oft the Sociology of Applied Knowledge. New York: Harper & Row.

Freidson, E. (1975). Dominanz der Experten. Zur sozialen Struktur medizinischer Versorgung. München/Berlin/Wien: Urban & Schwarzenberg.

Freidson, E. (1986). Professional Power. A Study of the Institutionalization of Formal Knowledge. London: University of Chicago Press.

Frevel, C. (2016a). Armut / Reichtum (NT). In Berlejung, A., & Frevel, C. (Eds.), *Handbuch theologischer Grundbegriffe zum Alten und Neuen Testament*. Darmstadt: Wissenschaftliche Buchgesellschaft (Wbg). 103–106.

Frevel, C. (2016b). Blut. In Berlejung, A., & Frevel, C. (Eds.), *Handbuch theologischer Grundbegriffe zum Alten und Neuen Testament*. Darmstadt: Wissenschaftliche Buchgesellschaft (Wbg). 123–125.

Frevel, C. (2016c). Herz. In Berlejung, A., & Frevel, C. (Eds.), *Handbuch theologischer Grundbegriffe zum Alten und Neuen Testament*. Darmstadt: Wissenschaftliche Buchgesellschaft (Wbg). 266–268.

Frevel, C. (2016d). Körper. In In: Berlejung, A., & Frevel, C. (Eds.), *Handbuch theologischer Grundbegriffe zum Alten und Neuen Testament*. Darmstadt: Wissenschaftliche Buchgesellschaft (Wbg). 297–301.

Frevel, C. (2016e). Krankheit / Heilung In Berlejung, A., & Frevel, C. (Eds.), *Handbuch theologischer Grundbegriffe zum Alten und Neuen Testament*. Darmstadt: Wissenschaftliche Buchgesellschaft (Wbg). 301–305.

Frey, S.T., & Johnstone, M.-J. (2002). Ethics in Nursing Practice. A Guide to Ethical Decision Making. Oxford: Blackwell Publishing.

Friedrich, N. (2020). Christentum und Krankenpflege – eine historische Anmerkung. In Hähner-Rombach, S. (Ed.), *Quellen zur Geschichte der Krankenpflege. Mit Einführungen und Kommentaren*. Frankfurt a.M.: Mabuse-Verlag. 99–184.

Gadamer, H.-G. (1993a). Hermeneutik und Historismus (1965). In Gadamer, H.-G. (Ed.), *Hermeneutik II. Wahrheit und Methode*. Tübingen: Mohr Siebeck. 387–424.

Gadamer, H.-G. (1993b). Zur Problematik des Selbstverständnisses. Ein hermeneutischer Beitrag zur Frage der >Entmythologisierung< (1961). Tübingen: Mohr Siebeck.

Gadamer, H.-G. (1995). [Nachruf auf] Rudolf Bultmann. In Gadamer, H.-G. (Ed.), *Gesammelte Werke. Bd. 10. Hermeneutik im Rückblick*. Tübingen: Mohr. 387–392.

Gärtner, H.W. (1994). Zwischen Management und Nächstenliebe. Zur Identität des kirchlichen Krankenhauses. Mainz: Matthias-Grünewald-Verlag.

Gärtner, H.W. (2009). Was passiert, wenn das Evangelium in die Organisation kommt? Anmerkungen zur doppelten Paradoxiebildung und zum Paradoxiemanagement in kirchlichen Einrichtungen. In Augustin, G., Reiter, J., & Schulze, M. (Eds.), *Christliches Ethos und Lebenskultur*. Paderborn: Bonifatius. 503–529.

Gärtner, H.W. (2012) ‚Betriebsprozesse und -strukturen des Krankenhauses mit Kriterien des Evangeliums beobachten' *Unveröffentlichter Text*. Köln/Vallendar.

Georgia, A.T. (2013). Translating the Triumph: Reading Mark's Crucifixion Narrative against a Roman Ritual Power. *In: Journal fort he Study oft he New Testament*, 36(1). 17–38

Gerber, C., & Vieweger, D. (2009). Patriachat. In Crüsemann, F., Hungar, K., Janssen, C., Kessler, R., & Schottroff, L. (Eds.), *Sozialgeschichtliches Wörterbuch zur Bibel*. Gütersloh: Gütersloher Verlagshaus. 436–440.

Gerlach, A. (2013). Professionelle Identität in der Pflege. Akademisch Qualifizierte zwischen Tradition und Innovation. Mabuse-Verlag:

Gilligan, C. (1999). Die andere Stimme. Lebenskonflikte und Moral der Frau. München/Zürich: Piper.

Gnilka, J. (1978). Das Evangelium nach Markus. 1. Teilband: Mk 1–8,26. Köln/Neukirchen-Vlyn: Benzinger Verlag/ Neukirchener Verlag.

Gnilka, J. (1999). Theologie des Neuen Testamentes. Freiburg i.Br.: Herder.

Gnilka, J. (2008). Das Evangelium nach Markus. 2.Teilband: Mk 8,27–16,20. Neukirchen-Vlyn/Düsseldorf: Neukirchener Verlag/Patmos Verlag.

Goffman, E. (1973). Asyle. Über die soziale Situation psychischer Patienten und anderer Insassen. Frankfurt a.M.: Suhrkamp.

Goffman, E. (1994). Interaktion und Geschlecht. New York / Frankfurt a.M.: Campus.

Goffman, E. (2017). Wir alle spielen Theater. Die Selbstdarstellung im Alltag. München: Piper Verlag.

Goode, W.J. (1960). Encroachment, Charlatanism, and the energing Profession: Psychology, Sociology and Medicine. *American Sociological Review*, 25. 902–965

Görres, S. (2007) ,>>Was ist gute Pflege? Überlegungen zur Messung von Ergebnisqualität<<. Qualität durch Transparenz – Externe Qualitätssicherung in der Pflege' Pflegegesellschaft, H. 14.11.2007. Hamburg.

Grätzel, S. (2017). Bultmannrezeption in der Philosophie. In Landmesser, C. (Ed.), *Bultmann Handbuch*. Tübingen: Mohr Siebeck.

Grilli, M. (2008). Die heilende Schwachheit Gottes. Lektüre von Mk 9,14–29 in ihrem Kontext. In Hauser, L., Prostmeier, F. R., & Georg-Zöller, C. (Eds.), *Jesus als Bote. Heilsverkündigung und Heilserfahrung in frühchristlicher Zeit. Festschrift zum 65. Geburtstag von Detlef Dormeyer*. Stuttgart: Katholisches Bibelwerk. 56–71.

Gruber, M. (2004a). Jesu – „Anführer und Vollender" christlicher Nachfolge. Zu einer Theologie der Lebensentscheidung nach dem neuen Testament. In Schambeck, M., & Schaupp, W. (Eds.), *Lebensentscheidung – Projekt auf Zeit oder Bindung auf Dauer?* Würzburg: Echter. https://www.pthv.de/fileadmin/user_upload/2018/MitarbeiterInnen/Theologie/Gruber/Jesus-Anfuehrer_und_Vollender_christlicher_Nachfolge__2004_.pdf,

Gruber, M. (2004b). Judas Iskariot/ Iskariotes/ Iskarioth. In Hainz, J., Schmidl, M., & Sunckel, J. (Eds.), *Lexikon der Personen im Neuen Testament*. Düsseldorf: Wissenschaftliche Buchgesellschaft. 164–168.

Gruber, M., & Michel, A. (2009a). Blut. In Crüsemann, F., Hungar, K., Janssen, C., Kessler, R., & Schottroff, L. (Eds.), *Sozialgeschichtliches Wörterbuch zur Bibel*. Gütersloh: Gütersloher Verlagshaus. 59–63.

Gruber, M., & Michel, A. (2009b). Individualität. In Crüsemann, F., Hungar, K., Janssen, C., Kessler, R., & Schottroff, L. (Eds.), *Sozialgeschichtliches Wörterbuch zur Bibel*. Gütersloh: Gütersloher Verlagshaus. 270–274.

Gruber, M., & Michel, A. (2009c). Körper. In Crüsemann, F., Hungar, K., Janssen, C., Kessler, R., & Schottroff, L. (Eds.), *Sozialgeschichtliches Wörterbuch zur Bibel*. Gütersloh: Gütersloher Verlagshaus. 307–312.

Gruber, M., & Michel, A. (2009d). Leben. In Crüsemann, F., Hungar, K., Janssen, C., Kessler, R., & Schottroff, L. (Eds.), *Sozialgeschichtliches Wörterbuch zur Bibel*. Gütersloh: Gütersloher Verlagshaus. 339–343.

Güther, H. (2015). Anerkennung und Konfliktorientierung. In Brandenburg, H., & Güther, H. (Eds.), *Lehrbuch Gerontologische Pflege*. Bern: Hogrefe Verlag. 105–121.

Hall, D.J. (2004). The Cross in our Context. Minneapolis: Fortress.

Hanses, A. (2012). Gesundheit als soziale Praxis. Zur Relevanz von Interaktions- und Wissensordnung professionellen Handelns als soziale Praxis. In Hanses, A., & Sander, K. (Eds.), *Interaktionsordnungen. Gesundheit als soziale Praxis*. Wiesbaden: Springer VS. 35–51.

Hartmann, F. (1984). Patienten, Arzt und Medizin. Beiträge zur ärztlichen Anthropologie. Göttingen: Verlag für medizinische Psychologie im Verlag Vandenhoeck & Ruprecht.

Hartmann, H. (1972). Arbeit, Beruf, Profession. In Luckmann, T., & Sprondel, W. M. (Eds.), *Berufssoziologie*. Köln: Kiepenheuer & Witsch. 36–52.

Heckel, U. (2014). Krankheit (in Bezug auf das Neue Testament). In Coenen, L., & Haacker, K. (Eds.), *Theologisches Begriffslexikon zum Neuen Testament*. Witten: SCM-Verlag. 1212–1213.

Heiniger, B. (2010). „Politische Theologie" im Markusevangelium. Der Aufstieg des Vespasians zum Kaiser und der Abstieg Jesu ans Kreuz. In Heininger, B. (Ed.), *Die Inkulturation des Christentums. Aufsätze und Studien zum Neuen Testament und seiner Umwelt*. Tübingen: Mohr Siebeck. 181–204.

Herrmann, A. (2011). Versuchung im Markusevangelium. Eine biblisch-hermeneutische Studie. Stuttgart: Kohlhammer.

Hicks, R. (2013). Markan Discipleship according to Malachi: The Significance of μὴ ἀποστερήσῃς in the Story of the Rich Man (Mark 10:17–22). *Journal of Biblical Literature* 132(1). 179–199

Hochschild, R. (1999). Sozialgeschichtliche Exegese. Entwicklung, Geschichte und Methodik einer neutestamentlichen Forschungsrichtung. Göttingen: Vandenhoeck & Ruprecht.

Hohm, H. (1987). Politik als Beruf. Opladen: Westdeutscher Verlag.

Hughes, E.C. (1963). Professions. *Daedalus* 92(4). 655–688

Hülsken-Giesler, M. (2008). Der Zugang zum Anderen. Zur theoretischen Rekonstruktion von Professionalisierungsstrategien pflegerischen Handelns im Spannungsfeld von Mimesis und Maschinenlogik. Göttingen: V&R unipress.

Hülsken-Giesler, M. (2010). Modernisierungsparadoxien der beruflichen Pflege im 21. Jahrhundert. In Kreutzer, S. (Ed.), *Transformationen pflegerischen Handelns. Institutionelle Kontexte und soziale Praxis vom 19. Bis 21. Jahrhundert*. Göttingen: V&R unipress. 155–174.

Hülsken-Giesler, M. (2015). Professionskultur und Berufspolitik in der Langzeitpflege. In Brandenburg, H., & Güther, H. (Eds.), *Lehrbuch Gerontologische Pflege*. Bern: Hogrefe Verlag. 163–175.

Hünersdorf, B. (2012). Interaktionsprozesse in der Altenhilfe. In Hanses, A., & Sander, K. (Eds.), *Interaktionsordnung. Gesundheit als soziale Praxis*. Wiesbaden: Springer VS. 159–178.

Hutwelker, M. (2005). Zum Problem der Professionalisierungsbedürftigkeit pflegerischen Handelns. In Bollinger, H., Gerlach, A., & Pfadenhauer, M. (Eds.), *Gesundheitsberufe im Wandel. Soziologische Beobachtungen und Interpretationen*. Frankfurt a.M.: Mabuse-Verlag. 147–159.

Isfort, M. (2003a). Die Professionalität soll in der Praxis ankommen. *Pflege aktuell*, 57(6). 325–329

Isfort, M. (2003b). Wissen & Tun. *Pflege aktuell* 57(5). 274–277

Iverson, K.R. (2011). A Centurion's „Confession": A Performance-Critical Analysis of Mark 15:39. *In: Journal of Biblical Literature*, 130(2). 329–350

Janssen, C., & Kessler, R. (2009). Habgier / Begierde. In Crüsemann, F., Hungar, K., Janssen, C., Kessler, R., & Schottroff, L. (Eds.), *Sozialgeschichtliches Wörterbuch zur Bibel*. Gütersloh: Gütersloher Verlagshaus. 236–237.

Jensen, M.H. (2011). Conflicting Calls? Family and Discipleship in Mark & Matthew in the Light of First-Century Galilean Village Life. In Becker, E.-M., & Runesson, A. (Eds.), *Mark and Matthew*. Tübingen: Mohr Siebeck. 205–232.

Jochum-Bortfeld, C. (2008). Die Verachteten stehen auf. Widersprüche und Gegenentwürfe des Markusevangeliums zu den Menschenbildern seiner Zeit. Stuttgart: Kohlhammer Verlag.

Jochum-Bortfeld, C., & Kessler, R. (2009). Eigentum. In Crüsemann, F., Hungar, K., Janssen, C., Kessler, R., & Schottroff, L. (Eds.), *Sozialgeschichtliches Wörterbuch zur Bibel*. Gütersloh: Gütersloher Verlagshaus. 101–105.

Kahl, W. (2013). Glaube lässt Jesu Wunderkraft heilsam überfließen (Die Tochter des Jairus und die blutflüssige Frau). In Zimmermann, R. (Ed.), *Kompendium der frühchristlichen Wundererzählungen. Bd. 1. Die Wunder Jesu*. Gütersloh: Gütersloher Verlagshaus. 278–293.

Kälbe, K. (2005). Die ‚Pflege‘ auf dem Weg zur Profession? Zur neueren Entwicklung der Pflegeberufe vor dem Hintergrund des Wandels und der Ökonomisierung im Gesundheitswesen. In Eurich, J., Brink, A., Hädrich, J., Langer, A., & Schroeder, P. (Eds.), *Soziale Institutionen zwischen Markt und Moral. Führungs- und Handlungskontexte*. Wiesbaden: Springer. 215–246.

Kälbe, K. (2017). Zur Professionalisierung der Pflege in Deutschland. Stand und Perspektive. In Sander, T., & Dangendorf, S. (Eds.), *Akademisierung der Pflege. Berufliche Identität und Professionalisierungspotentiale im Vergleich der Sozial- und Gesundheitsberuf*. Basel: Beltz Juventa. 27–58.

Kampling, R. (2009). Exorzismus. In Crüsemann, F., Hungar, K., Janssen, C., Kessler, R., & Schottroff, L. (Eds.), *Sozialgeschichtliches Wörterbuch zur Bibel*. Gütersloh: Gütersloher Verlagshaus. 129–131.

Käppeli, S. (2004). Vom Glaubenswerk zur Pflegewissenschaft. Geschichte des Mit-Leidens in der christlichen, jüdischen und freiberuflichen Krankenpflege. Bern: Verlag Hans Huber.

Käppeli, S. (2009). Das Ethos der Pflege – Gedankenspiel oder Verpflichtung? In Stemmer, R. (Ed.), *Qualität in der Pflege – trotz knapper Ressourcen*. Hannover: Schlütersche Verlagsgesellschaft. 101–122.

Kegler, J., & Eisen, U.E. (2009). Soziale Sicherung. In Crüsemann, F., Hungar, K., Janssen, C., Kessler, R., & Schottroff, L. (Eds.), *Sozialgeschichtliches Wörterbuch zur Bibel*. Gütersloh: Gütersloher Verlagshaus. 537–541.

Kessler, R., & Omerzu, H. (2009a). Gesellschaftsformen. In Crüsemann, F., Hungar, K., Janssen, C., Kessler, R., & Schottroff, L. (Eds.), *Sozialgeschichtliches Wörterbuch zur Bibel*. Gütersloh: Gütersloher Verlagshaus. 203–208.

Kessler, R., & Omerzu, H. (2009b). Soziale Schichtung. In Crüsemann, F., Hungar, K., Janssen, C., Kessler, R., & Schottroff, L. (Eds.), *Sozialgeschichtliches Wörterbuch zur Bibel*. Gütersloh: Gütersloher Verlagshaus. 533–537.

Kim, Y. (2010). Interpretation der Gebote im Markusevangelium. Frankfurt a.M.: Peter Lang.

Klaiber, W. (2010). Das Markusevangelium. Die Botschaft des Neuen Testaments. Neukirchen-Vluyn: Neukirchener Verlagsgesellschaft.

Klein, H. (2013). Wunder bei den Synoptikern. Tübingen: Mohr Siebeck.

Klemment, C. (2006). Von der Laienarbeit zur Profession? Zum Handeln und Selbstverständnis beruflicher Akteure in der ambulanten Altenpflege. Opladen: Verlag Barbara Budrich.

Klumbies, P.-G. (2017). Mythos und Entmythologisierung. In Landmesser, C. (Ed.), *Bultmann Handbuch*. Tübingen: Mohr Siebeck. 383–389.

Kohlen, H. (2010a). Care-Arrangements und Gender in der häuslichen Pflege. In Remmers, H., & Kohlen, H. (Eds.), *Bioethics, Care and Gender. Herausforderungen für Medizin, Pflege und Politik*. Göttingen: V&R unipress. 119–113.

Kohlen, H. (2010b). Klinische (Bio-) Ethikkomitees. Gender, Macht und Pflege. In Remmers, H., & Kohlen, H. (Eds.), *Bioethics, Care and Gender. Herausforderungen für Medizin, Pflege und Politik*. Göttingen: V&R unipress. S.235–249.

Kohlen, H. (2015). <<Care>> und Sorgekultur. In Brandenburg, H., & Güther, H. (Eds.), *Lehrbuch Gerontologische Pflege*. Bern: Hogrefe. 123–129.

Kohlen, H. (2016). Sorge als Arbeit und Ethik der Sorge – Zwei wissenschaftliche Diskurse. In Conradi, E., & Vosman, F. (Eds.), *Praxis der Achtsamkeit. Schlüsselbegriffe der Care-Ethik*. Frankfurt/ New York: Campus Verlag. 115–127.

Kohlen, H. (2018). Geschlechtergerechte Sorgearbeit im Horizont der Care-Ethik. In Gasser, U. M., van Hayek, J., Manzei, A., & Steger, F. (Eds.), *Geschlecht und Gesundheit*. Baden-Baden: Nomos. 253–284.

Kohlen, H., & Kumbruck, C. (2008) ‚Care-(Ethik) und das Ethos fürsorglicher Praxis (Literaturstudie). Artec-paper Nr.151.' Bremen, a.-F. N. U.

Kollmann, B. (2014). Einführung in die Neutestamentliche Zeitgeschichte. Darmstadt: Wissenschaftliche Buchgesellschaft

Koppenborg, J.S. (2011). The Representation of Violence in Synoptic Parables. In Becker, E.-M., & Runesson, A. (Eds.), *Mark and Matthew*. Tübingen: Mohr Siebeck. 323–351.

Kostka, U. (2000). Der Mensch in Krankheit, Heilung und Gesundheit im Spiegel der modernen Medizin. Eine biblische und theologisch-ethische Reflexion. Münster: LIT Verlag.

Kratz, R.G. (2016). Reinheit/ Unreinheit. In Berlejung, A., & Frevel, C. (Eds.), *Handbuch theologischer Grundbegriffe zum Alten und Neuen Testament*. Darmstadt: Wissenschaftliche Buchgesellschaft (Wbg). 373–275.

Kreuzer, S. (2005). Soziologische und Sozialgeschichtliche Auslegung. In Kreuzer, S., Vieweger, B., Hartenstein, F., Hausmann, J., & Pratscher, W. (Eds.), *Proseminar Altes Testament. Ein Arbeitsbuch*. Stuttgart: Verlag W. Kohlhammer. 147–172.

Kumbruck, C. (2008). Das Ethos fürsorglicher Praxis – in der stationären und ambulanten Pflege. In Senghaas-Knobloch, & Kumbruck, C. (Eds.), *Vom Liebesdienst zur liebevollen Pflege. (Dokumentation einer Tagung an der Evangelischen Akademie Loccum am 22. Und 23. November 2007)*. Rehburg-Loccum. 39–52.

Lachmann, M. (2005). Gelebtes Ethos in der Krankenpflege. Berufs- und Lebensgeschichten. Stuttgart: Kohlhammer.

Larson, M.S. (1977). The Rise of Professionalism. A Sociological Analysis. Berkeley/ Los Angeles/ London: University of California Press.

Lau, M. (2019). Der gekreuzigte Triumphator. Eine motivkritische Studie zum Markusevangelium. Göttingen: Vandenhoeck & Ruprecht.

Lee, J.-K. (2008). Das Menschenbild in den Erzählungen von der Dämonenaustreibung im Markusevangelium. Eine interdisziplinäre Untersuchung. Dissertation Kirchliche Hochschule Wuppertal/Bethel.

Maier, C., & Lehmeier, K. (2009). Kinder. In Crüsemann, F., Hungar, K., Janssen, C., Kessler, R., & Schottroff, L. (Eds.), *Sozialgeschichtliches Wörterbuch zur Bibel*. Gütersloh: Gütersloher Verlagshaus. 293–294.

Manzeschke, A. (2010). Transformation der Pflege. Ethische Aspekte eines subtilen und zugleich offenkundigen Wandels. In Kreutzer, S. (Ed.), *Transformation pflegerischen*

Handelns. Institutionelle Kontexte und soziale Praxis vom 19. Bis 21. Jahrhundert. Göttingen: V&R unipress.

Marckmann, G. (2000). Was ist eigentlich prinzipienorientierte Medizinethik? *Ärzteblatt Baden-Württemberg*, 56(12). 499–502

Meagher, P.M. (2003). Listen to the Spirit: The gospel of Marks. The vulnerable disciples. *Vidyajyoti journal of theological reflection*, 67(12). 1025–1031

Meiser, M. (2019). Die Gegenspieler im Markusevangelium. In Tilly, M., & Mell, U. (Eds.), *Gegenspieler. Zur Auseinandersetzung mit den Gegnern in frühjüdischer und urchristlicher Literatur*. Tübingen: Mohr Siebeck. 155–182.

Meisner, M. (2011). Anthropologie im Markusevangelium. In Frey, J. (Ed.), *Wissenschaftliche Untersuchungen zum Neuen Testament (Origin: Rotschild, Clare.; Thompson Trever W.: Christian Body, Christian Self: Concepts of Early Christian Personhood)*. Tübingen: Mohr Siebeck. 125–150.

Merz, A. (2016). Sozialstatus / Gesellschaft und Institution (NT). In Berlejung, A., & Frevel, C. (Eds.), *Handbuch theologischer Grundbegriffe zum Alten und Neuen Testament*. Darmstadt: Wissenschaftliche Buchgesellschaft (Wbg). 55–62.

Metzer, R. (2008). Die Prominenten im Neuen Testament. Ein prosopographischer Kommentar. Göttingen: Vandenhoeck & Ruprecht.

Meyers, C. (1988). Binding the Strong Man. A Political Reading of Mark's Story of Jesus. Maryknoll: Orbis Books.

Mieg, H.A. (2003). Problematik und Probleme der Professionssoziologie. In Mieg, H. A., & Pfadenhauer, M. (Eds.), *Professionelle Leistung – Professional Performance. Positionen der Professionssoziologie*. Konstanz: UVK Verlagsgesellschaft. 11–48.

Mieg, H.A. (2005). Professionalisierung. In In: Rauner, F. H. (Ed.), *Handbuch der Berufsbildungsforschung*. Bielefeld. S.342–349.

Mieg, H.A. (2016). Profession: Begriff, Merkmale, gesellschaftliche Bedeutung. In Dick, M., Marotzki, W., & Mieg, H. A. (Eds.), *Handbuch Professionsentwicklung*. Bad Heilbronn. 27–40.

Miller, G.D. (2012). An Intercalation Revisited: Christology, Discipleship and Dramatic Irony in Mark 6.6b-30. *Journal for Study oft he New Testament*, 35(2). 176–195

Monteverde, S. (2009). Pflege – Die Ethik fürsorgerischer Zuwendung. In Arn, C., & Weidmann-Hügle, T. (Eds.), *Ethikwissen für Fachpersonal*. Basel: Schwabe AG & EMHS Schweizerischer Ärzteverlag. 51–74.

Monteverde, S. (2015). Fürsorge als Tugend und als Wissen. Zur Genese pflegerischer Ordnungsmacht. In Mathwig, F., Meireis, T., Porz, R., & Zimmermann, M. (Eds.), *Macht der Fürsorge? Moral und Macht im Kontext von Medizin und Pflege*. Zürich: Theologischer Verlag Zürich. 181–193.

Müller, H.-P. (2019). Pierre Bourdieu. Eine systematische Einführung. Frankfurt: Suhrkamp.

Müller, P. (2013). Nicht nur rein, auch gesund (Heilung eines Aussätzigen. In Zimmermann, R. (Ed.), *Kompendium der frühchristlichen Wundererzählungen. Bd. 1. Die Wunder Jesu.* Gütersloh: Gütersloher Verlagshaus. 221–234.

Nassehi, A. (2008). Organisation, Macht, Medizin. Diskontinuitäten in einer Gesellschaft der Gegenwart. In Saake, I., & Vogd, W. (Eds.), *Moderne Mythen der Medizin. Studien zur organisierten Krankenbehandlung*. Wiesbaden: VS Verlag. 379–397.

Neumann, K. (2016a). Kultur und Mentalität. In Berlejung, A., & Frevel, C. (Eds.), *Handbuch theologischer Grundbegriffe zum Alten und Neuen Testament*. Darmstadt: Wissenschaftliche Buchgesellschaft (Wbg). 37–44.

Neumann, K. (2016b). Person. In Berlejung, A., & Frevel, C. (Eds.), *Handbuch theologischer Grundbegriffe zum Alten und Neuen Testament*. Darmstadt: Wissenschaftliche Buchgesellschaft (Wbg). 362–363.

Oevermann, U. (1978) 'Probleme der Professionalisierung in der berufsmäßigen Anwendung sozialwissenschaftlicher Kompetenz: Einige Überlegungen zu Folgeproblemen der Einrichtung berufsorientierender Studiengänge für Soziologen und Politologen' Manuskript, u. Frankfurt/Main.

Oevermann, U. (1981) 'Professionalisierung der Pädagogik –Professionalisierbarkeit pädagogischen Handelns. Transkription eines Vortrages im Institut für Sozialpädagogik und Erwachsenenbildung der FU Berlin'.

Oster, I. (1988). Die Tabuisierung der Hausarbeit. In Rapin, H. (Ed.), *Frauenforschung und Hausarbeit*. Frankfurt a.M./ New York: Campus Verlag. 55–72.

Palachuvattil, J. (2010). The Story of Discipleship in the Gospel of Mark. In De Santos e Santi Grasso, L. (Ed.), *„Perché stessero con Lui". Scritti in orore de Klemens Stock SJ, nel suo 75 compleanno*. Rom: Gregorian & Biblical Press. 151–186.

Päpstliche Bibelkommission (1993). Die Interpretation der Bibel in der Kirche. Vatikan. https://www.vatican.va/roman_curia/congregations/cfaith/pcb_documents/rc_con_cfa ith_doc_19930415_interpretazione_ge.html. Accessed 15.05.2021.

Parsons, T. (1963). Struktur und Funktion der modernen Medizin. Eine soziologische Analyse. *In: Kölner Zeitschrift für Soziologie und Sozialpsychologie (Sonderheft: Probleme der Medizin)*, 3(3). 10–57

Peppard, M. (2015). Torah for the Man Who Has Everything. „Do Not Defraud" in Mark 10:19. *In: Journal of Biblical Literature*, 134(3). 595–604

Pesch, R. (2001). Das Markusevangelium 2. Teil. Freiburg: Herder.

Petersen, S. (2009). Jünger/ Jügerin. In Crüsemann, F., Hungar, K., Janssen, C., Kessler, R., & Schottroff, L. (Eds.), *Sozialgeschichtliches Wörterbuch zur Bibel*. Gütersloher Verlagshaus: Gütersloh. 283–285.

Peterson, D.N. (2000). The Origins of Mark. The Markan Community in Current Debate. Leiden: Brill.

Pfadenhauer, M. (2003). Professionalität. Eine wissenssoziologische Rekonstruktion institutionalisierter Kompetenzdarstellungskompetenzen. Opladen: Leske + Budrich.

Pfadenhauer, M., & Sander, T. (2010). Professionssoziologie. In Kneer, G., & Schroer, M. (Eds.), *Handbuch spezielle Soziologie*. Wiesbaden: VS Verlag. 361–378.

Poplutz, U. (2006). Paroimia und Parabole. Gleichniskonzepte bei Johannes und Markus. In Frey, J., van der Watt, J. G., & Zimmermann, R. (Eds.), *Imagery in the Gospel of John. Terms, Forms, Themes and Theology of Figurative Language. Wissenschaftliche Untersuchungen zum Neuen Testament 200*. Tübingen: Mohr Siebeck. 103–120.

Rabe-Kleberg, U. (1999). Professionalität und Geschlechterverständnis. Oder: Was ist „semi" an traditionellen Frauenberufen? In Combe, A., & Helsper, W. (Eds.), *Pädagogische Professionalität.* . Frankfurt: : Suhrkamp. 276–302.

Rau, E. (2011). Die Ablehnung Jesu durch „dieses Geschlecht": ein tiefgreifendes Ereignis in der Sicht der Logienquelle und des Markusevangeliums. *In: Ephemerides Theologicae Lovanienses*, 87(1). 57–87

Raven, U. (1989). Professionelle Sozialisation und Moralentwicklung – Zum Berufsethos von Medizinern. Wiesbaden: Deutscher Universitätsverlag.

Rehbein, B., & Saalmann, G. (2014). Habitus (habitus). In Fröhlich, H., & Rehbein, B. (Eds.), *Bourdieu Handbuch. Leben – Werk – Wirkung.* Stuttgart: Springer-Verlag. 110–118.

Reinmuth, E. (2006). Anthropologie im Neuen Testament Tübingen: Narr Francke Attempto Verlag.

Rejkumar, P.J.R. (2007). A Dalithos Reading of a Markan Exorcism: Mark 5,1–20. *In: The Expository Times,* 118(9). 428–435

Remmers, H. (2000). Pflegerisches Handeln. Wissenschaft – und Ethikdiskurse zur Kontinuität der Pflegewissenschaft. Bern: Hans Huber.

Remmers, H. (2010). Transformation pflegerischen Handelns. Entwurf einer theoretischen Erklärungsskizze. In Kreutzer, S. (Ed.), *Transformation pflegerischen Handelns. Institutionelle Kontexte und soziale Praxis vom 19. Bis 21. Jahrhundert.* Göttingen: V&R unipress. 33–64.

Repschinski, B. (2011). Die historisch-kritische Methode. In Fischer, G. (Ed.), *Wege in die Bibel. Leitfaden zur Auslegung.* Stuttgart: Katholisches Bibelwerk. 54–65.

Ricoeur, P. (1973). Vorwort zur französischen Ausgabe von Rudolf Bultmanns>>Jesus<< (1926) und >>Jesus Christus und die Mythologie<< (1951). In Ricoeur, P. (Ed.), *Hermeneutik und Strukturalismus. Der Konflikt der Interpretation I. Der Konflikt der Interpretation.* München: : Kösel-Verlag. 175–198.

Rupprecht, F. (2014a). berühren. In Coenen, L., & Haacker, K. (Eds.), *Theologisches Begriffslexikon zum Neuen Testament.* Witten: SCM-Verlag 1197–1198.

Rupprecht, F. (2014b). heilen, wiederherstellen. In Coenen, L., & Haacker, K. (Eds.), *Theologisches Begriffslexikon zum Neuen Testament.* Witten: SCM-Verlag 1205–1210.

Ruwe, A., & Starnitzke, D. (2009a). Behinderung. In Crüsemann, F., Hungar, K., Janssen, C., Kessler, R., & Schottroff, L. (Eds.), *Sozialgeschichtliches Wörterbuch zur Bibel.* Gütersloh: Gütersloher Verlagshaus. 40–41.

Ruwe, A., & Starnitzke, D. (2009b). Krankheit/ Heilung. In Crüsemann, F., Hungar, K., Janssen, C., Kessler, R., & Schottroff, L. (Eds.), *Sozialgeschichtliches Wörterbuch zur Bibel.* Gütersloh: Gütersloher Verlagshaus. 315–320.

Sander, K. (2012a). Geschlechterarrangements im Krankenhaus. Sozialräumliche Grenzen von ‚weiblicher Sorgearbeit' und ‚männlicher Professionalität'. In Hanses, A., & Sander, K. (Eds.), *Interaktionsordnungen. Gesundheit als soziale Praxis.* Wiesbaden: Springer VS. 126–143.

Sander, K. (2012b). Interaktionsordnung. Zur Logik des Scheiterns und Gelingens professioneller Praxen. In Hanses, A., & Sander, K. (Eds.), *Interaktionsordnung. Gesundheit als soziale Ordnung.* Wiesbaden: Springer VS. 15–34.

Sander, T. (2017). Wer ‚pflegt' wen? Akademisierung und Professionalisierung in der Pflege. In Sander, T., & Dangendorf, S. (Eds.), *Akademisierung der Pflege. Berufliche Identität und Professionalisierungspotentiale im Vergleich der Sozial- und Gesundheitsberuf.* Basel: Beltz Juventa. 10–26.

Schaede, S. (2017). Entmythologisierungsdebatte. In Landmesser, C. (Ed.), *Bultmann Handbuch.* Tübingen: Mohr Siebeck. 411–416.

Schaeffer, D. (2004). Zur Professionalisierbarkeit von Public Health und Pflege. In Schaeffer, D., Moers, M., & Rosenbrock, R. (Eds.), *Public Health und Pflege. Zwei neue gesundheitswissenschaftliche Disziplinen.* Berlin: edition sigma. 103–126.

Schaeffer, D. (2012). Professionalisierung der Pflege – Verheißung und Realität. *In: Gesundheits- und Sozialpolitik*, 65(5–6). 30–37

Schäfer-Lichtenberger, C., & Schottroff, L. (2009). Bettler / Bettlerin. In Crüsemann, F., Hungar, K., Janssen, C., Kessler, R., & Schottroff, L. (Eds.), *Sozialgeschichtliches Wörterbuch zur Bibel.* Gütersloh: Gütersloher Verlagshaus. 51–42.

Schenke, L. (2005). Das Markusevangelium. Literarische Eigenart – Text und Kommentierung. Stuttgart: Kohlammer Verlag.

Schmidbauer, M. (2002). Vom >>Lazaruskreuz<< zu >>Pflege aktuell<<. Professionalisierungsdiskurse in der deutschen Krankenpflege 1903–2000. Königstein: Ulrike Helmer Verlag.

Schmidt, K.M. (2010). Wege des Heils. Erzählstrukturen und Rezeptionskontexte des Markusevangeliums. Göttingen: Vandenhoeck & Ruprecht.

Schneider, H. (2019). Autonomie und Abhängigkeit in der Altenpflege. Wiesbaden: Springer.

Schnell, M.W. (2005). Sprechen, warum und wie? . In Abt-Zegelin, A., & Schell, M. W. (Eds.), *Sprache und Pflege.* Bern: Huber. 33–41.

Schnelle, U. (2014). Theologie des Neuen Testamentes. Göttingen / Bristol (USA): Vandenhoeck & Ruprecht.

Scholtissek, K. (2016). Theophanie. In Berlejung, A., & Frevel, C. (Eds.), *Handbuch theologische Grundbegriffe zum Alten und Neuen Testament.* Darmstadt: Wissenschaftliche Buchgesellschaft (Wbg). 417–419.

Schramm, C. (2019). Die Königsmacher. Wie die synoptischen Evangelien Herrschaftslegitimierung betreiben. Göttingen: Vandenhoeck & Ruprecht Verlag.

Schroeter, K.R. (2005a). Pflege als Dispositiv: Zur Ambivalenz von Macht, Hilfe und Kontrolle im Pflegediskurs. Weinheim, München: Juventa.

Schroeter, K.R. (2005b). Pflege als figuratives Feld. Weinheim, München: Juventa.

Schroeter, K.R. (2008). Pflege in Figurationen – ein theoriegeleiteter Zugang zum ‚sozialen Feld der Pflege‘. In Bauer, U., & Büscher, A. (Eds.), *Soziale Ungleichheit und Pflege. Beiträge sozialwissenschaftlich orientierter Pflegeforschung.* Wiesbaden: VS Verlag. 49–77.

Schües, C. (2016). Ethik und Fürsorge als Beziehungspraxis. In In: Conradi, E. V., Frans (Hrsg.): (Ed.), *Praxis der Achtsamkeit. Schlüsselbegriffe der Care-Ethik, .* Frankfurt / New York: Campus Verlag. S.251–271.

Schulz-Nieswandt, F. (2010a). Eine Ethik der Achtsamkeit. Köln: Josef-Gesellschaft.

Schulz-Nieswandt, F. (2010b). Wandel der Medizinkultur? Anthropologie und Tiefenpsychologie der Integrationsversorgung als Organisationsentwicklung. Berlin: Duncker & Humbolt.

Schulz-Nieswandt, F. (2012). Der homo patiens als Outsider der Gemeinde. Zur kulturellen und seelischen Grammatik der Ausgrenzung des Dämonischen. *Zeitschrift für Gerontologie und Geriatrie*, 45(7). 593–602

Schulz-Nieswandt, F. (2015a). Gerontologische Pflegekultur: Zur Notwendigkeit eines Habituswechsels. In Brandenburg, H., & Güther, H. (Eds.), *Lehrbuch Gerontologische Pflege.* Wien: Hogrefe Verlag. 305–318.

Schulz-Nieswandt, F. (2015b). Zur Zukunft der Sorge. *Case Management*, 12(3). 146–150

Schulz-Nieswandt, F. (2017). Menschenwürde als heilige Ordnung. Eine Re-Konstruktion sozialer Exklusion im Licht der Sakralität der personalen Würde. Bielefeld: transcript Verlag.

Schwarz, R. (2009). Supervision und professionelles Handeln Pflegender. Wiesbaden: VS Verlag.

Schwer, C., Voß, C.J., Heimbach-Steins, M., & Wolf, J. (2017). Vom Habit zum Habitus: Merkmale eines christlichen Profils katholischer Krankenhäuser. In Heimbach-Steins, M., Schüller, T., & Wolf, J. (Eds.), *Katholische Krankenhäuser – Herausgeforderte Identität*. Paderborn: Ferdinand Schöning.

Scomaienchi, L. (2016). Der umstrittene Jesus und seine Apologie – Streitgespräche im Markusevangelium. Göttingen / Bristol (USA): Vandenhoeck & Ruprecht.

Seifert, A. (2019). Der Markusschluss. Narratologie und Traditionsgeschichte. Stuttgart: Kohlhammer.

Seltrecht, A. (2016). Pflegeberufe. In Dick, M., Marotzki, W., & Mieg, H. A. (Eds.), *Handbuch Professionsentwicklung*. Stuttgart: Utb. 499–510.

Sim, D.C. (2014). The Family of Jesus and the Disciples of Jesus in Paul and Mark. In Wischmeyer, O., & Sim, D. C. (Eds.), *Paul and Mark. Comparative Essays Part I. Two Authors at the Beginning of Christianity*. Berlin/ Boston: Walter de Gruyter. 73–99.

Söding, T. (2013). Die Saat des Evangeliums. Vor- und Nachösterliche Mission im Markusevangelium. Tübingen: Mohr Siebeck.

Spitaler, P. (2009). Welcoming a Child as a Methapher for Welcoming God's Kingdom: A Close Reading of Mark 10.13–16. *In: Journal for the Study oft he New Testament*, 31(4). 423–446

Staudacher, D. (2017). Exzellente Pflege im 21. Jahrhundert. Patricia Benners Impulse für eine patientensensible Pflegepraxis. In In: Benner, P. h. u. b. v. S., Diana) (Ed.), *Stufen zur Pflegekompetenz. From Novice to Expert*. Bern: Hogrefe. 23–42.

Stecker, C. (2013). Mächtig in Wort und Tat (Exorzismus in Kafarnaum). In Zimmermann, R. (Ed.), *Kompendium der frühchristlichen Wundererzählungen. Bd. 1. Die Wunder Jesu*. Gütersloh: Gütersloher Verlagshaus. 205–213.

Stein, L. (1967). The Doctor-Nurse-Game. *In: Archives of General Psychiatry*, 16(6). 669–703

Stenger, W. (1987). Biblische Methodenlehre. Düsseldorf: Patmos Verlag.

Stock, K. (2007). Jesus und seine Jünger nach Markus. In Chiu, J. E. A., Manzi, F., Urso, F., & Estrada, C. Z. (Eds.), *Il verbo di Dio è vivo. Studi sul Nuovo Testamento in onore del Cardinale Albert Vanhoye, S.I*. Rom: Editrice Pontificio Instituto Biblico. 149–168.

Stollberg, G. (2008). Kunde der Medizin? Der Mythos vom mündigen Patienten. In Saake, I., & Vogd, W. (Eds.), *Moderne Mythen der Medizin. Studien zur organisierten Krankenbehandlung*. Wiesbaden: VS Verlag. 345–362.

Stolle, V. (2015). Das Markusevangelium. Übersetzung und Kommentierung (unter besonderer Berücksichtigung der Erzähltechnik). Göttingen: Edition Ruprecht.

Theissen, G. (2002). Das Neue Testament. München: C.H. Beck.

Treibel, A. (2008). Die Soziologie von Norbert Elias. Eine Einführung in ihre Geschichte, Systematik und Perspektiven. Wiesbaden: VS Verlag für Sozialwissenschaften.

Trummler, P. (1991). Die blutende Frau. Wunderheilung im Neuen Testament. Freiburg i.Br.: Herder.

Tuckett, C.M. (2014). From the Sayings to the Gospels. Tübingen: Mohr Siebeck.

Ummel, H., Scheid, C., & Schiefer, V.F. (2017). Berufliche Identität zwischen Profession und ‚Nächstersein'? Interdisziplinäre Diskussion zur Palliativpflege anhand eines konkreten Falles. In Sander, T. D. (Ed.), *Akademisierung der Pflege. Berufliche Identität und Professionalisierungspotentiale im Vergleich der Sozial- und Gesundheitsberufe.* Weinheim / Basel: Beltz Juventa. 208–235.

Unschuld, P.U. (2015). Vom Feldscher zum Neurochirurgen – und weiter? Anmerkungen zur (De-) Professionalisierung des Arztberufes. In Pundt, J., & Kälbe, K. (Eds.), *Gesundheitsberufe und gesundheitsberufliche Bildungskonzepte.* Bremen: Apollon University Press. 503–510.

Uschok, A. (2005). Körper und Pflege. In Schroeter, K. R., & Rosenthal, T. (Eds.), *Soziologie der Pflege. Grundlagen, Wissensbestände und Perspektiven.* Weinheim/München: Juventa. 323–337.

Uzarewicz, C., & Uzarewicz, M. (2005). Das Weite suchen. Einführung in eine phänomenologische Anthropologie für Pflege. Stuttgart: Lucius & Lucius Verlagsgesellschaft.

Vaage, L.E. (2009). An Other Home: Discipleship in Mark as Domestic Asceticism. *The Catholic Biblical Quarterly,* 71. 741–761

Vogd, W. (2004). Ärztliche Entscheidungsprozesse des Krankenhauses im Spannungsfeld von System- und Zweckrationalität. Eine qualitativ rekonstruktive Studie unter dem besonderen Blickwinkel von Rahmen (>>frames<<) und Rahmunsprozessen. Berlin: VWF.

Voß, G.G. (2018). Beruf. In Kopp, J., & Steinbach, A. (Eds.), *Grundbegriffe der Soziologie.* Wiesbaden: Springer VS. 35–42.

Weidner, F. (1995). Professionelle Pflegepraxis – ausgewählte Ergebnisse einer Untersuchung auf der Grundlage eines handlungsorientierten Professionalisierungsverständnisses. *In: Pflege. Die wissenschaftliche Zeitschrift für Pflegeberufe,* 8(1). 49–58

Weidner, F. (2011). Professionelle Pflegepraxis und Gesundheitsförderung. Eine empirische Untersuchung über Voraussetzungen und Perspektiven des beruflichen Handelns in der Krankenpflege. Frankfurt a.M.: Mabuse-Verlag.

Winn, A. (2014a). Resisting Honor: The Markan Secrecy Motif and Roman Political Ideology. *Journal of Biblical Literature,* 133(3). 583–601

Winn, A. (2014b). Tyrant or Servant? Roman Political Ideology and Mark. *In: Journal for the Study of the New Testament,* 36(4). 325–352

Wright, N.T. (2019). Markus für heute. Gießen: Brunnen Verlag.

Yano, M. (2013). The Incomprehension of the Disciples in Mark 4:1–8:30. *Annual of the Japanese Biblical Institute* (39). 77–99

Zmijewski, J. (1991). Gesetz (Ausführungen zum Neuen Testament). In Görg, M., & Lang, B. (Eds.), *Neues Bibellexikon. Bd. 1 (A-G).* Zürich: Benzinger Verlag. 826–830.

Printed in the United States
by Baker & Taylor Publisher Services